視

野

寶鼎出版

視

野

寶鼎出版

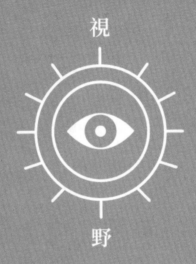

# 藥命之財

# Sick Money

比利・肯伯
Billy Kenber

英國新聞獎得主《泰晤士報》記者

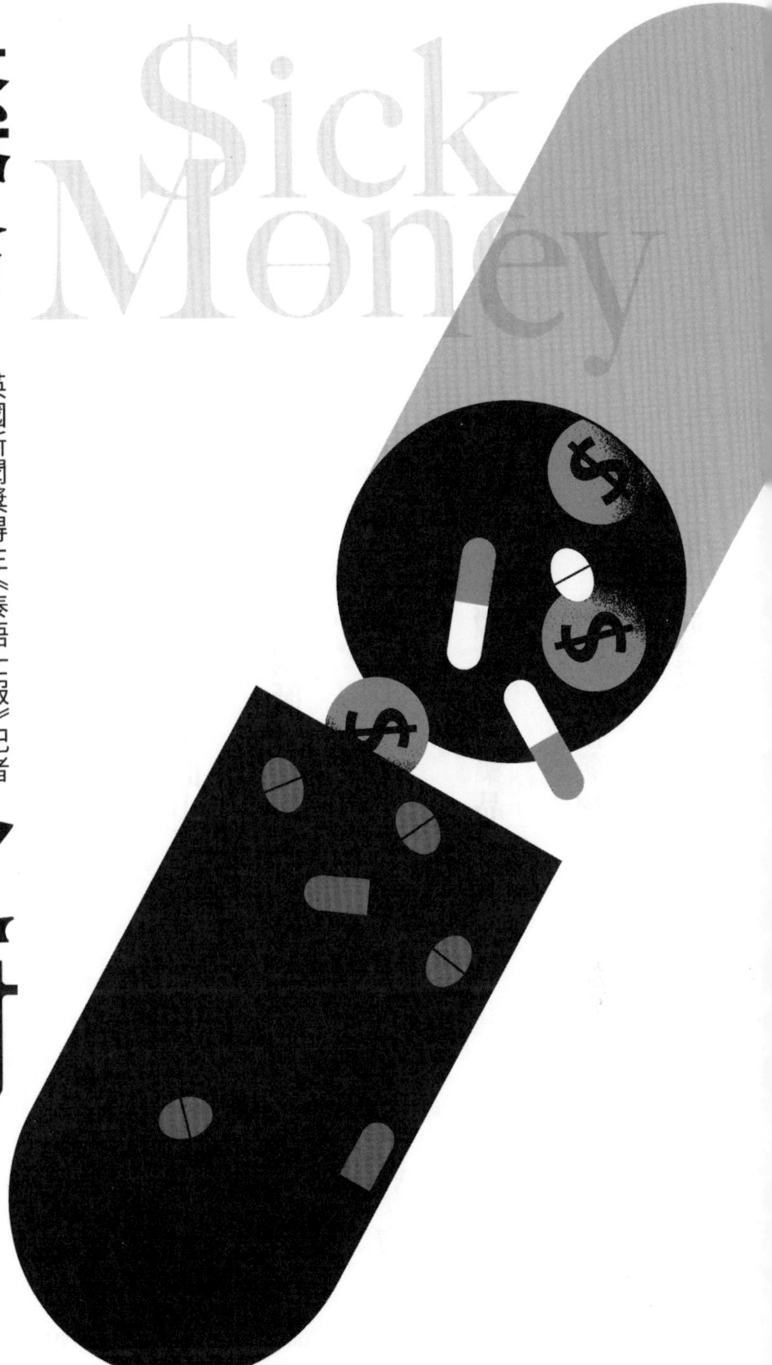

林曉欽——譯

Sky-high Prices and Dirty Tricks
Inside the Global Pharmaceutical Industry

# 目次
CONTENTS

推薦序

# 資本主義社會商品生產運作邏輯下全球製藥產業的利潤最大化及病人自救運動

成大公共衛生研究所特聘教授、台灣公共衛生促進協會常務理事
陳美霞教授

在資本主義社會，人們的存活需要依賴商品，如食物、鞋子、衣服、手機、電腦、汽車、藥物等等。其中，人們生病時所要倚賴的商品之一是藥物——如抗生素、胰島素、愛滋病治療藥物、C型肝炎治療藥物、癌症治療藥物等等，而藥物與其他商品不同的是，它攸關人們的健康及生命維持，因此人們有了病痛，對藥物的需求必然比對其他商品的需求更迫切。而藥物及其生產、分配及銷售正是本書關注的對象。

資本主義社會中的商品生產有它的運作邏輯，那就是，一定要追求利潤、更多的利潤、最大的利潤，資本不追求利潤就沒有辦法繼續再投資、沒辦法繼續運作下去。資本要不斷地積累，

像螺旋一樣，不斷地擴大資本，擴大再生產，而且競爭非常激烈，每一個資本家、每一個工廠、每一個公司都在爭奪市場、創造市場以銷售它的商品。著名經濟學家、諾貝爾經濟學獎得主、芝加哥經濟學派領軍人物彌爾頓・傅利曼（Milton Friedman）主張，公司的社會責任就是服務股東的利益，而股東的利益就是利潤的最大化。這樣的意識形態在西方資本主義社會影響深遠而巨大，一九八〇年代，新自由主義興起之後，變本加厲，到一九九〇年代，它已經成為主導資本主義社會企業界的意識形態。

本書作者比利・肯伯，泰晤士報「調查記者」（investigative journalist），以其深厚的「調查」功力，多年訪查及調研英美及其他西方國家的製藥產業，揭露全球製藥產業如何在利潤最大化的運作邏輯及意識形態下，淪為一個充斥漫天要價（sky-high prices）及骯髒手法（dirty tricks）的場域；從堅持良好科學研究的精準與紀律的藥物研發，淪為支持行銷的教條，並將藥物研發貶為創造符合暢銷藥物條件的工具；從一九八〇年代之前負有社會責任感、以病人為中心，淪為只看見可以獲取的利潤、根本不在乎病人福祉的產業。

本書作者所敘述的製藥產業惡行，簡直是罄竹難書，從欺騙性的行銷手法、非法促銷藥物，到向政府的醫療保險計畫超額收費、支付回扣、隱匿臨床數據，以及銷售不符合標準的藥物……等等；種種敗德違法的劣行，讓讀者看了瞠目結舌！限於篇幅，在此僅簡單列舉三項具體例子：

◎製藥公司可以隨心所欲的訂定藥物的價格，他們認為，「只要人們願意購買，這個價格就是合理正當的。」他們的定價公式一直不變：藥物價格越高，公司獲取的利潤越高。

◎大型製藥公司享受多年高價專利藥物所賺取的龐大利潤，一旦專利保護結束，專利暢銷藥物造就的超高利潤就明顯下跌。為了避免這個可怕的營利缺口，製藥公司投入大量資源阻止低價學名藥藥廠的競爭，包括修改專利藥物的分子結構或改變藥物形式（如延長釋放劑型），借由與學名藥藥廠的法律訴訟，延緩學名藥的上市，污名化學名藥為品質低劣、來源可疑、可能造成危險……等等，這些卑劣手法的總目標就是儘可能延長專利暢銷藥物的獨占期限。

◎製藥產業為了銷售其藥物產品，推動大型行銷活動，僱用大量業務代表與醫師接觸，甚至招募體格健壯而且長相好看的業務代表加以訓練，不惜一切代價使用各種手法（甚至包括調情或性暗示）推銷自家藥物；訓練他們熟悉自家藥物的所有優點，以及競爭對手藥物的所有缺點，最小化自家藥物的副作用，他們的行銷不是為了造福醫師或病患，而是為了讓醫師的處方箋用藥中能納入自家藥物。一九八〇年代開始，業務代表服務的對象除了醫師，也直接面對病患客戶，讓他們向醫師施壓。

本書完整而系統的揭露全球製藥產業在利潤最大化的邏輯及意識形態主導下的種種貪婪、黑暗的真相，這其中，受害最深、最慘的是病患及家屬，許多病患因此失去健康、甚至失去性命！顯然，本書作者比利·肯伯是一位有熱情、有正義感、有反省力的知識分子，他站在病人、多數人民及全社會的立場，在本書最後的章節，呈現了病人的自救及反抗運動。無力負擔高價藥物、或其他原因無法取得維持他們的健康——甚至生命——的藥物的病患及家屬集結起來，用種種方式反擊，如作者敘述的，「在人命關天的時刻，還是有勇敢且具備同情心的人物，準備付出一切，獲得自己或其他人需要的藥物。他們拒絕接受一座看似不可動搖的藥品系統，也不願意接受自己的無能為力。」他們團結起來反擊，要求製藥產業立刻停止駭人聽聞的、殺害了他們病患同胞的無限貪婪，他們大聲要求，把病人放在利潤之上，立刻行動！

推薦序

# 義利之變

蘇上豪　醫師

二〇二一年十一月美國奇異公司（General Electrical Company，簡稱GE）宣布重組，公司將「一分為三」，專注於航空、醫療保健和能源三個部分，而且根據其細部計畫，二〇二三年GE的醫療業務會分拆，更把再生能源、發電及網路業務合併，之後GE剩下的業務，則是一直引以為豪的飛機發動機製造。

上述GE的重組，讀者們覺得是平常不過的新聞，但對於研究商業活動的學者來講，它所代表的是曾經叱吒風雲的GE帝國榮景不再。

GE在一八九二年由發明家湯瑪斯．愛迪生（Thomas Edison）和銀行家JP摩根（JP Morgan）聯手成立。上世紀的GE，大至噴射渦輪引擎、核反應爐，小至電冰箱或烤吐司機，主宰了很多人類生活的必需品，但是在二〇〇八年金融海嘯卻瀕臨倒閉，二〇一八年甚至被道瓊工業指數剔除——有些讀者可能知道，一八九六年道瓊工業指數成立，GE是當時榜上的十二家公司之一，二〇一八年也是唯一還存在榜上的公司。

可能有人會問，到底是誰造成了這個結果？不少人將矛頭指向上世紀八〇年代該公司的傳奇執行長傑克・威爾許（Jack Welch），他在一九八一年接任到二〇〇一年卸任為止，GE的市值翻了四十倍，達到六千億美元之譜，是當時美國市值最大的公司，財星雜誌（*Fortune*）甚至封他為二十世紀最佳的經理人。

威爾許成功的手法，其實在今日很多大公司CEO的身上都看得到。例如他以活力曲線（Vitality Curve）定期淘汰組織中績效最差的一〇%員工，也推動多項品質管理的辦法來力求生產效率，所以在他上任前五年裁掉十萬名員工，從而獲得「中子彈傑克（Neutron Jack）」的綽號。限於篇幅，有興趣的讀者可以上網搜尋，簡單來說威爾許管理模式是凡事以業績掛帥，市值增長勝於一切，尤其是股東分潤的利益最為優先，雖然GE在他的領導下成為市值最大的企業，不過最後終究放棄了本業的優勢，甚至跨足低利信貸，把GE搞成了一個怪物而崩解。

會談到GE公司的隕落，其實是為了向讀者推薦最近寶鼎公司出版的《藥命之財》一書，裡面談到了那些公司，其管理者的手法雖然和威爾許有出入，但是心態上卻是如出一轍，有異曲同工之妙。

故事是以康格迪亞保健公司（Concordia Healthcare，簡稱CH）發跡的故事為開始，它的創辦人馬克・湯普森（Mark Thompson）並沒有藥物製造的相關訓練，僅僅是一名從業的律師，因緣際會瞭解了藥價訂定的漏洞而開啟了傳奇的故事。

湯普森成立CH的目標，並不想研發新的原廠藥（brand-name drug）獨占市場，更不想製造專利過期的學名藥（generic drug），以薄利多銷的方式進行競爭，而是透過收購那些不再受歡迎，卻是固定患者不可或缺的基本常備藥，拿到代理之後哄抬價格，達到利益的最大化。

可不要小看這種似乎是稀鬆平常的手段，以CH販賣的一種治療腸躁症的藥物「腸賴泰（Donnataal）」為例，雖然使用的人不多，但是將價格慢慢提高了將近十倍之後，幾年之間CH光是從這個藥物每年二百萬美金的營收，升高到每年五千萬美金之譜。

不製造藥物的公司賺錢是靠上述的方法，而大型的製藥公司又是如何呢？通常的手法是賴以營收的原廠藥專利即將失效前，不是利用訴訟延長學名藥上市的時間，就是再以另一種專利附加在原來的原廠藥上，以另一種面貌的藥物出現，再度成為市場的新星，成為藥廠可以獲利的金雞母。

另外作者談到了另外一種手法，就是藥廠利用政府補助研發而成的孤兒藥（Orphan drug，亦即為特定少數患者使用的藥物），在上市前以提高價格的手法，讓患者付出慘痛的代價，而當監管機關要求研發成本與訂價原則時，卻不斷以各種理由與算法來搪塞。

書中談到的雖然是「製藥產業」，我卻認為是「賣藥產業」，製造藥物只是手段，因為不見得是藥廠才可以賣藥。我們可以看到這些公司就像GE的威爾許一樣，增加市值與獲取股東最佳利益是重要的目標，所以目前也可以看到大藥廠的精力都是在製造有利可圖的賣藥環境，研發與創新的精神已經慢慢褪色，新型的藥物上市已經不像上個世紀那麼多，某些只有特定患者使用的疫苗開發（如伊波拉病毒）等，都遲遲沒有看到發展的潛力——各位讀者可別說新冠疫苗的開發，要不是各國政府傾力相助，我想大概也沒有這麼快可以上市，而且可悲的是第三世界到疫情會結束前，都還沒有普遍施打。

因此我們可以在美國看到類似大陸《我是藥神》這部電影所呈現的場景：癌症病患遠渡重洋到印度買學名藥，冒著被海關沒收的危險夾帶入境；沒有錢打胰島素的患者只能自生自滅，有錢的患者則開車到加拿大，買便宜的胰島素回國使用。

還好這本書所提到的場景是以美國為主，我們何其有幸在臺灣有國家的監管，雖然藥價不會像美國那般隨著時間水漲船高，但是利潤不高、沒有特別的誘因之下，無利可圖的藥物退出臺灣，就算有錢也買不到；尤其目前原廠藥的比例逐年降低，學名藥已經大舉攻占醫療市場——我不願意評論這種現象是好是壞，但這是臺灣醫療市場的必然，而且會持續下去。

利潤與公眾福祉之間的平衡，一直是上一世紀製藥產業公司的核心，所以我們可以看到為了製造更多的盤尼西林，在美國政府的大力支持之下，各藥廠齊心合作改進，降低了二次世界大戰盟軍的死傷；在小兒麻痺肆虐之下，沙克疫苗可以用便宜的價格拯救生命，這樣的光景似乎會越來越少見。

如今我們處在一個擁有各種嶄新治療的方式，看起來是無可限量，但是在追求利潤與病人的權利之間已經失調，生病的人提心吊膽不敢看到可能橫在前面的巨大負擔，而醫療系統更是在這種情形下試圖掙扎，讓自費品項越來越多也越來越貴，這些大概是世界各國沒有辦法逃脫的宿命，藥物定價「義利之辯」的天秤，顯然已經朝向利字這邊。

# 作者序

談到藥價，眼見不能為憑，你看見的，往往不是你獲得的。正如二手車經銷商，所展示的價格不太可能是許多人實際支付的價格，卻有些客戶能夠獲得比其他人更好的條件。

製藥公司公開原廠藥（brand-name drug）＊的建議售價，但在建議售價的背後，藏著眾多的祕密交易價格；取決於購買者是誰，價格也會有所變化。政府要求特定的折扣，醫療保險公司與其他的參與者協商獲得機密的折扣價格，經銷商與零售藥劑商也有自己的折扣。製藥公司在價格上的讓步，全部都會影響他們實際的收益。美國的製藥銷售系統特別複雜。在美國，藥品福利管理者（pharmacy benefit managers; PBMs）＊居於保險公司和製藥公司之間，編織一種陰暗晦澀的回扣網絡，回扣可能會也可能不會提高消費者的福祉。藥品管理者應該要善用自己的議價權力，降低藥品價格，但是美國的製藥銷售系統讓製藥公司更有動力提高價格，才能提供更大規模的回扣，確保藥物可以列入醫療計畫的推薦清單。製藥公司提供的回扣分散於不同的藥物，確保醫療保險公司即使與藥品管理者合作，也完全無法明白自己針對特定藥物所支付的價格。

如果這個系統聽起來讓人完全無法理解，絕對不是巧合——藥物市場已經被縝密地塑造為此種模樣。在模糊難解的外表之中，全球的藥物銷售藏著金額龐大的賄賂。

由於廠商製造一個藥物時實際收到的價格，將會因為合約內容的不同產生巨大變化，通常也藏著受到嚴密保護的商業機密，本書描述的個別藥物價格，通常是建議售價，並未涵蓋機密的折扣以及不同交易參與者之間協商的回扣金額。但是，關於社會在製藥領域的整體支出金額，則是各家製藥公司扣除回扣之後的實際收益，也減去了折扣的加總金額。

關於市場首見治療藥物（first-in class treatments）*，特別是在數十年前上市的首見藥物，製藥公司通常沒有壓力，不需要針對公開價格提供顯著的折扣。近年來，正如我們將討論的內容，建議售價與實際售價之間確實會有明顯的差異，特別是在美國充滿相似藥物的治療領域。即使醫療服務機構或人員能夠獲得可觀的折扣，對於許多病患來說，藥物的建議售價依然有關鍵性的重要地位。美國大多數的醫療保險計畫，都要求承保人根據治療藥物的公開售價支付一定比例的金額，或完整的醫藥費用，直到觸及給付上限，也就是所謂的自負額。沒有保險的病

---

* 原廠藥是指製藥公司制定特定品牌名稱的藥物，又稱為品牌藥，與原廠藥和品牌藥相對應的就是「學名藥」（generic drug），就是指依其化學成分而命名的藥物，原意是通用藥。
* 美國藥品的機制，屬於第三方管理人，針對商業醫療保險、雇主提供的保險、聯邦醫療保險的特定類型計畫，或州政府的員工醫療福利計畫等提供醫療保險規劃管理，主要是處理處方的開發、藥房簽約與藥廠協調折扣，以及處方藥物的理賠與支付。
* 譯註：首見治療藥物，根據美國食品藥物管制局的定義，係指該藥物推出時，以核可的時間作為基礎，能夠以不同於既有治療方式的不同行動機制治療疾病。

患必須支付藥物的建議售價，除非製藥公司有其他的安排方式，向窮困的民眾提供便宜藥物。

我們會在本書隨後的章節中討論康格迪亞保健公司（Concordia Healthcare）在美國販售的藥物產品價格，價格取自於愛思唯爾（Elsevier）公司黃金標準藥物資料庫提供的建議售價。康格迪亞公司並未充分揭露足夠的銷售資訊，無法進入史密斯—薩克曼—瑞德保健諮詢公司（Smith-Seckman-Reid Health; SSR）維護的資料庫。但是，在某些場合中，例如法院聽證會、金融申報，以及公開財務報表的企業聲明文件中，我們都能夠確認製藥公司公開的藥物價格增加比例。關於個別藥物定價的更多資訊可見於註解，建議讀者搭配本書的內容一起閱讀。

最後，本書使用的貨幣單位為英鎊、美元，以及加拿大幣，在一般的情況下則是採用歐元。對於使用其他貨幣的國家，本書也根據當時的匯率進行了換算，反應當時交易的匯率或相關描述的價格變化。

西方讀者收到的第一批報導被埋在報紙的最後幾個版面。簡潔扼要的報導內容提到一種神祕的肺炎爆發，在中國的工業大城武漢市感染三十多位民眾。那是個在新年期間令人好奇的新聞，但沒有真正地引發社會大眾的警戒。隨後，神祕的病毒散播情況惡化。數百名民眾罹患了呼吸道問題與發燒。醫院病床人滿為患。死亡人數增加。武漢禁止外界進入，中國的政府官員監督方艙醫院的倉促施工過程。

新型的冠狀病毒，被取名為嚴重急性呼吸道症候群冠狀病毒2型（SARS-CoV-2），據說在傳染至人類之前，起源於蝙蝠。到二〇二〇年一月中，科學家已經解開病毒的基因序列，並且發表相關成果，但無法阻止病毒的傳播。很快地，新型冠狀病毒傳入歐洲，迅速感染小農莊與在義大利阿爾卑斯山滑雪酒吧的數千位民眾。到三月下旬，全世界都封城了。

隨著經濟癱瘓，醫療系統可能因為健康的民眾被新型病毒擊倒而不堪重負，全世界的目光都轉向科學，希望能夠找到並開發治療方法。最重要的是，在隨後的幾個月，全世界屏息等待疫苗：疫苗是唯一讓生活重返常軌的明確方法。

為了達成上述的努力目標，全球製藥產業投入一兆美元的鉅款，用於探索、生產，以及銷售相關藥物。新冠疫情說明製藥公司的重要性——從大型製藥公司生產數十億的疫苗，到小型的生物科技公司協助發展創新的新型疫苗科技。這個現象也證明社會確實虧欠於科學家的努力和創新，以及能夠將他們的成果轉變為藥物的體制系統。但是，此事也暴露製藥產業的缺點，並提醒我們記得製藥產業最惡劣的其中一種動機。

製藥產業能夠成功推動疫苗流通，有很大的原因是美國與歐洲各國政府投入數十億的公共資金彌補製藥公司，讓他們願意投資，因為疫苗長久以來都被視為無法創造足夠利潤的領域。同時，有些製藥公司受到大學科學家的勸說，願意投入富有公共精神的行動，以成本價格販售疫苗，就是為了凸顯製藥產業的其他公司唯利是圖的經營方式。即使某些大型製藥公司承諾不會因為製造疫苗而獲利，他們也明確地表達，只有在新冠肺炎大規模傳染期間如此，並保留在未來獲利的權利。他們的前提是，如果新冠肺炎符合預期，只是季節性的病毒。

對於其他人來說，全球公共衛生危機，正如其他的大型事件，都是創造財富的好機會。一間製藥公司的領導人向投資人誇耀道，新冠病毒疫苗能夠創造超過十億美元的月銷售額，只要第一波危機結束，價格還會上漲。另外一間製藥公司則針對能夠作為新冠肺炎五天療程的指定藥物，向每位病患平均收取三千美元的費用，因為該藥物可以減少病患留院接受治療的天數，但是對於減少死亡率毫無幫助。富裕的國家有能力購買早期疫苗的大多數存貨，而製藥公司拒絕向比較窮困的國家分享製作方法以及相關的智慧財產。

少數製藥公司展現的公共福祉精神，只是暫時放下奴隸般的順從，不再配合股東的最佳利益以及通用於制定決策的意識形態：不惜一切代價，追求最大利益。

自從第二次世界大戰以來，連續的製藥革命已經改變了醫療，大幅提高人類的預期壽命，並拯救無數的生命。在那段時期，一大型製藥公司，以及率領大型製藥公司的科學家都會獲得尊重；製藥公司與科學家被視為經濟成長的重要來源，且二者是有道德使命的合作關係。這種想法的基礎是一個單純的假設，也就是社會契約論的精神：社會做了一筆交易，用專利法保障一定時間的獨家性，獎勵願意從事昂貴但是有價值的科學研究，尋找創新的藥物治療方法，藥物因此成為便宜的財貨，讓全球各地的醫師能夠輕鬆地將藥物納入處方。這個交易讓製藥公司獲得健全的彌補，因為他們必須面對發展藥物的不利機率——十之八九的藥物在臨床試驗中都會失敗。正如預期，這種機制也不會被牟取暴利的奸商利用。

私人利潤和公共福祉的細緻平衡原本是製藥產業的核心，但近年來已經出現變化。社會契約破局了，巨型製藥公司從高處隕落，全球某些最受尊重的大型製藥公司成為好萊塢電影與熱門電視影集中的反派角色。

製藥產業希望研發新冠肺炎疫苗的角色能夠協助恢復自己的地位，但他們的名聲敗壞確實有憑有據。在製藥公司上市的創新產品清單外，還有一張巨大的訴狀：藥物本身只有最低程度的臨床效果；法律訴訟和遊說費用；失控的行銷支出與支付醫師的賄款；用於延展專利時間的詭計與策略，最重要的是，藥物的價格通常昂貴無比。

歐洲的病患無法獲得能夠拯救他們生命的藥物，因為地球上某些最富裕國家的醫療系統沒有能力負擔需要的價格。在美國，過去十年藥物漲價的速度比通貨膨脹快了三倍，四分之一的美國人認為自己必須辛苦地負擔藥價。同時，在非洲和幅員遼闊的印度，數十億人已經習慣無法取得許多現代藥物。

藥物的價格危機不限於受到專利保護的最新藥物，也影響了舊的藥物，乙胺嘧啶（pyrimethamine）就能夠明確說明這個情況。乙胺嘧啶是一種小型的白色藥丸，大小和形狀都和阿斯匹靈或者乙醯胺酚藥錠相同，常見於一般家庭的常備藥物。科學家在一九五〇年代研發出乙胺嘧啶作為抗瘧疾藥物，也用於治療會造成懷孕女性與免疫系統失調者嚴重健康問題的寄生感染，其中包括愛滋病病患。二〇一五年，曾擔任避險基金管理人有「製藥哥」之稱的馬丁·希克瑞里（Martin Shkreli）登上報紙頭條新聞，因為他將乙胺嘧啶的價格從十七·五美元提高至七百五十美元❶。希克瑞里完全不害怕遭到調查，他甚至非常享受這個行為帶來的惡名。他後悔提高藥物價格嗎？他的答案是否定的。如果真的要說，他甚至覺得自己應該提高漲價幅度。

信譽良好的大型製藥公司迅速與希克瑞里保持距離，並抨擊他的行為。然而，希克瑞里的行動，以及其他哄抬價格的藥物商人——雖然非常極端，但就現實情況而言，他們的行為只是製藥產業在過去數十年轉變的結果。製藥公司已經遠遠地背離過去由科學領導的前輩，他們的前輩專注在發展有用的治療方法，與用合理的價格販售藥物，而偏離常軌的結果，就是不必進行研究、唯利是圖的製藥公司。

想要變得富有，你不再需要開發新的藥物。使用藥物是人類的基本權利，但是對於許多製藥公司的執行長而言，藥物與金融資產再也沒有分別，他們用各式各樣充滿創意並利潤豐厚的方法炒作、交易、剝削，並且操弄藥物。對於某些人而言，他們的行為只是反映出有問題的市場機制，或者說，無法抗拒醫療系統與保險公司的誘惑。對於其他人來說，特別是在大型製藥公司之中，以研究為導向的公司，這種行為則來自於會議室之中的態度轉變，關於如何經營公司與藥物定價，他們有了新的觀念，也受到艱困挑戰的影響，這個挑戰就是將科學知識轉變為在臨床上有效的產品。

以上的發展結果導致製藥產業的金融化，而製藥公司幾乎沒有任何限制，可以竭盡所能地從拯救生命的藥物榨取大量的金錢。在我們現在生活的世界，以前認為不可能的事情，已經成為現實。在這個世界，一位病患必須為了新藥物支付數百萬元，而舊的藥物因為投機客的一時興起，價格提高了數倍。在這個世界，如果一間位於南非的製藥公司認為某個治療孩童的癌症藥物售價過低，他們寧願銷毀存貨，而不是繼續販售。在這個世界，瑞士的一間大型製藥公司舉辦兩個月一次的樂透，提供獨特的獎品：贏家可以治療孩子的基因疾病，而輸家將會看著年幼的孩子悲劇般地過世。在這個世界，一位年輕的加拿大女性無法獲得突破性的治療方式而死亡，因為美國的製藥公司不願意讓未來的藥物承受銷售風險。在這個世界，病患已經淪為製藥公司的棋子，用來向保險公司和醫療系統騙取更高的售價。

這種轉變，不只是貪婪與赤裸的資本主義所締造的傳說，也是意外導致的結果。原因是關鍵的美國市場想要拯救少數病況嚴重的孩子，他們被醫療科學拋棄，另外一個原因則是探索藥物的革命無法達成承諾。原因還有猶豫不前的製藥公司執行長被說服了，他們決定依循競爭對手的腳步，提出更昂貴的價格，付出數十億美元的收購金額，填補空無一人的實驗室所導致的空洞狀態。

另外一個原因，正如一位觀察家的說法，「那是一種醜陋的情況，新藥的價格讓醫療系統感到害怕，製藥產業在新藥的獲利空間極高，但研發成本十分昂貴，許多投資人認為製藥公司正在讓他們賠錢。[2]」

我們處於一個年代的開端，擁有各種嶄新的疾病治療方式，從使用身體的免疫系統對抗疾病，到使用基因編輯技術以及實驗室製作的抗體，都有無邊無際的前景。然而，如果沒有根本的改變，醫療系統就會繼續掙扎，無法負擔新的治療方法，讓需要的人能夠獲得治療。

為了理解現況，我們必須先回首過去：追查原始的社會契約如何在無人察覺的情況下，被揮舞企業管理碩士學位的律師以及避險基金的老闆蠶食，他們取代了科學家，成為製藥產業的國王。我們將在本書遇見某些人，他們有時候在不知不覺之間，導致製藥產業之藥物銷售方式的巨大改變。我們也會遇到一群渺小但專注投入的團體，他們是社運人士、醫師、病患，以及商業世界的男男女女，共同領導反抗的陣營。在他們之中，還有美國中產階級的家庭主婦越過國界，走私胰島素，將拯救生命的藥劑交給陌生人，以及在網路上集結的C型肝炎社群，確保他們可以從印度學名藥製作工廠購買價格低廉的一千美元藥物。

但是，在這之前，我們應該先認識一位企業家，他的故事可以說明何以製藥產業在過去的四十年之間已經與其基礎原則變得如此疏離。我們從二〇一三年初加入他的旅程，他在那個時候開始變得富裕。

序曲

# 安大略湖的小屋

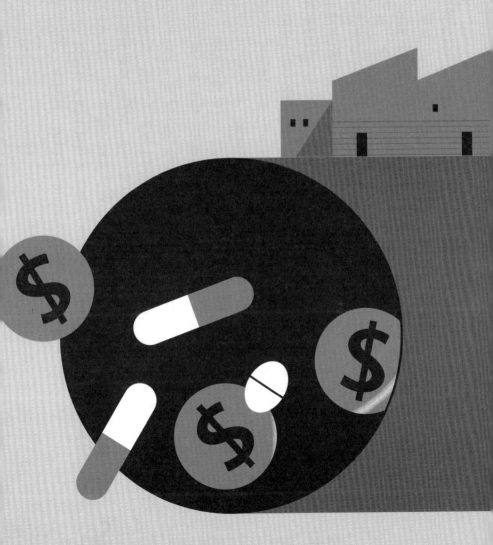

淘金熱潮如火如荼，馬克·湯普森（Mark Thompson）也想要分一杯羹。

時間是二〇一三年初，在加拿大富裕城奧克維爾（Oakville）的酷寒之中，安大略湖畔已然結冰。鄰近一間矮屋的前房之中，一位身材矮胖結實的四十二歲前律師湯普森忙著制定計畫。他長久以來目睹其他人在製藥產業中致富，現在輪到他發達了。

湯普森相信自己看見了別人錯過的機會。製藥產業大致上分為兩類公司，其中一種是以研究為導向的公司，花費數十億元，開發新的治療藥物。另外一種類型則是學名藥製藥公司，製造研究導向公司開發藥物的便宜複製品，只要這些藥物不再受到專利保護。製造學名藥通常是薄利多銷，由於競爭強烈，獲利空間很小，利潤來自大量銷售成本只需要幾毛錢的藥物。

湯普森沒有興趣付錢給研究人員，讓他們埋首觀察顯微鏡與培養皿，希望他們經過多年之後，還是可以提出在臨床上證實有用，並在商業上成功的醫學發現。他也沒有意願支付昂貴的成本建造一座工廠，在常用學名藥的割喉戰場之中擠出利潤。他看見第三條路，一種新型態的藥物公司，可以搭順風車，享受大型製藥公司的甜美果實，而且不用支付昂貴的研究成本與日常經費支出。「製藥產業最大的兩個風險是R&D（研究與開發）之中的R（研究；research），試著找到新的製藥化學分子以及推出新產品，說服醫師採用新藥物。」湯普森後來表示[1]：「我們兩種都不做。」

湯普森有興趣的是舊藥，或者，他本人更喜歡稱呼舊藥是「成熟，而且可以印鈔票的資產。[2]」這種藥物不是數億人使用的常見藥物，而是不再受到歡迎，雖然還是有少數病患持續服用，但已經被廣袤世界遺忘的藥物。對於湯普森而言，這種成熟的產品，只要稍微用心處理，就能讓他實現許多創業家的夢想，鋪設通往名車、豪宅，以及漫遊加勒比海的康莊大道。

但是，等到春天開始融化湖上的寒冰，湯普森還是沒有辦法讓自己的事業起步。他用了很多時間，研讀托瑞亞合作夥伴（Torreya Partners）——一間位於紐約曼哈頓的投資銀行，專長是醫療保險——提出的藥物資產清單。清單上列出數百種曾經在市場上銷售的不同藥物，其中包括實驗藥物的投資機會，以及已經領有執照的歷史悠久藥物。那些公司通常願意廉價出售舊藥資產，因為舊藥帶來的收入，縱然每種藥物每年可以創造等同數百萬美元的營收，與公司的最佳銷售藥物相比非常渺小。湯普森聘請一位托瑞亞的年輕經理協助他。但是，湯普森手上的資源只有一個電話號碼和他的公司名稱，康格迪亞保健公司，根本沒有辦法說服一間歷史悠久的藥物製造商用正確的價格，將正確的藥物權利賣給他。

他想購買的是具備某些特質的藥物。他不在乎那些藥物可以治療哪種類型的病痛或疾病，不像其他的特殊藥物製藥公司，他不打算讓自己專注在一、兩個特定的治療領域。但是，重點在於他必須尋找醫師已經非常熟悉的藥物，所以沒有必要投資在大規模的銷售團隊，同時，這個理由也可以讓他安心地相信，其他公司不會在短期之內進入同一個藥物的市場。新開發藥物的競爭受到專利保護，但他尋找的藥物已經上市一段時間，就算還有專利保護，時間也不會太長。不只如此，那些藥物必須有其他的特色，可以控制競爭的程度，不會造成問題。最重要的是，他想購買的藥物必須有忠誠的病患團體，他們已經服用藥物多年，而且會繼續服用，確保藥物本身可以創造穩定的現金流。他的計畫是採取節稅的策略，與他過去的雇主加拿大藥廠拜維爾（Biovail）公司相似，藉由設址在加勒比海巴貝多的子公司購買藥物資產，支付低於美國或加拿大政府要求的正常稅額。加勒比海低廉的稅率，以及隨後用於收購藥物權利的低成本融資，讓湯普森可以在競標中勝過其他人，獲得藥物權並創造良好的現金流。或許，他還有找到其他方式的辦法，從藥物身上增加利潤。一位曾經和湯普森合作的同仁如此總結道：「購買藥物權，使用廉價的融資，再脫手大量現金。那就是馬克的主意。」

最後，湯普森認為自己找到了目標資產。塩野義製藥（Shionogi）是一間歷史悠久的日本製藥公司，他們在美國的分公司正在出售三種藥物的權利：頭蝨藥品，品牌名稱是優樂斯菲雅（Ulesfia；音譯）、消炎藥物歐瑞培德（Orapred；音譯），以及曾經用於治療兒童注意力不足過動症（ADHD）的卡普威（Kapvay；音譯）。卡普威是其中利潤最高的藥物，一個月可以創造四百萬美元的營收，但是卡普威的專利即將在該年的秋天過期，代表學名藥廠很快就可以自由銷售更為便宜的版本。歐瑞培德也很有可能在隔年就要面對自由競爭。優樂斯菲雅的情況相反，還會受到專利保護超過十年，除此之外，對於學名藥廠來說，比起口服藥，作為藥膏的優樂斯菲雅更難通過法規檢驗。湯普森希望以上的三個藥物能夠在未來的時日，每個月創造二百萬或三百萬美元的營收[3]。

班吉．賈瑞特（Benj Garrett）是湯普森聘請的托瑞亞年輕經理人，他協助湯普森成功完成交易。湯普森現在只需要找到足夠的資金，滿足塩野義製藥的要價。二〇一三年五月初，藉由讓商業夥伴購買公司的股份，湯普森成功募資六百萬美元。投資銀行與私人股權投資公司提供另外的二千四百萬美元貸款，利率最高為一八%，這個利率數字反應了投資新創產業時的高風險。如果湯普森想要償還貸款，他的事業必須迅速成長，但是，他現在已經有足夠的資金可以購買三個藥物的權利。最後的交易金額是二千七百九十萬美元，如果卡普威的銷售數量達到特定目標，最多還要支付額外的六百萬美元。

這個交易很小，對於更廣大的製藥產業，或者服用該藥物、購買該藥物的人來說沒有重要性。因此，沒人注意隨後發生的事情，絲毫不令人訝異。湯普森獲得相關藥物的權利之後，提高這三種藥物的售價。到了二〇一四年初，卡普威的售價提高超過五〇%，優樂斯菲雅提高四三%，而歐瑞培德的售價提高幅度比較溫和。市場不在乎，湯普森的公司在隨後提出的文件報告中指出，沒有任何人表示價格上漲導致「藥品成交量的不良反應。[4]」

康格迪亞終於設置完成開始營運，湯普森後來吹噓自己「在客廳白手起家」建立起康格迪亞[5]。

湯普森過去從未想過自己會涉足製藥產業。他二十出頭的時候都待在校園，在多倫多的約克大學獲得政治學的學士與碩士學位，隨後進入渥太華大學就讀法學院。他在一九九八年成為合格律師，在加拿大的一間律師事務所擔任耙梳文件的助理律師兩年，處理商業交易、房地產，以及企業融資案件，隨後到了電影巨擘IMAX的商業發展部門任職。二〇〇一年初期，湯普森還在IMAX時，獵頭公司找上他，邀請他到一間成長快速的製藥公司拜維爾任職。「在那個時候，我對於製藥產業一無所知，我也完全不曉得拜維爾這間公司。」湯普森後來表示。但是，他的孩子還很小，他不喜歡在IMAX公司工作時必須經常出差，所以他決定縱身一躍，加入拜維爾[6]。

當時，拜維爾正在急速擴張。拜維爾的創辦人是在加拿大出生的尤金·梅爾尼克（Eugene

Melnyk），一位大學輟學生，後來成為白手起家的億萬富翁，公司設址在巴貝多。梅爾尼克的父親在他還是青少年時就過世了，他在多倫多附近的賽車場長大，二十多歲時，他創辦了一間醫學出版公司，藉此獲得人生第一筆財富。他在一九八九年時賣掉該公司的股份，開始專注在製藥公司。一九九四年時，該公司改名為拜維爾，專長是將沒有專利保護的藥物修改為具備「緩釋效果」（sustained release）的版本，一天只需要服用一到兩次，而不是原本的三到四次。有時候，改良版本的藥物會授權給開發該藥物的原公司，並且用原廠藥名銷售。在其他的情況中，修改藥物讓梅爾尼克的公司在面對競爭的學名藥藥廠時可以擁有幾年的起步優勢，後者必須想辦法符合更適合申請專利的藥物形式。獵頭公司找上湯普森的時候，拜維爾正在擴展業務範疇至收購原廠藥的權利，並且藉由新成立的美國銷售團隊進行銷售。

二〇〇一年五月，湯普森擔任該公司的內部初級律師，學習箇中道理，一開始處理企業融資以及收購契約。過了幾年，湯普森已經非常熟悉拜維爾想要收購的藥物產品，他的老闆要求他離開法律部門，扮演商業收購的新角色，任務就是尋找新的資產購買目標——無論是個別的藥物，或者是整間公司——讓拜維爾可以收購。拜維爾成長迅速，但也會遭逢問題，二〇〇三年時，拜維爾的營收預估出現問題，將責任怪罪在運送抗憂鬱藥物的貨車發生意外——但是，這個藉口並未通過嚴格的檢驗。

到了二〇〇四年下旬，湯普森在商業部門工作了幾個月之後，認為現在應該是離開的時候了。他希望獨立，「建立自己的事業，替自己工作。」他後來表示[7]。這位前律師在二〇〇五年離開拜維爾，與三位在拜維爾的前同仁一起創辦新的公司，名字是「傳承製藥」（Legacy

Pharma）。正如十年後的康格迪亞，傳承製藥專注於購買名譽良好、沒有專利的藥物權，有一群忠誠的病患餘生都必須服用這些藥物——讓投資人可以獲得可靠的收入。傳承製藥瞄準有四十年歷史的藥物，想要在二〇〇五年夏天的首次公開募集（initial public offering; IPO）中銷售股份，募得足夠的權利收購資金，目標是一億五千萬加拿大幣。傳承製藥的計畫是在獲得藥物權之後迅速提高藥物價格，藉此增加利潤，但是他們預估的數字相對溫和，介於一〇%至二〇%之間[8]。

然而，傳承製藥很快就要面對一場難堪的失敗。二〇〇五年九月，原定的首次公開募資並未舉行，原因是投資人之中瀰漫著一股懷疑，他們不願意將資金投入在「一間沒有任何藥品權利的製藥公司」[9]。傳承製藥原本同意向一間克羅埃西亞的公司購買數項藥物的品牌名稱使用權，但是交易最後取消，讓傳承製藥付出五百萬美元的代價[10]。勇敢無懼的湯普森和他過去在拜維爾的同仁繼續努力，將公司改名為「奉獻製藥」（Tribute Pharmaceuticals）。這次他們能夠與紐約的一間私人股權投資公司「堡壘投資」（Fortress Investments）合作，後者提供儲備資金。但是，說服其他製藥公司賣出或授權既有藥物卻是進度緩慢的苦差事，湯普森在兩年之後離開奉獻製藥時，該公司依然無法獲得任何藥物的製造權[11]。

湯普森徒勞無功地想要讓自己的事業起步時，拜維爾依然不平靜。美國和加拿大的監管機關調查拜維爾潛在的會計詐欺問題時，在二〇〇三年購買美國職業冰球球隊「渥太華參議員」之後受到高度關注的梅爾尼克，正在進行一場關於公司管理權的激烈鬥爭。湯普森決定回去和拜維爾的創辦人梅爾尼克合作，經過一場公司內鬥之後，梅爾尼克與拜維爾分道揚鑣，並且花費一億加拿大幣建立了一間新公司「崔梅爾製藥」（Trimel Pharmaceuticals）。梅爾尼克、長期在拜維爾擔任經理人的布魯斯・布瑞登（Bruce Brydon），以及湯普森一起建立起這間公司，而湯普森的工作是尋找崔梅爾製藥需要的技術，用於改善專利已經過期的舊藥，正如拜維爾曾經用來提高緩釋效果的技術。

崔梅爾製藥簽約進行了幾項投資，其中包括一種特殊的生物組織黏著膠，用於人類鼻子的內部，讓藥物可以更長效。崔梅爾將這種生物黏膠用於作為男性的睪酮素治療方法，也資助各種實驗，測試睪酮素貼片能不能讓女性獲得更好的性高潮體驗。崔梅爾製藥公司大肆吹捧結果，主張臨床實驗可以證實其效果，並且在二〇一一年時進行反向收購（reverse takeover）——這是一種公開上市的方法，藉由收購一間已經存在但不活躍的公司，確保自己進入股票市場的速度快過於進行首次公開募資。但是，崔梅爾製藥還沒有在市場上推出任何產品，而湯普森認為自己「基本上負責所有工作並且尋找產品」，他受夠了[12]。他離開崔梅爾製藥，在加拿大一間小型的投資銀行任職，很快就決定這個工作也不適合他。

二〇一二年十二月，湯普森向安大略商業管理局遞出文件，申請成立一個新的商業體。同一時間，他也在巴貝多設立分公司：康格迪亞製藥有限公司（Concordia Pharmaceuticals Inc.）。設置在巴貝多的國際公司必須依照其利潤規模，繳納一％至二％的稅金，而根據巴貝多和加拿大政府的協議，巴貝多公司的金錢可以移動至母公司，不必繳納額外的稅金。

成立公司之後，湯普森很快獲得過去幾位曾經在拜維爾任職的同仁協助，其中包括韋恩・

克瑞普納（Wayne Kreppner），他將會成為康格迪亞的總裁與營運長，以及會計師約翰．麥克克里瑞（John McCleery）。從塩野義製藥購買的藥物，拜價格提高策略所賜，每個月可以穩定帶進二百萬美元的利潤[13]。頭蝨治療藥物優樂斯菲雅在社群媒體上進行宣傳，也向擁有保險的病患提供優惠券，將自費購買的價格限制在十美元。湯普森只有短暫的卡普威獨家銷售權利，但他的公司善用這機會，隨著塩野義製藥與康格迪亞提高價格，在兩年之間，該藥物的平均售價從大約二美元提高至超過四美元[14]。在收購權利的十二個月之內，三種藥物已經讓康格迪亞賺回當初支付的權利金[15]。

康格迪亞隨後完成更多交易。卡普威的專利在二〇一三年十月到期。托瑞亞得知一間學名藥公司帕爾製藥（Par Pharmaceuticals）準備推出更便宜的版本。在托瑞亞的協助下，康格迪亞與帕爾製藥達成協議，康格迪亞向帕爾提供藥物，藉此獲得競爭對手的半數利潤。作為交換條件，康格迪亞同意在至少五年之內不會推出自己的卡普威廉價版本，藉此避免可能導致藥物價格下降的競爭[16]。

機會無所不在。十月，康格迪亞收購一間郵購公司，該公司的主要業務是聘用電銷人員打電話給糖尿病患推銷用品，其中包括藥物，主要商品則是鞋子與腰部護具。這間郵購公司在美國政府的要求下決定出售，因為過去的公司擁有人被指控非法向客戶推薦人提供回扣，並且向聯邦健保計畫提出造假資料[17]。康格迪亞支付一千五百萬美元收購這間郵購公司，過了一個月，再用五千八百萬美元購買一間小型的生物科技公司，這間公司販售一種藉由雷射活化的藥物，用途是治療兩種罕見癌症。

二〇一三年底，康格迪亞已經準備公開上市，效法與幾年前崔梅爾製藥公司相同的反向收購技巧。隨後的募資非常成功，獲得將近三千五百萬加拿大幣，財經媒體將康格迪亞視為隔年必關注的股票。

在公開募資後提出的文件中，看到康格迪亞更明確的策略細節。該公司解釋其商業模式著重在「取得長銷型藥物產品，該藥物因為技術、製造或者經濟障礙保持市場獨占，或者是維持……可預期的處方需求」[18]。

康格迪亞吹噓「收購後增值計畫……用來提高被收購藥物在財務上的表現」。簡單地說，這個計畫提高藥物售價，並將收購計畫整合至該公司的「節稅結構」，藉此提高收入。康格迪亞提出的報告強調相關藥物的好處是面對學名藥與其他產品時只有「最小程度的競爭」，關鍵是這些產品「穩定而且有著良好的獲利潛力」，因為「價格缺乏彈性」。轉譯為商業用語，意思就是產品擁有可靠的病患基礎，無論藥物的價格為何，他們都必須服用藥物。康格迪亞也計畫簽署授權學名藥協議，藉此在專利藥物失去保護時，能夠保持康格迪亞的利潤。

公開上市的公司必須向投資人揭露已知的風險，那是一張範圍廣泛的清單，列出所有可能有問題的情況，從競爭威脅、個人問題，以及總體經濟改變。康格迪亞二〇一三年的年度報告中列出了幾項與藥物售價有關的議題。雖然年度報告認為康格迪亞可以保持特定藥物的唯一供應者地位，原因是「競爭的經濟障礙」，但是持續增加的銷售利潤可能也會讓其他的學名藥製造商更有興趣推出競爭的新藥。

這份報告也指出，康格迪亞仰賴於政府和私人醫療保險公司是否願意支付康格迪亞的產品費用，而目前的環境是「第三方支付人持續挑戰製藥產品的定價問題」[19]。換言之，康格迪亞每次提高藥物售價，就有風險引起不必要的關注，來自於保險公司、藥品管理者，以及政府經營的醫療保險計畫。但就目前而言，康格迪亞勢不可擋，湯普森和他的董事會渴望達成更多交易，擴大公司規模的態勢絲毫不減。

腸賴泰（Donnatal）最早由羅賓斯有限公司（A. H. Robins Company, Inc）在一九三〇年代開始銷售。腸賴泰最初的製作方式，是由致命的茄屬植物萃取物加上抗癲癇的鎮定藥物苯巴比妥，用於治療腸燥症（irritable bowel syndrome; IBS），在一九七〇年代與一九八〇年代之間，腸賴泰是美國最佳銷售藥物之一。在隨後的幾年，腸賴泰的銷售衰退，原因是被更為現代的藥物取代。到了二〇〇二年，腸賴泰的銷售權利落在保羅．曼尼（Paul Manning）手中，他是一位百萬富翁，在美國維吉尼亞創辦一間兒童配方奶粉公司。腸賴泰原本的製造藥廠惠氏（Wyeth）已經預定停止製造腸賴泰，原因是銷量太低，但曼尼購買其藥物製造權，將製造工作外包，並且聘請兩名員工負責看管進度，讓他的公司PBM製藥（PBM Pharmaceuticals）創造穩定的收入，一年的金額大約是一百多萬美元[20]。

腸賴泰的市售形式有藥水與藥錠，其歷史過於悠久，早於法律規定製藥公司必須明確提出新藥不只對病患來說很安全，也是有效的治療方式。曼尼的公司確實有一個風險，負責管制藥品的聯邦食品藥物管制局很有可能隨時介入。數十年之前的臨床實驗已經證實腸賴泰的效用，但是食品藥物管制局從來沒有審查過相關證據。

雖然腸賴泰是一種老舊的藥物，但每年依然有數千名服用的病患。其中一位就是蘿芮．凱希爾（Lori Kessell），她和家族中的其他人一樣都有胃部不適的問題。三十八歲的時候，她接受子宮切除手術留下的傷疤組織讓胃部不適隨著時間變得更為嚴重，幾年之後移除膽囊的手術也不利於腹部的疼痛問題。「隨著我的年紀愈來愈大，疼痛也愈來愈嚴重。」她說[21]。接近五十歲時，一般開架藥物已經沒有辦法消除疼痛，她決定尋求醫師的協助。

凱希爾是一位貼磚工人，住在紐澤西高速公路出口處的北布朗斯維克（North Brunswick）小鎮，直到服用腸賴泰之前，她已經使用過各種不同的藥物。「我服用腸賴泰的效果很好，對我來說是一種非常好的藥。」她說。如果沒有腸賴泰，她可能會因為大腸痙攣造成的嚴重腹痛完全無法站直身體。

「那種疼痛可以維持幾個小時。」她說：「但我知道，如果我吃了那個藥（腸賴泰），五分鐘之後就會開始發揮藥效，那樣很好。那個藥是上帝的禮物。我真的覺得，沒有那個藥，我活不下去。[22]」

二〇一一年，曼尼在一年之前以美金八億元賣掉兒童配方奶粉公司之後，聘請製藥領域的沙場老將凱文．康柏斯（Kevin Combs），負責控管腸賴泰，並尋找其他能建立曼尼新公司生意的藥物資產。康柏斯才剛上任幾個月，食品藥物管制局突然表示，他們將會審查腸賴泰。康柏斯檢閱了腸賴泰的臨床實驗資料，時間可以追溯至一九八〇年代初期，他也聘請一間實驗顧問公司重新分析檢驗結果，他預期食品藥物管制局最後會要求他們證明腸賴泰的效果。食品藥物管制局的訊息讓幾間競爭公司最後退出了腸賴泰市場，但是原本預期舉行的腸賴泰效果審查聽證會，從來不曾舉行。相反地，相關訊息的威嚇驅趕效果讓ＰＢＭ製藥成為腸賴泰的唯一製造廠商。

康柏斯委託其他實驗室完成的研究報告，提出腸賴泰相較於其他腸燥症藥物的有效程度證據，他相信這是一個機會，可以提高腸賴泰原本的低廉售價。康柏斯聘請定價顧問，這位顧問花了幾個月的時間研究市場之後，提出可能的建議售價區間。經過仔細評估後，康柏斯將腸賴泰的定價定為腸燥症新專利藥物價格的一半。

二〇一一年時，一瓶腸賴泰的建議售價大約是四十三美元，但是，到了二〇一四年五月，價格已經提高至三百九十三美元㉓。藉由一波市場行銷以及聘請一組銷售團隊負責推銷，腸賴泰的營收從食品藥物管制局介入之前的每年二百萬美元，在二〇一三年時已經提高至每年將近五千萬美元㉔。ＰＢＭ製藥也改名為「復甦製藥」（Revive Pharmaceuticals），藉此表達年邁的藥物腸賴泰恢復了活力。

二〇一四年一月，康柏斯前往摩根大通保健研討會，那是製藥產業執行長一年一度的聚會，地點在舊金山的聖法蘭西斯飯店。康柏斯帶著二億美元的信用額度，尋找可以加入公司投資組合的藥物產品。他參加了五天的會議，與各公司交換相關資訊，回到維吉尼亞之後，卻發現一共有五間公司想要收購腸賴泰。各家公司的競標金額送到康柏斯手上時，誰是優勝者已經非常明顯了。康格迪亞大獲全勝，他們提出的金額是次高投標金額的兩倍。康格迪亞的報價是兩億美元現金，以及價值六千五百萬的康格迪亞股份，成功奪下腸賴泰。

在腸賴泰產品移轉權利的期間，康柏斯必須和康格迪亞共事四個月。因此，交易完成之後，湯普森和三位同仁，其中包括營運長克瑞普納，以及商業發展經理丹．佩瑟特（Dan Peisert），一起搭機飛向維吉尼亞。在夏洛特斯維爾（Charlottesville）的復甦製藥辦公室開會時，康柏斯表示，佩瑟特告訴他，康格迪亞計畫將腸賴泰的價格提高為目前售價的二到三倍。「他的意思是我很愚蠢。我原本可以用腸賴泰賺更多錢。」康柏斯說。

康柏斯對此保持懷疑。「你們剛買了一台法拉利，就準備在第一個星期將這台車子開下懸崖。」他告訴來訪的康格迪亞高層[25]。佩瑟特本人則是強烈否認康柏斯對於那次對話的看法。儘管PBM製藥公司已經顯著提高腸賴泰的售價，但康格迪亞又提高了兩倍，隔年再度提高售價[26]。為了追求最大利潤，康格迪亞似乎不擔心惹怒他人；他們的行為完全合法，在數百萬美元面前，任何的道德考量彷彿變得毫不重要了。

「康格迪亞收購腸賴泰之後的所作所為太荒唐了。」康柏斯表示：「我後來才明白，他們根本不在乎打造一間公司。他們的想法是這樣：『你或許可以（用更好的行銷方式）在三年之內賺到兩億美元，但我們會在六個月之內賺到兩億美元。』他們的經營模式就是收購資產、提高價格，並且盡可能地哄抬公司的身價。」他說[27]。康柏斯也不是唯一一位對於老闆決定將腸賴泰賣給康格迪亞而感到後悔的人。一個春天的上午，凱希爾發現當地的藥局不能將最新處方箋的藥物交給她，因為藥物價格出現劇烈的上漲，藥局將會因而承受損失。凱希爾的保險公司並未提高藥局的給付額度，藥價與給付額度之間有著數百美元的差異。藥局希望凱希爾可以接受使用其他類型的藥物。「我簡直就要瘋了。」凱希爾回憶道：「你沒有辦法想像因為健康問題造成的痛苦而無法站直身體，但只需要服用一片簡單的藥物就能處理。」問題終究獲得妥善的處理，凱希爾可以拿到一瓶腸賴泰，但從此之後，她開始擔心保險公司可能會隨時決定停止給付差額。凱希爾開始囤積腸賴泰，並在真的無法忍受疼痛時才服用。

幾年之後，時間是二〇一九年的十月，她的恐懼終於成真。她將處方箋交給藥局，但藥局表示凱希爾的保險公司拒絕給付。腸賴泰已經不是保險給付藥物——單純就是因為價格太高了。

回到加拿大，湯普森沒有停下腳步的意思。在二〇一四年三月下旬與分析師進行的季度電話會議中，湯普森躍躍欲試。他提到腸賴泰的交易案以及塩野義製藥的藥物「為我們帶來極佳的表現」。因此，也讓他「對於相關策略的結果非常、非常滿意。」他承諾將會簽署更多的交易。「我們目前正在觀察規模良好的特定可能交易，從現在開始，我們不會關心規模較小的產品了。」湯普森表示[28]。

到了現在，湯普森的公司已經有了明確的方針，很快就會發現另外一個適合的資產——也就是一種合適的藥物產品，擁有穩定和忠誠的基礎病患人數，能夠創造穩定的現金收入，也可以讓康格迪亞提高藥品售價。康格迪亞已經準備宣布交易，負責進行協商的依然是托瑞亞合作夥伴投資銀行。

佐能安（Zonegran）就是這個抗癲癇藥物的原廠藥名，學名是唑尼沙胺（zonisamide），科學家在一九七〇年代發現這個藥物，一開始用於治療精神疾病。日本的大日本製藥公司（Dainippon Pharmaceutical）在一九八九年時首次將這個藥物商業化，用途是預防成人癲癇。這個藥物在二〇一四年出現在康格迪亞的「雷達」時，該藥物在美國的銷售權利早已轉換多次。大日本製藥在二〇〇〇年於美國推出這個藥物，與愛爾蘭製藥公司伊蓮製藥（Elan Pharmaceuticals）簽署了佐能安授權協議。二〇〇四年，銷售權利賣給日本公司衛采製藥（Eisai）的美國分公司。大日本製藥公司與伊蓮公司隨後都因為以「標示外使用」（off-label）作為宣傳基礎而遭到起訴——也就是宣傳佐能安可以處理法規並未正式核可的適應症，例如偏頭痛、飲食障礙症，以及體重減輕。伊蓮製藥承認有罪，並在二〇一〇年達成的和解協議中支付超過二億美元，而衛采製藥則是針對該公司持續進行非法行為的指控，支付一千一百萬美元的和解金[29]。

佐能安的專利在二〇〇五年到期，因此，市場上至少有九種更便宜的競爭學名藥物供美國病患選擇。但是，佐能安依然吸引了康格迪亞，因為如果癲癇病患的情況在服藥之後獲得控制，醫師通常不會讓病患更換不同製藥公司的產品。因此，佐能安能夠在市場中維持微小但依然可以獲利的情況。

在托瑞亞的建議之下，康格迪亞使用新的貸款向衛采支付九千萬美元，購買在美國與波多黎各銷售佐能安的權利。衛采依然會以康格迪亞的名義製造藥物，而位於加拿大的康格迪亞公司負責處理定價以及藥物行銷。佐能安的銷售額已經出現數年的下滑，但每年可以創造大約三千萬美元的營收。康格迪亞獲得佐能安之後，價格提高將近一半，從每瓶六百五十美元，提高至九百三十五美元，由湯普森向市場分析師提出的評論來看，康格迪亞向保險公司支付回扣，確認保險公司願意給付佐能安之後，依然可以保有漲幅價格一半的利潤[30]。

到了九月，康格迪亞的股價已經提高三三五〇%，早期加入的投資人為此歡欣鼓舞。避險基金的管理人特別喜歡康格迪亞的節稅經營結構，代表康格迪亞在與其他必須完整支付美國稅金的公司競爭時，可以以溢價收購藥物資產並大賺一筆。多倫多基金公司「曲度避險策略」（Curvature Hedge Strategies）的投資長詹姆斯・霍金斯（James Hodgins）認為康格迪亞前途一片光明。「買家和賣家之間還有高額的價值可以分享。」他告訴一間加拿大的報社。「這種操作方式實際上就是套利，反覆進行，直到發大財。[31]」

低稅率代表康格迪亞很容易成為大型美國製藥公司的收購目標，大型的製藥公司想要藉由「稅負倒轉」（tax inversion）節省自己的稅金支出。稅負倒轉就是與更小型的公司合併，將總部從美國移至企業稅金較低的國家。二〇一五年十一月，製藥產業的巨人輝瑞宣布與愛爾蘭製藥公司愛力根（Allergan）合併，交易金額為一千六百億美元，這筆交易如果成功，可以讓輝瑞大幅減少必須向美國政府支付的稅金[32]。

以一間成立時間不到十八個月的公司來說，康格迪亞的成長極為卓越。他們善用強健的市場以及低廉的貸款，快速創造大型的收購。但是，康格迪亞其實也搭上強大競爭對手的順風車，那間公司就是威朗（Valeant）。

湯普森曾任職的公司拜維爾，在二〇一〇年時與威朗合併。這筆交易讓威朗成為一間加拿大公司，梅爾尼克獲得公司所有權，藉此設置節稅結構。麥克・皮爾森（Mike Pearson）原本是一位管理顧問，他嗜酒如命，而且不苟言笑，在他的掌舵之下，威朗開始一場巨大的收購狂歡，相形之下，康格迪亞的收購成績顯得遜色。威朗收購了十幾間製藥公司，並且降低日常支出，讓成本儘可能保持最低。

無論皮爾森做了什麼，顯然都成功了。他剛開始經營威朗的時候，威朗的交易股價低於八美元。等到二〇一二年秋天，威朗的股價已經達到一百二十美元，迅速躋身加拿大最大型的公司之林，而且成長速度毫無減慢的跡象。兩大傑出的避險基金，包括比爾·艾克曼（Bill Ackman）的潘興廣場（Pershing Square）以及傑佛瑞·烏本（Jeffrey Ubben）的價值行動資本（ValueAct Capittal），都是威朗的後盾。

投資人觀察康格迪亞的時候，他們看見的是一間處於早期發展階段的小型威朗。甚至有些人稱呼康格迪亞是「小威朗」（Baby Valeant）或者「窮人的威朗」（Poor Man's Valeant）。威朗和康格迪亞一樣採取「藉由收購獲得成長」的策略、節稅結構，以及執行藥物價格大幅提高。皮爾森就是體型更大、聲音更大，而且更為粗魯的湯普森，威朗聲勢水漲船高時，康格迪亞的執行長也不害怕直接比較兩間公司。「我們確實是一間以M&A（mergers and acquisitions；合併與收購）作為動力的公司，與威朗非常相似。」湯普森在二〇一五年三月接受加拿大商業新聞頻道彭博商業新聞台（BNN Bloomberg）採訪時表示：「有趣的是，麥克·皮爾森接管威朗的時候，那間公司與我們現在的處境相當類似。他的收購工作做得非常好。[33]」

就目前而言，只要康格迪亞想要從銀行或投資人身上尋找新的融資機會，可以簡單明白地敘述這間公司的商業模式故事以及未來的可能結果。對於太晚搭上威朗特快車的人來說，還有第二次機會。「在某個時間點，威朗是多倫多證券交易所最值錢的公司，價值甚至超越加拿大的銀行。」《環球郵報》（*Globe and Mail*）的記者報導湯普森的公司時曾經說道：「康格迪亞確實受益於威朗創造的動能。[34]」

康格迪亞的股東走上大發利市的道路上，但該公司尚未完成一筆可以提升至下一個層級的大型交易。收購藥物資產的競爭愈演愈烈，光是在二〇一五年的第一季，藥物收購案的總金額就已經超過一千億美元[35]。湯普森已經愈來愈厭倦簽署價格只有幾千萬美元的交易，最好的情況也只有幾億美元。到了二〇一四年下旬，下一筆收購案的融資金額已經箭在弦上，準備就緒。

湯普森在二〇一五年的目標是讓公司的規模成長為兩倍，他正在觀察十幾件可能的交易[36]。托瑞亞希望說服湯普森關注一間名為亞伯爾製藥（Arbor Pharmaceuticals）的公司，但是他認為對方的開價過高。隨後，在舊金山舉辦的摩根大通健康保健研討會上，康格迪亞商業發展副總裁丹．佩瑟特與來自康維斯（Covis）的高層喝了咖啡。在過去的一年，兩間公司已經針對一個特定藥物資產的可能交易進行多次接洽。現在，康維斯提供更有吸引力的交易：十二個原廠藥物的美國銷售權，加上幾種授權學名藥（該公司的原廠藥授權，但不能使用品牌名稱，只能使用學名藥名稱）。

康維斯在二〇一一年時由私人股權投資公司博龍資產管理（Cerberus Capital Management）於瑞士成立。他們銷售的藥物收購於大型製藥公司，其中包括葛蘭素史克（GlaxoSmithKline；縮寫為GSK）、賽諾菲（Sanofi-Aventis; Aventis 藥廠在二〇〇四年時與賽諾菲合併），以及阿斯特捷利康（AstraZeneca），這些公司也持續製造藥物交給康維斯銷售。佩瑟特認為這筆交易可能會大幅改變戰局，於是他打電話給湯普森，湯普森也在舊金山參與研討會。佩瑟特強烈地催促湯普森「和康維斯的人談談」[37]。湯普森迅速安排會議。十天之後，康格迪亞將簡單的出價清單交給康維斯。

在康格迪亞的內部，並非所有人都相信這筆交易，這筆交易的代號是「鳳凰計畫」。威朗早已觀察過康維斯的資產，但對於康維斯的要價感到猶豫。從康格迪亞後來提出的文件顯示，康維斯才剛剛支付超過二億三千萬美元收購十二種原廠藥；這些藥物成為交易資產，加上五種授權學名藥，以及一種小型澳洲製藥物的執照，總計要價十二億美元。

他們在意的另外一個問題是空間，用製藥產業的行話來說，就是還有多少空間可以「制價」（take price）。博龍擁有康維斯時，康維斯的產品早已藉由提高價格獲得急速的利潤成長。在康維斯的控制下，六種藥物的價格至少提高了三倍，而且也有跡象顯示，相關藥物納入處方箋的次數開始減少[38]。

但是，湯普森已經下定決心，而可能藉由提供商業融資協助湯普森完成交易而賺取大筆手續費用的RBC資本市場銀行（RBC Capital Market），也建議湯普森繼續完成這筆交易。在董事會的同意之下，康格迪亞於三月中旬宣布了此筆交易。為了獲得收購的資金，康格迪亞發行總價七億三千五百萬美元的八年期債券，殖利率為七％，以及發新股募得二億七千五百萬美元，並從一群加拿大銀行獲得七億美元的信用擔保額度[39]。

康格迪亞完成藥物資產的收購之後，其中三種藥物的銷售額較低，但其他藥物的價格提高了。康維斯公司售出的其中一種藥物是杜托普羅（Dutoprol；音譯），私人股權投資公司在二〇一四年向阿斯特捷利康收購時，杜托普羅的價格原本是每三十粒藥丸十六美元。等到康格迪亞收購時，價格是八十二美元，而湯普森的公司迅速將價格提高為兩倍。因此，杜托普羅在同年就被列入製藥產業「最大的哄抬價格暴利產品」（biggest price gaugers）清單，在十二個月的時間之內，美國藥局開立的杜托普羅最終發票價格提高了超過九倍[40]。另外一個新收購的藥物利平寧得（Dibenzyline）用於控制血壓，在康格迪亞完成收購之前的整整一年內，利平寧得的價格提高了十倍。康格迪亞成為新藥擁有人之後毫無忌憚地進行兩次漲價，從一粒藥丸八十八美元提高至二百四十美元[41]。在這個價格下，一位病患一年需要的利平寧得支出將會達到數十萬美元。

康格迪亞告訴分析師，「他們（指康格迪亞）並未感受到付款人因為公司的激進漲價策略而提出反彈。[42]」然而，新的價格確實影響藥物納入處方箋的次數，太平洋廣場研究（Pacific Square Research; PSR）公司後來調查相關數據之後發現漲價對於納入處方箋的影響。康格迪亞從康維斯手中收購心臟藥物隆我心（Lanoxin）之後調高價格，營收也從每星期大約五萬五千美元迅速提高至超過二十萬美元。但是，太平洋廣場研究公司發現，由於藥物價格快速上漲，影響納入處方箋的機率，銷售數字在幾個月之內就掉回至十四萬美元[43]。

與康維斯的交易確實讓康格迪亞嶄露頭角。那個夏天，康格迪亞在那斯達克證券交易所掛牌上市，湯普森與其他的高層前往紐約負責敲響開市鐘。電視畫面捕捉到湯普森和一群穿著灰褐色西裝的高層一起鼓掌歡呼開市時的笑容。在八月中掛牌上市讓康格迪亞有更好的管道獲得美國金融機構的融資，市場上更大型的投資玩家現在也能夠在他們身邊提供資金與建議。曾經被《滾石》（*Rolling Stone*）雜誌形容為「一隻巨大的吸血烏賊，纏繞著人性的臉龐，永不停歇地將吸血觸手伸入聞起來就像金錢的任何事物」的高盛銀行，也加入康格迪亞的董事會，開始發揮一定程度的影響力[44]。高盛銀行招募了艾德・博柯斯基（Ed Borkowski），一位五十歲的製藥老將，過去曾經在學名藥廠邁蘭（Mylan）擔任財務長。博柯斯基在二〇一五年六月加入康格迪亞的董事會，用自己的經驗協助康格迪亞加速營運的步伐。

康格迪亞的市值逐漸提高，受到的關注也增加了。在掛牌上市的同一個月，康格迪亞與美國聯邦貿易委員會（Federal Trade Commission）達成和解，原因是康格迪亞與帕爾製藥之間的一筆交易，讓兩間公司可以分享治療注意力不足過動症藥物卡普威的利潤，卡普威是康格迪亞在二〇一三年最早收購的三個藥物之一。

雖然康格迪亞描述他們與帕爾製藥之間的交易屬於供應協議，但聯邦貿易委員會認為，這筆交易實際上是規避市場上出現卡普威通用便宜版本的違法交易。聯邦貿易委員會主張，康格迪亞同意在五年之內不發行授權通用藥物，藉此獲得帕爾製藥利潤的三分之一至二分之一[45]。直到二〇一四年十二月，康格迪亞得知聯邦交易委員會開始調查之前，都沒有推出授權學名藥。在康格迪亞與消保官達成的和解協議中，康格迪亞被禁止與其他公司達成延後或阻擋授權學名藥物製造的交易，也不能執行他們與帕爾製藥的交易內容，其中包括分潤條款。

對於康格迪亞的步步高升來說，那次的和解只是一次小小的顛簸。投資人發現湯普森改變了穿著的風格。他開始留長髮，整齊地梳在頭部後方，綿密的灰色長髮搭配細心修剪的山羊鬍。他的西裝風格愈來愈犀利，不再繫領帶，而是用色彩繽紛的手帕搭配開領襯衫。

湯普森的新造型，正如一位觀察他的朋友所說，搭配了「好錶、好鞋，以及所有的好東西」，讓所有習慣與沉穩端莊企業人物合作的加拿大投資人大為驚訝。但是，湯普森想要享受成功帶來的獎勵。二〇一四年八月，他揮霍三百萬美金，在奧克維爾靜謐的林蔭道路上，購買擁有六間臥室的巨型獨棟別墅。二〇一五年時，湯普森的收入躍升至近九百萬美元，其中包括二百萬美元的績效獎金、四百萬美元的股份，以及額外的股份選擇權[46]。

二〇一五年一月，康格迪亞參加摩根大通健康保健研討會，在舊金山諾布山丘（Nob Hill）山頂的聖法蘭西斯飯店入住一晚要價三千美金的豪華套房。大衛．馬里斯（David Maris）是一位分析師，就是他在二〇〇三年時揭露拜維爾以貨車意外作為藉口，解釋營收表中的數字問題，當時馬里斯找到證據證明貨車裡面根本沒有貨物。他被邀請前往康格迪亞的套房參加會議時，因為現場的鋪張奢華而感到驚訝。「這間公司想要表現得像『我們要替（醫療保險）系統省錢』。」馬里斯說：「如果你只是一個中小規模的公司，生活卻如此揮霍，絕對是一種警訊。[47]」

湯普森和其他的資深經理很少待在康格迪亞位於加拿大的總部，因為他們搭機飛往世界各地尋找更多的藥品收購機會。在宣布康維斯交易的一個月之前，康格迪亞也替自己找到了「新玩具」，簽署為期五年，價格三千萬美金的私人噴射機租賃合約，飛機是法國製造的達索獵鷹（Dassault Falcon）。這台噴射機相當精美，客艙寬闊，內裝採用木頭鑲邊以及絨毛皮革座椅，能夠容納十位乘客，可以用時速五百五十英里（八百五十五公里）的速度從倫敦直飛紐約。

二〇一五年的夏天，這台獵鷹二〇〇〇經常橫越大西洋，前往倫敦北部的盧頓（Luton）機場。另外一宗大型交易正在醞釀，如果康格迪亞成功，就可以更上一層樓。湯普森過去曾說他決定專注在自己熟悉的北美市場，而現在他已經準備進軍全球了。

在邁向全球的道路上，康格迪亞遇見了一間英國的製藥公司。安迪法姆．水星（Amdipharm

Mercury; AMCo）在幾年之前創立，創立者是倫敦的一間私募基金，名稱是信文（Cinven）。安迪法姆・水星製藥公司擁有將近兩百種無專利保護的藥物，在一百個國家進行銷售，雖然最主要的銷售都是在英國[48]。私募投資公司多半喜歡進軍特定市場，努力提高績效，幾年之後，就會售出退場。信文也不例外。二〇一五年二月，信文第一次考慮賣出安迪法姆・水星，根據路透社的報導，他們提出的價格是二十六億美元。

然而，康格迪亞興盛繁榮的速度宛如裝滿燃料的火箭，他們受到股東的壓力，股東渴望看見康格迪亞獲得更多的成長，他們也必須繼續收購藥物。更糟糕的是，在英國與其他的海外市場，幾乎沒有其他公司擁有這種類型的藥物資產組合。

「沒有太多公司像安迪法姆・水星一樣願意出售，或者很快就會願意出售。」一位康格迪亞的前任高層表示：「而且還要有其他人想要出價購買安迪法姆・水星，才會讓價格變得更高。」

一位報導康格迪亞的分析師也強調了他們的「困境」。「你只有必須定期達成收購藥物的繁重工作，而且沒有辦法停手，因為投資人會失去興趣，賣掉你的股票。」他說：「每個人都在尋找康格迪亞的下一筆收購交易在哪裡。」

因此，在高盛的銀行家催促下，康格迪亞同意大幅溢價購買安迪法姆・水星。交易拍板定案時，價格是令人驚訝的三十五億美元，幾乎比當年稍早謠傳的售價高出十億美元。信文賣出之後獲得的利潤是當初成立安迪法姆・水星成本的數倍，而且獲得了康格迪亞的股份。這筆交易幕後的信文合夥人蘇普拉伊・拉加戈帕蘭（Supraj Rajagopalan）稱讚安迪法姆・水星是「我們迄今為止最為成功的交易之一。[49]」這筆價格代表康格迪亞必須承擔高額融資槓桿，超過三十億美元——康格迪亞擴張後預期收入的至少六倍——但是，他們可以藉此讓公司的規模擴展超過兩倍。

在湯普森註冊康格迪亞的不到三年時間裡，他似乎找到了金礦。他在康格迪亞的股份價值將近二億美金[50]。他駕駛一台價值四十萬美元的橘色藍寶堅尼阿凡達托（Aventador），車庫還有一台保時捷的凱燕休旅車、重型摩托車、雪上摩托車、越野汽車，以及皮卡貨車（pick-up truck）。

就在同一時間，像是蘿芮・凱希爾這樣的病患必須謹慎地分配自己的用藥，每次都要心懷恐懼地前往藥局使用處方箋，擔心腸賴泰繼續漲價會讓保險公司不再願意給付，但是在華爾街與卑街（Bay Street）——加拿大的華爾街——投資人都熱愛康格迪亞。製藥產業已經成為金融界的遊樂場，湯普森完美地玩著這場遊戲，讓康格迪亞成為加拿大最炙手可熱的股票之一。

市場對於安迪法姆・水星交易的第一反應很正面，康格迪亞的股價早期上漲至八十九・一美元，創下該公司的股價紀錄，也讓康格迪亞的估值超過三十九億美元[51]。在二〇一三年十二月康格迪亞首次IPO時加入的所有投資人，手中的股票價值已經超過當時支付金額的十四倍。

但是，質疑的想法開始悄悄地出現。除了仰賴大量的融資，康格迪亞必須藉由發行股票募得至少五億美元，才能支付這筆交易金額。康格迪亞打破加拿大公司的傳統途徑，希望向美國的金融機構兜售自己的股份獲得資金，這個流程必須花費數個星期。然而，製藥產業已經開始醞釀一場風暴。

兩個星期之後，二〇一五年九月二十一日，康格迪亞開始兜售自己的股份，但他們挑了一個最糟糕的時間。那天早上，康格迪亞兜售股份的幾個小時後，希拉蕊．柯林頓在推特上發表一則訊息，回應當天早上《紐約時報》的頭版報導，揭露馬丁．希克瑞里提高一個已經沒有專利保護的老舊藥物達拉匹林的售價，一夜之間，達拉匹林的價格提高了超過四十倍[52]。

那個時候，外界強烈認為希拉蕊將會成為下一任美國總統，在那篇推特訊息中，除了《紐約時報》文章的網址連結外，她也表示：「這種在特殊用藥市場的哄抬價格行為非常可恥。明天，我就會提出因應的計畫。——希拉蕊[53]。」

幾秒鐘之內，生物製藥股票旁邊的指示箭頭開始變成紅色＊。投資人開始拋售，倏然之間，康格迪亞的前途變得渺茫。

＊譯按：美股的上漲為綠色、下跌為紅色，與台股相反。

第一章

# 藥劑師、藥丸與槍砲

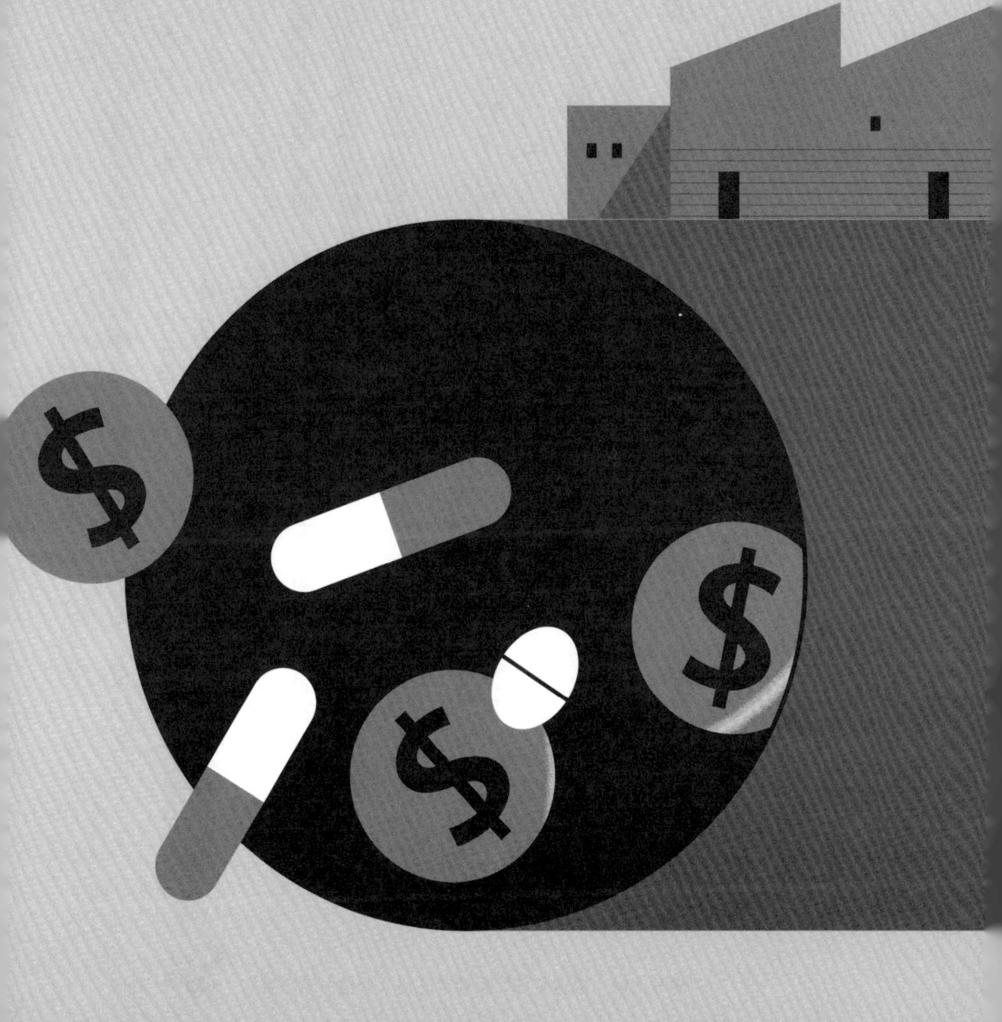

故事的起點是意外的收穫。一位健忘的蘇格蘭科學家準備離開位於倫敦的實驗室享受一個月的假期前忘了關上窗戶。等到他回到沙福郡（Suffolk），亞歷山大．弗萊明（Alexander Fleming）看見上次實驗留下的許多培養皿，必須清潔消毒才能重新使用。一九二八年的夏天，他一直都在研究金黃色葡萄球菌（Staphylococcus aureus），一種常見的細菌，而這個細菌在幾個星期裡並未受到干擾，在淺薄的玻璃培養皿中蔓延成長。然而，其中一個培養皿的情況卻不同。一種藍綠色的黴菌出現了，在黴菌的邊緣位置，金黃色葡萄球菌已經消失。這種物質被弗萊明稱為「黴汁」（mould juice），是一種罕見的青黴菌（penicillium）菌株——弗萊明發現了世上最早的抗生素之一。

弗萊明將自己的發現發表於一本醫學期刊，但是他在一年之後放棄從黴菌中萃取的盤尼西林物質，因為他無法分離其中不穩定的成分，所以他認為這種物質的毒性可能過強，無法用於臨床❶。因此，弗萊明的發現在往後的十年都沒有更進一步的發展。同時，在德國化學公司拜耳（Bayer），研究主任格哈德．多馬克（Gerhard Domagk）找到一種紅色染料，取名為百浪多息（Prontosil），可以治療鏈球菌（streptococcus）造成的感染。法國科學家隨後找到百浪多息有效的原因是它為磺胺基中一種化學物質，隨後也成為數十間藥廠製作磺胺類藥物的基礎。多馬克在一九三二年的突破是自從他的德國同胞保羅．艾爾利西（Paul Ehrlich）在一九〇九年找到治療梅毒的灑爾佛散（Salvarsan）之後最重要的發現，而且多馬克的成就重新啟動尋找艾爾利西所說的「魔術子彈」：一種可以精準殺害有害微生物而且不會傷害宿主的化學物質。

一九三八年，生物化學家恩斯特．柴恩（Ernst Chain），一位德國猶太裔移民，被召募至牛津大學的威廉・鄧恩爵士學院的病理學系工作，他決定一起尋找具備抗菌特質的化學成分。他讀到弗萊明早期發表的論文，並向他的督導者，出生於澳洲的霍華德・弗洛里（Howard Florey）提出建議，他們可以嘗試從弗萊明找到的黴菌汁中分離活性物質[2]。他們最後成功萃取盤尼西林，並且半純化為咖啡色的粉末。到了一九四〇年的春天，歐洲戰爭局勢嚴重，盤尼西林開始進行動物實驗。實驗的步驟與多馬克檢驗百浪多息的步驟完全相同，幾隻實驗老鼠感染了致命的細菌，其中半數的老鼠注射盤尼西林。到隔天早上，接受盤尼西林注射的老鼠依然存活，而其他老鼠死了[3]。

受到實驗成功的鼓勵，科學家將牛津大學的實驗室改造為一座工廠，搭建了一座複雜的系統，有著浴缸、廁所水箱，以及牛奶攪拌器，藉此生產足夠的盤尼西林進行人體實驗[4]。第一位接受實驗治療的病患是亞伯特・亞歷山大（Albert Alexander），一位四十三歲的警察，臉上的傷口受到嚴重的感染[5]。接受盤尼西林注射之後，亞歷山大的情況在幾個小時之內就出現改善，但是弗洛里與柴恩的盤尼西林藥物供給量非常少，事實上，供給量真的太少了，所以他們必須從亞歷山大的尿液中萃取盤尼西林進行再次利用。幾天之後，他們用完了盤尼西林，只能停止治療。那位警察在一個月後死亡[6]。

由於他們的實驗室無法提高生產規模，顯然地，他們需要協助。英國的製藥產業本身已經相對渺小，難以因應戰爭時期必須生產過去由德國製藥公司專門供應的藥物需求。由於英國國內的公司幾乎沒有提供協助的可能性，弗洛里、柴恩，以及一位同事諾曼・希特利（Norman Heatley）前往美國，希望可以獲得美國製藥公司的協助。一九四一年七月九日，他們在華盛頓特區拜訪美國農業部，希望可以見到負責管理四間實驗室的高級行政官員。他們想要拜訪的人物外出，然而，美國農業與產業化學局的代理副局長波西．威爾斯（Percy Wells）代替這位官員接見了他們。幸運的是，威爾斯過去十年的專精就是黴菌發酵，聽到弗洛里説明困境時，威爾斯立刻就知道應該從哪個方向解決問題。那天下午，威爾斯發送一則電報給過去的一位同事，這位同事最近調職到伊利諾州皮奧里亞（Peoria）的北區研究實驗室（Northern Regional Research Laboratory; NRRL）[7]。實驗室也在同一天回覆：「請他們來皮奧里亞共同商討。實驗室已經準備就緒，可以立刻開始合作。」電報公文的內容寫道[8]。

幾天之後，弗洛里與希特利前往拜訪他們，而皮奧里亞的團隊很快開始著手提身升盤尼西林的產量。北區研究實驗室的科學家迅速找到重要的突破。團隊的一位成員安德魯．摩耶（Andrew Moyer）擁有培養黴菌的多年經驗，他改變英國研究人員使用的啤酒酵母，改用大量的玉米漿，這個改變創造出三十倍的產量。美國政府的科學家也測試改用大容器的深艙發酵取代原本培養液表面培養微生物的方法，事實證明新的方法更有效[9]。

這些進展有助於説服美國的製藥公司願意加入大規模生產抗生素。美國藥學教授艾弗雷德．理查斯（Alfred Richards）原本負責監督有潛力支持戰爭需求的醫學和科學計畫，一開始，他也無法説服製藥公司提供協助。製藥公司懷疑科學家生產大量盤尼西林的能力，也擔心投資可能帶來的風險。理查斯的要求兩度遭到拒絕。直到理查斯提出第三次要求的兩個星期前，日本偷襲珍珠港，讓美國正式加入第二次世界大戰，整體的局勢終於改變了。製藥公司的高層收到報告，內容顯示玉米漿作為媒介的製造方式確實可以增加盤尼西林的產量。這份報告讓默克製藥

（Merck & Co.）的總裁喬治・默克（George Merck）決定採取關鍵的行動。他承諾自己的藥廠將會提供協助，並主張：「如果他們可以證明在製藥公司的實驗室中，確實可能替弗洛里生產他需要的原料，製藥產業就會投入！[10]」

另外三間製藥公司也決定加入默克製藥的行列——輝瑞、立達（Lederle）和施貴寶（E. R. Squibb）一起完成這個使命。他們簽署了分享資訊與成果的協議，但提高盤尼西林的產量確實非常困難。一九四一年十二月的會議過了六個月之後，默克生產的盤尼西林量只能治療十一位病患[11]。幸運的是，美國政府的科學家再度發現關鍵的突破。一九四三年，皮奧里亞的團隊啟動一項研究計畫，尋找青黴菌的不同菌株，寄望他們找到的菌株生產力勝過於弗萊明發現的菌株。在美國軍隊的協助之下，他們從全世界的土壤蒐集不同的菌株，然而，最後發現的最佳菌株取自於一九四三年送到實驗室的一顆發霉哈密瓜，而哈密瓜來自於研究實驗室所在地伊利諾州小鎮的當地市場[12]。相較於弗萊明發現的菌株，新的菌株最多可以製造超過一百倍數量的盤尼西林，X光與紫外線光也能夠更進一步提高產量[13]。

到了一九四四年春天，藉由政府資金補助、節稅獎勵，以及輝瑞大容器發酵技術經驗的幫助下，二十一間工廠同時運作，其中一間工廠位於布魯克林，原本是製冰工廠，現在存放十四座容量為七千五百加侖的巨艙[14]。發酵工廠牆壁的海報寫著盤尼西林是「拯救生命的新藥物」，可以「拯救士兵的生命！」。工廠的工人受到以下話語的激勵：「如果你為了這個工作付出一切……原本會死的人，可能就會活著！[15]」一九四四年六月開始進行作戰日（D-Day）時，已經有足夠的盤尼西林可以拯救參加諾曼第登陸以及後續巴黎戰役的數千名士兵生命。等到二戰結束時，製藥公司每個月可以生產數百萬份無菌包裝的盤尼西林，足以提供民間使用[16]。

盤尼西林被譽為世界上第一個「靈丹妙藥」（wonder drug），成功大規模生產盤尼西林則是幫助推動現代製藥產業。因為，在上一個世紀，醫藥被壟斷在藥劑師與庸醫手中，他們將自製的成藥推銷給毫無戒心的大眾。當時的醫藥只是包裝了民俗療法、混合藥草、酒精、鴉片，以及古柯鹼，再用誤導性的名稱以及精心編造的承諾賣給民眾。其中最受歡迎的是一種以白蘭地作為調製基礎的「萬靈丹」（cure-all），例如英國販售的山繆．所羅門博士的密兒拉樹香脂水果酒（Dr. Samuel Solomon's Cordial Balm of Gilead），以及美國銷售的「女性琴酒」（women's tonic），也就是利迪亞．皮克曼製造的植物混合酒（Lydia E. Pinkman's Vegetable Compound）[17]。當時流行的另外一種美國藥物是「柯普的嬰兒朋友」（Kopp's Baby's Friend），內容物則是混合了糖、水，以及強力的止痛藥嗎啡，用途是讓嬰兒保持安靜，直到二十世紀早期都還是廣受歡迎[18]。

這些暢銷的藥膏與藥粉都沒有揭露內容物的義務：事實上，這種藥物的內容都被視為必須強烈保護的商業機密，當時也沒有任何法律要求廠商必須證明該藥物可以安全使用，而且能夠達成廠商承諾的療效。到了二十世紀初期，開始有要求管制成藥銷售的壓力，那些成藥因為某種令人誤解的方式被認為是專利藥物（patent medicine）＊，雖然它們根本不仰賴專利，通常也幾乎沒有真正的醫療效果，但最終在大西洋的兩岸都推動了立法行動。一九〇六年，純淨食品與藥物法（Pure Food and Drug Act）以及隨後的修正案禁止藥物提出不實宣傳主張，但是必須等到三十年之後，監管機關才能禁止藥物製造使用危險的成分。

隨著所謂的「專利藥物」（成藥）逐漸失去民眾的喜愛，新型態的製藥公司也逐漸崛起，銷售所謂的「審查藥」（ethical medicine）＊，其產品是以科學作為根據。在十九世紀期間，有機化學的進展讓人們可以從植物中獨立萃取特定的活性物質，並且在純化之後作為藥物使用。這種早期的藥物通常是由製藥師為了特定病患而調製，病患會在藥劑商店等候，但有些人開始看見這些產品進行大規模生產的潛力。海因里希・伊曼紐・默克（Heinrich Emanuel Merck）就是其中一位先驅，他是德國城市達姆施塔特（Darmstadt）藥劑師家族的後裔。他負責管理的家族企業逐漸擴張，在一八二七年時開始以商業化的方式販售嗎啡，等到十九世紀結束時，默克的版圖已經拓展至美國，美國的製藥工作開始邁向更大規模的生產。

輝瑞的歷史可以追溯至一八四八年，兩位德裔美國移民在布魯克林建立一間小型的化學工廠。幾年之後，曾經在海軍擔任軍醫的施貴寶在附近開設了一間相似的化學工廠。兩間工廠在一八六一年至一八六五年的美國內戰期間蓬勃發展，因為當時有大量的止痛藥以及其他治療方

＊譯註：此處的 patent medicine，在字面上的意義雖然是專利藥，但正如本書作者所說，此種藥物其實並非現代認知的專利藥物，而是更為接近不需要醫師開立處方箋就能夠自行購買的成藥，將會與稍後提到的「審查藥」、「把關藥」作為對應。

＊譯按：需要醫師開立處方才能取得的藥物，也譯為把關藥。

式的需求，包括嗎啡、碘，以及三氯甲烷。在隨後的幾年，其他的現代巨型製藥公司陸續成立。派克戴維斯（Parke-Davis）在一八六六年於底特律成立，當時是美國內戰結束的一年後。一位曾經在內戰時期擔任聯邦軍上校的化學家伊萊·利利（Eli Lilly）*於一八七六年在印第安納波利斯成立一間製藥工廠，開始生產抗瘧疾的藥物。亞培（Abbott）實驗室於一八八八年在芝加哥開始製造生物鹼，幾年之前，普強（Upjohn）已經開始在密西根的卡拉馬祖（Kalamazoo）製造藥物。

同一時期，德國和瑞士的染色劑製造廠商正在實驗他們的產品可能具備的醫療效果。這些公司也是開始招募化學家的先驅，其中包括菲利斯·霍夫曼（Felix Hoffmann），他原本替德國染色劑廠拜耳工作，後來拜耳改組為拜耳公司（F. Bayer & Co.）。霍夫曼在一八九七年時成功合成純乙醯水楊酸（acetylsalicylic acid）[19]。新的藥物完全沒有水楊酸（salicylic acid）服用者擔心的胃部不適問題，而水楊酸是競爭對手銷售的常見止痛藥物。乙醯水楊酸藥物的品牌名稱為阿斯匹靈（aspirin），而阿斯匹靈也是往後超過一個世紀最廣為使用的藥物之一。那個時代的另外一個暢銷藥物是德國細菌學家艾爾利西（Paul Ehrlich）以化學藥劑進行實驗時發現的梅毒治療藥物灑爾佛散，但大多數的藥物都是天然生產物質的純化版本。發現新藥依然非常罕見。其中一部分的原因是製藥產業與科學家之間的關係，以及醫學界對於商業動機有著根深蒂固的不信任。在歷史的早期階段，關於藥廠進行科學研究一事，人們倘若不是極度厭惡，就是懷著嚴重的質疑。商業入侵至科學的世界，被認為是公開侮辱為了服務公共福祉而自由追求真理與知識的人們。

英國醫學研究委員會（British Medical Research Council）、美國藥學學會（American Pharmacological Association），以及法國皇家醫學院（French Académie Impériale de Médecine）在二十世紀初期全都反對科學家與製藥產業的合作，這種心態也延伸影響使用專利的觀點[20]。當時的觀點相信，科學家不應該藉由專利保護某些可能具備醫學用途的事物，阻止資訊與觀念的流通。醫學研究人員經常拒絕與製藥公司合作進行臨床實驗，「原因只是因為測試的藥物產品擁有專利保護」，直到一九五〇年之後，英國醫學學會（British Medical Association）才放下反對的立場[21]。然而，德國的公司採用了不同的觀點[22]。一八九七年，拜耳公司開發出乙醯水楊酸的穩定純淨版本後，把握機會儘快申請專利。拜耳公司在美國獲得專利，一開始在英國也成功了，但在幾年後，英國的法庭判決認為過去已經有人成功合成乙醯水楊酸，所以推翻了拜耳公司的專利申請。

一九一四年，第一次世界大戰爆發時，在羽翼未豐的製藥產業中，德國的製藥公司擁有全球領導地位，但戰爭的衝突迫使英國、法國，以及美國的製藥公司必須迎頭趕上。美國政府通過一項法律，強制收回德國公司的專利權，並將專利權交給本土公司。戰爭的衝突席捲歐洲，代表製造重要藥物所需之德國製化學物質的供應短缺，需求是創新之母，歐洲各國的政府立刻要求製藥公司尋找製造藥物的替代方法。擁有最先進科學能力的英國公司伯洛夫·惠康

＊譯註：伊萊·利利創辦的製藥公司後來也成為同名的公司，中文一般將該公司稱為「禮來製藥公司」。在後續的譯文中，如果提到創辦人伊萊·利利，將會維持人名，如果是探討該公司，則是依循慣例譯為禮來製藥公司。

（Burroughs Wellcome）在一年內就找到德國藥物灑爾佛散的替代藥物，也製作出不同版本的阿斯匹靈，並開發傷寒的治療藥物[23]。

二十年後的第二次世界大戰期間也有相似的發展，製藥公司再度被迫處理供應短缺問題。第二次世界大戰引發治療異國疾病的需求，因為西方軍隊過去不曾留意異國疾病。製藥產業史學家湯瑪斯．柯利（Thomas Corley）描述日本的進軍如何讓英國無法取得製作奎寧（quinine）需要的樹皮，迫使製藥公司必須開發抗瘧疾的替代藥物[24]。在二戰的後期，製藥公司也在六個月之內開發對抗經由蝨子傳染的斑疹傷寒疫苗，協助被送往遠東地區參戰的士兵所需。

在第一次世界大戰結束後的餘波中，英國政府立刻通過一項法案，禁止特定的化學物質申請專利，限制製藥公司只能針對特定的製藥方式申請專利。這項法案讓醫學機構反對專利的哲學立場正式納入法典，但此舉也是一種充滿實用主義精神的立法行動，協助落後德國製藥公司的英國廠商可以把握機會，製造並銷售由外國競爭對手開發的化學成分藥品[25]。

一戰和二戰期間，大型製藥公司投資建設重要的廠房設備，致力於開發新產品的研究。在一九〇二年率先成立美國第一間製藥研究實驗室的派克戴維斯開始擴張，默克也在一九三三年於紐澤西開設大型的實驗室，一年之後，禮來製藥公司的員工開始在研究實驗室工作。但是，其他維持簡單規模的製藥工廠幾乎沒有科學知識與能力進行自身的產品研發，可能就會在當時草率輕忽的管制環境中以災難的方式走入「末日」。一九三七年，一座位於美國田納西的藥廠馬森吉爾（S. E. Massengill）決定讓一種磺胺藥品更適合兒童服用，方法就是包裝成糖漿，添加一種化學物質乙二醇（diethylene glycol），創造甜杏仁口味。但是他們選擇的化學物質實際上是一種化學毒藥，通常用於製造防凍劑，而馬森吉爾製造的有毒化合物在下架之前，已經殺害超過一百人[26]。美國政府在隔年通過一項法律，要求美國製藥公司必須證明其產品的安全性，並且將新的科學嚴謹性作為強調重點，也將管制範圍延伸至藥品的行銷方式。一九三八年的聯邦食品、藥品和化妝品法案，將某些特定強力藥物的銷售控制權力交給醫師的處方箋，也鼓勵製藥公司將行銷重點從病患轉換至醫師。

到了第二次世界大戰結束時，歐美的製藥公司已經準備迎接龐大商機。盤尼西林揭露藥物介入的無限可能性，也提高駕馭微生物學治癒疾病的可能性。美國羅格斯大學（Rutgers University）的賽爾曼．瓦克斯曼（Selman Waksman）證明開發新抗生素的方法之後，製藥公司開始使用大型螢幕觀察研究成果，在一九五〇年代發現超過二十餘種新抗生素[27]。同一時間，和平與繁榮也創造出龐大的潛力。在英國，重建的政府設立國民保健署（National Health Service），為了百萬人民支付藥物費用，一九四四年的財政法案（Finance Act）創造了動機，讓製藥公司願意投資研發，因為研發費用可以抵稅[28]。

到了戰後，現代的製藥產業才開始成形。德國的製藥公司統治了二十世紀的上半葉，但是美國政府對於生產盤尼西林的支持，讓美國製藥公司獲得了權力。十多間公司銷售的盤尼西林是那個年代最暢銷的藥物，美國也迅速成為全球的製藥公司。等到一九四〇年代結束時，美國製藥公司製造全球的半數藥物[29]。

德國與美國製藥公司願意開發藥物與製作技術的專利，加上專利內容的擴張，也推動了他們的主導地位。但是，良久以來，英國拒絕讓具有醫療效果的產品獲得專利，也在牛津大學開發盤尼西林時，成為必須處理的議題。

在那個時代，天然生產物質無法獲得專利，所以弗萊明不可能獲得盤尼西林的專利。然而，牛津研究團隊的努力提高了使用法律保護藥物生產過程的可能性。脾氣固執的英國生物化學家恩斯特·柴恩（Ernst Chain）是強烈的支持者，他主張法律保護可以讓實驗室獲得珍貴的收入，也可以避免其他人隨後想要申請相關專利[30]。但是，柴恩的想法引發醫學領域重要人物的強烈反對，其中包括醫學研究委員會的主席艾德華·梅蘭比（Edward Mellanby）爵士，弗洛里曾經詢問他關於這個困境的意見，而梅蘭比的介入也證明有其關鍵地位。梅蘭比認為，專注於研究的科學家不應該追求專利[31]。英國的氛圍依然相信，採取赤裸的商業舉動，倘若不是不符合學術倫理，至少也是不得體的行為，特別是因為盤尼西林是天然生產物質，是拯救人類生命的藥物。

在大西洋的另一端，則是對於專利毫無保留，美國農業部甚至取得製造盤尼西林關鍵過程的專利保護。提出關鍵改變，採用玉米漿作為培養媒介的微生物學家摩耶實際上是一位政府雇員（公務人員），所以他被禁止獲得美國境內的專利權，但他取得了外國使用的專利。數間美國製藥公司也在大量製造盤尼西林過程中的不同步驟，獲得專利。

戰後，英國認為無法用專利保護弗洛里與柴恩的成果是嚴重的判斷錯誤。雖然美國政府擁有的專利採取無償授權，但英國的製藥公司現在被迫向美國的製藥公司支付專利使用費，才有權利採用深艙發酵技術培養黴菌。英國監管機關鄭重表示以後不會再有此種情況，並在戰爭結束後迅速成立國家研究發展中心（National Research Development Corporation; NRDC），協助學術工作者申請研究成果的專利[32]。一年後，英國修正一九一九年的專利法，允許申請藥物本身的專利，不限於製作過程的專利。

因此，藥物探索的黃金年代正要開始，在兩次毀滅性的世界大戰之中，領導探索浪潮的製藥公司動力，就是為了替人類建設更美好的未來。當時的製藥公司洋溢著一股強大的社會使命感，這股使命感也塑造了他們開發與銷售藥物的整體商業途徑。喬治・默克是默克製藥公司的總裁、董事會主席，以及默克家族成員的一分子，他在一九五〇年十二月於維吉尼亞一間醫學院提出的知名致詞內容，最能夠總結當時的精神。默克告訴現場的聽眾，光是開發改革性的新藥，依然不足以完成使命。

「我們不能束手旁觀，以為開發新的藥物或一種新的治療方式，治療目前無法治療的疾病，就是達成自己的使命。」他說，唯有「在我們的協助之下，找到正確的道路，可以讓每個人都享受我們最精緻美好的成果」，才是真正的完成目標。「我們應該記住，醫藥是給所有人的，醫藥不是為了利潤。」他解釋道：「利潤是隨後而來的成果，如果我們可以銘記在心，利潤永遠不會消失。[33]」

其他的製藥公司也有相似的動力。幾年之前，羅伯・伍德・強森（Robert Wood Johnson）為嬌生（Johnson & Johnson）定下公司格言，他當時是嬌生公司的董事會主席。正如美國境內的默克（在美國以外的地區，該公司被稱為默沙東〔Merck Sharp & Dohme; MSD〕），強森立下的精神強調公共責任感是嬌生公司的核心義務，他相信，如果嬌生可以遵從這個目標，追求利潤的需求就會自然滿足[34]。

「我們相信，我們的首要責任對象是病患、醫師，以及護理師，也是世界上的母親、父親，以及所有使用我們產品與服務的人。」該格言寫道：「我們必須持續努力地提供價值，減低成本，並且維持合理的價格。」該格言最後才提到股東的利益，放在病患、員工，以及「我們生活與工作的群體」之後。「只要我們可以根據以上的原則努力，股東必然會收到豐厚的回報。」強森如此結論[35]。

強森的格言也孕育了對於利用智慧財產權的猶豫，即使當時的製藥公司在專利產品的爭議中獲得重要的勝利。一九四六年，默沙東公司開始販售羅格斯大學瓦克斯曼實驗室發現的鏈黴素。鏈黴素是一種天然生產物質，來自於土壤中發現的微生物，天然物質製作的產品原本無法獲得專利保護[36]。但是，默沙東向美國專利局主張，將土壤萃取物質轉變為某個物品的過程應該可以獲得專利保護，而這個轉變過程極具變革意義，所以鏈黴素不只是一種天然生產物質，而是擁有權利地位的新物質。默沙東製藥提出的論述成功，在一九四八年獲得了專利。但是，默沙東公司無法享受這次成功帶來的戰利品。瓦克斯曼擔心，如果默沙東製藥成為該藥品的唯一供應者——倘若這個情況導致默沙東制定昂貴的價格就會引發批評，所以他說服默沙東製藥放棄獨家權（exclusive right）[37]。因此，默沙東製藥的專利交給羅格斯大學成立的公共信託基金，並且授權給八間製藥公司[38]。幾年之後，一位美國病毒學先驅研發疫苗對抗耗弱人體且具備高度傳染性的小兒麻痺時，也決定不申請專利。小兒麻痺的疫苗屬於「所有人」，約納斯·沙克（Jonas Salk）在一九五五年的一場電視專訪中告訴美國新聞記者艾德華·莫羅（Edward Murrow）。「這個疫苗不會有專利。」沙克說：「難道你會申請使用太陽的專利嗎？[39]」

沒有獨家權，製藥公司必須與彼此競爭，投入大量資金在廣告與推銷，並且制定有顯著市場影響效果的價格。由於許多製藥公司都生產盤尼西林，價格競爭極為嚴重，戰爭的生產效率提高也影響了消費者。因此，製造盤尼西林的成本大幅度下降，從一九四五年的每磅三千九百五十五美元，到了一九五〇年則是每磅二百八十二美元[40]。同樣地情況也發生在鏈黴素，一九四六年每公克的生產成本為十六美元，十年之後，每公克的生產成本為七分美元[41]。

製藥產業的問題，正如經濟學家彼得・譚明（Peter Temin）所說，就是基準專利授權金額非常低：舉例而言，其他公司銷售默沙東公司開發的鏈黴素抗生素藥物時，默沙東公司只會收到二・五%的銷售金額[42]。如果製藥公司保留藥物權利，享受所有的銷售利潤，這種商業上的豐碩成果逐漸變得令人無法抗拒。當時已經陸續開發新的抗生素，其中包括立達實驗室研發的金黴素（原廠藥名為Aureomycin；化學名為氯四環素〔chlortetracycline〕）、派克戴維斯研發的氯黴素（原廠藥名為Chloromycetin；化學名為chloramphenicol），以及輝瑞的地黴素（原廠藥名為Terramycin；化學名為oxytetracycline）都成功獲取專利，其生產也受到更嚴格緊密的控制。專利擁有人經常會改變經營方式，可能是以獨家方式銷售藥物，或者願意允許二到三間其他製藥公司生產相同的藥物。結果導致新的抗生素價格遠遠高於鏈黴素或盤尼西林的價格[43]。到了一九五六年，十七種抗生素由單一製藥公司以獨家方式銷售，可在八年之前，只有四種抗生素為獨家銷售[44]。同樣地情況也發生在其他類型的藥物。第一代的類固醇獲得專利並廣為授權製造，後來研發的類固醇於一九五〇年代問世，則是採用獨家排他方式進行銷售[45]。

隨著製藥公司愈來愈重視獨家銷售產品，研究計畫也變得日益重要。在一九五〇年代，在美國製藥產業的帶動之下，全球製藥產業的研發經費在銷售額中的比例倍增，從四%提高至八%[46]。英國製藥公司隨即迎頭趕上，居於領導地位的製藥公司伯洛夫．惠康、梅與貝克（May & Baker），以及帝國化學公司（Imperial Chemical Industries; ICI）全都在一九五〇年代設立規模可觀的新型研究設施[47]。製藥成為完全整合的產業，在內部開始所有的銷售產業鏈，從實驗室研發、工廠製造、包裝生產、行銷，到最後的產品銷售。

這些改變也會激發卓越的創新浪潮，一九五〇年代和一九六〇年代是製藥研發的黃金年代；然而，隨著製藥產業發現自己的產品具備大量的獲利潛力之後，第一波問題開始浮現。到了一九五〇年代末，昂貴的藥價以及盆滿缽滿的利潤已經成為公共不滿的議題。美國聯合經濟委員會（Joint Economic Committee）提出的一份報告認為「醫療已經具備極佳的效果，也達到駭人聽聞的高價。[48]」聯邦交易委員會指控數間製藥公司共謀控制特定擴效型抗生素（broad-spectrum antibiotics）的價格，其中包括輝瑞的四環黴素（tetracycline）。少數幾間製造所有類型藥物的公司顯然已經不想承受真正的價格競爭帶來的不良影響，所以同意不繼續競爭，藥物的價格也因此保持了十多年[49]。

製藥公司的行為吸引了一位有權勢的民主黨參議員注意，他是艾斯特斯．基法弗（Estes Kefauver），他已經在幾個重要的產業舉行有關壟斷和競爭的聽證會，其中包括汽車與鋼鐵。他現在開始把注意力轉向製藥產業。隨後舉行的聽證會著重於四種類型的藥物，也提出一個核心問題，決定公共看待製藥產業態度的基礎：製藥公司是否獲得極高的利潤，讓比較不富裕的民眾無法取得重要的藥物？經過一年半的聽證會之後，基法弗認為答案是肯定的，並且起草法案，想要限制製藥公司的利潤規模。除了改變行銷的法律規定、要求聯邦食品藥物管制局在核可藥物之前必須審查藥物的效果，基法弗也著重減少製藥公司對於藥物產品的獨家銷售時間。這項法案的提議內容為製藥公司可以在對手藥物於市場上銷售的三年之後，申請強制許可（compulsory license），獲得銷售競爭公司藥物的權利。基法弗也呼籲美國政府採取更為嚴格的方式審核專利，要求新修改的藥物必須證明相較於原本藥物，「有顯著提高治療效果」[50]。

英國政府也在處理相似的難題。在第一次世界大戰期間，由於藥物的緊急關鍵需求，英國政府讓自己獲得法制權力，可以在合適的情況下推翻專利權。當時的修法也讓其他公司得以申請強制許可，只要能夠證明某間公司濫用其獨占地位，就能夠在沒有獲得該公司的同意之下，不必支付專利費用，使用其智慧財產。一九四九年，英國通過新的專利法案，保持當年的修改內容，讓製藥產業公司非常痛苦[51]。

英國政府保留當年修法內容的原因在於，製藥公司很有可能濫用保持專利創造的獨占地位，但是英國政府也明白，如果用可以保持專利作為獎勵，製藥公司才有動力開發新的藥物。英國在一九五七年實施一種自願計畫，以間接控制藥價的方式，正式建立追求利潤與開發新藥之間的平衡。當時的計畫以一種特定的形式延續至今日，讓製藥公司能夠在推出新藥之後的幾年之間，自由決定藥物的價格[52]。自此之後，藥物的利潤就被限定為投資開發成本的合理回報。這個計畫的概念是限制製藥公司從開發結果獲利的能力，並且提供製藥公司發展開發新藥物流程的動機[53]。

一九六一年，時任英國衛生大臣的以諾·鮑爾（Enoch Powell），宣布國家醫療系統將會開始從海外進口四環黴素——當時依然是受到專利保護的藥物——以及其他的抗生素藥物，理由是政府擔憂相關藥物的售價依然居高不下。進口藥物的售價較低，因為銷售的國家並未承認或授予巨型製藥公司的專利。鮑爾的行動基礎是訴諸英國法律修正案的內容，允許政府以「政府使用」（Crown use）*為由推翻專利授權——在這個情況下，向英國醫院供給藥物。鮑爾的決定引發製藥產業的極度不滿，但英國上議院裁定內閣政府的行為合法之後，輝瑞也在法律訴訟中敗陣[54]。

英國採取特定的行動限制藥物的成本價格時，基法弗在美國的提案無法獲得政治上的支持。事實上，如果不是因為一場悲劇即將開始，基法弗的提案可能會被完全放棄。

格蘭泰（Chemie Grünenthal）在一九四六年成立於德國的製藥產業核心地區，創辦人是赫爾曼．維爾斯（Hermann Wirtz），他是一位前納粹軍官。格蘭泰在一九五〇年代開發一種鎮定劑，名稱是沙利竇邁（thalidomide），依照當時的常見方式，將沙利竇邁授權給其他製藥公司。在動物實驗期間，科學家發現沒有任何劑量足以殺死實驗白老鼠，所以將沙利竇邁標示為「完全安全」的藥物。到了一九五〇年代末，沙利竇邁在將近五十個國家銷售，用途非常廣泛，可以處理所有適應症，從睡眠問題到晨間噁心不適。不幸的是，在實驗期間並未發現懷孕女性服用該藥物時導致的嚴重結果。沙利竇邁可以穿透胎盤，直接影響胎兒，造成嚴重的出生缺陷。根據資料，最多有一萬名胎兒出生時缺乏四肢或者四肢萎縮，其中半數只能存活數個月。實際的受害人數必定更多。在美國，二〇七名懷孕女性在一次兩萬人的試驗中拿到了沙利竇邁，該次試驗的目的是為了推廣使用沙利竇邁，所幸並未造成更嚴重的傷害，因為聯邦食品藥物管制局的一位年輕醫務官，懷疑沙利竇邁提出作為藥物安全證據的臨床實驗結果，所以拒絕核可。法蘭西絲．凱爾希（France Kelsey）後來也因為這個行為，獲得由甘迺迪總統頒發的服務勳章。

沙利竇邁的醜聞改變了藥物上市之前的臨床檢驗必要條件。在悲劇發生之後，基法弗當時提出的某些建議重新獲得重視，雖然與專利權和制價無關。一九六二年的基法弗－哈里斯藥物修正案（Kefauver-Harris Drug Amendments）要求製藥公司應該在銷售藥物前證明藥物產品確實有效與安全。製藥公司必須說服監管機關相信，藉由動物實驗以及謹慎控制的人類實驗可以證明藥物具有廠商宣稱的療效。此舉的效果顯著，由於過去的藥物必須符合新的安全層級，在十年之內，有六百種藥物被判定為「無效」並被迫退出市場[55]。

這個修正案也讓聯邦食品藥物管制局可以控制廠商的廣告，要求廠商必須在品牌名稱之外列出藥品的學名，並強調民眾可以交替服用不同廠商製造的相同學名藥。在英國，沙利竇邁醜聞爆發之前，製藥公司「在銷售藥品之前，沒有法定義務證明產品的安全或效果」[56]。在沙利竇邁醜聞的餘波中，英國政府立刻啟用檢驗藥物毒性的自願計畫，隨後也在一九六八年通過醫藥法案（Medicine Act），引進管制臨床實驗、藥品製造，以及藥品銷售的執照審核系統，其中的內容包括要求製藥公司必須先進行動物實驗，才能讓人類服用藥物。

英美兩國的製藥相關法律改變，也在其他主要藥物市場中獲得迴響，並顯著地增加製藥公

＊譯按：Crown 原意為皇冠，意指英國的最高領導者英王，後引申為政府使用。

司讓一項產品上市時必須完成的縝密步驟。從製藥公司的實驗室開始研發產品之後，再將產品送往藥局進行銷售的速度放緩，所以藥物產品在市場中享受專利保護利益的時間也縮短了。原本阿斯匹靈在成功合成的幾個月後就立刻上市銷售，但是一九六〇年代與七〇年代的新藥物必須用幾年的時間才能通過動物與人體實驗。

然而，提高製藥公司的檢驗要求，並未改變許多新藥物出現的方式，以及公共資金贊助機構和商業科學家各自的角色。基礎研究和關鍵發現通常都是出現在學院的實驗室，時間早於產業介入並且將研究結果轉變為在臨床上有用的產品。這種共生的關係很適合製藥公司，他們不願意資助基礎研究的進行，因為基礎研究很有可能沒有直接的用處，不適合申請專利；共生關係也適合政府，政府缺乏專業知識，也沒有意願冒險投入資金進行大型臨床試驗以及商業藥物開發。

戰後的科技發展精神，見證了重要的公基金投入補助科學家與新型的研究機構。美國在一九三〇年時設立一間全國型的研究機構，職責就是「理解、調查，並研究人類疾病的基礎問題」[57]。第二次世界大戰結束之後，該機構進行重組擴編，成為美國國家衛生院（National Institutes of Health; NIH），在十年之內，預算提高二十五倍，也有核定補助的能力，能夠資助全國的學院與非營利研究人員的計畫[58]。

迅速成長的科學知識，對於後續的新藥物浪潮而言非常重要，一九八〇年代通過的新法案，也讓製藥公司能夠更輕鬆地從政府資助的研究計畫中獲利。拜杜法（Bayh-Dole Act）代表公共資助的研究成果再也不必停留在公共領域，權利也不再是由政府掌握。這個法案允許接受聯邦補助的學院研究人員可以保留研究結果的專利，並將專利獨家授權給製藥公司，為這個世代的科學家踏出創業步伐鋪了一條道路。政府獲得「介入權」（march-in right）作為回報，意思是政府可以為了照顧公共健康需求，或者在專利尚未被使用時，將專利授權給其他公司。

四年後，美國的立法者將會顯著地介入製藥產業市場。第二次世界大戰結束後，雖然許多製藥公司開始大量投資研究設施，還是有其他製藥公司停留在製造現有藥物[59]。這種分歧逐漸創造出兩種不同類型的製藥產業：以研究為導向的大型製藥公司，專注於開發新型藥物，以及學名藥物製造廠，以低價銷售無專利藥物的仿製品，本身的研究程度有限。新型藥物獲得大型製藥公司行銷部門發想的品牌名稱時，學名藥的銷售名稱通常是化學成分的縮寫。

大型製藥公司非常厭惡學名藥製造廠的侵略，他們譴責學名藥製造廠是海盜（pirate；意指盜版者）與寄生蟲，偷竊他們努力的成果藉此大發利市。在美國，大型製藥公司開始發動一場宣傳運動，強調學名藥可能造成的危險，他們將學名藥描述為品質低劣且來源可疑。研究導向型的製藥公司成立了「國家製藥委員會」（National Pharmaceutical Council），這個組織批評作為原廠藥替代品的學名藥，並且強調堅持使用誠信可靠原廠藥的重要性。宣傳運動成功的程度足以讓大多數的美國州政府在一九五〇年代立法規範，如果病患的處方箋明確列出特定品牌的藥物，藥劑師不可以改用更便宜的學名藥[60]。然而，隨著時間推移，情勢也改變了。在基法弗聽證會期間，學名藥被表揚為替消費者製造更便宜藥物的方法。特定廠商認為，聽證會引發的公共關注創造了學名藥的市場。麥克森公司（McKesson & Robbins）是一間大型的藥物批發商，已經數十年沒有自行製造藥物，他們在一九六一年把握機會宣布成立新的學名藥製造部門[61]。

對於便宜藥物的需求持續增長，但製造廠商受限於獲得管制許可的繁瑣流程。直到一九八四年通過哈奇—瓦克斯曼法案（Hatch-Waxman Act），美國的學名藥製造廠商才有整合的申請流程，而率先通過學名藥許可的製造廠商也能夠獲得獎勵。在法案通過之前，必須等到專利過期的三年之後，競爭的學名藥物才能進入市場[62]。現在，學名藥可以預先申請，並且在專利過期後的第一天上市。為了安撫研究導向的製藥公司，該項法案也允許製藥公司最多可以獲得額外五年的獨家專利期間，藉此彌補等待管制審核通過造成的延誤。

到了一九八〇年代初期，製藥產業的商業模式已經完全成形。私人企業與社會大眾對於追求與提供藥物的社會契約本質也於焉誕生。公共資金用於補助製藥產業的基礎研究，而基礎研究負責將成果轉變為有實際醫藥用途的產品。在進行特定時期的獨家銷售前，研究成果創造的化學產物必須向監管機關證明其安全性與醫療效果，這段時間通常受到專利保護，其他製藥公司不能製作或銷售相同的藥物。在這個階段，政府通常讓製藥公司自由決定藥物的售價，雖然為了因應緊急需求，政府也會保留特定的制衡方式，但政府信任製藥公司決定藥物的合理投資回報，以及產品的合理價格。在一九九〇年代初期，全球的標準化專利時間為申請之後的二十年，等到專利時間結束，市場動力就會用學名藥取代原廠藥，而學名藥已經獲得簡單明確的管制許可申請方式，可以在相關專利過期的第一天立刻上市，讓該藥物的獨占時間畫下明確的句點。製藥市場開放學名藥的競爭後，藥物的價格可以迅速下降，永遠保持宜人的低廉價格。

這個系統是一種均衡，也是平衡的方式，承認研發動機的需求，以及製藥產品非比尋常的本質：製藥產品用於拯救生命，如果病患無法獲得藥物，可能就要走向死亡。數年來，這個系統似乎運作成功。第二次世界大戰結束之後的四十年見證科學進展的非凡爆發成果，這段時間問世的主要藥物包括皮質類固醇（corticosteroid）、β受體阻斷劑（beta-blocker）、血管張力素轉化酵素抑制劑（ACE inhibitor），以及苯二氮平類（Benzo）[63]。新的科技技術甚至可能帶來更偉大的進步。一九七〇年代由兩位加州教授開發的重組 DNA 技術（recombinant DNA technology）讓科學家可以操控基因，開啟一扇從基因編輯到生物醫學，通往壯麗無限可能的大門。一九七六年，基因泰克公司（Genentech）在舊金山谷地（San Francisco Valley）成立，也標示了以創投（venture capital）為資金基礎的生物科學產業起點，生物科學產業的目標是將新的科技轉變為在臨床上有用的產品。美國最高法院在一九八〇年代的一項裁決認為人造生物體可以獲得專利，也開啟另外一扇門，讓生物科技公司可以銷售衍生於基因工程物質的產品。世界上第一種在實驗室培養的生物合成胰島素（insulin）為優泌林（Humulin），在一九八二年時獲得美國監管機關的核可。

製藥產業就此成為全球經濟的要角，他們聘請數十萬名員工，股價創造出超過數百萬美元的回報。製藥公司獲得極高的社會地位，但沒有任何一間製藥公司的地位可以超越默沙東，默沙東很快就會成為全球最大的製藥公司。

在執行長羅伊．維傑洛斯（Roy Vagelos）的帶領下，默沙東非常自豪於其科學投資，也用嶄新的現代實驗室與每年提高的研發預算，吸引最睿智聰明的人才加入。在加入默沙東之前，維傑洛斯曾經在學術界與醫學界服務二十年，他將自己在默沙東任職時期的回憶錄取名為《道德企業》（*The Moral Corporation*），對於默沙東「善盡社會責任應得的名聲」讚譽有加[64]。其中最為核心的，就是競爭對手退出時，默沙東決定投資疫苗研發。一九八七年，默沙東的科學家尋找防治農場動物寄生蟲的疫苗時發現了伊維菌素（ivermectin），可以有效治療蟠尾絲蟲症（Onchocerciasis），又稱河盲症。蟠尾絲蟲症由蚋（又稱黑蠅，black fly）傳染，在非洲和拉丁美洲造成數百萬人感染，感染者會有搔癢、紅疹，眼部機能受損症狀，最後可能導致完全失明。默沙東一開始希望找到資助人，但是沒有任何政府機構、慈善基金會，或者國際醫療機構同意，於是維傑洛斯告訴默沙東的高層：「我們必須做正確的事情。」默沙東後來也將藥物捐贈給社會大眾[65]。默沙東製藥公司最後捐贈超過四十億劑疫苗，這個計畫也持續至今[66]。

在一九八〇年代晚期與一九九〇年代早期，《財星》（*Fortune*）雜誌連續七年將默沙東票選為「美國最受尊重的公司」。但在往後的十年或二十年內，這間製藥公司的名譽將會掃地。優先目標的改變、新的科技、法規的更動、科技的挑戰，以及激烈的企業文化轉變，共同抹滅了「病患優先於利潤」（patients before profits）的箴言。到了二〇一九年末，在年度最受尊重公司的票選中，默沙東敬陪末座[67]。

這個故事的主題，就是關於究竟是什麼改變了。

第二章

# 齊多夫定（AZT）——第一種愛滋藥物

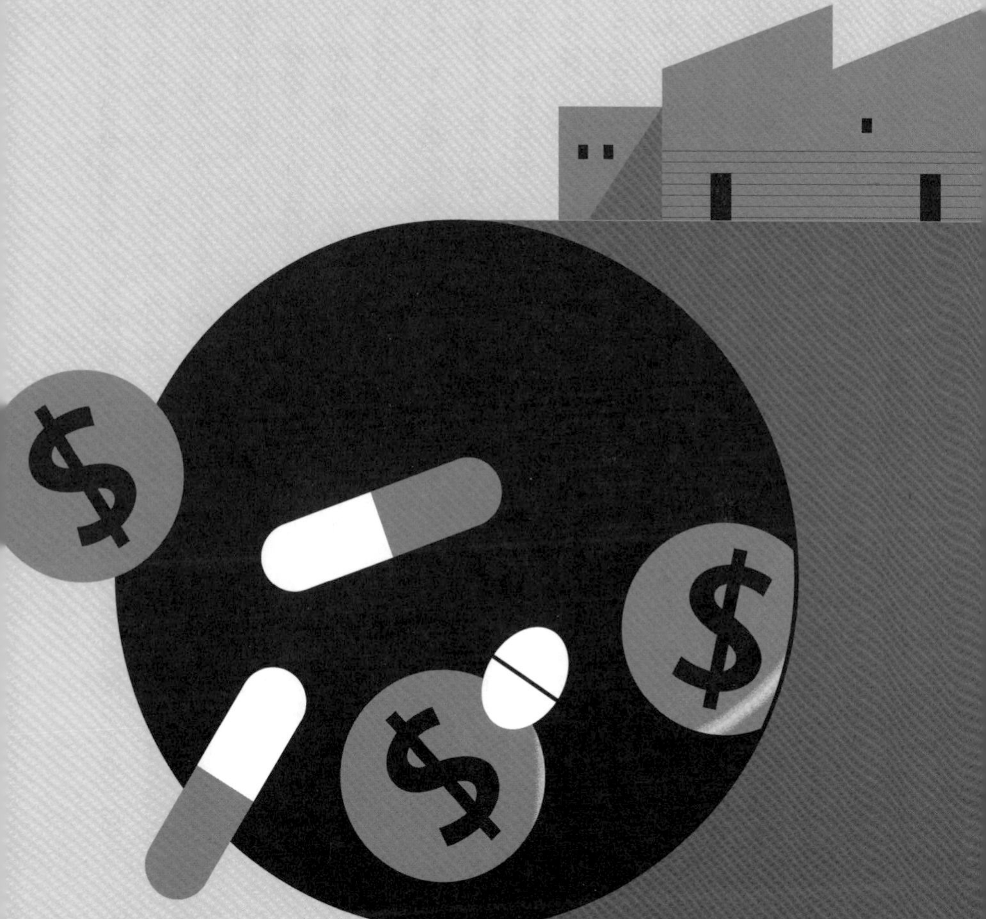

時間是一九八九年九月，在紐約證券交易所華美壯觀的正門外，股票交易員漫步在週二早晨的陽光之中，享受開市前的最後一口菸。股票交易員轉身走入交易所，急急忙忙地趕上開市鐘時，三個陌生人悄悄混入他們之中。三位初來乍到的新人穿著西裝，繫著領帶，胸前也有白色的通行證，他們走進證券交易所的大門，左轉，充滿自信地穿過在證交所內部駐點的孤獨警衛。跟著其他交易員的腳步，沿著事先收到情報資訊的路線，他們往右轉，走上樓梯，進入美國資本主義的幽暗神殿之中，那裡就是證券交易所的活動中心樞紐。拿出筆記本和鉛筆，他們很快就融入交易區的近身肉搏大混戰。

彼得．史塔利（Peter Staley）不敢相信這件事情竟是如此簡單。他是愛滋病解放力量聯盟（the AIDS Coalition to Unleash Power; ACT UP）的成員，當年二十八歲，在四年之前，他被告知感染了人類免疫缺乏病毒。現在，他正在進行一次偵查任務。

史塔利的男朋友是一位錄影師，名字是羅伯．希爾弗提（Robert Hilferty），他們與另外一位社運人士史考特．羅伯（Scott Robbe）混入證交所的交易員之中，正在觀察這棟建築物。訪客長廊（vistor's gallery）＊就在上方厚重的塑膠玻璃之後——塑膠玻璃是這座資本主義神廟上次被外人入侵留下的「遺產」。一九六七年，社運人士艾比．霍夫曼（Abbie Hoffman）領導的嬉皮社運團體從當時還是開放式設計的長廊，將美元鈔票丟往下方的交易大廳。自此以後就安裝塑膠玻璃作為安全牆。

史塔利等人繞行交易大廳之後，他看見上方的老舊木製樓座，交易大廳有一座小樓梯可以走上去。他不用往上走，就知道那是最佳地點。樓座上甚至還有銅製的扶手，最適合懸掛旗幟。

此時，一位經驗老道的交易員攔住了史塔利。

「嗨，你是新臉孔。」

「對，沒錯。」史塔利含糊地回答。

「貝爾斯登？」那位交易員一邊說，一邊看著史塔利等人臨時假造的安全識別證。

「沒錯，沒錯。」社運人士回答，他開始緊張出汗。

交易員看起來非常疑惑。他傾身，狐疑地看著識別證上的號碼。

「五七九四。」他思考了一下。「奇怪了。這裡只有大約一千四百名交易員。」

史塔利結結巴巴地勉強想到一個答案。「呃，一定是他們用了新的編號系統吧。」他提出這個說法，拚命地盼望這對話者可以就此作罷。

「好吧，歡迎你。」那位交易員笑著說：「祝你好運。」

交易員正要離開，史塔利轉身拉住希爾弗提的胳膊。「快點他媽的離開這裡。」他說。三個人迅速地衝向出口，回到陽光之下[1]。

計畫已經成形。他們的目標是史上最昂貴的其中一種藥物。

在第一次世界大戰結束兩個月後，傑羅·霍維茲（Jerome Horwitz）出生在美國密西根州的底特律，如果不是保羅·德·克魯伊夫（Paul de Kruif）的著作《微生物獵人》（*Microbe

＊譯註：訪客長廊是指紐約證交所中讓訪客可以參觀的長廊，類似英國議會中讓民眾可以旁聽參觀的長廊。

Hunters），霍維茲很有可能就會繼承家中的家禽養殖事業。這本書出版於一九二六年，講述了一段歡愉的故事，內容是一群在研究領域開疆闢土的微生物科學家以智慧對抗各類型的疾病，爭相拯救了百萬人的生命。年少的霍維茲迅速著迷於書中內容[2]。

拋下清理雞籠與撿拾雞蛋的人生，他就讀於底特律大學化學系。美國加入第二次世界大戰時，霍維茲還在讀大學，但是小時候玩美式足球造成的長期膝傷，讓他免於受到徵召，可以繼續就讀碩士，最後完成博士學位。

畢業之後，霍維茲輾轉於各個博士後的研究計畫，最後任職於伊利諾科技研究所（Illinois Institute of Technology），想要為美國海軍開發固體式火箭燃料[3]。一九五〇年代，測試飛行員，例如查克·葉格（Chuck Yeager），他是第一位突破音速的飛行員，以及美國甫萌芽的太空計畫參與者，此舉超越了美國社會大眾的想像。但是霍維茲志不在此，到了一九五〇年代晚期，這位身材嬌小的科學家回到故鄉，快樂地安身在當時稱為底特律癌症研究所（Detroit Institute for Cancer Research）的一間實驗室。霍維茲贏得政府補助計畫，目標是尋找治療癌症的方法。

一開始，霍維茲依循癌症研究既有的研究方式，他測試數百種化合物，幾乎是用隨機的方式，希望其中一種可以成為所謂的魔術子彈，能夠針對性殺死癌細胞，但不會傷害正常的細胞。但是，到了一九六一年，霍維茲改變了研究途徑，他開始合成新的化合物，尋找可以阻止癌細胞持續分裂的化合物[4]。霍維茲的理論認為他可以創造一種「誘餌分子」（trick molecule），模仿DNA的構成單位核甘酸（nucleotide），將誘餌分子置入在癌細胞的DNA中，避免癌細胞分裂複製[5]。

霍維茲合成的其中一種新化合物是疊氮胸苷（azidothymidine），又稱齊多夫定。一九六三年，霍維茲將化合物注射在實驗老鼠體內，希望可以阻止癌症擴散。很快地，他就明白這個實驗並未成功。霍維茲因此心灰意冷，隔年將自己的研究結果寫成一篇短論文，發表於《有機化學期刊》（*Journal of Organic Chemistry*），繼續研究其他化合物[6]。

「那是令人難過的失望結果。」他後來表示。「我們發現齊多夫定對於癌症研究沒有用處，就把它丟進垃圾堆。[7]」他甚至也把筆記丟掉了。由於沒有任何跡象可以證明齊多夫定有任何用處，霍維茲不曾想過註冊這個化合物的專利。

二十年之後，霍維茲當年的發現彷彿成為以色列人漂泊於曠野時，上帝所賜予的食物。

一九八〇年代初期，美國陷入一種無法控制的神祕新型疾病風暴。紐約和舊金山的醫師發現突然出現一群非常健康的年輕病患，皮膚上有著卡波西氏肉瘤獨有的紫色斑點，而卡波西氏肉瘤是一種罕見的皮膚癌。一開始，這種症狀似乎大量出現在同性戀男子，而且被歸類於與同志有關的免疫缺乏（gay-related immune deficiency; GRID），或者正如一些人所說的同志癌症。但是，情況很快就變得明朗，這種疾病並未因為性向而產生區分，也有了新的名字：後天免疫缺乏症候群（acquired immunodeficiency syndrome; 又縮寫為ＡＩＤＳ）。到了一九八四年初，光是在美國，愛滋病就造成二千人死亡；這個數字每年會成長二倍至三倍[8]。

處理這個日漸嚴重公共危機的責任，落在了美國國家衛生院的科學家身上，這個機構聚集了超過十多個由政府資助的研究單位，地點在馬里蘭州的貝賽斯達（Bethesda）區。

山姆・布羅德（Sam Broder）博士在一九七〇年代初期加入其中一間研究單位，美國國家癌症研究院（National Cancer Institute; NCI），並且在一九八〇年代初被任命為臨床腫瘤學研究主任。布羅德的雙親出身清寒，經營一間猶太餐廳，在第二次世界大戰開戰不久後，從飽受戰爭蹂躪的歐洲移居美國的底特律。雖然布羅德的家庭阮囊羞澀，但他付出了長時間的不懈努力往上爬，贏得獎學金就讀密西根大學。這位出生於波蘭的科學家也在國家癌症研究院的工作中付出相同程度的努力。

科學家成功分離找到造成愛滋病的病毒之後，也打響尋找愛滋病治療方式的第一槍：除了找到治療方式，至少也要為了因為感染愛滋病而等死的數千名病患爭取時間。既然在國家衛生院的傳統中，國家癌症研究院是唯一一間研發新藥的機構，於是國家癌症研究院承擔領導地位[9]。布羅德體認到，美國政府可能沒有足夠的資金與製造能力在臨床試驗的後期階段推動藥物製造，所以在一九八四年時，開始周遊於各間製藥公司，催促他們開始進行愛滋病研究，如果他們願意，布羅德也會提供自己研究團隊的協助。

「他和幾間製藥公司討論時發現，他們那個時候根本沒有興趣。」布羅德的同事羅伯．雅喬安（Robert Yarchoan）回憶道：「事實上，那些人說：『沒錯，愛滋病是一種傳染病，但只有五萬人感染，如果我們為了五萬人進行大型的研究計畫，沒有辦法向股東交待。』[10]」

當布羅德想要說服製藥公司卻徒勞無功的時候，有一間製藥公司實際上已經用了數個月的時間研發愛滋病的藥物。

前一年，大衛．貝瑞（David Barry）加入幾位新同仁，與一位來自法國的病毒學專家法蘭索娃絲·巴爾·西諾斯（Françoise Barré-Sinouss）博士共進晚餐。貝瑞是一位健談的老菸槍，在伯洛夫·惠康擔任病毒學家，伯洛夫·惠康製藥公司的美國總部位於北卡羅萊納。貝瑞出生在新英格蘭地區的富裕小鎮舒納厄（Nashua），就讀於耶魯大學，大學三年級時曾經留學法國，就讀索邦學院。大學畢業之後，他在美國公共衛生服務軍官團（US Public Health Service Commissioned Corps）找到一席之地，因而避免和他的親兄弟一樣被派駐到越南參戰的情況。貝瑞反而是在食品藥物管制局工作，希望協助美國的製藥公司改善黃熱病疫苗。

他服務了五年時間，覺得自己無法適應政府科學家必須面對的內部政治生活。他認為同仁過於不擇手段地想要將自己的名字擠進科學研究論文。一九七七年，他獲得伯洛夫·惠康製藥公司的工作邀約。伯洛夫·惠康公司的特殊之處在於，其擁有者不是股東，而是一間慈善信託基金會，公司內部的氛圍就像著重研究的大學校園，也在貝瑞造訪該公司時，提高了工作邀約的吸引力。貝瑞後來接受訪談時表示，伯洛夫·惠康公司有一種「彬彬有禮的紳士」文化，讓他想起在耶魯就讀醫學院的日子。「伯洛夫·惠康是我喜歡的地方……伯洛夫·惠康不會讓我想起一間製藥公司；我喜歡伯洛夫·惠康的研究取向，以及他們對於製藥領域的研究。[11]」

貝瑞的老闆請他幫忙陪伴法蘭索娃絲·巴爾·西諾斯用餐，因為西諾斯和老闆的母親有共同的朋友。事後證明這是一段帶來好運的人際關係。晚餐期間，任職於法國非營利組織巴斯德研究院（Pasteur Institute）的巴爾·西諾斯告訴貝瑞，她和同仁已經找到造成愛滋病的病毒。當時，貝瑞等人不完全相信巴爾·西諾斯的說法。

「我雖然說『好的』，但我只是想要表達友善與禮貌，因為在一九八一年和一九八三年期間，每個人都說他找到了造成愛滋病的病毒；這個病毒造成愛滋病，那個病毒造成愛滋病，可能是D型肝炎，或是這種肝炎，你明白的，也有人說是麻疹病毒，你可以想像各種說法，但都不是正確答案。」貝瑞後來說道[12]。

隔天，巴爾．西諾斯前往伯洛夫．惠康公司的辦公室向貝瑞以及其他科學家提出簡報。往後將與兩位同仁因為發現人類免疫缺乏病毒而榮獲諾貝爾獎的巴爾．西諾斯，此時開始仔細地解釋自己最近的研究成果。她表示，這種病毒看起來就像沼澤熱或馬傳染性貧血（equine infectious anaemia），而馬傳染性貧血由附在馬身上吸食血液的馬蠅傳播。正如沼澤熱病毒，造成愛滋病的病毒是一種特殊類型的病毒，稱為反轉錄病毒（retrovirus）。反轉錄病毒將基因組附著在目標細胞的DNA上，導致其細胞開始複製病毒。

「我們看了她的資料，又看了彼此，然後說：『老天啊，我想她真的找到了。』」貝瑞後來回憶道：「所以簡報結束之後，我們坐下來告訴她，如果真的是反轉錄病毒，我們是最有抗病毒經驗的公司，一起合作吧！[13]」當時伯洛夫．惠康公司剛推出一種治療皰疹病毒感染的抗病毒藥物，而貝瑞在食品藥物管制局的工作，也曾研究如何消除由雞胚胎製作的黃熱病疫苗中一種有問題的鳥類反轉錄病毒。

貝瑞和同仁決定開始嘗試目前所有現存的反病毒藥物或可能藥物，檢驗該藥物能不能對抗他們可以取得的反轉錄病毒類型，而這種病毒株會在實驗老鼠身上導致癌症。數個星期以來，他們舉行非正式的會議，累積檢驗結果，但過程非常緩慢，公司內部也有壓力要求他們專心處理其他領域。

貝瑞向美國分公司的執行長提到自己正在研究愛滋病藥物時，這位粗魯的執行長曾經從事石油業，名字是比爾．蘇利文（Bill Sullivan），而蘇利文明確且直接地告訴他立刻放棄愛滋病藥物計畫，著重於更有商業價值的計畫。幸運的是，來自西班牙的研發主任夸德雷卡薩斯（Cuatrecasas）採取更為鼓勵的立場。「我會掩護你。」他告訴貝瑞：「你可以繼續研究愛滋病藥物，但不能張揚。[14]」

過了一年時間，雖然實驗製造的化合物確實有些跡象顯示其可能的潛力，但他們依然無法獲得真正的突破結果。

一九八四年十月，政府科學家布羅德進行遊說美國製藥公司的旅程來到北卡羅萊納與貝瑞開會。兩位科學家的年紀相似，但是性格和出身背景截然不同，體現於兩人的習慣。貝瑞喜歡法國文學，而布羅德的休閒嗜好則是蒐集老舊的搖滾樂唱片：「我小時候很喜歡搖滾樂，但是從來沒有辦法在唱片剛推出時購買，因為我的經濟能力不足，在一九六〇年代早期也沒有足夠的時間去買唱片。[15]」

布羅德與研究同仁羅伯．蓋洛（Robert Gallo）一起搭機飛往北卡羅萊納。蓋洛在那場下午的會議以自己對於愛滋病起因病毒的研究作為開場，一共談了兩個小時。蓋洛語畢，布羅德也上場了。

「我當時向他們解釋政府研究團隊的臨床實驗能力，基本上，我們提供合作的機會，而且我們承諾，無論研究成果如何，我們都願意儘可能地快速開發藥物，讓他們可以得到產品。」

布羅德後來談到那次會議時表示：「只有這個方法可以鼓勵製藥公司。[16]」

布羅德還可以提供一個特別有用的「資產」：綽號「米奇」（Mitch）的滿屋裕明（Hiroaki Mitsuya），他是布羅德團隊之中一位年輕的日本科學家，開發出一種快速反應的測試法作為檢驗方式，只需要五天就可以知道藥物能不能避免病毒殺死人類的細胞。貝瑞同意將一些樣本寄給布羅德的團隊。

伯洛夫．惠康監控記錄化合物的繁瑣工作責任落在馬蒂．聖克萊爾（Marty St. Clair）身上，一位年輕的科學家，戴著外型就像貓頭鷹的厚重眼鏡。她將活細胞放在皮氏培養皿，把動物反轉錄病毒刺入細胞中，然後加入不同的測試藥物。如果藥物無法保護細胞，幾天之內，細胞身上因為反轉錄病毒出現的孔洞，也就是病毒斑（plaque），就會變得清晰可見。

在布羅德造訪伯洛夫．惠康的幾個星期之後，一九八四年十月下旬，另外一位伯洛夫．惠康的科學家珍妮特．萊道（Janet Rideout）將齊多夫定（Zidovudine），也被稱為疊氮胸苷，與其他化合物一起交給聖克萊爾檢驗。伯洛夫．惠康曾經為了尋找泌尿道感染問題的治療方式，在實驗室檢驗齊多夫定。齊多夫定並未發揮足夠的效果，而伯洛夫．惠康公司將齊多夫定的存貨送往英格蘭，因為那裡的研究人員相信齊多夫定或許可以有效對抗豬體內的大腸桿菌[17]。

然而，齊多夫定似乎創造了卓越的成果。「我把培養皿拿到觀察窗。」聖克萊爾說：「我檢查了十六個培養皿，裡面沒有一個細胞出現孔洞。[18]」

聖克萊爾的第一個念頭一定是她忘了加入病毒，但貝瑞非常有信心，他認為聖克萊爾很勤勞，不可能犯下這種基本錯誤。貝瑞要求聖克萊爾重複實驗內容，取得確定的結果，並減少齊多夫定的濃度。兩個星期之後，檢驗結果出爐。在最低濃度的組別，細胞出現了少數幾個孔洞，但濃度較高的齊多夫定可以避免病毒攻擊細胞。

貝瑞從辦公桌抽屜取出一瓶白酒，請組員過來。「可以開始慶祝了。」他說：「因為我有一種感覺，我們必須繫上安全帶，進行一場絕妙的旅程。[19]」他知道數萬名愛滋病受苦者的希望都會寄託在這個化合物與伯洛夫．惠康製藥公司身上。尋找愛滋病的治療方式就像「名符其實地尋找聖杯」，貝瑞後來回憶道。「人們紛紛病倒死去，開始服用各式各樣的古怪偏方藥物。」

「如果你到杜克（大學附設醫院），你可以看到那些病患，你明白的，和我們一樣年紀，或者更年輕，二十五歲的男人……因為無法治療的疾病而死去。[20]」

伯洛夫．惠康公司對於這個突破結果的第一反應稱不上熱情。研究工作落在研發主任夸德雷卡薩斯身上，而他後來回憶道：「他們最初的反應其實是『天啊，不要又來一個孤兒。』」，孤兒的意思是孤兒藥，用於治療病患人數相對稀少的罕見疾病。夸德雷卡薩斯表示，伯洛夫．惠康公司認為實驗結果只是「一種科學的好奇心作祟，沒有商業價值。公司的研究人員又在玩自己的遊戲」[21]。

雖然他們興高采烈地慶祝，但馬蒂．聖克萊爾的實驗結果顯示齊多夫定對抗動物反轉錄病毒的創新程度，其實不符合伯洛夫．惠康公司在公開活動中向社會大眾提出的描述。因為在十年之前，沃夫漢．奧斯特塔格（Wolfram Ostertag）在德國的馬克斯．普朗克研究所（Max Planck Institute）就曾經證明齊多夫定可以抑制鼠類反轉錄病毒。他甚至發表了研究結果，只是在那個時代，人們並不認為反轉錄病毒可以影響人類，所以他的研究結果沒有獲得注意。但是，兩年之後，貝瑞在美國國會作證，他提到發現齊多夫定可以用於消除「特定動物病毒在試管複製」時，並未提到奧斯特塔格，而且將這個結果描述為原創的發現[22]。

回到伯洛夫．惠康，他們決定測試齊多夫定能不能對抗人類細胞中的活病毒。那個秋天，該公司將幾種化合物交給聯邦食品藥物管制局的傑拉德．昆南（Gerald Quinnan）博士以及杜克大學的丹尼．波洛尼西（Dan Bolognesi）博士設置的試驗方式，實驗齊多夫定可不可以用於人類免疫缺乏病毒。布羅德拜訪伯洛夫．惠康之後，貝瑞也開始將化合物送往國家癌症研究院，但是，有三個月的時間，齊多夫定送出時並未採用原本的名字。相反地，一開始進行實驗配送時，齊多夫定的名字是「S化合物」（compound S），在十一月中旬送往聯邦食品藥物管制局的昆南博士。昆南博士的檢驗顯示，S化合物幾乎沒有對抗活病毒的能力。這個結果並未影響計畫，S化合物在一個月之後交給杜克大學的波洛尼西博士。這一次的檢驗結果「帶來了好結果」[23]。

化合物正在測試時，伯洛夫．惠康已經開始思考其商業潛力。他們討論在首批測試結果出爐時，申請齊多夫定作為愛滋病治療藥物的專利，一九八五年二月，專利申請草案完成。滿屋裕明的檢驗方法很快就證實齊多夫定可以用於對抗人體細胞中的活病毒，布羅德立刻致電回伯洛夫回報結果。不到一個月的時間，伯洛夫已經送出專利申請[24]。

齊多夫定在伯洛夫進行臨床前檢驗，流程包括在動物身上使用藥物，通常是大鼠（rat）與小鼠（mouse），藉此檢測藥物毒性，而布羅德繼續進行更多的實驗室實驗。伯洛夫公司彙整檢驗結果，向聯邦食品藥物管制局提出「試驗中新藥」（investigational new drug; IND）申請，希望獲得進行首次人體臨床實驗的許可。

首次人體臨床實驗就是所謂的一期試驗（Phase-trial），通常是少數幾位自願受試者服用藥物，一開始是低劑量，同時觀察是否有副作用。在這個階段，科學家的主要關心重點是藥物的安全性。如果可以通過這個階段的任務，就會進行二期試驗（Phase II trial），試驗人數為數百名病患。二期試驗繼續檢驗是否出現顯著的不良反應，但也會觀察藥物的效用；藥物能不能完成處理病徵的目標。這個階段通常會區分試驗參與者，某些參與者在不知情的情況下服用安慰劑（placebo，沒有實際藥效的物質）或者是目前最好的既有藥物。

最後的三期試驗（Phase III trial）則是涉及人數更多的受試者，介於數百名或數千名病患。研究人員在更大型的受試者樣本中蒐集新藥物的安全性與效用資料，也會檢驗罕見但不希望出現的副作用。一旦這個階段的試驗完成，製藥公司就會彙整試驗數據結果的有關檔案，向監管機關申請上市許可，例如美國的聯邦食品藥物管制局，或者英國的藥物及醫療產品管制局（Medicines and Healthcare products Regulatory Agency; MHRA）。藥物獲得監管機關的許可方能開始銷售，但製藥公司通常會繼續進行實驗。許可後四期試驗（post-approval Phase IV trial）有時候是監管機關的要求，觀察藥物的安全性，有一部分的目標也可能是檢驗該藥物是否對於其他病患群有效——拓展該藥物的潛在市場。

所有試驗過程的平均時間通常是八到十二年，然而，從馬蒂·聖克萊爾第一次將齊多夫定加入十六個皮氏培養皿到獲得美國銷售許可，只用了不到兩年半的時間。齊多夫定可以用非比尋常的速度進行檢驗並且獲得政府監管機關許可，要歸功於政府科學家與政府高層，特別是布羅德努力不懈的推動。貝瑞也承認布羅德的功勞。「山姆很有熱情。」他說：「他在實驗室和臨床檢驗中心都拿出一流的表現，如果你仔細觀察，從公共關係的觀點來看，布羅德也非常傑出。他對外公開訊息，向人們展示研究成果，十分努力地推動。[25]」試驗中新藥的申請在一個星期之內就完成了。

他們同意一期試驗的地點是國家衛生院和杜克大學。伯洛夫．惠康公司的實驗室只有符合二期試驗的生物安全認證，比進行人類免疫缺乏活病毒實驗的層級低了一階，但伯洛夫．惠康公司很清楚其中的高風險。布羅德的實驗室同樣缺乏三期試驗的標準，但他覺得已經沒有時間浪費了[26]。

處理人類免疫缺乏病毒造成的恐懼程度，甚至短暫地打亂了一期試驗，就在一期試驗預定日期的幾天之前，伯洛夫．惠康公司表示，他們甚至不願意接收愛滋病患的血液樣本。布羅德必須從其他計畫中挪動團隊工作成員，方能讓試驗計畫保持運作[27]。

七月三日，喬瑟夫．拉夫斯（Joseph Rafuse），一位來自波士頓的家具銷售業務人員成為第一位注射齊多夫定的病患。拉夫斯被選為參與藥物試驗時，病情非常嚴重，已經出現肺囊蟲肺炎（pneumocystis pneumonia; PCP），他的檢驗結果顯示CD4細胞數量極低，每毫升血液低於四十個，遠低過於正常標準的每毫升血液一千個。醫師知道用血液檢驗CD4細胞的數量可以評估人類免疫缺乏病毒的感染程度，CD4是一種稱為T細胞的白血球細胞，能夠協助辨識來自人體外部的粒子。人類免疫缺乏病毒在人體中複製時會殺害CD4細胞，CD4細胞數量過低會讓病患的機會性感染風險提高。

在華盛頓特區的貝賽斯達郊區，布羅德和雅喬安觀察拉夫斯在國家衛生院附屬醫院接受齊多夫定藥物注射。那天晚上，拉夫斯發燒，醫師連忙回到醫院。醫師必須確定拉夫斯是不是對於齊多夫定出現嚴重的過敏反應。幸運的是，情況不嚴重，只是常見的感冒引起。雖然拉夫斯的體溫上升，但程度不足以讓醫師放棄研究，人體試驗可以繼續進行。

在兩個星期之內，拉夫斯的T細胞數量確實增加了。「我們不知道應該如何應用這個結果。我們知道CD4數量產生波動，這個波動朝著正確的方向。」雅喬安回憶道[28]。兩個星期之後，細胞數量提高至二百。這個數字也是細胞數量的最高值，但病患本人認為自己的身體情況獲得大幅度的改善，皮膚檢驗顯示白血球細胞不只是數量增加，而且發揮正常的功能[29]。雅喬安將他們的處境比喻為在濃霧瀰漫的夜晚之中待在海邊的瞭望塔。「你看見某些景象，但你永遠無法確定那是一艘正在駛來的船，還是水汽在霧中的反射。[30]」

在起初的幾位病患之後，新的病患組人數為六人，使用的劑量加倍，到了十月，布羅德和雅喬安認為六名試驗病患的CD4細胞增加都符合「統計上的顯著性」（statistically significant；也譯為重要性，意思是在統計上有意義的改變）。「到了那個階段，我們非常、非常興奮，我們認為自己真的有了結果。」雅喬安表示[31]。

二期試驗的開始時間是一九八六年二月，稍微早於布羅德、貝瑞、波洛尼西，以及其他來自伯洛夫．惠康和國家癌症研究院的科學家在醫學期刊《刺胳針》發表一期試驗階段的成果。到了五月中旬，在十多個地區總共有二百八十二個病患參與試驗。二期試驗採用雙盲安慰劑方式，意思是醫師與病患都不知道誰實際接受了齊多夫定。

二期試驗原本預定持續至十二月，但在九月十日時，試驗數據和安全監控委員會開會審查初步結果。已經有跡象顯示，服用齊多夫定與服用安慰劑的兩組受試者已經出現顯著的生存率差異。一共有一百三十七名病患接受安慰劑，其中十九名死亡。相較之下，一百四十五名接受齊多夫定的病患中，只有一名死亡。一個星期之後，委員會審查結束，決定介入中止試驗中的安慰劑組。隔天，美國衛生及公共服務部（Department of Health and Human Service）助理部長羅伯・溫東（Robert Windom）博士舉行了一場記者會，宣布所有試驗參與者現在開始都會接受齊多夫定，也會在幾天之內向病情嚴重的愛滋病患提供齊多夫定。期盼許久的「應許之地」終於到了。多年來無法向病患提供治療方式的醫師們也加快腳步將新藥納入處方箋[32]。

國家衛生院設置了免付費電話，提供希望取得齊多夫定的民眾使用，電話大量湧入。在隨後六個月之間，超過四千名愛滋病病患因為慈善理由可以獲得免費的藥物，而伯洛夫・惠康也在尋求監管機關核發銷售許可。由於齊多夫定的供應短缺，絕望的病患只能利用任何的機會獲得藥物。湯姆・甘迺迪（Tom Kennedy）是伯洛夫・惠康的企業事務經理（corporate affairs executive），他還記得自己當初回應「病患的尖叫與懇求，或者是代表病患的機構致電，甚至登門拜訪」。他也提到「接了一通私人電話……對方是一位紳士，美國國防部長，他希望替自己的一位幕僚爭取藥物」[33]。

為了應對愛滋病引發的公共衛生緊急危機，聯邦食品藥物管制局決定不強制執行藥物獲得許可上市前必須完成大規模三期試驗的一般規定。負責管制抗病毒藥物的艾蓮・庫伯（Ellen Cooper）同意接受伯洛夫・惠康公司為了加速核可而完成的部分申請。在一九八六年聖誕節到來的不久之前，新藥申請（New Drug Application; NDA）的卷宗還在聯邦食品藥物管制局。隔年的一月十六日，聯邦食品藥物管制局的諮詢委員會（advisory committee）開會決定是否同意齊多夫定的許可。一開始，委員會保持明確的保留態度。不只是因為相較於製藥公司通常必須提出的數據資料，齊多夫定的數據資料相當有限——畢竟，齊多夫定從實驗室完成之後到完整申請的時間只有兩年多一點，幾乎不到一般藥物申請許可時間的四分之一——齊多夫定的副作用也引發嚴正的擔憂。大量受試者都出現了不良反應，將近半數受試者因為嚴重的貧血，必須接受輸血。有問題的高劑量——二十四小時之內接受一千二百毫克的齊多夫定——就是造成委員會質疑的原因，而伯洛夫．惠康公司表示他們「只有一次機會可以證明齊多夫定有效」，其中一位政府科學家回憶道。「伯洛夫方面認為，與其讓藥物並未發揮效果，他們寧願出現小問題，也要讓藥物發揮效果。[34]」

珍．馬奎爾（Jean McGuire）是愛滋病行動協會（the AIDS Action Council）在一九八〇年代晚期的執行主任，她回憶自己曾經與協會中一位來自德州的同仁一起參加齊多夫定的聽證會，而這位同仁被診斷罹患愛滋病，也服用了齊多夫定。「我們在炙熱的七月走上國會的階梯。我的手放在他的白上衣，他的血液從白色上衣流到我的手中。齊多夫定就是會造成這種程度的貧血。[35]」

但是，在聯邦食品藥物管制局的一月會議中，必須向病患提供藥物的緊急需求終究是最重要的考量。委員會以十比一的優勢票數核可了齊多夫定。同時，在惠康公開有限公司（Wellcome PLC; PLC 為 Public Limited Company 的縮寫），也就是伯洛夫．惠康的英國母公司，高階主管面對的重大決策已經來到緊要關頭：這個革命性的新藥沒有任何競爭對手，而且是殺害數千名病患疾病中唯一可能治療方式，其價格究竟為何。當時的情況與現在相同，美國的製藥公司製造並銷售新藥物時，不會受到法規或政府對於定價的任何限制。

惠康擁有一種以研究為導向的特質，所以這間公司不太可能讓自己成為社會大眾的敵人，但他們很快就會成為公共之敵。一八八〇年，兩位美國製藥師成立的惠康公共有限公司，總部設置在倫敦市中心的尤斯頓路（Euston Road），公司的持有人是一間慈善信託基金，傳統上銷售罕見熱帶疾病的藥物，而且幾乎不追求商業利益。但是，到了這個時間點，惠康承受劇烈的文化改變。到了一九八〇年代初，經過幾年貧瘠的歲月，並未推出重要的新藥物，惠康的研究預算遭到壓縮。曾經是石油商人的比爾·蘇利文擔任惠康公開有限公司的律師，幾年之後調任至美國分公司的商業部門，負責進行重大改革。他將管理顧問帶入公司內部，負責節省成本，嚴格檢查研究人員的優先目標，並對於公司某些既有商品採取更為嚴格的商業立場。其中一種心臟藥物「單純靠著提高價格」，銷售額就從每年八百萬至一千萬美金，提高至每年四千五百萬美金[36]。

蘇利文認為伯洛夫·惠康的立場太軟弱了，因為他們原本的立場主張「我們用非常受人尊重的方式賺錢，所以我們不會竭盡所能地榨出最後一滴錢財」[37]。蘇利文將缺乏「市場紀律」的原因歸咎於惠康是私人公司的事實。但是，這個情況在一九八六年時已完全改變，受到齊多夫定以及近來推出的皰疹藥物鼓舞，擁有惠康製藥公司的慈善信託基金決定出售大約四分之一的股份，讓惠康第一次正式成為上市公司。現在，惠康必須保護股價，也要取悅外部股東。

從二期試驗的結果出爐之後，分析師和媒體報告都推測齊多夫定作為惠康最新的金雞母，價格必定昂貴——甚至可能高達每位病患每年必須支付五千美元[38]。惠康公司也很清楚齊多夫定藥物對於病患的價值，正如該公司執行長泰德．海格勒（Ted Haigler）在一九八七年三月國會聽證會時所說，齊多夫定向「承受這個致命痛苦的病患提供了唯一的希望」[39]。惠康的高層面臨進退維谷的難題——在拯救生命的藥物商業潛能與公司創造利益的渴望之間，如何取得平衡？

到二月中旬，惠康公司有了答案：每瓶一百顆一百毫克劑量的藥丸，價格為一百八十八美元。作為制定價格的理由，倫敦的惠康公開有限公司舉行一場記者會，只有提供空洞且簡短的評論：「決定價格時，惠康已經考慮數個社會與經濟因素。[40]」一位惠康的女性發言人也證實，由於病患每四個小時必須服用兩個膠囊，齊多夫定的零售價格將會高達每年一萬美元，這個數字是分析師當時最高估價的兩倍。齊多夫定也成為歷史上定價最高的處方藥物之一[41]。

股市對此當然毫無怨言，就在宣布藥價當天，投資人將惠康公司的股價推高二四%。然而，在其他地方，該消息幾乎立刻引發反彈。公開齊多夫定價格後的不到一個月之內，大衛．貝瑞與接替蘇利文職位，擔任伯洛夫．惠康公司執行長的泰德．海格勒就被傳喚到華盛頓參加聽證會，聽證會的主席是加州民主黨籍眾議員亨利．瓦克斯曼（Henry Waxman）。雷伯恩大樓（Rayburn Building）的二三二二會議室擠滿了電視台的攝影機與記者，他們正在等待「齊多夫定成本與可取得性」聽證會。「全世界想要理解愛滋病的人，包括愛滋病病患，都擠進那間會議室。」湯姆．甘迺迪回憶道：「現場就像動物園。[42]」

在提問期間，瓦克斯曼概略描述了核心的難題。「如果你擁有一種藥物，而你制定了過高的定價，導致某些人可能……沒有辦法擁有這種拯救生命的藥物時，究竟什麼才是適當的利潤。」瓦克斯曼質問。伯洛夫擁有「獨占控制權」，瓦克斯曼補充道，政府沒有任何方法評論「貴公司對於自身投資的合理回報評估」，因為惠康不願提供數據資料。一位不悅的眾議員榮恩．魏登（Ron Wyden）更為直接地表示藥價的預估根本只是憑空捏造，並質問海格勒：「你們為什麼不乾脆把藥價定為每位病患十萬美元？[43]」

兩位議員都提到那個隱匿的協議，也就是存在於製藥公司和社會大眾之間，用於平衡私人利潤和公共利益的社會契約。齊多夫定的定價問題暴露這個基礎協議的脆弱性，仰賴於追求利潤的商業實體之行為與看待公平的態度。伯洛夫．惠康付出重大的努力研發齊多夫定，並讓這個藥物進入市場，但是他們即將開始銷售的藥物遠遠不是自身研究的結果。齊多夫定的化合物在多年之前由傑羅．霍維茲合成，並由政府資助。一九七四年，一位德國科學家已經發現齊多夫定可以用於對抗動物反轉錄病毒，十年之後的伯洛夫．惠康只是重複這個實驗過程。伯洛夫．惠康公司必須仰賴於杜克大學與國家癌症研究院，才能證明齊多夫定可以抑制人類免疫缺乏的活病毒，進行一期試驗以及後續的研究。政府科學家是發現齊多夫定的關鍵，而政府官員是能夠迅速推動齊多夫定檢驗的關鍵。但是，伯洛夫．惠康卻可以單獨地自由制定其藥物價格並財務獲利。

一九九三年二月，經濟學家彼得．阿諾（Peter Arno）參與參議院聽證會時，在證詞中如此總結道。他表示，納稅人為了齊多夫定支付五次金額：霍維茲的研究、布羅德和滿屋裕明的檢驗、國家衛生院在一期試驗扮演的重要角色、孤兒藥物法案（Orphan Drug Act）提供的減稅額度措施，還有藉由醫療補助與萊恩．懷特綜合愛滋病資源緊急法案（Medicaid and Ryan White CARE Act; CARE 為 Comprehensive AIDS Resources Emergency 的縮寫）配合將齊多夫定納入處方的成本支出，一九九〇年代，聯邦政府執行這項緊急法案計畫，替貧困以及沒有保險的民眾支付齊多夫定以及其他愛滋病治療方式的費用。

齊多夫定的價格不只是被視為無理荒謬。對於許多社運人士而言，齊多夫定的價格代表這個很快就會獲得許可的藥物，愛滋病的第一種治療方式，也是在瘟疫疾病的黑暗中，長久期盼的一絲曙光將會變得遙不可及。特定的保險方案不會給付齊多夫定，而沒有保險的人只能面對令人厭惡的選擇。為了符合政府的醫療補助計畫，許多州要求病患如果想要符合「合理支出抵降保費」（spend down）的標準，就必須證明因為支付齊多夫定的價格將會導致自身低於貧窮線。在美國其他州，由於處方藥物的總支出有嚴格的限制，實際上代表齊多夫定不會因為任何理由獲得給付。在佛羅里達州，處方藥物的金額上限只有每個月二十二美元，遠遠低於齊多夫定的價格。「許多生病的年輕人根本沒有保險。」愛滋病行動協會的主任珍．馬奎爾回憶道：「他們沒有保險，也不符合醫療補助的標準。即使是富有的，或者生活相對優渥的白人同性戀男子也無法負擔齊多夫定的價格。[44]」

齊多夫定的價格太昂貴，美國國會投票通過設置一個新的計畫，名稱是「愛滋病藥物協助計畫」（AIDS Drug Assistance Program），提供三千萬美金支付齊多夫定的藥物價格，照顧並未受到醫療補助計畫涵蓋的病患[45]。一九八九年，美國政府將會把一億美金的預算分配給國家衛生院的愛滋病研究計畫，協助支付購買齊多夫定，提供給無法負擔的病患。「齊多夫定的高藥價……成為研發更優秀新藥物的實際障礙，因為政府必須用研究經費向伯洛夫．惠康購買齊多夫定。」愛滋病解放力量聯盟社會運動者馬克．哈靈頓（Mark Harrington）表示[46]。對於生活被愛滋病限制的人而言，他們只能搶奪黑市的藥物，或者被迫看著朋友與愛人因此承受痛苦與死去，這個情況已經遠遠超過於在專屬市場（captive market）制定挽救生命藥物價格的倫理學問題。社會運動者決定自己必須採取行動。

愛滋病解放力量聯盟誕生於知名劇作家拉瑞．克拉馬（Larry Kramer）於一九八七年三月在曼哈頓下城的男同志與女同志社群中心（Gay and Lesbian Community Center）提出的激烈演說。並在下一次的會議中，他們舉手投票決定直接採取示威行動的可能目標，金融區成為「明確的贏家」[47]。因此，在三月二十四號的早晨，數百名男同志前往華爾街。彼得．史塔利就在這個時候偶然經過該區域，他正要前往附近某處工作。史塔利在一九八五年十一月時被診斷罹患後來所說的愛滋病相關症群期（AIDS-related complex）——他被感染了人類免疫缺乏病毒，但是尚未病發。

「我那時候交了一個新的同志男友……他從阿姆斯特丹來紐約，住在我的公寓，我們坐下來一起觀看第一部關於愛滋病的電影，名為《早霜》（*An Early Frost*）。」他說。在那部電影中，演員艾丹．奎因（Aidan Quinn）飾演並未出櫃的同志，劇中角色在出現了一種早期罕見的肺囊蟲肺炎之後，被診斷罹患愛滋病，而肺囊蟲肺炎「在那個時候是愛滋病病患的首要致命死因。那個角色的第一個病徵是嚴重的咳嗽。電視進廣告的時候，那位荷蘭男友轉過頭對我說：『他聽起來跟你一樣。』」史塔利說：「我正在乾咳，我回他：『我知道，我知道，我會去看醫生。』

[48]」史塔利的白血球細胞檢驗證實他感染了人類免疫缺乏病毒。

隨後的夏天，史塔利鼓起勇氣參加他在同志報紙上讀到的愛滋病患支持團體。「我終於決定，你知道的，我想要理解所有的醫療資訊，但是我不認識任何感染人類免疫缺乏病毒的人。」他第一次參加的團體是紐約西村的「同志男性健康危機」（Gay Men's Health Crisis），而他認為那次的經驗令人心灰意冷，現場的男性「陷入了恐懼與污名之中」，覺得自己有毒，永遠不願意再有性行為。然而，在現場二十多名男性之中，有一個人吸引了史塔利的目光。「他的髮型很瘋狂，金白色的刺蝟頭，他的膚色蒼白，非常蒼白，穿著黑色皮夾克，全身都是哥德風的打扮，耳朵上有著好幾個耳環。」史塔利：「他的外型有一種強烈的威嚇感，但他也是現場最耀眼的皇后。我覺得他非常迷人。[49]」

那位哥德男子就是葛瑞芬．高德（Griffin Gold），他是愛滋病人民聯盟（The People With AIDS Coalition）的共同創辦人之一，也是史塔利進入愛滋病社會運動的引路人。史塔利是一位沉默寡言的銀行工作人員，他並未讓同事知道自己的性向，也還沒有準備好讓其他人看見自己參加社會運動，但是，他開始提供財務上的協助。三年之後，高德將因愛滋病身亡，而高德在這個時候讓史塔利與幾位社會運動的領導者接觸。史塔利讀到關於一個社會運動團體的資訊，這個團體自稱為薰衣草山丘之賊（The Lavender Hill mob）——取名於亞利克．基尼斯（Alec Guinness）在一九五一年主演的犯罪喜劇電影，他們曾當面質疑雷根總統的衛生及公共服務部部長。高德帶著史塔利認識這個團體的成員時，史塔利立刻安排晚餐並開出捐款支票。

回到此時，愛滋病解放力量聯盟的抗議人士發送傳單，控訴政府據信無法推動一系列的實驗藥物試驗。傳單內容包括重新刊登克拉馬的一篇專欄文章，內容主張「愛滋病的受苦者根本沒有什麼好失去的，他們非常願意擔任接受實驗藥物的天竺鼠」，並且抨擊齊多夫定「荒謬可恥」的售價[50]。在史塔利任職的銀行中，幾位交易員讓抗議人士進入辦公室，這是第一次發生這種情況，交易員鼓勵抗議人士向同仁談談愛滋病。史塔利的一位主管介入時，雙方的對話軋然結束。

「好吧，如果你問我，我認為他們都是活該死好，因為他們用屁股做愛。」這位主管如此說道。

「每個人都張大了眼睛，舉起雙手之後走開。你明白的，我只能坐著生悶氣。好像有人用刀捅我，但我什麼都不能說。[51]」

那天晚上，史塔利回家，打開晚間新聞。哥倫比亞廣播公司電視台（CBS）的新聞主播丹．拉瑟（Dan Rather）正在報導史塔利早上走路時偶然遇到的示威遊行，畫面上還有聯邦食品藥物管制局的局長法蘭克．楊（Frank Young）對於愛滋病患者接受臨床試驗做出些許的讓步。這個運動團體有了進展，史塔利心想，他也想要參與其中。

為了辯護齊多夫定的藥價，伯洛夫．惠康提供幾種不同的公共解釋。他們最常提出的論述，就是齊多夫定的市場很小，也只有非常有限的時間可以回收成本，因為很有可能發現愛滋病的其他治療方式。惠康的美國執行長海格勒特別喜歡強調自身公司面對的不確定性。

惠康公司每次提出這個論述，就讓其力道變得更為薄弱。他們正在開發齊多夫定時，愛滋病病患的人數確實只有數萬人，但這個數字正在急速成長。面對這個疾病的科學家都知道，染病人數很快就會變得龐大。國家癌症研究院的羅伯・雅喬安也回憶自己閱讀同仁羅伯・蓋洛對於曾在一九八四年被稱為人類免疫缺乏病毒研究論文時的想法。雅喬安描述他「在內心概略地計算美國的同性戀人數，以及很有可能受到人類免疫缺乏病毒感染的人數，預估可能會有將近五十萬至一百萬人受到這個致命病毒的感染而不自知」[52]。

齊多夫定在一九八七年初期獲得核可之後，伯洛夫公司表示，他們預期可以在第一年為三萬名病患製造足夠的藥物。光是這個數字就能夠轉換為三億美元。伯洛夫公司也知道政府即將開始進行齊多夫定作為預防性藥物的用途檢驗，評估是否能夠保護已經感染人類免疫缺乏病毒，但尚未罹患愛滋病的人——這個試驗可能大幅度拓展藥物的市場。伯洛夫公司不會有任何人認真地相信齊多夫定只會是一種小市場的利基產品（niche product）。

伯洛夫公司提出其他解釋的有效性則是難以評估，因為他們堅定拒絕提供帳冊或者透露開發藥物的投資金額。一九八七年三月，在瓦克斯曼、魏登，以及其他國會議員的強烈質問之下，海格勒表示他相信「在對於病患的關懷，以及產品開發成本和評估風險之間，我們確實達成了平衡」[53]。但是他反覆拒絕透露齊多夫定在兩次試驗期間的開發成本。他唯一透露的數字——八千萬美元——則是生產藥物需要的原物料價格，不是開發成本。貝瑞後來向一間報社的記者解釋為什麼他不能提供研發的金額數字，但是他的解釋不獲得採信，無法成為充足的解釋。「無論我們提出哪種數字，都會被用於誤導。」他說[54]。

雖然伯洛夫・惠康強烈暗示該公司對於發展齊多夫定的成本確實有一個明確的數字，基於商業理由不能公開，但其高層在後來接受內部的口述歷史計畫採訪時，依然無法提出金額。他們表示研究發展被單純視為經常費用，他們無法計算特定計畫的支出。職是之故，很難理解開發成本對於該公司制定藥價的影響。

分析師對於齊多夫定的可能成本預估採取溫和立場。山繆·伊薩利（Samuel Isaly）經營一間專注研究製藥公司的投資顧問公司，而他在一九九〇年接受《財星》雜誌訪問時表示，齊多夫定「在獲得許可之前的直接開發成本可能低於五千萬美元」[55]。齊多夫定的臨床試驗規模與時間都比一般的情況更小更短，但貝瑞可能會主張即便如此，也不會影響成本，因為病情嚴重的自願受試者，必須接受更縝密的醫療照顧。伯洛夫公司甚至不需要完成一般需要的大規模昂貴試驗，因為齊多夫定在沒有完成三期試驗的情況下獲得許可。伯洛夫·惠康也難以主張他們需要補償研究工作造成的巨大損失。因為後來負責處理愛滋病治療方法的計畫來自於抗病毒研究，而抗病毒研究已經存在多年，並且創造出該公司獲利最高的藥物，也就是在一九八二年時推出的熱門藥物，治療皰疹的熱威樂素（Zovirax）。

這間飽受批評的公司提出的另外一個主張，則是齊多夫定為了納稅人以及政府創造極高的價值，拯救健康的愛滋病患可以舒緩醫院病床資源數量，以及病患恢復勞動力之後帶來的經濟價值。「我不會因為齊多夫定的價格感到內疚。」貝瑞接受《華爾街日報》的一位記者訪問時表示：「沒有人會因為在醫院接受一天的治療必須花費數百美元而感到驚訝，但是每個人都希望能夠讓病患免於入院治療的藥物價格可以更便宜。[56]」依照貝瑞的邏輯，任何提供良好價值的事物，唯有「天空」才是其價格極限。畢竟，如果一位病患未服用藥物就會死亡，計算病患餘生可以創造的價值之後，只要藥物的價格低於這個價值，都是反映了該藥物的良好價值。

最後，伯洛夫．惠康也將參與醫療補助計畫的病患作為辯護藥價的理由，因為他們主張，如果病患不能負擔，就不需要支付藥價。這種觀點完全不替耗盡一生積蓄只為了支付藥價的病患著想，也沒有想到納稅人因為醫療補助與其他政府計畫而承受的負擔。到了一九九二年，美國政府至少已經支付三億兩千五百萬美元購買齊多夫定[57]。同時，社運人士認為病患取藥計畫到了一九八九年年底時只不過幫助三百人，而這個計畫也不能避免醫師或病患無法取得齊多夫定。《華爾街日報》的一位記者在一九八九年九月採訪喬治亞州愛滋病公共衛生計畫的醫學主任喬瑟夫．威爾伯（Joseph Wilber）。「許多病患依然無法獲得齊多夫定。」威爾伯表示：「在薩凡納（Savannah）一共有十八位病患，醫師認為他們應該獲得齊多夫定，但是我們沒有任何管道。我們已經用完所有的聯邦經費。[58]」

在往後的幾年只要伯洛夫公司願意提出的公共解釋，都被製藥公司的執行長無數次複誦於解釋制價決策。但是，那些說法全都像魔術師使用的煙霧與鏡子障眼法一般。伯洛夫．惠康公司定價策略的真相就是，他們儘可能地尋找可以讓自己全身而退的最高價格。

直到齊多夫定正式開始銷售的不久之前，比爾．蘇利文都還是伯洛夫．惠康美國分公司的總裁，他在二〇〇一年被問到藥物定價時，坦率地表示：「藥物的定價方式基本上和其他商品相同，就是你認為消費者願意支付的金額。就像汽車、西裝、水果，無論任何商品……顯然地，你制定的價格必須高過於你的製作成本，但不只是如此，你必須儘可能地提高價格。[59]」蘇利文職位的前任是弗雷德．柯伊（Fred Coe）也附和了他的估價方式，柯伊表示「必須先確定製作的成本……然後儘可能地加上你認為安全的金額」[60]。

當然，消費型產品，例如汽車與衣物，以上兩類在基本上與藥物不同。消費型產品必須在公開的市場中與其他製作大致相同產品的公司競爭，還要在無數的潛在購買中爭奪消費者的關注。相較之下，新藥物是在專屬市場中銷售受到法律保護的獨占系統，在齊多夫定的例子中，罹患可能致命疾病的病患沒有其他的治療選擇。

儘管伯洛夫．惠康用盡渾身解數，想要說服國會與社會大眾相信，其制價決策何其複雜謹慎，但該公司的資深員工後來將會承認，當時的制價決策根本不複雜，正如推出齊多夫定時的惠康總公司主席艾弗雷德．雪帕德（Alfred Shepperd）所說，只是「弄濕手指頭，舉起來測量風向」。

「我們當時根本不曉得市場需求，不清楚如何大量生產，更不知道市場上會不會有競爭的藥物。我們甚至沒有方法暫時停下腳步，仔細思考答案。[61]」那位資深員工表示。在另外一次的訪談中，他也同意了外界的推測，認為伯洛夫．惠康只是憑著直覺決定藥價，「情況幾乎就像你把手指頭弄濕，舉起來放在空中……推測市場願意接受的價格是什麼。」

「正是如此。沒錯。」雪帕德對此回應道[62]。

在一九八七年的國會聽證會中，美國分公司的執行長海格勒表示，病患購買齊多夫定的能力不是他們的考量。伯洛夫只是單純地假設，如果有需要，政府必然會介入。「我們完全沒有計算究竟多少病患有能力，或者沒有能力負擔藥物。」海格勒說道[63]。在一份為了聽證會而事先準備的聲明中，海格勒補充道：「我們決定齊多夫定的價格時……曾經提醒負責公私政策與財務者必須知道，某些病患可能會在購買藥物時遇到困難。[64]」在一九八七年的聖誕節之前，伯洛夫調降齊多夫定的價格，降幅為二〇%，理由是製造成本減少，然而新的售價八千美元依然超過許多人的能力範圍。

在調降價格之前，因為在華爾街任職而獲得良好醫療保險待遇的史塔利，也決定開始服用齊多夫定。他只能承受幾個月，就已經無法忍受副作用；他的身體過於疲倦，他甚至在交易桌前睡著。

史塔利勉強撐過了冬天，到了一九八八年的三月，他的T細胞數量降至兩百以下時，他決定停止用藥。「隔天早上我到老闆的辦公室，第一件事情就是坦白說出一切。」史塔利離開辦公室，公司也提供長期傷殘病假。這個消息很快就在倫敦和東京的辦公室掀起漣漪。「我是第一個在美國政府債券市場中承認自己罹患人類免疫缺乏病毒的人，也是第一位出櫃的同志。但是，我也離開了辦公室。」

史塔利現在有了時間，他決定完全投入在社會運動。幾個星期之前，他曾經用仰慕的心情觀看新聞報導一群抗議人士因為攀爬伯洛夫・惠康位於舊金山的倉庫屋頂而遭到逮捕，他們希望藉此吸引社會大眾注意該公司的「牟取暴利」。病患開始留意藥物的價格。「基本上，那個行動是在表達：『抱歉，八千美元還是太貴了。』」史塔利說：「我很喜歡。我的心情就像是，對，我們很憤怒，而且我們難以滿足——我們應該如此。[65]」

同年三月，愛滋病解放力量聯盟在紐約證券交易所前，重新進行在一年之前吸引史塔利注意的抗議活動，他們妨礙交通並且設置標語牌。超過一百人遭到逮捕。社運人士開始了解媒體報導的力量。他們決定在一間日本製藥公司的大廳進行靜坐抗議，這間公司想要阻止病患組成的「買家俱樂部」（buyers' club）團體前往東京，購買一種不必使用處方箋就能在藥局購買的薄血藥（blood thinner，抗凝血素），藥品的名字是葡聚糖硫酸鹽（dextran sulphate），被視為可能是對抗人類免疫缺乏病毒的藥物，他們將消息透漏給三間全國電視網。一個星期之後，該間製藥公司與日本政府達成協議，開始重新提供藥品。

一九八八年十月，愛滋病解放力量聯盟進行目前為止最大型也最可觀的示威運動，他們用巴士送超過一千人前往馬里蘭舉行「倒地裝死抗議」（die in），藉此癱瘓聯邦食品藥物管制局一天。他們在抗議時懸掛一張旗幟，上面寫著「沉默就是死亡」，而抗議的對象就是無法取得實驗藥物。在幾個月之內聯邦食品藥物管制局就修改其政策。

一天早上，史塔利決定致電伯洛夫．惠康，要求舉行會議。出乎史塔利的意料，貝瑞同意與他見面會談。「他是一位聰明，非常聰明的科學家。」史塔利說：「但是他的聰明也有相對的傲慢。就是因為傲慢，他才想要和來自紐約的愚蠢愛滋病社會運動者辯論，所以同意和我們見面。[66]」

史塔利和另外一位社運人士馬克．哈靈頓在一九八九年一月二十三日搭機飛往北卡羅萊納羅利達拉姆（Raleigh-Durham）機場和伯洛夫．惠康的高層見面。哈靈頓與對方討論科學，而史塔利負責財務問題。他們在機場見到伯洛夫．惠康的公共關係高層莉莎．貝倫斯（Lisa Behrens），負責擔任當天「活力旺盛的嚮導」，他們驅車前往伯洛夫．惠康新穎的公司總部[67]。哈靈頓認為這棟採用現代主義的壯麗建築加上混凝土斜坡外牆與尖角設計，看起來就像來自電影《二〇〇一太空漫遊》（*2001: A Space Odyssey*）[68]。他們在總部內與貝瑞、貝倫斯，以及另外一位公共關係高層湯姆．甘迺迪共進午餐。哈靈頓拿出一部卡式錄音機，要求在會議過程中錄音。

他開始質問齊多夫定處方使用的高劑量。有鑑於齊多夫定的毒性，為什麼伯洛夫公司並未致力於提高低劑量的藥物效果，他問道。伯洛夫為什麼不降低推薦劑量，《刺胳針》已經在上個月刊登一篇法國研究證明齊多夫定只要一半劑量就能發揮效果，這個處理方法也可以顯著降低病患購買藥物的成本？貝瑞不贊同那篇法國研究的觀點，但他表示國家衛生院已經開始進行低劑量的試驗。於是他們的對話主題改變為價格。

「人們為了購買你的藥物而陷入貧窮。」哈靈頓告訴貝瑞：「缺乏管道的人面臨死亡，因為他們買不到你的藥物。[69]」貝瑞提到伯洛夫．惠康公司提供的病患協助計畫，但哈靈頓表示根本沒有人知道有這個計畫。「在我看來，你們似乎用盡渾身解數，想要避免更多人知道這個計畫。」哈靈頓表示。史塔利則是質問為什麼惠康不願意支付經由政府協助計畫獲得藥物的四千名病患支出。

貝瑞表示，該公司去年在英國和美國已經支付了三億三千萬美元的研究成本，並且一再提到惠康公司的股價，藉此證明該公司並未獲得超額的利潤。「如果人們認為我們賺了很多錢，大量的錢，股價會比現在更高。」他說[70]。事實上，自從惠康公司上市之後，股價確實驟升，從一．六九美元提高至七美元。

貝瑞討論惠康公司的股價時，那些社會運動者並不明白，在一九八五年底，就在公司發行股份之前，貝瑞曾經嘗試進行美國分公司的管理層收購，如果成功，就可以讓貝瑞成為千萬富翁[71]。每次公司的股價上漲，就會提醒貝瑞當初錯過的財富。

史塔利質問貝瑞，分析師預估齊多夫定的製造成本改善降低之後，代表該藥物的獲利空間最高可達八〇%。這位耶魯畢業的科學家不肯正面回應，但依然頑固地堅持他們需要齊多夫定帶來的每分錢。兩人繼續相互詰問。貝瑞表示，只要降低齊多夫定的售價，代表其他藥物必須漲價、降低其他藥物的研究成本，或者減少股東的分紅。他也提到為了未來，繼續研究更好藥物的重要。

哈靈頓最後終於忍不住。「就在我們說話的同時，雖然你不知道，因為你離實際的戰場很遙遠，但人們正在死去，每分每秒都有人死。他們會死，因為他們沒有方法取得藥物，而藥物的價格已經超過大多數人可以負擔的範圍，在許多州甚至根本買不到藥，而你只想要撇清責任。[72]」

這次會議之後，齊多夫定的價格並未改變，但史塔利也並非毫無斬獲，他善用那次機會探查伯洛夫．惠康公司總部內的配置。四月，他和另外八位社運人士擠進一台租用的小巴士，驅車前往北卡羅萊納的達拉姆，他們在汽車旅館過夜。隔天，史塔利和其他人穿上商務西裝，在公事包裡面塞入對講機、抗議旗幟，以及電鑽[73]。他們假裝自己有預約，成功通過保全，詢問洗手間的位置之後，迅速衝入電梯往上。他們走進一間辦公室，告訴那裡的祕書現在有「緊急的安全問題」，她必須離開。祕書離開之後，他們拿出電鑽，用金屬片和快乾螺絲凝固劑將辦公室的門釘死。他們原本想要在辦公室窗戶上懸掛旗幟的計畫受阻，因為他們發現強化玻璃竟是如此堅固。即使用椅子砸向窗戶玻璃，都不會造成窗戶破損。

那些社運人士隨身帶了食物、水，以及藥物，可以堅持數天，但當地警察在半個小時內就打破內部的薄牆，將他們帶出辦公室。這次的失敗不重要。電視新聞台的攝影機轟轟作響，社運人士被帶出該大樓時，依然坐在他們自銬的椅子上。這是晚間新聞的震撼畫面。史塔利原本希望伯洛夫公司會提出告訴，就能夠讓社運人士出現在一場吸引社會大眾關注的法庭訴訟，但伯洛夫公司看出這個陷阱，不願提出告訴。然而，這間製藥公司接受愛滋病解放力量聯盟對於公司損害的賠償，以大約九千美元與社運人士達成和解。

到了一九八九年夏末，要求伯洛夫．惠康降低齊多夫定價格的壓力來到最高點。他們承受來自四面八方的攻擊。八月時，以國家過敏與傳染疾病研究院院長身分領導美國政府愛滋病研究的東尼．佛奇（Tony Fauci）博士召開記者會，宣布政府進行的兩次試驗結果。試驗結果顯示，對於感染人類免疫缺乏病毒，但愛滋病尚未發作的病患，齊多夫定似乎可以作為預防藥物。一旦聯邦食品藥物管制局核可該研究成果，伯洛夫．惠康公司就可以得到超過五十萬名可以銷售齊多夫定的病患，他們都感染了病毒，但是尚未出現愛滋病病徵。

這個消息讓伯洛夫．惠康的股價大幅上漲，而「齊多夫定只有小市場的潛在病患」的論述原本已經站不住腳，更因為這個消息而灰飛煙滅。儘管如此，伯洛夫公司依然頑冥不靈，表示他們沒有任何調整價格的計畫。

八月下旬，佛奇在舊金山的一場研討會發表演說，並且呼籲醫師向伯洛夫公司「施壓」，要求他們降低齊多夫定的價格[74]。《紐約時報》隨後刊登一篇言詞激烈的社論文章，標題是〈齊多夫定的不人道售價〉（AZT's Inhuman Cost）。該篇文章描述齊多夫定的價格「非比尋常」，也指出該公司有七五%的股份由一間慈善基金會惠康信託持有[75]。該篇文章批評惠康信託是「一種詭異的慈善基金會，因為他們孤立了受到可怕疾病折磨的人們」。

幾天之後，十六個美國團體與愛滋病的受害者共同致信伯洛夫．惠康，懇請他們降低齊多夫定的售價。壓力團體「公共公民」（Public Citizen）的席德．沃夫（Sid Wolfe）博士主張，公平的價格應該是降低至每年一千美元[76]。與此同時，美國政府聘請的律師正在考慮訴諸一九一〇年的一條法律，能夠讓他們推翻惠康的專利，將藥物授權給其他公司製造，以更便宜的價格銷售[77]。

九月七日，史塔利以及其他的社運人士，包括愛滋病行動協會的珍．馬奎爾與貝瑞還有幾位伯洛夫公司的高層見面。由於伯洛夫不願意讓愛滋病解放力量聯盟的男孩們重返該公司的三角研究園區，所以在羅利附近的機場飯店預定了一間會議室。新聞台的箱型車停在飯店外，社運人士再度提出訴求。他們主張政府資助的科學家在齊多夫定的開發之中扮演要角，而該藥物的市場即將大幅擴張。當然，他們也呼籲伯洛夫公司必須降低藥價。

伯洛夫公司對此充耳不聞。美國國會並未被說服，沒有為了低收入病患而延展愛滋病協助計畫，該計畫將會在九月結束，社運人士覺得時間快要不夠了[78]。在該次會議的休息時，史塔利將伯洛夫公司的公共關係高層莉莎．貝倫斯拉到一旁。「我只是想告訴妳，幾個星期之後，愛滋病解放力量聯盟將會在紐約證券交易所進行一次巨型的示威。」他想要事先提醒貝倫斯[79]。

事實上，這群社運人士已經計畫進行更可觀的行動。

一九八九年九月十四日早上，愛滋病解放力量聯盟的七名成員在華爾街附近的麥當勞聚集。在兩天之前的測試計畫中幾乎導致史塔利失敗的安全識別證，已經迅速地重製，減少編號的數字。他們告訴在格林威治村影印店擔任櫃檯人員的男子，他們是一群在銀行工作的人，準備在公司即將到來的企業休閒聚會中表演諷刺劇，那個男子似乎很高興，沒有繼續過問。

快到早上九點三十分時，他們走進紐約證交所，一樣順利通過警衛，沒有遭到質問，雖然證交所已經被事先警告愛滋病解放力量聯盟計畫會在當天稍晚進行街頭抗議。

五位社運人士迅速走上通往老舊貴賓樓座的陡峭階梯，也就是史塔利在偵查任務中選定的地點。抵達樓座之後，他們蹲低身子，開始裝設偷偷帶入證交所的物品。另外兩名社運人士是羅伯．希爾弗提以及理查．艾羅維奇（Richard Elovich），他們混進交易大廳人群，開始定點拍照，手指在口袋中緊張地按下相機快門。

在樓座上方蹲著的社運人士取出一張旗幟，旗幟的內容是要交易員「賣掉惠康」的股票，他們將旗幟懸掛樓台，準備展開。史塔利從掛在肚子上的腰包中取出一條大型鐵鍊，將鐵鍊綁在樓台的欄杆扶手上，並掛上鎖頭，這些抗議者就能夠用手銬將自己銬在欄杆上。最後，每位社運人士都從口袋拿出海軍用霧號，這個設備可以發出巨響，他們攜帶時甚至擔心自己會因為靠得太近，不慎造成耳朵損傷。在史塔利的指揮下，他們同時使用霧號。

他們造成迅雷不及掩耳的效果。「就像世界暫停了。」史塔利說道：「紐約證券交易所從來沒有聽過這種聲音，所有事物都變慢。每個人都在看著我們。[80]」霧號的噪音極大無比，沒人可以聽見開市鐘。社運人士從另外一邊口袋拉出假鈔票，丟出樓座之外。假鈔飄落至地面時，交易員看見假鈔其中一面寫的訊息：「去你的牟取暴利——人們因為你玩弄藥物生意而死。」

「我的臉上露出洋洋得意的笑容，因為在那個時刻，我知道我們取得全面勝利。」史塔利回憶道。兩名負責攝影的社運人士拍攝到抗議的瞬間，他們立刻衝出紐約證券交易所，將相機交給外頭的接應者，接應者迅速將底片交給美聯社沖洗。幾分鐘之內，美聯社就會發布新聞稿。

回到證交所內部，下方的交易員勃然大怒。「他們開始撿起假鈔……進入一種瘋狂憤怒的狀態。」史塔利說道：「他們把假鈔揉成一團丟過來。他們也用罐子丟我們。我們聽見他們罵髒話。我們聽見他們說：『同性戀去死吧。』」保全衝上樓座，他們必須在抗議人士和交易員之間形成一道人牆，避免爆發扭打衝突。

史塔利終於被押送至停在紐約證券交易所門口等候的警方箱型車時，他抬頭看著對街。他看見過去任職的摩根大通銀行。「從我們的辦公室可以看見紐約證券交易所大門的廊柱——我已經看了五年。」他知道以前的同事必定將他們的臉龐壓在玻璃窗上觀看。

這次驚人表演吸引媒體的大幅報導，社運人士的行動也登上《華爾街日報》的頭版。三天之後，泰德．海格勒與大衛．貝瑞走進瓦克斯曼眾議員的辦公室，宣布他們會減少齊多夫定的藥價二〇％[81]。

被逮捕的社運人士拒絕以社區服務的方式換取撤銷告訴，並且在隔年春天出席庭審。開庭時，法官出人意料地做出一個非比尋常的決定：由於社運人士以「正義之利益」作為行動的理由，所以法官決定撤銷告訴。理查．布勞恩（Richard Braun）法官表示，被告是為了「督促伯洛夫公司降低齊多夫定的售價，希望讓更多人可以獲得該藥物，藉此避免大量人口感染可能的致命疾患以及減少死亡人數」。因此，布勞恩法官認為「廣大的社會大眾將會贊同被告為了降低齊多夫定售價以及協助愛滋病受苦者的努力」，而且「大多數人都會譴責伯洛夫公司針對齊多夫定收取如此昂貴的售價」[82]。

那年年初，史塔利和哈靈頓在伯洛夫．惠康位於北卡羅萊納的辦公室與貝瑞等人見面時，他們曾經質問為什麼該公司不願意更努力地研究齊多夫定在低劑量時也可以發揮效果，不需要採用目前處方的高毒性劑量。我們無法準確知道該公司何時知情，但在二〇〇一年，貝瑞去世的前一年，他在伯洛夫．惠康的口述歷史計畫採訪中承認「藥價確實很高」，顯示該公司早已知道「齊多夫定藥物的劑量可以減半」，讓藥價能夠大幅度降低[83]。那年八月佛奇宣布的政府資助研究計畫成果早已確定低劑量的效用，但幾個月過去了，伯洛夫．惠康公司毫無作為，並未向聯邦食品藥物管制局申請改變劑量的許可。根據《紐約時報》的報導指出，直到十二月中，就在愛滋病解放力量聯盟要求該公司降低藥價的兩天之後，伯洛夫．惠康才將改變劑量的數據資料送往聯邦食品藥物管制局[84]。伯洛夫公司的一位發言人堅持，他們申請改變劑量的時機與愛滋病解放力量聯盟的行為沒有任何關聯。到了下個月，政府同意新的推薦劑量六百毫克，有效地將齊多夫定一年份的價格減半為三千美金，與原始價格相去甚遠。

關於政府在研究齊多夫定時扮演的角色，相關爭議並未因為藥價調降而終止。就在紐約證券交易所的抗議活動後，伯洛夫．惠康的美國執行長泰德．海格勒在《紐約時報》刊登一封公開信辯護該公司承擔的「研發風險」，但是幾乎完全否認國家癌症研究院在開發齊多夫定時扮演的角色，想要將國家癌症研究院描述為「只是稍微幫忙」[85]。

布羅德也因而被迫做出公開回應。來自國家癌症研究院以及杜克大學的科學家，包括布羅德在內，也在《紐約時報》刊登一篇憤怒的反駁，其中寫道：「在這個國家沒有任何藥物比齊多夫定更為虧欠於政府補助的研究。」

「我們相信，齊多夫定只用了短暫的兩年時間，就可以從開發走向完成，如果沒有政府科學家以及政府科技的實質投入，這是不可能實現的。」他們的結論指出：「抹滅政府補助研究對解決美國大眾公共衛生健康問題之中的重要性，對任何人的利益都沒有益處。[86]」

同年，在齊多夫定事件的餘波後，國家衛生院開始採用「合理定價」條款（reasonable pricing clause），通用至國家衛生院將其研發藥物授權於製藥公司。在這個條款的規定之下，如果出現「過高的定價」（excessive pricing），政府就可以撤回授權。與此同時，想要開發齊多夫定廉價版本的學名藥廠也開始向伯洛夫．惠康的齊多夫定專利發起法律挑戰。其中一間公司是巴爾實驗室（Barr Laboratories），他們表示如果贏得法律訴訟，他們製造的學名藥價格將是齊多夫定的一半，也會向國家衛生院支付非獨家授權的專利使用費。相關的訴訟持續數年，但法院最終的判決對於伯洛夫．惠康有利，認為在齊多夫定的六項專利之中，有五項應該屬於伯洛夫公司的科學家。第六項專利訴訟發還地方法院，但從未進行審判。

齊多夫定引發的爭論也讓製藥公司引以為鑑，他們知道在制定藥物的價格時，不一定能夠隨心所欲。或許沒有任何規範或法律限制他們的定價，但是製藥公司沒有完全的豁免權，特別是他們必須面對一群組織有序且憤怒的病患團體。製藥公司對於價格的辯護陳述，社會大眾不會只是逆來順受，公共資金在創造私人公司利潤時扮演的角色，也會成為關鍵的爭論焦點。

如果製藥公司想要在未來避免相似的風波，這次的事件也顯示製藥產業可以應用的方法與工具。採用病患協助計畫，讓身陷保險與政府安全網裂縫中的貧困民眾可以免費獲得藥物，這個方法成功拉開與藥物真實價格的距離，消除社會大眾的不滿。製藥產業能夠使用的另外一種方法，則是開始資助藥物相關治療領域的病患團體，希望能夠發揮某種程度的控制效果。正如伯洛夫公司開始向國家愛滋病網（National AIDS Network）以及國家愛滋病病患協會（National Association of People with AIDS）等團體提供數千美元的資助，製藥公司不希望再度陷入病患形成有組織力量的困境之中[87]。研究人員發現擁有製藥產業資助的團體更有可能採取支持贊助公司的立場[88]。仰賴大型製藥公司的倡議團體，也有更強烈的財務動機避免在制價與其他議題上批評其資助者。

愛滋病解放力量聯盟與其他團體，例如珍．馬奎爾的愛滋病行動協會的行動，帶來另外一個更為正面的結果，就是改善了良好的實驗藥物在進行試驗時的可取得性，並且建立一個原則，確定病患團體應該被納入研究的決策中。愛滋病的藥物價格最後依然再次飆升，但針對齊多夫定價格的戰爭也發揮了幾年的效果。必治妥（Bristol-Myers）製藥公司在一九九一年八月推出與齊多夫定相似效果的反轉錄酵素抑制劑地達諾新（didanosine; ddi）時，價格更便宜，病患每年的支出低於兩千美元[89]。地達諾新由國家癌症研究院的布羅德團隊研發，並且授權給必治妥，代表該公司必須配合新的「合理定價」條款，也要支付銷售金額的五%作為專利權利金。愛滋病的第三種治療藥物扎西他賓（zalcitabine; ddc）與齊多夫定同時在一九九二年獲得核可，價格更低，一年的售價定為一千八百美元[90]。即使是在幾年之後，一九九六年，突破性的蛋白酶抑制劑進入市場時，各間製藥公司都戒慎恐懼地避開一萬美元的價格，保持每年用藥價格為四千五至六千美元。

即使承受所有的政治壓力，惠康公開有限公司依然認為齊多夫定的定價策略有利可圖。齊多夫定的定價減少，減少劑量之後導致藥價再次下修時，伯洛夫公司悄悄地提高其他藥物的售價，其中包括皰疹藥物熱威樂素，也是愛滋病病患的常用藥物。在一九八五年至一九八九年之間，熱威樂素的價格提高了將近三分之一[91]。

一九九二年，齊多夫定的全球銷售額達到十四億美元，根據隔年（一九九三年）的參議院報告指出，其中的預估利潤為六億美元。策略成功讓該公司成為一個非常有吸引力的目標，英國巨型製藥公司葛蘭素（Glaxo）在一九九五年以九十億英鎊的價格收購了惠康。

儘管如此，作為一種臨床藥物，齊多夫定確實留下毀譽參半的傳承。一九九〇年代初期已經顯示，齊多夫定作為預防性藥物，對於避免愛滋病病發顯然沒有療效。幾萬名病患毫無理由地承受嚴重的有害副作用。幾年之後，齊多夫定將會找到新的生命，作為新興組合治療方式的一環。等到二〇〇五年，齊多夫定的美國專利終於過期，該藥物已經創造超過四十億美元的銷售額[92]。

在這個銷售藥物的產業中，關於齊多夫定價格的戰爭，顯露其核心的鬥爭。這個事件迫使社會大眾思考一個核心問題：如何鼓勵創新，但不會讓有需要的人無法獲得藥物。他們也要正面應對誰可以決定藥物公平價格的議題。但是，如果社運人士希望這個事件可以成為一次客觀的課題，讓製藥公司的高層明白為什麼他們在更為廣大的治療領域考慮藥物定價問題時，應該理性且謹慎地行動，社運人士只會獲得失望的結果。相反地，伯洛夫．惠康公司正在重振旗鼓時，一道閃電打中了製藥產業，而這道閃電將會完全改變對於成功藥物的預期。

第三章

# 獵尋暢銷藥品

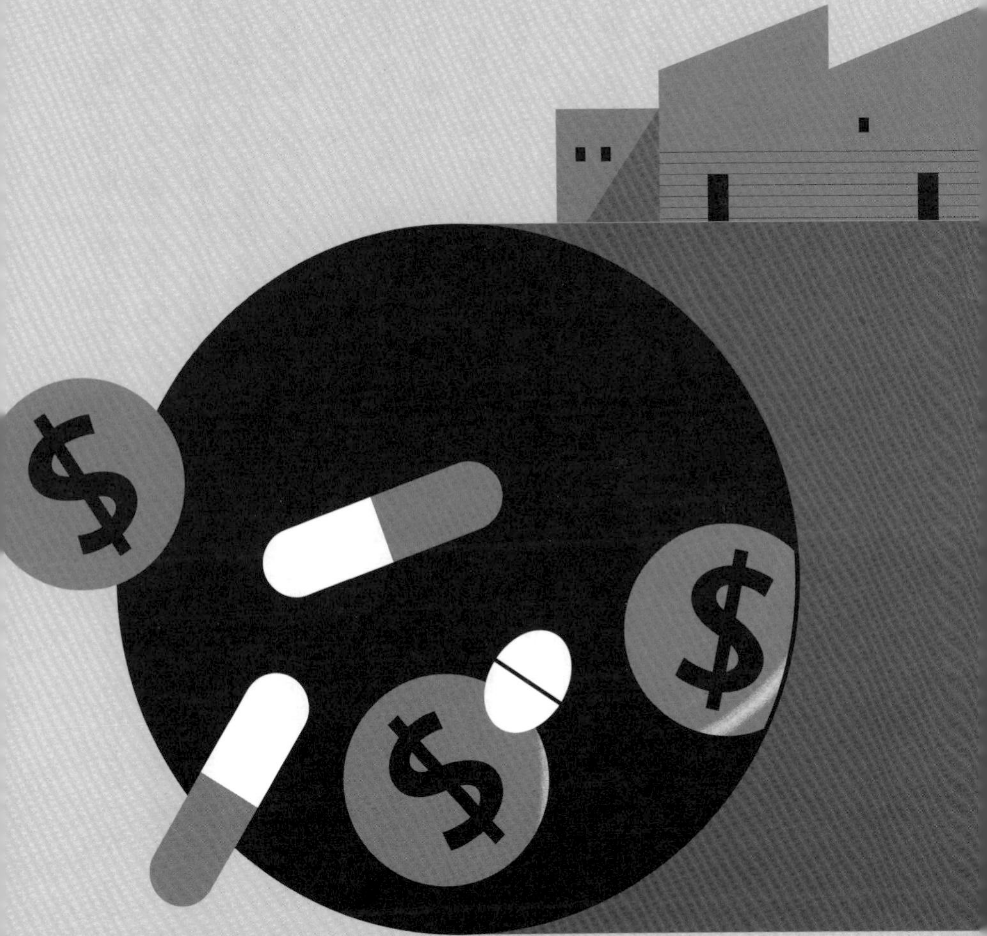

關鍵的消息終於在一九八七年二月出現，就在齊多夫定問世之前的一個月。歷史上第一次有單一藥物的全球年度銷售量超過十億美金。這個獎盃屬於好胃明（Tagamet），一種突破性的胃潰瘍藥物，在十年之前就開始暢銷。對於這個藥物的製造廠商史克．貝克曼（SmithKline Beckman）來說，這個時刻是悲喜交加，他們原本預期可以在幾年前達到銷售高峰，現在只能用盡渾身解數防堵競爭藥物，但只有短暫的成功。對於製藥產業而言，他們的成就簡直就是一場革命。

在過去，如果一種藥物每年能夠創造一億美元的營收，就會被視為頂尖銷售藥物。好胃明帶來新的基準：十億美元的暢銷藥物。這個現象鳴槍啟動了一場尋找其他暢銷藥物的競賽。一九八〇年代末期，已經有少許藥物達到這個里程碑。到了二〇〇六年，達標的藥物數量超過一百一十種[1]。其中包括立普妥（Lipitor）、保栓通（Plavix）、耐適恩（Nexium）、得安穩（Diovan）以及百憂解（Prozac），這些藥物產品都在製藥產業保持暢銷排行榜的地位。其中一些藥物，例如好胃明，可以讓病患不需要接受外科手術與住院治療，只要在家中服用簡單的藥片。另外一些藥物則是一天服用一次，能夠降低膽固醇或者血壓，降低罹患心臟病或者中風的風險。還有一種是抗憂鬱藥物，一位執牛耳的精神科醫師提出一種難忘的描述方式主張，這種藥物可以讓你「比舒適更好」。琳瑯滿目的藥物賣給了數千萬位病患。

製藥產業變得迷戀於羅氏（Roche）藥廠前全球研發主任尤根．德魯斯（Jürgen Drews）所說的「暢銷藥物宗教」（blockbuster religion）。各種獲利溫和藥物構成的大型投資組合已經不夠。製藥公司和投資人想要具備變革性質的大型暢銷藥物，擁有巨大的市場，可以隻手讓股價上升，提供未來數年的巨額利潤與成長[2]。

新世紀的製藥利潤宛如春泉湧出。在歷史上，一九七〇年代與一九八〇年代初期的製藥利潤空間停留在大約八%至九%的營收。到了一九九〇年代末期，製藥的利潤空間成長超過兩倍。很快地，《財星》雜誌列出美國前五百企業中的十間製藥公司擁有的金錢，超過其他四百九十間公司的總和[3]。

製藥公司開始加聘數萬位員工，他們的總部和研究中心也成長為巨型的園區：混凝土、玻璃，以及鉻鋼建構出閃爍耀眼的神殿，矗立在面積等同於十餘座美式足球場大小的土地上，附設只有員工可以使用的健身房與圖書館。製藥產業的執行長始終是所有產業中薪資最優沃的，搭乘公司擁有的豪華私人飛機與直升機往返於各地的辦公室。與此同時，龐大的利潤也讓藥物支付者的帳單金額快速提高。在加拿大，藥物支出從一九九六年至二〇〇三年提高至二倍[4]。在歐洲，製藥市場的價值從一九九〇年至二〇〇五年提高至三倍[5]。

銷售額頂尖的藥物和銷售額頂尖的電影都成為所謂的「暢銷商品」（blockbuster）＊其實不是偶然。隨著一九八〇年代的進展，製藥公司的商業模式與好萊塢的鉅片變得愈來愈相似。兩者都仰賴少數極為暢銷的產品提供主要的營收，藉此彌補失敗作品的虧損。正如電影產業的情況，新型藥物尚在開發階段時，非常難以預期。最好的營收來源不一定是獲得影評家讚賞的

＊譯註：這個詞最早出現於一九四〇年代的美國媒體，原本用於指稱第二次世界大戰時期使用的一種超大型容量炸彈，引申為讓市場震驚的暢銷電影。

電影或者最創新的藥品。但是電影製作公司和製藥公司都會創造最好的機會，採用鏗鏘有力的大型行銷活動，或者推出後續作品，修改原有的內容，希望獲得第二次的成功。

這個嶄新方向的核心就是行銷的力量：電視廣告瞄準美國的消費者、代筆撰寫的論文刊登於醫學期刊，而數千位穿著風格犀利的業務代表在全美各地或其他關鍵的製藥市場，緊鑼密鼓地拜訪醫師的手術室門口。正如俗話所說，暢銷商品是被製造的，而不是被發現的。不同製藥公司的相似藥品，其營收將會因為製藥公司的實際行銷能力而有巨大的差異。

好胃明帶來的成功只能讓其製造廠商安靜地慶祝，因為那間位於費城的製藥公司正在對抗另外一種胃潰瘍藥物，希望取得市場的主導地位。葛蘭素製藥公司的產品善胃得（Zantac）與好胃明一樣都是一種H2受體阻抗劑。比起對手好胃明，善胃得晚了六年才上市，但由於優越的行銷策略，依然占得上風。善胃得一天只需要服用兩次，而好胃明一天必須服用四次，葛蘭素的行銷也提出研究成果明確地表示，病患服用善胃得時的副作用更少。

到了一九八七年年底，就在好胃明的年度銷售金額正式達到十億美元的十個月之後，善胃得成為全球最暢銷的藥物，並且保持這個地位將近十年。主導新時代的工具確保了善胃得的成功。問題不是更便宜的售價——善胃得上市時的價格，比信譽卓越的好胃明高出五〇%[6]。重點在於行銷。

對於可以領略此道者，暢銷藥物的年代提供了契機，讓原本只能保持中庸地位的公司轉變為全球巨獸。在一九九〇年代，輝瑞超越了默沙東，成為全球最大型的製藥公司，就是因為輝瑞熟悉製藥行銷的詭祕藝術。輝瑞的行銷能力如此嫻熟，競爭對手甚至願意親自登門拜訪，提供前景看好的新藥物上市銷售分潤，只要輝瑞願意在行銷上鼎力相助。其中一筆交易對象是美國製藥公司華納－蘭伯特（Warner-Lambert），讓該公司的立普妥成為歷史上第一個年銷售金額達到一百億美元的藥物。

從善胃得戰勝好胃明，到立普妥打敗許多的史達汀類藥物（statin），戰場上的步兵都是旅行各地的業務代表，他們的任務就是說服醫師在處方中納入公司生產的藥物。在各地的市場中，製藥公司聘請的業務代表遍布在歐洲、以色列、澳洲，以及日本，但唯有在美國，「任何的醫學問題都可以用一顆藥丸解決」的觀念已經達到最高峰。

一九九八年春天，夏瑞．阿哈里（Shahram Ahari）正在找工作。他的母親已經回到故鄉伊朗，他剛拿到學位，還不確定自己的人生應該追尋何種目標。攻讀分子遺傳學（molecular genetic）的博士學位是一種可能的選項，但是成日待在實驗室實在不是非常吸引人的目標。除此之外，阿哈里自食其力讀完四年大學，他已經厭倦過著貧困的日子。

就在這個時候，和阿哈里住在同間寢室的好兄弟提到，他可以介紹阿哈里到禮來製藥公司面試。該公司的神經科學部門有一個藥物業務代表的職缺。他將會負責銷售禮來製藥的兩隻金雞母——抗憂鬱藥物百憂解以及精神疾病藥物津普速（Zyprexa）——這兩個藥物占禮來製藥公司的半數銷售金額。阿哈里發現這個工作的起薪超過年薪五萬美元，外加分紅、公務車、股票認購權，以及非常豐厚的業務開銷額度，他立刻被說服了。

幾個月之後，阿哈里和其他二十多位即將成為業務代表的人一起搭乘飛機前往印第安納波利斯，住在一處裝修豪華的公寓大樓，準備參加在禮來製藥公司巨型園區中為期六個星期的銷售訓練。

顯然地，製藥公司業務代表的責任就是向醫師進行宣傳，並提供公司藥物的樣品。阿哈里以為新的工作可以讓他發揮分子生物學與生物化學的學位，善用時間與醫師「用深邃專業的科學語言討論一個分子對抗另外一個分子的能力」[7]。但是，阿哈里進入其中一個訓練地點，在那間沒有窗戶的房間坐下之後，他才開始清楚地看見製藥公司業務代表工作的真實要求。

其他受訓的業務代表包括一位二手車銷售人員、一位小學老師，以及一位體適能訓練師，他們全部都接受了新領域的訓練。這些人的共同之處，阿哈里發現，就是他們「都很迷人、充滿個人魅力，而且非常有吸引力」。他們到此的任務就是銷售產品，這個產品是藥物的事實，並未造成實質的差別[8]。

禮來製藥公司的招聘方針並非獨有，招募體格健壯而且長相好看的銷售人員很常見。「這種文化很盛行。」阿哈里表示：「眾人皆知輝瑞喜歡聘請身材宛如雕像般緊實強壯的運動員或模特兒，那些美麗的人——他們看起來就像來自於雜誌的封面，而不是在紐約街頭上拖著裝滿藥物的行李箱。」聘用過去曾經擔任校園啦啦隊隊長的人，也證實存在於這種製藥公司業務代表的招募方法之中，在二〇〇〇年代中期，有一間位於田納西的人才招募公司提供一種服務，協助曾經加入啦啦隊的畢業生可以在製藥產業找到工作[9]。

自從二十世紀中葉以降，製藥公司就已經開始聘請員工，讓他們外出與醫師討論自家公司的產品。在那個時代，辯才無礙的業務代表（detail man），四處拜訪醫師的辦公室，手上拿著一疊科學研究文獻，而且應該都有科學領域的學位，有些公司，包括禮來製藥公司在內，甚至會聘請有執照的藥劑師負責這個工作[10]。

那些「嚴肅樸實，穿著保守的紳士」與一九九〇年代招募的製藥公司業務代表是不同的「品種」[11]。訓練課程開始之後，阿哈里很快就明白自己是唯一擁有科學背景的業務代表。即使是訓練課程的講師，其中一位過去是籃球選手，曾經短暫登上美國職籃殿堂，而阿哈里認為他們全都沒有相關的知識。

「銷售訓練課程的第一天，我必須向我的講師還有同學解釋神經元是怎麼運作的。」阿里哈說[12]。「我就是在這個時候知道，那個房間裡面沒有任何一個人擁有大學程度的科學教育知識。」隨著時間推移，他開始明白「能夠賣出藥物的不是科學，而是製藥公司業務代表的個性，以及他們與醫師之間的人際關係」。

阿哈里與一起受訓的學員，用了六個星期學習如何說服醫師購買自家公司的藥品。訓練計畫中確實有科學課程，但正如阿哈里所說的「禮來製藥公司的觀點認為，科學課程的意思就是你知道自家藥物的所有優點，以及競爭對手藥物的所有缺點」。業務代表也在課程中學習心理分析技術，讓他們可以「剖析銷售目標……並且理解如何讓對方產生動機」。而且他們再三練習實際與醫師交談的內容，輪流扮演業務代表或醫師的角色，並且根據「共同搭乘電梯的六十秒對話」或者「共同用餐時有目標的長篇對話」進行所有的調整。

阿哈里表示，他們都有一種不惜一切代價的奮戰心態。調情或者任何性暗示都被「視為隨手可得的武器——只要時機適合，就應該使用」。製藥公司提供的業務開銷額度就是應該拿來使用的。如果醫師提到藥物的副作用，業務代表收到的指示則是輕輕帶過或改變話題。

銷售訓練課程結束之後，阿哈里與另外一位新進的業務代表合作——一位年輕貌美的女孩，大學時曾是姊妹會的成員，和阿哈里一樣剛讀完大學——他們都擁有完成交易的關鍵工具：免費的藥品樣品、金額龐大的業務開銷支出戶頭，以及業務代表的祕密武器：筆記型電腦。他們和一位資深的同仁共同負責紐約布魯克林區和史坦頓島大約三百位醫師。

阿哈里和其他業務代表被告知不能讓醫師看見他們的筆記型電腦。製藥公司不希望醫師知道製藥公司擁有龐大的醫師相關資訊。新的科技讓製藥公司可以購買數據資料，準確地顯示每位醫師每月針對特定藥物開出的處方數量。業務代表的筆記型電腦也讓他們可以維護製藥公司建立的資料庫，謹慎地記錄業務代表針對特定醫師蒐集的所有資訊。

「所以，我們會在資料庫中寫上『我和史密斯醫師談過了，他處於離婚的痛苦之中，他很沮喪，今天不方便說話，我們留下藥物樣品。但是，他提到自己下個星期想要去某間餐廳吃晚餐——可以善用這個機會』。如果是我的夥伴記錄這個資訊，我就會到史密斯醫師的辦公室說：「嘿，史密斯醫師，如果方便的話，我們在你想去的那間餐廳預約了位子。我很遺憾你正在處理私人問題。我們一起吃飯吧，我們可以享受一下，不談藥物。這是我們感謝你忠誠支持的方法。」

詳細的處方資料，可以讓業務代表替醫師評分，分數從一到十，標準則是根據每位醫師在處方箋中使用該製藥公司藥物的數量。低於五分的醫師不一定會被拜訪，而最常將製藥公司藥物納入處方的醫師，將會獲得極高的關注。

阿哈里的目標是每天拜訪九位不同的內外科醫師辦公室。如果醫師不想和他見面，他就會努力迎合其他的工作人員，包括櫃台人員、護理師，以及藥劑師。

阿哈里可能會在每個星期五帶著咖啡與貝果出現，建立一種日常生活的常態，這代表如果醫師希望阿哈里離開，就要面對工作人員的不滿，因為他們再也無法獲得免費的早餐。

倘若阿哈里終於能夠進入醫師的辦公室，一點一滴的資訊都會被作為銷售的武器：「我觀察那位醫師的雜誌，我觀察有沒有家人的照片，我觀察牆上懸掛的學位證書、明信片，或者他們聆聽的音樂，我會注意辦公室裡面所有透露醫師個性的線索。我希望搭起一座橋梁，讓我和醫師建立人際關係，或者讓我的夥伴運用。」

阿哈里離開醫師辦公室之後，就會立刻回到汽車上，將自己記得的所有資訊填入「拜訪記錄」（call report）。任何觀察、有趣的消息，甚至是流言蜚語，最後都有助於提高自家公司藥物被納入處方箋的次數。

在經常性的拜訪中，阿哈里都會提供自家公司藥物的免費樣品。他說業務代表看待藥物樣品的方式等於「毒販在街上免費發送的小包古柯鹼。第一包是免費的，然後你就會上癮」。除了拜訪和樣品之外，阿哈里和禮來製藥的其他業務代表一樣，每年都有十萬美金的業務開銷預算——而且公司希望他可以用完。

招待晚餐很常見，製藥公司的業務代表每個星期與醫師共進數次晚餐，通常是在曼哈頓市中心的高級餐廳，即使是在二十年前，在那樣的餐廳，每個客戶一百美元的晚餐預算一樣是杯水車薪。幸運的是，阿哈里表示：「公司主管教我們如何迴避開銷問題。」他也知道有些同事「與特定客戶外出時，一個晚上用掉一千美元，其中某些醫師在享受晚餐與美酒之後，還會被帶往脫衣舞孃俱樂部」。

如果醫師喜歡某個職業運動隊伍，業務代表就會招待他觀賞職業棒球或職業籃球的比賽，製藥公司將會支付費用。倘若醫師是音樂劇的支持者，業務代表就會雙手奉上百老匯目前最熱門的門票，完全免費。禮物，即使只是有品牌的筆或者寫字板，都會被用於建立業務代表與醫師之間的「互惠感」。

「我們希望耕耘一種感激之情，而且是用一種反直覺的方法……因為……小小的禮物可以帶來不成比例的互惠感。」阿哈里解釋道。業務代表經常贈送便宜的小禮物，導致二〇〇八年時，製藥產業禁止業務代表在工作時贈送小禮物，某個經常被作為禮物的產品協會指出，其成員公司因為這個禁令承受每年高達十億美元的損失⑬。

業務代表採取的各種行為，目的就是在他們與醫師之間建立日後能夠運用的個人關係。禮來製藥公司的一位督導曾經告訴阿哈里：「你和醫師共進晚餐的時候，他們以為自己和朋友吃飯，但是對你來說，你是和一位客戶吃飯。」

對於某些醫師而言，他們可以獲得更大型的獎勵。「在那個時候，我們也提供無條件的補助，基本上就是一張空白支票。表面上，這些補助是為了支持醫師的研究或者支付顧問費用，但也能夠細緻地處理，讓資金可以用於建設醫師家中的游泳池。」禮來製藥公司也會支付醫師的開銷，讓他們參加在加勒比海舉行的研討會，擁有正確文憑者——意指「正確的學位畢業證書（以及）合適的用藥忠誠度」，就會被納入主要演講者團隊。那些醫師或許是踏出一小步，可能只是與當地的其他醫師共進晚餐，但是，如果他們證明自己能夠成為良好的演講者，「以自然的方式處理研討會中出現的反對聲音」，就有可能被提攜至全國層級的演講者人選，一場演講得以賺進數千美元。

阿哈里瞄準的醫師擁有多年的訓練經驗與專業知識，他們不會相信幾次豪華的晚餐或便宜的小禮物可以改變自己開立處方箋時的用藥行為。但是，業務代表觀察的數據透露了實情並非如此[14]。

「你不能用邏輯思考那個運作過程，因為那是一種社交運作。」阿哈里說道。「業務代表的人數和資源都遠遠勝過醫師。我們有大筆的預算，我們有很多時間，我們積極而且有個人魅力，也是因為這種天生的才能而被選為業務代表，銷售訓練讓我們的才能更上一層樓。」某些醫師友善地與業務代表接觸，而業務代表只要在正確的時機吹捧自家藥物的益處，就足以提高該家製藥公司被納入處方箋的機會。其他類型的醫師則是需要更進一步的推動。

「你可以這樣說：『嘿，醫師，過去六個月以來，我送了百憂解的免費樣品，但你尚未讓我知道是否有任何一位新病患開始服用百憂解，我的老闆擔心我只是把免費樣品送你，他也不認為你真的想要使用我們的藥物。我告訴他情況並非如此，不過，在我下次拜訪之前，你能不能讓三位新的病患試用百憂解？否則，我的老闆以後一定會禁止我送你任何樣品了。』」阿哈里說明道。

阿哈里學會的策略效果非常好，但不是必要手段。「百憂解和津普速本身就很暢銷了。」他說：「我們的目標不只是贏得市占率，而是擴展藥物市場，並且鼓勵可能罹患憂鬱症的病患使用相關藥物，也就是那些處於憂鬱症診斷灰色地帶的病患。」

有些醫師提出擔憂，認為津普速在某些病人身上會導致顯著的體重增加，禮來的行銷部門告訴阿哈里，建議病患在服藥前後飲水，藉此降低食欲，可以撫平醫師的憂慮。如果這個方法沒有用，阿哈里應該詢問醫師：「你願意病患變胖但精神狀態正常，還是骨瘦如柴的精神病患？」

「作為一位藥物業務代表，最核心的概念就是最小化副作用，儘可能地重新引導話題，或提出處理副作用的建議。」阿哈里說道。在往後的十年，禮來製藥將會支付超過十二億美元的和解金，處理數千名病患主張他們服用津普速之後導致糖尿病或其他疾病。禮來製藥也同意支付另外的十四億美金，針對指控他們指示業務代表依照未經核可的標示外使用作為該藥物的行銷進行和解，其中就包括宣稱津普速可以治療失智症。

在兩年之間，阿哈里大多都能夠堅守這個原則，但他終究醒悟了。他表示自己愈來愈清楚「行銷不是為了造福醫師」。

「行銷沒有辦法協助醫師做出最好的臨床決策，只是為了促銷製藥公司的產品。」

然而，這個經驗讓阿哈里可以明確知道自己往後的人生想要追求什麼。他投身公共衛生領域，後來就讀醫學院。阿哈里現在是紐約羅徹斯特一間醫院的急診室醫師。「禮來製藥的種種一切讓我有了投身公共服務的想法。」曾經在伊朗經歷了文化大革命，阿哈里選擇離開那裡，他發現自己「非常珍惜任何一次能夠感受自己奉獻於社群的機會」[15]。

阿哈里在製藥產業的大規模招募浪潮中加入禮來製藥。他任職於禮來製藥期間，該公司啟用一座造價一千八百萬美元的訓練中心，美國地區的銷售團隊實力也從三千六百位業務代表提高至六千位[16]。製藥產業的整體業務代表人數在一九九五年為三萬八千人，到了二〇〇五年提高至十萬人，這個數字等同於每六位醫師就會對應至一位業務代表[17]。根據製藥產業本身的估計，行銷和行政管理的成本已經遠遠超過用於研究開發新藥的支出。即便如此，製藥產業提出的數字很有可能低估藥物的行銷成本，因為他們排除了某些行銷活動的支出，例如由製藥公司支付費用的會議或會面，又或者是通過四期試驗許可之後的臨床實驗，其中許多實驗的目的都是為了創造可以用於提高特定藥物納入處方箋機會的數據[18]。在某個階段，這些臨床實驗甚至有四分之三的比例是由一間製藥公司的商業部門負責執行，而不是臨床部門，這個跡象足以顯示相關實驗的真實目的[19]。

雖然社會大眾偶爾會對於製藥公司的行動提出質疑——早在一九七四年，參議院聽證會就曾經揭露醫師可以藉由將特定藥物納入處方箋而獲得點數；這些點數隨後能夠用於交換彩色電視機、手錶，或者高爾夫球桿——製藥公司的業務代表當時還不必受到法規管制[20]。二〇〇二年，一間製藥公司推動自願行為規範，但阿哈里認為這個舉動並未帶來實際的改變，因為業務代表一直以來都被鼓勵避開自家公司的業務開銷規範。

一九九〇年代的業務代表人數提高，接踵而來的就是直接瞄準美國潛在病患客戶的廣告費用大爆發。大多數已開發國家長期以來都禁止製藥公司向社會大眾進行處方藥物的宣傳廣告，原因是擔憂這些廣告表面上的目的是向民眾提供資訊，實際上的目標則是讓病患向醫師施壓，希望醫師在處方箋中納入昂貴的原廠藥。

一九八〇年代時，美國的製藥公司一直都在推出「直接面對消費者」（direct-to-consumer）的廣告，但是他們有義務在任何一個宣傳藥物益處的廣告中，附上相當冗長的副作用清單。在雜誌廣告或者其他印刷廣告中，這個規範還能夠繼續運作，但是在時間相對短暫的電視廣告中，根本不可能納入副作用清單，聯邦食品藥物管制局也面臨日漸增加的壓力，必須重新檢視這個繁瑣的廣告規定。

一九九七年，在一個極具指標意義的決策中，製藥產業得償所望。聯邦食品藥物管制局決定藥物的電視廣告只需要揭露主要的風險，並且向病患提供免費諮詢電話或列出完整副作用清單的網址。新的規範方針讓美國加入了紐西蘭的行列，成為全球唯二的國家允許處方藥物的消費者廣告可以提出該藥物的臨床價值，防洪閘門已經打開了，閃耀俗豔的藥物廣告可以直接進入美國的各戶人家。一位前總統參選人受雇推銷性功能障礙治療藥物，而美式足球的運動明星擔任代言人，宣傳高血壓以及膽固醇藥物的益處。

在全球最大的藥物市場之中，某些廣告行銷規模最大的藥物旋即成為最成功的藥物，其中十分之三的大規模廣告行銷藥物也成為二〇〇一年最常被納入處方的藥物[21]。製藥產業向消費者的直接行銷廣告費用從一九九〇年的每年四千七百萬美元，在一九九八年急速提高至一百二十億美元[22]。時至今日，處方藥物廣告依然是美國日間電視廣告的主流，一年拍攝超過七十七萬支廣告[23]。

電視廣告和數千名製藥公司的業務代表「猖獗地蔓延」在醫師手術室與醫院的樓層之間，

其實是必然的，因為想要達成足以自誇的暢銷藥物地位，該藥物通常要在擁擠的藥物市場中殺出重圍。如果新的藥物以首見新型藥物的方式進入市場，例如第一個史達汀類藥物或者第一個選擇性血清素回收抑制劑（SSRI）藥物，後續通常就會出現化學結構相似的多種競爭藥物。這種後續藥物（follow-on），成為所謂的「同質藥物」（me-too；字面意義是「我也有相同的效果」），並與第一個藥物在化學上的價值幾乎沒有差異，也因而導致極為強烈的市場占有率競爭。從一九八〇年代晚期到一九九〇年代，根據美國監管機關的評估，大約半數的市場新藥與既有藥物相比，只有微乎其微或根本沒有治療效果上的優勢[24]。在每年發行的藥物當中，只有略為超過四分之一的比例被認為有顯著提高治療效果[25]。

「同質藥物」也引發了批評，認為製藥產業刻意追求比較簡單的藥品複製，而不是投入在風險更高的尖端科技與尚未開發的治療領域。曾經在禮來製藥擔任業務代表的阿哈里認為，有些製藥公司的觀點是「為什麼要自找麻煩？為什麼要尋找治療憂鬱症的創新病理方法？為什麼要尋找降低血壓或膽固醇的另外一個藥物靶點＊？暢銷藥物時代證明了你可以重複利用（reinvent the wheel），依然創造利潤。」他說[26]。

由於藥物從實驗室研發到實際上市通常需要漫長的時間，製藥公司不能只是眼睜睜地看著競爭對手成功推出新藥之後開始仿效。如果製藥公司從零開始研發，等到藥物實際上市時，原

＊譯註：藥物靶點（drug target）意指藥物的化學分子在人體內可以辨識能夠產生作用的分子靶點，藉此發揮其作用。

本的藥物很有可能已經沒有專利保護，所以他們就要和更便宜的學名藥物競爭。取而代之的是，「同質藥物」通常反應出彼此競爭的製藥公司爭先恐後地追逐相同的科學進展與目標市場——也就是擁有大量病患人數的慢性病市場。新的藥物靶點概念或者對於特定疾病的理解進步通常都起源於學院研究結果。許多製藥公司會採用相同的理念，開始尋找新的化合物，針對特定的靶點達成療效。在邁向市場的競逐中，動作比較慢的製藥公司可能只會得到「同質藥物」，雖然他們曾希望這個藥物能夠成為嶄新的治療方式。在其他情況中，曾被束之高閣的化合物，或者過去不被視為優先的研究計畫，也有可能因為競爭公司成功完成相似藥物的昂貴試驗而獲得嶄新的動力。於是，他們現在可以加速推動自己的藥物上市，不需要承擔最初那間製藥公司為了過去尚未獲得證實的作用機制（mechanism of action；意指藥物分子發揮藥理的作用）進行昂貴臨床實驗的相同風險。到了一九九〇年底，新類型首見藥物在市場上沒有競爭對手的平均時間降低至只有十四個月，幾乎在所有新類型首見藥物中，當首見藥物上市時，競爭對手也已經開始進行臨床試驗[27]。

出現相同類型的一群新藥物不一定會導致贏者全拿的結果：有些藥物類型的市場夠大，能夠容納多個暢銷藥物。但是，通常只有一、兩個藥物可以收割最主要的銷售額。決定贏家的因素通常是行銷的成功與否，而行銷的目標則是證明該公司的產品比起競爭對手的更好，或者使用更為便利。在正常的市場中，供給增加通常會引發價格競爭與調降。然而，新型的專利「同質藥物」上市時，通常不會造成顯著的價格調降[28]。正如我們將會在下一章討論的內容，即使有三、四間製藥公司正在競爭，他們依然相信更有效的方法是仰賴行銷，強調副作用或者藥物毒性的差異，而不是透過削價競爭。

有了強力的行銷活動，即使更晚上市的藥物依然可以勝過競爭藥物，統治新的藥物領域。第一個暢銷藥物好胃明應對其他胃潰瘍藥物的方式是提高售價，而不是降低售價[29]。雖然好胃明曾經是第一個大規模暢銷藥物，隨即就在行銷上被競爭對手取代，對手就是葛蘭素的善胃得，因而迅速失去市場占有率。十年之後，善胃得納入處方用藥的次數已經是好胃明的兩倍，此次挫敗也讓好胃明的製造廠商史克·貝克曼被迫與另外一間製藥公司必成（Beecham）合併[30]。最後這間新公司還是與葛蘭素合併了。

降膽固醇藥物立普妥在一九九七年問世時，市場上已經有四種類型的史達汀類藥物。立普妥的學名是阿托伐他汀（Atorvastatin），效果似乎比既有藥物更優秀，因為臨床實驗結果顯示，阿托伐他汀能夠更有效降低壞膽固醇（bad cholesterol），所以攝取量需求更低[31]。但是，決定與輝瑞合作行銷立普妥的製造商華納—蘭伯，原本希望藉此讓自家公司的銷售專注於糖尿病新藥，不認為立普妥可以帶來大成功，因為他們相信史達汀類藥物的市場已經過於飽和。調查結果顯示，醫師已經很滿意現有處方箋採用的史達汀類藥物，不太可能改變開藥習慣。「我希望你們有一天可以研發我們能夠賣出去的藥物。」立普妥的發明人布魯斯·羅斯（Bruce D. Roth）回憶該公司當時的行銷部門對他說道[32]。

華納—蘭伯特預估立普妥的最高銷售額一年不會超過三億美元。但是，拜輝瑞的銷售實力所賜，立普妥的一開始需求非常高，導致庫存不足。光是在第一年，推銷立普妥的業務代表拜訪醫師的次數將近一百萬次，他們強調立普妥在低劑量時的效果勝於競爭藥物，並且將數百萬的免費樣品送給病患，希望病患未來可以長年服用[33]。立普妥採用了一種不尋常的新藥行銷方式，定價遠遠低於競爭藥物，藥物的價格加上藥物的潛力，對於醫師而言非常有吸引力，他們可能不太喜歡讓病患服用更高的劑量，所以創造出宛如脫韁野馬般的大成功。立普妥問世之後僅僅用十二個月的時間，就已經獲得二〇％的市場占有率。

立普妥的成功引發爭奪華納－蘭伯特控制權的戰爭，最後由輝瑞以九百億美元收購。立普妥原本已經受益於其他製藥公司的推廣，讓消費者更留意高膽固醇帶來的危險，也指出高膽固醇問題可以用藥物治療，但輝瑞現在的策略則是改變何時應該服用史達汀類藥物的標準。根據《財星》雜誌的報導，為了達到這個目標，輝瑞和華納－蘭伯特利用了放寬的電視廣告規則，開始「傳達兩個簡單訊息」的宣傳。第一：危險的高膽固醇不見得會出現肉眼可見的不健康情況。第二：「知道你的健康數字」——也就是說，知道血液中的壞膽固醇數值。壞膽固醇高過於一百六十毫克每公合（mg/dL）就會被視為高風險，低於一百則是理想值[34]。電視節目播放喬治．克隆尼飾演的熱門醫學影集《急診室的春天》時，經常播放立普妥的廣告，持續提到「知道你的健康數字」標語。

立普妥的廣告不一定永遠都可以保持在正確的方向。聯邦食品藥物管制局下令撤除立普妥藥物相關廣告，因為廣告內容如果不是錯誤地主張立普妥比其他競爭藥物更為安全，就是讓觀眾產生錯誤的印象，認為立普妥可以治療心臟病[35]。但是美國政府的聲明並未影響輝瑞行銷推動的成功。立普妥成為有史以來最暢銷的藥物，在二〇〇六年創下將近一百三十億美元的銷售高峰，截至筆者寫作時，全球銷售金額超過一千五百億美元。

輝瑞和其他的史達汀類藥物製造廠商一樣，受惠於低密度脂蛋白（LDL；也就是壞膽固醇）應有指數的指南規範改變。何種標準被視為健康的定義產生改變，進而影響藥物市場大小，並非降膽固醇藥物獨特的現象。從憂鬱症到糖尿病，常見症狀（common conditions）都會擴大範圍，並增加新的「病前症狀」（pre-disease），通常由專門的相關委員會推動修改，而其中大多數的成員都與製藥公司有著財務上的連帶關係，製藥公司可以受益於健康標準指南的改變。一項研究觀察了二〇〇〇年左右發布的十四項新臨床指南後發現，其中平均七五％的指南制定者與製藥產業有財務連帶關係[36]。二〇〇四年，由九位成員組成的審議小組決定降低低密度脂蛋白的可接受標準（健康標準），而其中八位成員與史達汀類藥物的製藥公司有財務上的連帶關係[37]。

健康指南的改變也引發外界指控製藥公司愈來愈擅長「販賣疾病」（selling illness）或者「製造疾病」（disease mongering），將某些情況包裝為「可以用藥物治療的症狀」，或者鼓勵只有低度病徵發展風險的病患服用預防藥物[38]。與以上指控最有關連的可能是所謂的生活藥物（life-style drug），生活藥物重新塑造藥物的角色，不只是治療疾病，也是提高人類的生活福祉。其中最有名者，莫過於輝瑞銷售的鑽石型藍色昔多芬檸檬酸鹽（sildenafil citrate）藥丸，也就是威而鋼（Viagra）。

威而鋼一開始的研發目的是嘗試治療心絞痛（angina），直到臨床試驗的病患開始回報一種意外的副作用：經常性的長時間勃起。進入市場時，這個藥物的功能轉變為治療性無能，而輝瑞的行銷「機器」立刻將威而鋼的概念擴展為「優質生活的配件」，可以改善一般男性的性生活[39]。男性性功能障礙在過去被視為來自其他更為基礎的醫學問題引發的症狀，例如脊椎受傷或糖尿病[40]。但是，隨著高調的電視廣告問世，廣告中的代言人一開始是前共和黨總統參選人鮑伯．杜爾（Bob Dole），後來則是美國職棒大聯盟的退休球星拉斐爾．帕梅洛（Rafael Palmeiro），藍色小藥丸被帶進了大眾市場。輝瑞的廣告與行銷題材引發社會大眾對於勃起障礙的關注，但也改變了誰可能需要勃起障礙治療的定義，納入了更年輕的男性以及只有輕微或偶發性性功能障礙者。輝瑞的廣告內容指出，藉由服用威而鋼，他們的性生活可能也會改善。一位研究輝瑞策略的加拿大教授指出，威而鋼成為「『正常』男性也可以服用的藥物，藉此增強自己的勃起能力並且維持（更堅硬的狀態）」[41]。臨床試驗的數據顯示，在兩次試驗中，只有大約一半的病患服用威而鋼之後可以成功做愛。然而，輝瑞則是強調更為主觀的「成功」標準，他們指出超過八〇%的男性相信威而鋼改善了其勃起狀態。

追求暢銷藥物對於製藥產業造成深遠的影響。製藥公司的研發成本大幅提高，誘惑科學家離開學院，投入追求利潤的研究，也讓研究發展專注在獲利。通往大型市場與豐厚利潤的最佳道路就是研發病人終生都要每日服用的新型慢性疾病藥物，所以對於「生活藥物」的投資急速增加，例如威而鋼與百憂解等藥物可以用藥丸形式賣給社會大眾，讓他們更快樂，並改善性生活。到了二〇〇〇年代初期，承諾可以逆轉生命減緩老化的藥物研發投資金額超過二百億美元，用於改善人類的心智情緒、減肥，或者減緩落髮[42]。

製藥公司愈來愈冷酷無情地否決表面上看起來市場大小不足的藥物研發計畫，即使這個產業已經明確展現他們沒有辦法準確預測何種藥物可以成為暢銷藥物。製藥公司內部的權力核心開始從科學家移轉至行銷專家。長久以來都被視為以研發為主導的美國默克製藥公司，行銷部門的員工甚至會參與藥物研發最初期的階段[43]。羅氏製藥的前高層主管尤根·德魯斯曾經在二〇〇三年批評，科學家與「良好科學研究的精準和紀律」都已經失去主導地位，原因是製藥公司支持「一種行銷的教條，將研發貶為創造符合暢銷藥物條件的工具」[44]。他相信科學家應該有天馬行空的自由，可以採取創意研發途徑，並充裕的時間尋找意外的收穫。簡而言之，在這個新的時代，製藥產業的種種一切都開始轉向了。

伯納德·穆諾斯（Bernard Munos）也有相似的觀點。穆諾斯出生在摩洛哥，雙親分別是法國人和西班牙人，儘管他泰半職業生涯都待在美國，但依然保持高盧人的無憂無慮性格與腔調。穆諾斯職業生涯大多數的時間——大約三十年左右——都在聘請阿哈里擔任業務代表的那間公司工作，也就是禮來製藥。擁有三個學位的穆諾斯在一九八〇年代於商學院畢業之後，立刻加入禮來製藥，而禮來製藥是全美最大的藥廠之一。穆諾斯更早拿到的其中一個學位是動物科學，所以他在禮來製藥的起點是動物醫療部門，一路走來擔任不同的行銷與商業營運職位。在那個時期，任職於禮來製藥是一種振奮人心的經驗。「我的第一個十年很刺激。每天上班都是一場冒險。」他說：「和你並肩作戰的人是真正創新的科學家。他們對於一切都有新穎的觀點。他們每天都會讓你大開眼界。我非常享受那段時光。」

穆諾斯加入禮來時，製藥產業依然有著堅強的公共精神。穆諾斯回憶自己參加每個月舉行一次的委員會，負責審查禮來的產品在不同商業領域的創新程度。當時大約是一九八四年，穆諾斯在幾年之前從史丹佛大學取得企業管理碩士學位，亟欲展現自己在節流方面的才能。

穆諾斯在會議上代表動物醫療部門，他發現這間大型製藥公司倉庫中的某個藥物存貨非常多，也就是荷爾蒙補充劑胰島素。

「於是我提出這個議題，我說：『我們應該追求效率……我認為胰島素的庫存真的有問題，如果我們可以減少存貨，必定能夠帶來許多益處。』」穆諾斯說：「我記得當時有一位老前輩，他是副總裁，坐在會議桌的另一頭，看起來對於我的提議很不高興。」

那位副總裁指著穆諾斯說道：「胰島素是拯救生命的藥物。」他告訴穆諾斯，並且強調自己的一字一句。「沒錯，公司裡面有很多胰島素的庫存，因為任何一位病患都不應該為了任何理由而無法取得胰島素，無論是戰爭、災難，或者任何理由。你知道嗎，也許對於你這種企業管理碩士來說毫無道理，但是對於病患來說很合理。這件事情一直以來都是如此，以後也會是如此。」

「那是那個時代的製藥產業文化。」穆諾斯說：「我們要做正確的事情，如果我們做正確的事情，我們就會成功。」

一九八六年，穆諾斯接受調任前往歐洲，第一年待在葡萄牙的里斯本，隨後在維也納擔任其他職位，後來則是在巴黎負責推動禮來製藥在法國的營運。一九九三年，他回到美國印第安納波利時，他察覺某些事情改變了。許多過去的同仁都還在禮來製藥，但已經變得不同。「公司的動力變了，也沒有相同的文化。」他說[45]。他用了幾年時間才明白情況，他在一九九八年以策略顧問的職位轉任製藥部門時，得以近距離地觀察。

中階管理層正在改變。科學家被商業行政管理人員取代了，而商業行政管理人員帶來更有紀律的思維。新的管理階層缺乏對於藥物開發背後的縝密科學理解，「坦白說，他們也非常不喜歡科學本身的風險。」穆諾斯說道。他們希望研究人員投入特定的目標，專注在每間製藥公司已經建立完成「商業行銷網」之中的新藥——也就是該公司已經擁有一個暢銷藥物的治療領域，因而有著強大的銷售與行銷體系，與該領域的醫師早已建立良好的關係。

研究人員必須開發關鍵暢銷藥物的替代產品，也就是改良之後的藥物版本，能夠賣給同一群病患。因此，百憂解的專利時間即將結束時，「執行長要求科學家開發（神經科學）新藥物，他不知道科學還沒有辦法創造比百憂解更好的結果。」

在那種情境中，「最好的結果就是新型的『同質藥物』，但這種藥物根本不會改善公共衛生。」穆諾斯說道。

獵尋暢銷藥物也導致製藥公司汲汲營營地讓新藥上市，並且竭盡所能地讓新藥成為許多人的處方用藥。「暢銷藥物年代的哲學就是每季的獲利都要比上一季更好。」前禮來製藥的業務代表阿哈里表示。這種觀念很有可能會導致災難性的結果。因為，即使在藥物進入市場之前，製藥公司提出龐大的數據滿足監管機關的要求，無法預期的重大副作用依然可能會在藥物上市之後的一年內出現。

如果說輝瑞躋身至全球最大製藥公司之林，使其成為暢銷藥物年代最大的贏家，多年來美國最受推崇的製藥公司默克就是一位輸家。一九九四年，羅伊．維傑洛斯已至退休年齡，必須辭去執行長職位之後，默克的名聲與收益一落千丈，因為維傑洛斯的繼任者無法在過去的藥物專利過期之後，找到新的替代產品。

偉克適（vioxx）是一種治療急性疼痛與關節炎的藥物，在一九九九年問世時，被視為力挽狂瀾的藥物，並且迅速地在美國境內達成十億美元的銷售金額。然而，在上市的五年之內，因為接踵而來的證據指出該止痛藥提高罹患心臟病或中風的風險，偉克適也撤出坊間藥局。隨後引發懷疑，認為幾年之前默克製藥公司內部就有人提出相關風險[46]。一位美國官員估計，因為服用該藥物而猝死的人數大約是三萬人至五萬五千人之間[47]。默克製藥公司最後支付五十億美元處理數萬名病患提出的法律訴求，並支付另外的十億美元與美國司法部針對偉克適的非法行銷達成和解。

追求價值數十億美元銷售的藥物摧毀了製藥產業，讓行銷部門以及率領行銷部門的商業男女站在追求利益的最前線。他們的目標是哄騙更多的醫師寫下更多的處方箋，納入更多用這種方式蓬勃發展的藥物，無視指引製藥產業的某些古老規範。在一九八〇年代晚期，沿著這種發展趨勢，出現了另外一個重大的文化轉變：生物科技的到來，以及隨後更為激進且毫不遮掩的定價策略。但是，這個趨勢來自於一個意想不到的起源。

第四章

# 如何定價藥物

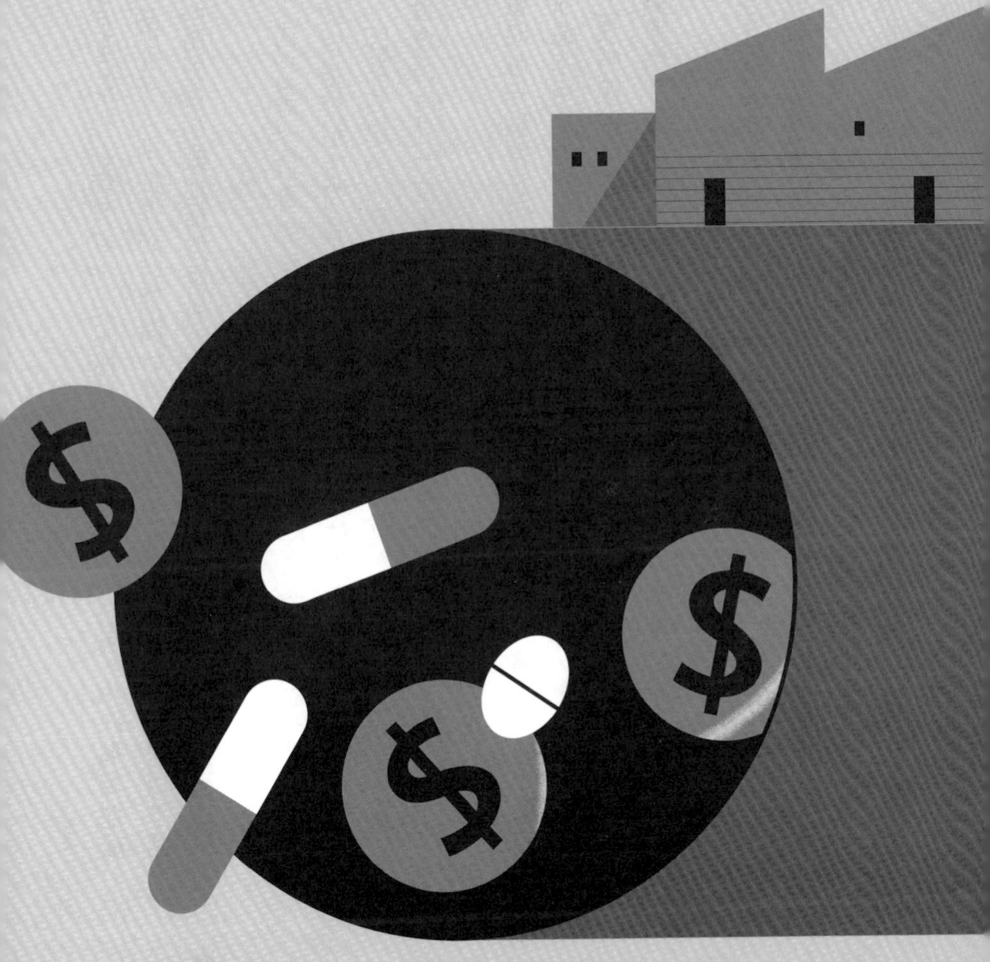

艾比．梅耶斯（Abbey Meyers）坐在等候室，從《巡禮》雜誌撕下的一頁，小心翼翼地放在手提包之中[1]。她知道自己的兒子大衛從嬰兒時期開始就有些與眾不同，但沒有人可以準確地解釋是什麼原因導致大衛的胳膊會胡亂地揮舞發抖，以及發出詭異的噪音。她以為自己終於找到了答案。

從雜誌上撕下的文章，內容是一位青少年罹患了罕見的神經疾病妥瑞症（Tourette's syndrome），那位青少年的病情描述似乎符合大衛的情況。她將雜誌內容交給醫師，請醫師過目。「醫師看起來很驚訝，因為他說：『我從來沒有聽過這種疾病。』」梅耶斯回憶道[2]。醫師離開之後做了研究，並且邀請另外一位專科醫師，他就是紐約市的亞瑟．夏皮洛（Arthur Shapiro）。

夏皮洛醫師讓大衛接受當時唯一獲得許可的妥瑞症治療方式，但高劑量的鎮定劑導致嚴重的副作用，於是他們開始嘗試原本用於治療其他症狀的藥物。「我們測試了很多藥，大多都會讓大衛睡著，他沒有辦法在上課時保持清醒。」梅耶斯說：「最後，那位醫師說他正在進行一種藥物的小型臨床試驗，那個藥物在歐洲通過審查，在美國沒有，我們應該讓大衛試試看那個藥。」

那個藥就是匹莫齊特（Pimozide；音譯），也對大衛產生極佳的效果。梅耶斯記得自己當初思忖，「我會讓大衛一生都吃這種藥」。然而，大約一年或一年多之後，梅耶斯得到一個晴天霹靂的消息。他們去看診，取得隨後三個月分量的藥品時，夏皮洛醫師帶來壞消息：這是夏皮洛醫師最後一次可以提供匹莫齊特。對於夏皮洛醫師進行的小型研究調查，持有匹莫齊特權利的美國製藥公司沒有興趣，那間公司是嬌生的子公司，名字則是麥克尼爾實驗室（McNeil Laboratories）。他們希望申請匹莫齊特作為思覺失調治療藥物的許可，但結果不順利，所以麥克尼爾實驗室決定，這個藥物根本不值得在美國上市。

「妥瑞症的病患該怎麼辦？」梅耶斯問。

「美國沒有足夠的妥瑞症病患人數，能夠說服這間公司相信匹莫齊特有足夠的利潤。」醫師回答[3]。他說，匹莫齊特已經成為孤兒藥物。

一九七九年，梅耶斯的兒子面臨沒有匹莫齊特藥物時，製藥產業認為研究罕見疾病是一灘死水。有數千種嚴重的疾病與病徵，每種都只會影響相對稀少的人數，所以即使是成功的治療藥物，也只能帶來微小的財務獲利。只要考慮支付科學家的薪資、設置新的產線設備，以及針對可能受益的病患進行搜尋定位廣告的費用，似乎完全不值得投資。

「孤兒藥物」一詞出現於一九六三年，由美國小兒科醫師哈利．雪奇（Harry Shirkey）用於描述已經獲得治療成人許可的藥物，但製造廠商不想要支付申請治療孩童許可的額外費用[4]。孤兒藥物一詞的定義隨後也擴展為涵蓋製藥公司認為市場太小所以不願意繼續生產的任何藥物。其中有一群藥物已經被證實可以有效治療罕見疾病，但是對於廠商沒有任何利益。製藥公司曾經願意承受微小的財務損失，也要製造此種「公共服務藥物」，但時代改變了，他們再也不是如此[5]。

隨著臨床試驗失敗，匹莫齊特成為孤兒藥物，無法在美國繼續銷售。自從上一次看診之後，大衛已經沒有藥了，但其他的妥瑞症病患找到方法從匹莫齊特在海外的銷售地區購買，並帶回美國國內。穆麗兒・賽利格曼（Muriel Seligman）是一位加州妥瑞症青年患者的母親，透過妥瑞症互助團體結識梅耶斯。賽利格曼有一位朋友會搭機北上加拿大，帶著穆麗兒之子亞當的醫師處方箋，從加拿大藥局獲得匹莫齊特之後，將藥物放在行李箱，帶回加州。

正如大衛・梅耶斯，亞當・賽利格曼也曾經嘗試過將近三十種其他類型的藥物，並承受其中嚴重的副作用，直到一位朋友推薦他試試看匹莫齊特[6]。他開始服用匹莫齊特，幾個月之後，在一個秋天的早晨，他媽媽的朋友搭機抵達舊金山機場，遭到海關人員攔下，並沒收了匹莫齊特。由於匹莫齊特在美國境內沒有使用許可，除非能夠證明是自身服用，否則任何人將該藥物帶入美國境內都是非法行為。匹莫齊特以走私物品為由遭到扣押之後，賽利格曼的母親膽顫心驚地致電給梅耶斯，梅耶斯建議她尋求當地議員的協助。

「他們拿走了我兒子需要的藥。」她說。亨利・瓦克斯曼團隊的一位成員接了她的電話。「你們要怎麼處理？[7]」瓦克斯曼已經是一位知名的民主黨眾議員，很有影響力，關注公共衛生政策。這通電話引發在一九八〇年六月於國會山莊舉辦的聽證會，目的是強調因為製藥公司沒有足夠的利潤引發的特定藥物與疾病問題。亞當當時十八歲，他在小組委員會面前出席聽證會，描述匹莫齊特讓他可以完成高中學業，而他現在被迫服用的其他藥物則是引發「疲倦、憂鬱，以及視線模糊」[8]。瓦克斯曼也聆聽了梅爾文・范沃特（Melvin Van Woert）的證詞，他是紐約西奈山醫院（Mount Sinai Hospital）的醫師，他用實驗藥物 L-5-HTP 治療一種神經學疾病肌躍症（myoclonus）的病患。病患「原本臥病在床，或者完全失去行為能力，採用 L-5-HTP 藥物治療時，可以照顧自己的起居與走路」，范沃特說道[9]。他原本希望能夠說服一間製藥公司以藥丸形式生產該實驗藥物，但是一再遭到回絕，因為藥物市場太小，而L-5-HTP是一種氨基酸藥物，胺基酸是人體之中的自然元素，所以該藥物無法獲得專利。范沃特醫師並未因此氣餒，反而開始自行製作這種「神奇藥粉」，購買該藥物的原始化學藥劑，並受惠於已經康復的病患自願在他的實驗室協助純化藥物與包裝成膠囊[10]。

報紙對於該次聽政會的報導，吸引了記者與節目製作人莫里斯．克魯格曼（Maurice Klugman）的目光之後，獲得更高的關注，克魯格曼本身罹患一種罕見的癌症。克魯格曼的親兄弟傑克是流行電視影集節目《神勇法醫官》（*Quincy M.E.*）的明星，扮演一位處理異常事件的醫學檢驗官。他們與梅耶斯討論之後，決定撰寫其中一集的內容，推動國會立法處理相關問題。

該集節目於一九八一年播映，劇中一名角色名為東尼．西歐帝，他罹患妥瑞症，現身於國會。西歐帝積極地告訴現場的政治人物，他來國會代表「所有不幸罹患無法躋身於前五十名疾病清單的病患」發言。他哀嘆沒有人對於罕見疾病有興趣，「所有的製藥公司爭先恐後地想要開發更好的減肥藥丸或幫助睡眠的藥丸……事實的真相是，研究資金可以用於處理罕見疾病的唯一契機，就是諸位國會議員願意實現孤兒藥物法案」，西歐帝最後說道[11]。

與此同時，參與妥瑞症孩童父母團體的梅耶斯拿起電話，與其他罕見疾病的代表人聯絡。「天啊，我終於明白，我們可以組成一個很好的聯盟，不必獨自為了妥瑞症奮鬥，我們可以一起為所有人奮鬥。」她說。原本只有十個或二十個左右的團體，很快就變成一百個團體，所有團體都努力推動立法，法案內容提供製藥公司足夠的財務動機，開始製造罕見疾病的既有藥物，製藥公司原本已將這些藥物束之高閣，轉而開發新的藥物。

到了這個時候，梅耶斯已經替自己的兒子大衛找到新的藥物。在匹莫齊特用完的幾個月後，她聯絡耶魯大學醫學院一位研究妥瑞症的醫師，詢問他是否還有其他的治療方法。就在這個時候，那位醫師剛開始進行一種血壓藥物的新臨床試驗，他認為這個藥物可以協助妥瑞症患者。「大衛是第二位接受臨床試驗的病患，他現在依然服用那個藥物，大衛已經快要五十歲了。」梅耶斯說[12]。然而，梅耶斯對於推動更大目標的信念毫無動搖，她的動力是對抗不公，人們因為罹患罕見疾病，承受次等公民的對待。

傑克．克魯格曼將自己的明星力量帶往華盛頓特區，他在孤兒藥物法案提議的聽證會上出席作證。到了一九八二年，草案進入表決階段。為了刺激研究新的孤兒藥物，法案內容保障製藥公司投入的研發費用可以獲得五〇%的稅務抵扣額度，也能夠申請臨床試驗經費[13]。第一個將孤兒藥物上市的製藥公司得到該藥物的七年獨家銷售權利，期間沒有任何製藥公司可以針對相同的罕見疾病，向病患銷售相似的藥物。最關鍵的是，七年獨家銷售期的起始點是藥物通過銷售許可，並準備上市時，代表這段獨家銷售期間比開發新型藥物獲得的專利時間更長久[14]。如果製藥公司發現藥物的新適應症，藥物可以裨益新的病患團體，廠商可以針對該藥物獲得全新的獨家銷售時間。

這些財務上的獎勵目的是鼓勵製藥公司投資在原本「沒有合理理由預測」藥物可以創造利潤的治療領域。國會的立法者起初要求製藥公司必須證明，如果沒有孤兒藥物法案提供的益處，就沒有辦法回收開發該藥物需要的成本。然而，這個條款迅速地修改了，只要潛在候選藥物的目標疾病病患人數低於二十萬人，就能夠合乎條件[15]。

孤兒藥物法案在眾議院獲得一致通過，但在參議院因為爭議而受到阻撓，參議院要求法案內容必須移除稅務抵扣。法案的支持者相信，這項由共和黨籍猶他州參議員歐林・哈奇（Orrin Hatch）提出的修正實際上是閹割法案內容，所以極力想要說服哈奇撤回。為了回應哈奇，克魯格曼兄弟又撰寫了另外一集的《神勇法醫官》，以故事型態描述一位參議員阻擋相似的法案。該集的關鍵場景就是克魯格曼飾演的角色與參議員正面對質，參議員堅持根本沒有人在乎這個法案[16]。克魯格曼要參議院看著窗外聚集五百人，要求通過孤兒藥物法案的群眾。這個場景在華盛頓特區，實際拍攝地點則是加州帕薩迪納的街上拍攝，而現場聘請的臨時演員全都是承受罕見疾病之苦的病患[17]。稅務抵扣條款迅速獲得了協商，就在該集電視節目播出一個月後。該法案在一九八三年簽署成為法律。

孤兒藥物法案第一次提議時，製藥產業公開反對，他們主張沒有必要立法解決相關議題。有些製藥公司私下表示他們願意支持孤兒藥物法案的提案，但法案終於通過時，梅耶斯並未因而產生不切實際的幻想，想要說服大型製藥公司投資罕見疾病的藥物研究，其難度猶如登天。梅耶斯現在擔任國家罕見疾患組織（National Organization of Rare Disorder）的主席，這是一個新成立的非營利組織，將不同疾病的支持團體建立為正式的聯盟組織，梅耶斯認為自己的首要之責是尋找旗下藥物已經被證明有效的製藥公司。麥克尼爾實驗室害怕負面形象，在孤兒藥物法案通過之前，早已同意重新生產匹莫齊特，但要說服其他製藥公司共同努力很困難。「他們不想製造一年只能帶來一千萬美金的藥物。」梅耶斯說：「大型製藥公司說，不，只有一千萬美元，營收不夠（好）。」

其中一個最艱困的挑戰是尋找廠商製造L-5-HTP，也就是范沃特醫師在自己實驗室製作的肌躍症藥物。為了可以合法販售藥物，必須尋找資金進行臨床試驗，這個藥物的副作用是嚴重腹瀉，這讓臨床試驗的情況更為複雜，使得進行雙盲試驗是不可能的。還有另外一個選項：可以用實驗藥物的名義製造，提供給病患，但美國的監管機關禁止製藥公司藉此收取費用。

成立國家罕見疾患組織的不久之後，梅耶斯被介紹至位於長島的一間小型學名藥製造廠，名稱為伯樂製藥（Bolar Pharmaceuticals）。梅耶斯和范沃特醫師參訪該公司的工廠時解釋了，即使該藥物的商業價值不高，還是需要有人製造的急迫需求。伯樂製藥的執行長並未因為缺乏利益而產生任何動搖。「我有合適的製造機器。」他告訴兩位訪客，帶著他們走到工廠後方，指著一台可以組合藥物和膠囊的機器。「往後的幾年，他的公司都持續製造藥物，每個膠囊都是相同的。過了一陣子，大約四、五年左右，我們終於可以停止製造，因為更好的肌躍症藥物已經開發完成了。」梅耶斯說。

孤兒藥物法案通過大約十八個月之後，美國衛生及公共服務部部長瑪格麗特．海克勒（Margaret Heckler）舉行記者招待會，讚許這個法案成功地鼓勵製藥公司將十餘種治療藥物上市。這些孤兒藥物，她說道，「不會讓任何人變得富有，但可以協助治療一小群承受險峻病況的病患」[18]。由於罕見疾病的定義是潛在市場小，一般預期孤兒藥物的售價可能會比大市場藥物更高。但是，梅耶斯和其他社運人士從來沒有辦法預期，這些藥物最後的定價竟是如此之高。

製藥公司起初還在懷疑是否應該踏入只有少數病患的藥物市場時，羽翼未豐的生物科技產業更迅速地看見罕見疾病治療藥物的潛在價值。

早期的其中一種孤兒藥物開發廠商是基因泰克，赫伯特．伯耶爾（Herbert Boyer）博士是這間生物科技公司的共同創辦人，他希望藉由成立這間公司推動自己在基因工程新領域研究成果的商業化。一九七九年，基因泰克需要向投資人展示他們可以讓一個新藥物成功上市，於是他們決定嘗試研發合成的人類生長激素（human growth hormone; HGH）。這種激素（荷爾蒙）原本用於治療孩童侏儒症，但是供應的數量非常少，因為唯一能夠取得自然激素的方法，就是從人體屍體的腦下垂體中採集。但這種方法有其危險，幾年之後就發生了一場悲劇，在一件與基因泰克沒有關係的意外事件中，幾位接受天然人類生長激素注射的孩童身亡，因為當初採集的腦下垂體感染了庫賈氏症（Creutzfeldt-Jakob disease），一種致病的腦部疾患。

基因泰克嘗試以基因工程方式製造人體生長激素成功了，並在臨床試驗之後，在一九八五年取得銷售許可，原廠品牌名稱為普羅楚平（Protropin；音譯）。兩年之後，另外一種人工合成的人類成長激素也上市了，這次是由巨型製藥公司禮來研發。非比尋常的是，兩種藥物都獲得孤兒藥物認證，兩間製藥公司各自獲得七年的獨家銷售時間，因為監管機關認為禮來製藥的產品有明確的不同之處，足以視為另外一種產品。監管機關做出決定之後，兩間製藥公司進行了漫長的法律訴訟，但關於定價策略，禮來製藥追隨了競爭對手的腳步，每位病患服用其中一種藥物的每年金額介於一萬美元至三萬美元之間，取決於需求的數量。基因泰克宣稱，該公司的藥品比起過往的人體自然生成激素便宜二五%，但忽略病患必須服用更高劑量的事實，導致病患每年的支出多出六倍[19]。

相關藥物的價格很快就引發批評，特別是因為基因泰克事後才想到要申請孤兒藥物認證，提出申請的時間是藥物即將獲得銷售許可的不久之前，而不是依照慣例在開發的早期階段。基因泰克在法庭上公開承認，孤兒藥物法案對於該公司開發重組人類生長激素毫無影響[20]。然而，讓當初努力推動孤兒藥物法案的人們最為憤怒的，其實是這個藥物迅速創造的高額收入。

這種藥物的研發，原是為了治療只有數千名罹患腦下垂體疾患的美國小市場。但是，基因泰克很有可能知道人類生長激素還有其他的用途。健身教練已經發現，成長激素有助於建立肌肉組織並減少脂肪。丹．杜席恩（Dan Duchaine），知名的「類固醇大師」，就在一九八二年的傳記作品《地下類固醇手冊》（*The Underground Steroid Handbook*）中描述人類生長激素的益處。「天啊，類固醇真是了不起。」他寫道：「這是最好的永久肌肉生長方法……使用類固醇的人，可以在十個星期之內，長出三十至四十磅的肌肉。」杜席恩表示，類固醇是「最昂貴」與「最時尚」的運動藥物，「已經在舉重界建立牢固的名聲，幾年之內就會成為所有與力量相關運動的常見使用藥物。[21]」新型合成激素的黑市開始蔓延，在全美各地的健身房與運動訓練中心轉賣小玻璃瓶裝的藥物。

一九九八年，社會大眾開始發現在運動競技使用人類生長激素進行藥物作弊的事件，當時，加拿大短跑選手班．強森（Ben Johnson）在首爾奧運的一百公尺決賽中無法通過藥物檢驗，金牌遭到取消。隨後的調查顯示，強森曾經在賽前訓練中心時服用基因泰克製造的普羅楚平、一種遭到禁止的類固醇藥物，以及其他營養補充品。強森服用的罐裝合成人類生長激素由一位加拿大醫師提供，價格為一千美元，超過該藥物一般價格的四倍[22]。

所有藥物的製造商，都只能依照獲得行銷廣告許可的用途作為藥物治療廣告的內容。但是，醫師依法能夠依照自己的使用判斷，將任何藥物納入處方。由於人類生長激素因其非法使用而廣受濫用，導致一九九九年通過的一項法案推翻了正常的「標示外使用」規則，禁止將人類生長激素以健身與其他非許可用途的方式納入處方。但是，那次的修法幾乎沒有實際的效果，雖然基因泰克和禮來製藥也開始明白必須嚴格控制人類生長激素的供應，但是人體生長激素的體能增強效果依然提高其銷售金額，也讓兩間製藥公司一再降低底限。到了一九九〇年，人類生長激素每年的銷售金額來到二億美元，基因泰克也成為生物科技公司的濫觴。

人類生長激素在一九九〇年的營收數字可以與另外一種孤兒藥物依普定（Epogen；音譯）相提並論。依普定的上市日期早於人類生長激素一年，製造廠商是安進（Amgen），也是一間新興的加州生物科技公司。依普定是一種基因工程製造的蛋白質，可以藉由增加紅血球，避免腎臟病患的貧血問題，讓需要洗腎的病患不需要承受反覆的輸血。這種蛋白質成長於倉鼠細胞，安進製造一位病患一年份藥量的成本只有一百四十美元[23]，而一年份藥量定價為八千美元。光是在美國，就有十萬名腎臟病患，在往後的幾年，癌症病患與愛滋病病患都納入依普定的使用範圍，也增加了額外的市場，於是依普定成為金雞母，也是第一個生物科技製造的暢銷藥物。

正如人類生長激素，依普定作為一種能力促進藥物，非常受到運動員的歡迎，身陷醜聞的自行車職業選手蘭斯·阿姆斯壯服用各種藥物，在環法自行車賽中作弊取得佳績時，依普定也是其選擇之一。

以上的藥價與隨之而來的利潤，引發美國國會在一九九〇年舉行了一場聽證會，關切人類生長激素、依普定，以及第三種藥物氣霧潘他密汀（aerosol pentamidine）。和齊多夫定相似，潘他密汀用於治療愛滋病引發的肺炎，即使愛滋病是迅速擴張的傳染疾病，但由於潘他密汀申請孤兒藥物認可時，確診罹患愛滋病的美國病患人數低於二十萬人，所以依然通過認證。不會有人真的懷疑以上三種藥物的獲利空間，而孤兒藥物法案的本意是保障特定藥物的獲利，但是那些藥物依然能夠享受法案賦予的好處。

國會聽證會的目的是考慮是否應該修正孤兒藥物法案。「我們需要更慷慨仁慈的製藥產業。」艾比．梅耶斯在聽證會上說道，也表示她個人曾經「數次央求禮來製藥與基因泰克降低人類生長激素的藥價，但是兩間公司都表示無法配合」[24]。國會後來通過了修正案，如果藥物的銷售金額超過二億美金，就會縮減該藥物獲得的獨家銷售時間，但是老布希總統行使了總統的否決權（veto）。

隨後，一九九一年四月的發展，重新建構了製藥產業決定藥物定價時可能思考的所有限制。在那個月，美國的監管機關核可第一型高雪氏症（type 1 Gaucher's disease）的新型治療藥物，高雪氏症是一種遺傳疾病，讓許多成年病患只能在輪椅上行動。該治療藥物是「酵素缺乏的替代療法」（enzyme replacement therapy），這種技術的開發者為生物化學家羅斯科．布雷迪（Roscoe Brady）博士。布雷迪博士在美國國家衛生院任職，政府資助該藥物的大部分早期開發，所以與布雷迪博士合作的健贊（Genzyme）公司，用於開發藥物的金額少於三千萬美元[25]。

但是，這種治療藥物有一種非比尋常且十分昂貴的製造過程。即使只是想要製造用於注射在病患體內的少量修飾酶（modified enzyme；修飾酵素），都要蒐集十多個新鮮的人類胎盤，萃取其中需要的蛋白質。這個過程非常複雜且耗時，需要高達二萬二千個人類胎盤，才可以製造一位病患一年需要的酵素供應量[26]。這種密集勞力的製造工作，加上銷售與行銷，讓健贊思忖是否應該制定前所未聞的價格，而且遠遠超過其他的孤兒藥物。賽瑞戴斯（Ceredase；音譯）就是健贊製造的藥物，每位病患支付的平均價格為十五萬美金，這個定價結果有超過一半反應其昂貴的製造成本[27]。對於某些需要更高劑量的病患，一年需要支付的價格可能是三十萬美元或者更高。

賽瑞戴斯上市時，其價格引發可預期的喧然大波。健贊的其中一位共同創辦人是醫學研究學者亨利．布萊爾（Henry Blair）博士，而他後來承認：「我從來沒有想過我們可以收取如此昂貴的價格。[28]」非營利組織批評這個定價讓病患無法取得藥物，而健贊的執行長也被傳喚至華盛頓參加國會聽證會。儘管引發強烈的反彈，但保險公司、醫療保險計畫，以及醫療補助計畫還是支付了費用＊，而賽瑞戴斯在一九九二年時創造將近一億美元的銷售金額。雖然有人批評，但相較於齊多夫定在四年以前引發的憤怒，賽瑞戴斯導致的不滿相形失色，即使賽瑞戴斯

＊譯註：美國的醫療保險原文為Medicare，由聯邦政府管理，通常以年齡決定適用資格，常見的條件是年滿六十五歲以上，所以中文也有稱為老年健康保險，但醫療保險也有特殊適用情況。醫療補助（Medicaid）則是由各州政府管理，各州需要繳納的醫療補助費用不盡相同，也有免費的情況，通常用於補助兒童、懷孕婦女，老年人與殘疾人士，或者低收入者。

的價格高出齊多夫定十五倍。製藥公司只要遠離焦點，處理少數的病患，制定更高的藥物價格，依然可以全身而退。即使價格昂貴，但那些藥物很少被採計為國家公共衛生預算清單。

作為國家罕見疾患組織的主席，梅耶斯很快就收到病患的消息，因為藥物的價格，他們無法取得賽瑞戴斯。梅耶斯經常向健贊施壓，在希望他們降低藥物價格的過程中，與健贊公司在華盛頓特區的一位遊說專家莉莎·萊恩斯（Lisa Reines）變得友好。萊恩斯向梅耶斯保證，賽瑞戴斯的高價只是反應複雜的製作過程，其中包括從非洲的醫院購買大量的人類胎盤，再將胎盤運送至法國的一間化妝品工廠進行處理。萊恩斯甚至宣稱，只要健贊有技術改用生物科技進行生產，藥價就會下降。健贊公司估計，光是原始材料的成本就可以減少至使用胎盤時的七分之一[29]。

賽瑞戴斯上市的幾年之內，健贊公司已經達成當初的承諾，成功使用重組技術創造與基因工程製造的相同蛋白質。萊恩斯致電給梅耶斯，告訴梅耶斯，健贊已經決定新藥物思而贊（Cerezyme）的價格。「我有好消息給妳。」萊恩斯開頭說道：「聯邦食品藥物管制局已經核可新的生物科技藥物，我說服執行長亨利·特米爾（Henri Termeer）不要制定更高的價位。[30]」萊恩斯以為自己可以獲得一個心懷感謝的回答，但她沒有。

「妳竟敢如此。」梅耶斯咆嘯道。「多年來，妳一直在告訴我，只要生物科技版本的藥物獲得許可，價格就會便宜許多，但是，你們制定的藥物價格之高，就像一年想買一棟房子。」

思而贊的製造成本更低，但健贊早已下定決心，賽瑞戴斯的例子證明了製藥公司確實可以收取高價，又為什麼要降低價格？

記者詢問關於定價的決策時，健贊公司的高層主管表示，他們必須支付新的製造設備。只要建設產線完成並順利運作，價格終究會調降。但是，成本降低之後的益處從未用於病患身上。相反地，這個藥物的價格反而調高了，病患必須終身服用這種藥物，治療一位美國病患一年的費用現在介於二十萬美元至三十萬美元之間。

正如齊多夫定的高藥價造成的影響，「製藥公司的要價太高，所以很多人都要散盡家財，讓自己符合貧窮的標準，才能使用醫療補助計畫。」梅耶斯說道。在梅耶斯眼中，健贊「只是看見他們可以獲得的利潤，根本不在乎病患的福祉」[31]。

孤兒藥物讓生物科技產業從一個觀念成為了一種現實。作為生物科技的第一個暢銷藥物，依普定被稱為「創造一千間生物科技公司的生物科技藥物」[32]。善用新的科技，從生物原料製造藥物的前景，讓科學家前往美國西部的科技重鎮尋求創投基金，而這個前景也終於開始實現了。安進、基因泰克，以及其他生物科技公司的成功表明，即使多年來經歷毫無實際產品的公開募資以及過度膨脹的公司估值，生物科技產業確實可以提出有實質益處而且具有明確商業可行性的產品。在這段過程中，生物科技公司製造的藥物引領一種看待藥物定價的新態度。

數十年來，製藥公司希望尋求關於藥物定價的建議時，米克·柯拉薩（Mick Kolassa）就是他們的首選。柯拉薩在製藥領域的職業生涯超過四十年，曾經推動藥物定價革命。一九八〇年，他開始在普強任職時，製藥公司本身就是高藥價的障礙。製藥公司是「製藥市場中對於價格最敏感的一環」，柯拉薩說道，而且此事快要把他逼瘋了。「你們的藥品明明可以輕而易舉讓合理價格是現在的兩倍。但是那些公司出於謹慎，選擇不這麼做。[33]」

在那個階段，定價不是專業人員的工作，而是由行銷部門的高層負責，他們「永遠認為價格是銷售的障礙」。回到那個時代，相關的思考方式很單純，柯拉薩說道：「基本上就是如此：我的產品有沒有治療效果的提升？如果答案是否定的，就會讓這個藥物的價格等於或者少於競爭藥物的價格。」

「如果我的產品確實有治療效果的提升，我認為兩年之內會出現競爭對手嗎？倘若如此，我就會低價銷售藥物；倘若答案是否定的，我就會以目前市場已有的藥物為基準增加價格，增價範圍大約是一〇%或一二%。」

因此，在過去的數十年間，藥物的價格只有輕微的上升，藥物的銷售額增加來自於納入處方的次數增加，而不是提高價格。一九七五年，美國處方箋藥物平均價格，根據處方箋的劑量進行調整計算之後，只比一九六〇年代的處方箋藥物平均價格多出十一分錢[34]。在過去的二十年，超過四〇%的新型藥物為了獲得市場占有率，價格都低於競爭對手的藥物[35]。一九五〇年代末舉行的基法弗聽證會依然殘留在製藥產業的記憶之中，大型製藥公司希望讓新型藥物獲得「安全價格」。沒有一位製藥公司的高層想要自己的下場像在伯洛夫·惠康公司齊多夫定價格爭議之中的大衛·貝瑞博士與艾弗雷德·雪帕德爵士那樣，抗議人士群集在公司大樓之外，自己的照片因為各種不好的理由出現在報紙版面。艾弗雷德爵士與他的妻子雪帕女士甚至必須強化位於郊區的自家窗戶安全防護，因為他們被告知可能會有遭到個人攻擊的危險[36]。

生物科技公司有一種來自加州的叛逆精神，但缺乏美國中西部與東岸巨型製藥公司的穩重節制。或許，同樣重要的是，生物科技公司手上也沒有既有藥物的銷售組合，或者必須保護的光彩名譽。「生物科技公司最先明白，他們可以突破藥物市場的價格障礙而不會受傷。」柯拉薩說道：「藥物市場確實有特定的規則。生物科技公司不知道規則，所以也不會遵守。這個情況改變了一切。[37]」

孤兒藥物的昂貴製造成本以及小型市場，讓生物科技公司有了首次募資的機會，也代表美國的醫療系統與保險系統終於可以接受價格的改變[38]。孤兒藥物的病患人數少，藥物價格可能很高，但可以保持相對低價的製造成本。然而，這些藥物很快就會獲得新的市場以及更多的銷售病患人數，但藥物價格依然沒有明顯的下降。生物科技製造的藥物，例如人類生長激素，獲得了一種令人半信半疑的抗老藥物名聲，所以受到市場歡迎，也協助創造出一種預期，認為生物科技的藥物會比傳統藥丸更為昂貴。反過來說，生物科技公司向更龐大的製藥產業展示了收取更高藥物費用的道路。

「我認為生物科技公司的定價策略，讓大型製藥公司發現他們可以在（孤兒）藥物上制定荒謬的價格。」梅耶斯說：「疾病愈是嚴重，人們愈是覺得自己絕對有必要支付藥物的價格，因為他們不希望病患死掉。」

「製藥公司非常害怕昂貴的藥價，他們無法理解這種價格要如何長久。」柯拉薩說道。「但是，健贊公司銷售賽瑞戴斯以及思而贊的成功，已經打破了障礙，開創藥物價格的先例，而保險業以及國家健康服務系統似乎也願意支付這種價格。」

隨著時間推移，市場也終於習慣了六位數字的藥物價格；只要新的孤兒藥物上市，預期的售價就會是六位數字。即使調降價格，也只會造成最小程度的影響。「申請給付永遠都不會是問題。」生物科技公司拜瑪琳（BioMarin）的執行長在整整十年之後於一場健康保健研討會上告訴聽眾，他的主題是推出平均成本為二十萬美元的藥物。「健贊公司銷售賽瑞戴斯或者思而贊時，從來沒有遇到問題。[39]」

「賽瑞戴斯率先證明了你可以隨心所欲地定價，並且從孤兒藥物身上獲取龐大的利潤。」梅耶斯說：「在那個時候，其他製藥公司的想法也改變了，他們認為，『如果健贊能夠這麼做，我們也可以。』所以我們開始看見非常、非常昂貴的藥物。[40]」

政治科學的領域中，有一個概念稱為奧佛頓之窗（Overton window），這個概念主張有一定範圍的政策可以獲得大多數人的接納。政治人物與其支持者可以改變這個窗的範疇，過去被視為極端的政策，能夠轉變為社會大眾願意接納，至少願意考慮的。思而贊、人類生長激素、依普定，以及其他的高定價孤兒藥物共同創造改變製藥產業定價策略的風向，就像製藥領域版本的奧佛頓之窗。在特定的條件之下，保險業以及醫療系統似乎願意考慮過去被認為完全不可能接受的價格。如果孤兒藥物可以帶來這種價格，當然，製藥產業就會繼續思考更進一步的定價規模，認為自己可以稍微提高非孤兒藥物的價格。

賽瑞戴斯以及思而贊並非一夜改變了一切。在兩個藥物上市之後立刻引發的風暴中，時任美國總統的柯林頓揚言執行美國健康保險的重大改革——而美國是全球製藥產業的核心引擎室——讓製藥產業小心翼翼，不希望引起定價爭議，許多年來，也幾乎沒有其他藥物膽敢匹敵用於治療高雪氏症藥物的價格。但是，隨著進入一九九〇年代，以人類生長激素和依普定為其商業成功基礎的生物科技公司成為製藥產業的主角。大型製藥公司已經開始留意，購入成功生物科技公司的大量股份合作推動產品上市，並逐漸學習這種新的產業經營方式。雖然大型市場藥物的價格控制完全無法企及思而贊的程度，但製藥公司開始體認到他們可以大幅推動價格，遠遠高於過去的程度。大型製藥公司「看見了其他公司不遵守老舊規則時可以獲得的價格」，柯拉薩說道。從一九八〇年代晚期至一九九〇年代，美國的保險給付程度大幅提升，也有利於這個趨勢的發展，比起必須自行負擔藥物費用的病患，有保險的病患通常會服用更多藥物——特別是更昂貴的藥物[41]。

生物科技產業展現製藥公司的真實定價能力時，一種新的途徑也在推動藥物價格過低的論述。伯洛夫·惠康制定齊多夫定價格的方法被艾弗雷德爵士描述為「使用手指測試風向」，但是到了一九九〇年代，製藥公司成立專門的定價部門已是常態，而制定價格逐漸演變為開發任何新型藥物的核心重點。隨著這個趨勢的改變，出現了一種逐漸受到歡迎的新學科，被稱為製藥經濟學（pharmacoeconomics）。這個學科讓製藥公司可以用經濟學的分析方式，計算並且理解其產品對於病患、醫師，以及健康保險系統的價值。

除了以上的發展，定價策略學家丹·尼默（Dan Nimer）提出「以價值為基礎，而不是以成本為基礎的定價」觀念。尼默在二〇一五年時以九十三歲的高齡逝世，曾經在美國電視機組製造廠商天頂（Zenith）服務，後來在坎丁集團（Canteen Corp）任職，坎丁集團的業務是在棒球場銷售熱狗，而尼默就是在坎丁集團工作時發展出價格應該反應產品對於消費者的價值，而不是用於填補成本支出的概念[42]。他主張，更高的價格可以作為一種行銷工具，用於傳遞產品獲得的價值[43]。

柯拉薩成為尼默價值基礎定價策略的強烈支持者，柯拉薩相信製藥公司在不知不覺的情況下「錯過了桌上的錢」（leave money on the table；意指失去應該獲得的利潤），因為他們不明白自家產品對於社會和消費者的真實價值。「避免感冒應該有多少價值？」一九九三年，柯拉薩在一場電視專訪中反問，藉此解釋他的哲學。這個價值就是人們應該支付的價格，也是藥物應有的價格。「只要人們願意購買，這個價格就是合理正當的。[44]」

尼默與山德士（Sandoz）公司在一九八〇年代合作，準備推出新體睦（Sandimmune），一種免疫力抑制藥物，成為器官移植之後避免出現器官排斥的主要用藥。新體睦上市時，一位病患每年需要劑量的價格介於三千美元至五千美元之間，遠遠高於當時的一般藥物價格，也因此被批評為「駭人聽聞的昂貴」[45]。幾年後，柯拉薩離開普強公司，在山德士公司工作，並參與思覺失調藥物「可致律」（Clozaril）的上市。過去的思覺失調藥物價格大約是數百美元，可致律在一九八八年上市時，價格接近齊多夫定，一年藥價將近九千美元，價格內容包括病患監控系統，因為少數人服用這個藥物時可能會有潛在的致命副作用[46]。「這個價格是以藥物的價值為基礎。」柯拉薩主張：「病患入院的平均支出介於二萬美元至三萬美元之間，可致律能夠讓病患迅速地出院。」然而，市場還沒有準備好接受這種價格，山德士只能放棄監控系統，用更低的價格單獨銷售藥物。但是，山德士公司對於新體睦的價格非常強硬，許多年來，新體睦都是山德士公司營收最高的藥物。

孤兒藥物成功地打破定價障礙，也協助開拓製藥公司採用「以價值作為基礎」的定價途徑，藉此合理化更高的藥物價格，他們現在明白自己可以安然地制定高價。時至今日，柯拉薩經常在美國南部諸州（又稱「深南地區」；Deep South）擔任藍調音樂表演家，而他堅持「以價值為基礎的定價策略」不只是制定最有可能的最高價格，「其中一部分的重點就是不要貪心——不能想要一手全拿。」

但是，傳統製藥公司追尋生物科技高價藥物的腳步時，愈來愈想採取激進的定價策略。柯拉薩明確地指出，千禧年就是傳統製藥公司放下手煞車，開始加速收取高額藥價的時間點。「隨著時間過去，暢銷藥物變成人人趨之若鶩的目標，如果你不能藉由產品的價值創造暢銷藥物，還是可以仰賴產品的價格達到目標。」柯拉薩說。「（製藥公司）從尋找自家產品的價值，轉變為尋找自家產品可以獲得的價格……我看過許多製藥公司，我們很努力讓他們明白，他們的藥物價值是一萬五千美元，一旦他們了解藥物的價值是一萬五千美元時，他們會說：『這個藥可以賣兩萬五千美元嗎？』『好吧，也許有機會。』『好，如果這個藥可以賣兩萬五千美元，能不能賣三萬五千美元？』」

二〇〇〇年代初期，位於印第安納波利斯的美國製藥公司禮來面臨壓力。在一九九〇年代扮演禮來公司金雞母的抗憂鬱藥物百憂解可能會在幾年之內失去專利保護。同時，禮來公司另外一個大發利市的藥物津普速可能要面對競爭藥物造成的威脅。如果禮來公司找不到其他藥物填補即將到來的營收下跌，內部人士擔憂禮來可能會面對更大型競爭對手的強迫收購。

法蘭・里斯（Fran Leath）的雙親分別是教師以及福特汽車工廠的員工，她在印第安納波利斯就讀大學，一九八七年夏天取得大學學位之後，立刻加入禮來公司。這位經濟學學士在禮來公司輾轉調職，最後成為商業發展與策略計畫團隊的主管。除了其他的責任，這個職位代表里斯可以親身參與定價討論。

禮來正在思考一種新型生物科技藥物的價格，這個藥物的目標是治療敗血症，一種因為細菌進入人體血液循環造成的致命病症。對於這種短暫使用的急性處理藥物，製藥公司通常會委外研究相同領域的其他藥物價格，其觀點相信「我們必須符合市場目前能夠接受的合理範圍，否則他們不會願意使用我們的藥物」，里斯表示[47]。由於市場現在沒有敗血症藥物，分析師分析在緊急情況中使用的其他藥物。他們最後使用的分析模式「其實是以當時市場上擁有的心血管疾病以及中風藥物作為基礎」，里斯回憶道。會議討論的價格數字，讓當時被稱為柔安特（Zovant；音譯），後來改名為除栓素（Xigris）的新藥物，以四天作為一次療程的分量，制定介於五百美元至七百美元的價格。

後來，到了二〇〇〇年六月，禮來公司收到意外的消息，讓該藥物的價格決策必須面對新的緊急狀況。除栓素在第三期臨床試驗非常成功，於是一群獨立醫師委員會介入。讓敗血症的病患服用只有安慰劑效果的藥物，而不是新的治療方式，已經是不道德的醫療行為了。

在這個關鍵的時刻，這個消息是禮來公司獲得的大禮。就在兩個月之後，紐約法院裁定百憂解的學名藥競爭產品可以在明年上市，而不是原本預定的二〇〇三年，代表禮來公司可能會因此承受二十億美元的損失。禮來公司的產品線看起來如此貧瘠，似乎沒有任何藥物產品可以上市，該公司另外一個最佳銷量藥品津普速在幾年之後失去專利保護之前，也沒有足夠的時間開發新的產品。但是，科學眾神送了禮來公司一個禮物，除栓素可能就是新的暢銷藥物，而且可以在幾個月之內上市。

就在相關訊息公開的一個星期之內，禮來公司改變除栓素的定價。「我們放棄所有老舊的估價模型，討論的重點在於，我們可以從除栓素身上獲得多少銷售額。」里斯說道。一位行銷高層在內部會議中提議的新價格為一萬美元。

敗血症會導致病患情況急速惡化，代表除栓素可以用於沒有時間再行討論的緊急情況。「你讓病患服用這個藥物，就有機會讓他免於死亡。所以，這是一個可以自由決定價格的完美藥物。」里斯表示。由於討論提議的藥價非常高，里斯決定和老闆談談，也質疑病患和保險業者能不能接受這個價格。「他的回答是『妳知道嗎？如果今天要搶救的對象是祖母，他們根本不會詢問價格』。[48]」這個箴言也彰顯禮來公司的文化轉變。

一個百憂解藥丸的價格為二．五美元，如果一位病人每天服用兩次，每年的價格大約是兩千美元，禮來公司內部也認為這個價格太低，他們可以創造更大的利潤。所以公司高層不希望除栓素的價格重蹈覆轍。「一萬美金的價格完全不是依照定價模型決定的，這個價格是市場願意承擔的，我們需要做的，就是告訴華爾街。」里斯說道。「那種感覺就像我們已經不是從原始研究成果中獲得健康合理回報的公司，而是轉變為趁火打劫的哄抬價格公司。」她認為禮來公司不考慮病患的立場，也不在乎沒有保險的病患可能會承受無法取得藥物的風險，因為禮來公司如此著迷取悅股東。

里斯在禮來公司任職的早期階段，會議中經常提出對於病患的關懷。「到了現在，我坐在資深管理階層會議時，話題永遠都是華爾街，以及公司需要獲得回報。」她說：「重點是華爾街需要什麼，以及我們需要的回報。」

除栓素最後上市的價格是每次療程六千八百美元，遠遠高於五百至七百美元的範圍。禮來公司的財務長查爾斯．高登（Charles Gordon）告訴一位記者，由於沒有其他可以治療敗血症的藥物，「你可以將除栓素定義為擁有無限價值的藥物，但如果我們的定價太高，就不會有人使用除栓素。」高登使用以價值為基礎的定價語言，藉此合理化禮來公司制定的價格，主張「相較於敗血症造成的經濟損失，除栓素的價格只是微不足道的」[49]。

分析師認為除栓素是當年最受期待的上市藥物，預測除栓素的利潤可達一年二十億美元。禮來公司也大規模地推銷除栓素。根據《華爾街日報》的報導，禮來公司向二百五十位醫師支付每次最高一千五百美元的演講費用，讓他們向同仁介紹除栓素，禮來公司也付錢舉辦銷售活動，其中包括在聖地牙哥的一場研討會中，邀請曾榮獲葛萊美獎的爵士音樂家喬治．班森（George Benson）舉行音樂會[50]。

即便如此，這個「必定火紅的暢銷藥物」終究一敗塗地。禮來公司的銷售行銷從來無法克服醫師的不願意，他們不想將除栓素納入處方用藥，因為研究數據顯示除栓素將會顯著提高病患腦部出血的風險。二〇一一年，除栓素下架時，歷史總銷售金額甚至沒有超過十五億美元[51]。法蘭．里斯在二〇〇三年離開禮來公司時，對於製藥產業感到厭倦。她認為製藥公司的高層現在將全部的心力用於「向華爾街提出表現」。在新的薪資制度中，員工可以獲得更多的紅利，但是支票上的金額讓里斯覺得難堪。「感覺就像我們正在尋找新的方法，從公司的薪資制度中榨取現金，同時，我們也要榨取病患的錢。」她說。

一九九〇年代形成的藥物定價策略，至今仍然存在，而現實與解釋昂貴藥價的華麗修辭背後相去甚遠。直到最近，製藥公司的高層與遊說專家喜歡的解釋方法，都是藥物昂貴的原因在於研究發展的成本昂貴。事實上，研究開發的成本在制定新型藥物價格時幾乎沒有任何地位。正如一位大型製藥公司的前任執行長用商業的專業術語所說，研究開發是「沉沒成本」（sunk cost）＊。「即使製藥產業用昂貴的研究成本作為理由，想要合理化昂貴的藥物價格，我親身參與二、三十次的全球藥物定價決策，研究成本從來都不是考慮因素。」他說[52]。

製藥產業的整體研發支出，讓他們得到非常有利的數字，可以在決定一個藥物價格時，主張一個昂貴的研究成本，導致另外一個昂貴的研究成本，但實際上製藥公司的高層很少知道開發一個特定產品時的準確成本金額。抽絲剝繭地分析不同研發計畫的金額太過於複雜，即使有可能達成這個目標，也不會改變藥物價格。主張保險公司與政府提供的醫療保險計畫應該接受胃酸藥片的昂貴價格，只因為製藥公司浪費了許多成本想要尋找癌症的治療方法，也不太可能成為有說服力的觀點。每間公司可以自由決定合適的藥物開發成本，並且從所有的成功與失敗

＊譯註：沉沒成本是經濟學與商業決策的概念，意思是已經支出而且不可回收的成本，與「預期成本」作為對應，預期成本則是可以採取行動避免或減少的成本支出。沉沒成本與未來的決策沒有關係。

的結果中，繼續保持營運。

在另一方面，製造的成本是一個已知的金額，一旦產線完成之後，就可以知道明確的定價基礎，雖然製造成本通常只是藥物最終價格的一小部分。以上階段完成後，製藥公司開始進行縝密的市場調查。開發新型藥物的時候就會分析可能的市場大小與價值，確保能夠獲得公司的同意，延續開發計畫。分析師蒐集競爭產品的資訊，以及藥物購買者面對不同價格時可能的行為模型。製藥公司也會訪談數百位醫師與其他醫療從業人員，詢問他們對於既有藥物的觀點，以及他們對於新型藥物可能益處的評價。製藥公司聘請的顧問也很有可能與保險公司和政府醫療保險計畫的官員商談，希望理解市場可能會有的反應。

最後則是製藥公司本身的判斷，顧問將會提供特定範圍價格區間的優劣分析。到了這個階段，從預估營收到公司分紅都會讓藥物價格變得更昂貴。事實上，在以價值作為基礎的定價策略中，製藥公司的高層甚至會擔心，如果藥物價格過低，可能單純地代表他們的產品會被視為次級藥品[53]。

「你不會因為讓價格低而獲得獎勵，在大多數的時候，市場也不會懲罰高價。」柯拉薩曾經如此說過[54]。他在二〇〇九年出版的著作《製藥產業的策略定價》（*The Strategic Pricing of Pharmaceuticals*）寫道：「除了少數的例外，我們已經發現，一個藥物的價格對於單位銷售額幾乎沒有影響。」他主張，藥物需求來自於「該疾病的基礎病理學理解，以及治療該疾病的藥物效力」[55]。

雖然以前推出的新藥可能會嘗試藉由削價，與既有的藥物搶奪市占率，但從一九八〇年代開始，製藥公司開始明白，這種方法不是最能夠獲利的。相反地，現有的藥物能夠單純成為跳板，讓新的產品可以更進一步推高價格，而增加的價格取決於製藥公司認為其產品更為優秀的程度，甚至是他們願意承受批評的程度。

許多治療藥物的領域依然保持這種定價策略。「你觀察新型藥物對於既有治療藥物的優勢、節省的成本，以及對於病患的益處，你分析競爭藥物的價格，然後做出決策。」稍早曾經提到的那位匿名製藥公司執行長表示[56]。如果該藥物屬於完全嶄新的治療領域，沒有明確的比較基準，也沒有更好的革命性藥物——舉例而言，革命性藥物就是可以完全治療，而不是處理該疾病的病徵，製藥公司就有更高的自由度可以增加想收取的價格[57]。

柯拉薩的觀點，也就是「如果我們可以讓消費者理解藥物產品的價值，價格就不重要」，這個觀點與夏瑞·阿哈里等業務代表的角色密不可分，對於一間製藥公司而言，業務代表的成功代表獲利更高的方法是制定高藥價，並且說服醫師相信，他們的藥物是最好的，而不是單純製造比較便宜的替代藥物[58]。仿造藥品善胃得上市時的價格比好胃明多出五〇%，而善胃得取得商業上的大成功。好胃明的製造廠商一開始想要藉由大型折扣，藉此攻擊其競爭對手，後來終於決定提高好胃明的價格，因為他們發現更便宜的藥物價格沒有好處——醫師只會開立他們認為最好的藥物。

美國的醫療保險業者從一九九〇年代開始建立「管理照護網絡」（managed care network），可以明確列出使用相關服務的醫院、醫師與投保病患，以及藥物管理系統，希望藉此更為主動地管理其藥物支出。隨著時間推移，相關的系統可以從各種領域的治療藥物建議售價中獲得龐大的折扣，其中有一些原廠藥物的成效非常相似，例如史達汀類藥物、抗憂鬱藥物，以及類風濕關節炎（rheumatoid arthritis）藥物[59]。然而，即使採用這些系統，製藥公司依然沒有太多價格競爭的動機。藥物管理者傾向於在一個類型中選擇一、兩種藥物，並且排除其他藥物。贏家永遠都是已經坐擁龐大市占率的藥物，因為其巨大的獲利空間代表他們可以提供最好的回扣。

在這種情況下，在已經非常擁擠的藥物類型中，推出更便宜的新型藥物不會成功，正如拜耳製藥的史達汀類藥物「貝可」（Baycol）的例子[60]。「即使你有更優秀的藥物產品，還有龐大的折扣，依然無法被納入醫師的處方箋。」柯拉薩說道。醫師不會因為某個藥物比較便宜，就將這個藥物納入處方，藥品管理者也不會讓這些藥物獲得優先的處方順序，因為其市占率小，只能提供微薄的回扣金額，即使藥物價格有很高的回扣比例。相反地，對於在醫師處方中只占少量比例的藥物而言，設定高藥價，儘可能從中獲利，才是合理的策略。許多關鍵的藥物產品，例如醫院使用的癌症藥物以及罕見疾病的治療藥物，依然缺乏有效的競爭壓力，所以製藥公司的定價公式不變：藥物價格愈高，獲利愈高。

隨著千禧年到來，製藥產業已經完全接納了定價與行銷的革命。然而，即使他們可以駕馭定價與行銷，藉此創下空前的利潤，眾人的關注焦點已經轉向製藥產業的另一處，而這處就像煞車，阻止了大型製藥公司獲得更龐大的財富：他們是已經準備就緒的學名藥製造廠商，只要專利保護結束，就會立刻藉由用更低廉的價格銷售完全相同的藥物，取得屬於他們的獎勵。

第五章

# 骯髒的製藥業

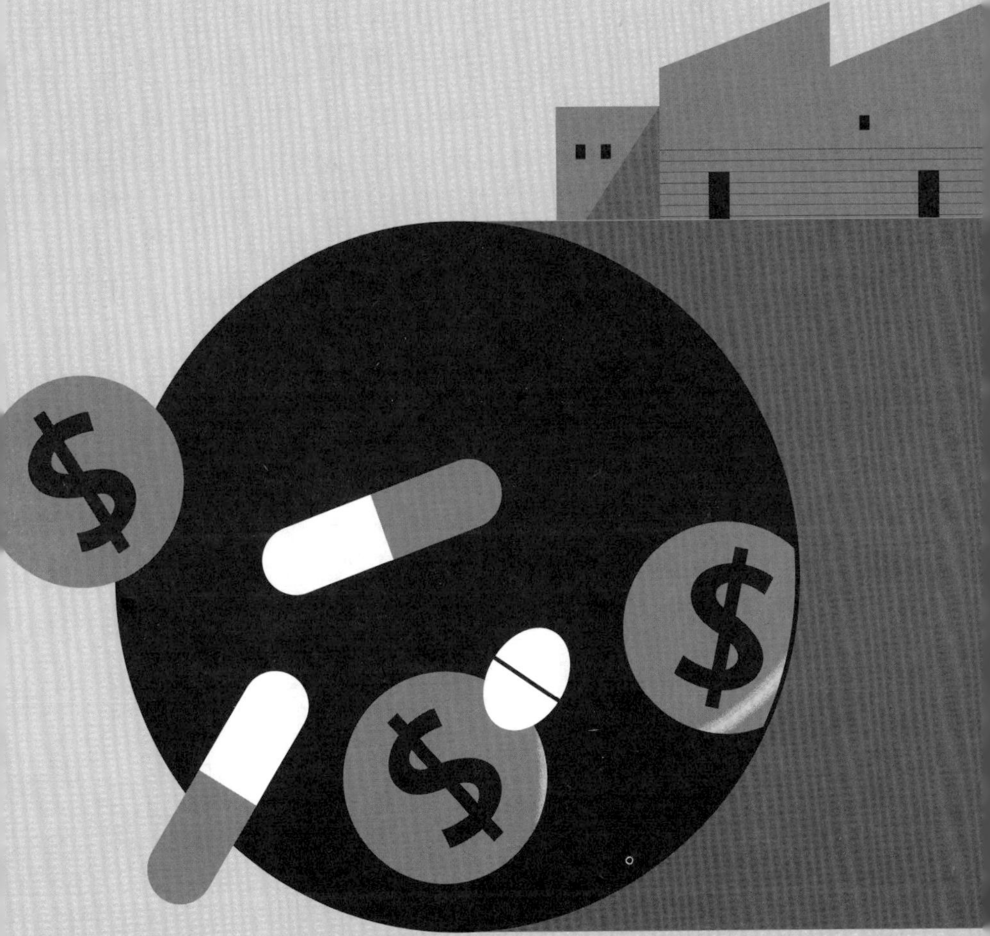

二〇〇六年七月，全球最大的製藥公司輝瑞宣布，將由傑夫．金德勒（Jeff Kindler），一位五十歲的前庭審律師，擔任該公司的執行長。金德勒打敗兩位輝瑞內部的候選人，確實是出乎意料的選擇。金德勒的競爭對手都是製藥產業的老將，皮膚黝黑的他在輝瑞工作的時間只有四年，而且這是他在製藥產業的第一份工作。金德勒大多數的職業生涯都是擔任奇異公司（General Electric）的法律與企業相關職務，這間公司銷售各式各樣的商品，從電燈泡到飛機的引擎，他也曾經服務於麥當勞集團，負責監督旗下的披薩以及墨西哥主題快餐品牌[1]。「我從漢堡律師變成藥販。」他可能會妙語如珠地開玩笑談到自己在輝瑞是為了彌補在麥當勞任職的六年期間導致全球膽固醇指數上升[2]。

一年之後，另外一間大型製藥公司，瑞士的諾華（Novartis）也任命喬．西蒙尼斯（Joe Jimenez）領導其藥物部門。西蒙尼斯同樣沒有科學或藥學的背景。在加入諾華之前，他在焗豆和蕃茄醬製造廠商亨氏（Heinz）工作，也曾經擔任私人股權投資公司黑石集團（Blackstone Group）的顧問。西蒙尼斯開始新工作的第一年，為了加快腳步，他早上都會接受漫長的導覽教學，主題是疾病的生物學與該公司的藥物運作方式[3]。幾年之內，西蒙尼斯就會升遷至諾華的高層職位，而幾個月之後，肯．弗雷澤（Ken Fraizer），一位長時間處理法律辯護案件的訴訟律師，同時率領行銷部門，也被提名為默克製藥的下一任執行長[4]。

在擁有哈佛大學、華頓商學院，或者哥倫比亞大學企管碩士的商業執行長開始擔任中階管理層之前，製藥公司的掌舵者曾經是有醫學訓練背景的博士或研究型的科學家。隨著一九九〇年代開始的暢銷藥物年代，進入千禧年之後，金德勒、西蒙尼斯，以及弗雷澤體現了律師和銷售人員崛起成為製藥業的新國王。他們反映了產業優先目標的改變，在許多製藥公司內部，成功的關鍵以及權力的平衡都已從臨床研究轉變為商業考量。股東要求製藥公司贏得的財富，就藏在法庭、電視廣告，以及業務代表所拜訪的醫師之中。

威廉．拉佐尼克（William Lazonick）是一位生活在美國波士頓的加拿大經濟學家，他發明了「金融化」（financialisation）一詞，描述製藥產業以及美國大型經濟系統發生的轉變。拉佐尼克七十多歲，喜歡穿著開領上衣，也開始將剩餘的頭髮留長，外表看起來就像一位老嬉皮。他認公司在藥品銷售業務上的變化歸功於一種新哲學的廣泛採納。這種趨勢的起源，他表示，能夠追溯哈佛商學院那座綠樹成蔭的廣場以及莊嚴恢宏的新喬治亞風格的大樓，拉佐尼克在一九八四年時加入哈佛商學院的教職行列。

「一九八四年時，哈佛商學院沒有人會說企業應該追求將股東的價值最大化。到了一九八六年，這種想法迅速成為主導的觀點。」拉佐尼克說道。「我見證了這個改變。[5]」

這改變來自一位新教授加入了哈佛商學院，一位來自明尼蘇達的經濟學家，名字是麥可．詹森（Michael Jensen）。詹森當時約四十多歲，米爾頓．傅利曼（Milton Friedman）曾經在一九七〇年代率先提出一個主張，而詹森是傅利曼主張的頭號支持者。傅利曼的觀點認為，企業的執行長必須只能遵守股東的利益，而股東的利益就是利潤的最大化。他們的箴言是「股東價值的最大化」。這個箴言捨棄了平衡員工、消費者，以及公共利益的任何想法，取而代之的是專注於提高股價，並且將金錢回饋給購買公司股份的人。詹森相信，如果將利潤投資回公司，通常只是在沒有效率或沒有利潤的計畫上浪費金錢，他將這個現象稱為「組織效能低下」（organisational inefficiencies）。相對於此，詹森呼籲企業應該將利潤「吐回」給（disgorge）股東，他提醒課堂上的學生要謹記，利潤終究是屬於股東的。在那個時代，美國總統雷根的自由市場立場解開了企業掠奪者（corporate raider）＊的束縛，而受到罌酮素刺激的華爾街金融家也因為小說家湯姆．沃爾夫（Tom Wolfe）的描繪，獲得「宇宙的主宰」（Masters of the Universe）＊的永恆形象，上述的觀點迅速擄獲了關注。

到了一九九〇年代，這個觀念已經在華爾街根深蒂固，成為主導的企業意識形態，一九九七年，美國商業圓桌會議（US Business Roundtable）正式採用股東價值最大化的概念，美國商業圓桌會議是一個極具影響力的團體，由美國最大型的企業執行長組成，他們主張，一間公司的目標就是服務股東[6]。企業開始回饋更多金錢，如果不是採用直接發放更高額的股息，就是採用另外一種逐漸流行的新型態金融操作手法，稱為股票回購（stock buyback），讓企業從股東手中購回股份。股票回購通常是為了抬高公司的股價，至少一開始是如此，因為股票回購可以增加每股盈餘，那是投資人評估股票價值時採用的一種標準。

評論家指出，股東價值最大化更廣泛的影響，則是孕育出一種短視近利的立場，將追求即刻成長的優先順序放在所有事物之前。詹森呼籲企業用龐大的股票期權（stock option）獎勵執行長，讓他們擁有更多個人動力，專注於讓公司股價往正確的方向前進。

拉佐尼克表示，他在一九八〇年代晚期開始察覺這種「榨取價值」意識形態的問題，他看見報紙頭條報導一間「公司遣散一萬名員工，股價上漲」。從二十世紀進入二十一世紀時，某些製藥公司也發現內部已發生轉變。羅氏製藥的前研發長尤根・德魯斯在二〇〇三年五月時發表一篇文章，描述「商業成功的倫理準則如何取代了製藥領域的倫理準則」、「現代製藥公司的最高忠誠對象不是病患以及病患的醫師，而是股東。」他寫道[7]。他在自己更早出版的一本著作中，也曾經哀悼製藥公司的研發部門，原本應該是「觀念的貢獻者」，已經淪為「指令的接受者」，只能遵行「由市場動力決定的策略」[8]。

米克・柯拉薩表示自己見證了製藥產業的心態轉變。「在二〇〇〇年代初期，製藥公司從醫療保健公司轉變為銀行。他們的行為比純粹的金融機構更像金融機構，藥物只是恰巧成為他們賺錢的方式……製藥產業的基礎本質已經改變了。」想要知道「我能夠從這個藥物賺到多少錢」的渴望會導致病患承受苦難，但是「製藥公司無法看清此點。」柯拉薩說道。這種觀點的轉變藏在藥物定價危機的核心。「製藥產業現在更重視華爾街，在乎股票市場如何對待他們。[9]」

柯拉薩說他曾經參與討論新型藥物價格的會議，「股票分析師希望價格愈高愈好。價格永遠無法低到讓消費者滿意，也永遠無法高到讓華爾街覺得高興。但如果華爾街認為藥物的價格

---

* 譯註：企業掠奪者（corporate raider）的字面意義是企業突襲者，意思是突然收購某間公司的股份，行使股東投票權，強迫該間企業必須採取措施，提高股東獲利，即使掠奪者（突襲者）的要求可能與該間公司原本的精神文化不符，倘若如此，掠奪者就會執行股東權益，更換高層管理人員，甚至是清算公司。

* 譯註：宇宙的主宰是小說家湯姆・沃爾夫在《名利之火》（*The Bonfire of the Vanities*）中描述一九八〇年代以旋風般的姿態進入華爾街的年輕人，他們野心勃勃、成功，擁有權力和強大的影響力。

太低，他們的不滿音量，將會高過於任何人對於價格過高的反彈。」

在這種金融化的模式中，追求成長是最重要的，因為一間公司的股價反應投資人對於該公司獲利的預期。暢銷藥物帶來的利潤受到專利的保障，專利是一種智慧財產權，可以讓製藥公司獲得合法的獨占銷售地位。但是專利只能維持二十年，而且從提出專利申請開始起算，其中有泰半時間會損耗在藥物上市之前的臨床實驗以及向監管機關申請許可的過程[10]。一種藥物開始銷售之後，通常還有七到十二年的專利保護時間，隨後學名藥藥廠就可以自由發行廉價版藥[11]。

自從美國在一九八〇年代的法規改革之後，學名藥領域急速成長，到了一九九〇年代晚期，學名藥藥廠就用貪婪的眼光看著史達汀類藥物、抗憂鬱藥物、心臟病藥物，以及其他暢銷藥物成功開拓的市場。在那個時候，所有處方箋已經有半數採用學名藥，這個比例將在二〇一〇年達到七五%，十年之後更是超過九〇%[12]。歐洲各國的學名藥使用情況不同，但在幾個關鍵的市場，其中包括德國與英國，醫療系統都採取特定的措施，鼓勵醫師和藥劑師採用更多的便宜學名藥。

當製藥系統運作良好的時候，學名藥物就是私人利益和公共利益的平衡關鍵，能夠確保過去數十年的創新結果並能夠隨後成為便宜且大量生產的藥物，讓人人都能取得。學名藥物也是製藥公司的動機，讓他們願意開發新型的創新藥物，填補損失的營利。

但是，對於大型製藥公司而言，關鍵暢銷藥物的專利保護時間結束，可能會從過去閃亮耀眼的損益表中造成可怕的缺口，導致陡峭的利益下跌，在某些公司，這種情況被稱為「鯊魚鰭」——表示命名藥物失去專利保護之後，銷售圖表上出現的可怕圖形。為了嘗試避免這種災難，製藥公司投入了龐大的資源開發完整的策略組合，企圖阻止學名藥藥廠的競爭，時至今日，這些方法依然是製藥產業的運作核心。這些策略如此常見，甚至有一種聽起來非常自然的名稱——生命周期管理（lifecycle management）。

對於製藥公司而言，想要處理即將過期的專利，最直接的方式就是想辦法修改既有藥物的分子結構，並讓修改程度足以獲得新的專利。一點都不用擔心修改之後的藥物究竟具備何種程度的臨床進步，製藥公司只需要可以完成的目標，行銷部門就能夠處理其餘的細節。他們能夠設置臨床實驗，展現有利的結果——即使比起舊的藥物，只有微乎其微的優勢——就足以派出業務代表說服醫師，讓病患服用新藥。如果轉換時機安排妥當，舊的藥物失去專利保護就像「輕微的碰撞」沒有大礙。

阿斯特捷利康思考應該如何應對公司旗下銷售量最佳的胃潰瘍藥物奧美拉唑（omeprazole），一種氫離子幫浦阻斷劑（protein pump inhibitor），原廠藥名為普利樂酸克（Prilosec；音譯）以及樂酸克（Losec）時，就是採用這個方法。一九九〇年代中期，由於該藥品的基礎化合物之專利保護即將在美國到期，在其他藥品市場也會在二〇〇一年到期，阿斯特捷利康決定召集一組團隊處理即將發生的艱困難題。鯊魚鰭（Shark Fin）計畫從一九九五年開始，他們考慮了數十種不同的選項，從研發快速發揮療效的治療藥物到將奧美拉唑結合另外一種舊型的胃潰瘍藥物，藉此創造新的藥物[13]。到最後，阿斯特捷利康的決定非常簡單：奧美拉唑是由兩個被稱為鏡像異構體（enantiomer）的分子構成，兩者是彼此的鏡像。其中一個分子被視為生物活性低（biologically inactive），於是阿斯特捷利康分離了另外一個分子，重新包裝為新型藥物，名稱是耐適恩。

處理相關計畫的人員認為耐適恩沒有比普利賽羅克更優秀，但是阿斯特捷利康必須在兩種藥物之間進行正面比較的臨床實驗，才能將向醫師進行推銷，說服他們相信耐適恩是改良的藥物產品。他們處理這個問題的方法是在三次研究中比較二十毫克的普利樂酸克以及劑量高達四十毫克的耐適恩。阿斯特捷利康使用高劑量耐適恩的理由是為了檢驗靡爛性食道炎，一種很嚴重但相當罕見的病症。胃酸倒流是「胃灼熱（heartburn）最常見的起因」，也是耐適恩主要的實際用途，而胃酸倒流的試驗出現了一致的結果，但內容證明「耐適恩即使採用更高的劑量，相較於普利樂酸克，也沒有明確的優勢」[14]。在第四次的臨床研究，也是唯一一次採用二十毫克的耐適恩與二十毫克的普利樂酸克，經過八個星期的研究，新藥物針對靡爛性食道炎展現了九〇%的治療比例，而普利樂酸克的治療比例為八七%[15]。然而，這個結果已經足夠。正如前一代的產品，耐適恩也被包裝為獨特的紫色藥丸，可以作為普利樂酸克的改良產品。耐適恩於二〇〇一年上市，在二〇〇二年帶來二十億美元的銷售額，二〇〇三年的銷售額則是三十三億美元，金額已經遠遠彌補普利樂酸克隨後的銷售損失數字。

「你可以繼續保持銷售相同的藥物。」喬許．克里格（Josh Krieger）說道，他是哈佛大學商學院的助理教授，他描述普利樂酸克和耐適恩是這種行為的「典型例子」。「它們是在化學上非常相似的藥物。普利樂酸克包含相同分子的兩個同分異構物（isomer）——在本質上是鏡像的，而耐適恩只有其中一個同分異構物。雖然臨床證據顯示耐適恩只有稍微勝過普利樂酸克，但阿斯特捷利康……依然成功獲得耐適恩的獨立專利，也創造出一個巨大的行銷推動力，讓消費者轉換至新的藥物。[16]」其他的製藥公司也用相同的方法，創造複製藥品，當成改良的新型藥物。森林實驗室（Forest Laboratories）的立普能（Lexapro）包裝為該公司抗憂鬱藥物喜普妙（Celexa）的改良版本，先靈葆雅（Schering-Plough）將康瑞斯（Clarinex）作為該公司既有過敏藥丸佳力天（Claritin）的改良版本，就在佳力天的專利保護即將結束時。幾個歐洲國家，包括英國的國民保健署在內，都拒絕同意先靈葆雅的申請，並指出沒有證據顯示康瑞斯可以提供病患更好的益處，但這情況並未阻止先靈葆雅的業務代表送達英國醫師的辦公室，主動協助醫師將病患的處方用藥改為新的康瑞斯[17]。康瑞斯很快就創造出每年六億美元的銷售量，雖然只有佳力天曾經銷售量的四分之一，但依然是重要的收入來源。

如果一間製藥公司的科學家沒有方法對於現有的產品進行足夠的調整，使其在分子結構上成為新型藥物，改變藥物的形式也是延長產品收益生命的一種途徑。法蘭．里斯在二〇〇三年離開禮來製藥公司前，曾經擔任精神疾病藥物津普速全球生命周期三位管理人的其中一位。二〇〇〇年時，禮來公司已明顯感受到以策略方式處理專利過期的重要性，當時，美國法院做出一項令人震驚的裁決，抗憂鬱藥物百憂解的專利保護將於二〇〇一年到期，比預定的時間提前了兩年。在法院裁決的當天，禮來公司的股價下跌超過三〇%[18]。

直到二〇一一年之前，津普速的專利保護時間都不會結束，在藥品上市的第一天之前，製藥公司就會開始策略性地思考藥物的預期生命周期。更重要的是，百憂解的專利到期導致銷售額立刻大幅下跌，在六個月之內減少七〇％，代表津普速現在是禮來公司最重要的產品。禮來公司的壓力在於如何從津普速身上竭盡所能地榨取營收。

「我的工作就是協助創造藥物產品線的延長以及新的配方，還有任何我們可以用於延長該藥品產品生命周期的方法。」里斯表示[19]。禮來製藥已經成功在一些原始的藥物身上找到新的適應症用途，加上新的配方以及快速溶解的藥片，創造了津普速口溶錠（Zyprexa Zydis）。「津普速用於有嚴重幻覺的病患，如果你讓他們服用藥丸，他們可能會吐出來，倘若你能夠將藥片放在他們的口中，使藥片溶解吞下，你就可以成功投藥，不需要對病患進行肢體限制才能注射藥物，或強迫病患吞食藥丸。」里斯說道。這種程度的改變確實有其用途，「但許多的產品生命延長，重點雖然是如何改變製造方法，也只是為了延長產品生命。」里斯承認。

禮來公司出資進行臨床試驗，將津普速以及百憂解結合為一種藥片，並且在二〇〇三年將研究成果欣白亞克斯（Symbyax；音譯）上市，但從未取得成功的銷售成績。禮來公司的另外一條路也是由里斯協助監督，則是開發長效型且可作為注射藥物使用的津普速，產品名稱為瑞爾普夫（Relprevv；音譯，通常寫為 Zyprexa Relprevv），只需要在兩個星期到四個星期之間投藥一次，取代原本的每日服用藥片。競爭公司嬌生的精神疾病藥物理思必妥（Risperdal）在二〇〇二年於英國推出長效注射（depot injection）版本，原廠藥名為維思通（Risperdal Consta），禮來想要在相同的市場與嬌生競爭。如果醫師可能會擔心病患無法配合每日服用一顆藥丸的指示，可注射型的藥物確實更為合適，但背後是更為赤裸的商業動機。禮來公司獲得該藥物傳輸裝置（delivery device）的專利，期限持續至二〇一八年，這個時間點也是津普速專利過期的七年之後。「津普速的藥丸可能會被製造為學名藥，但如果我們還是擁有長效型藥物，就可以繼續獲得利潤。」里斯表示。

按禮來公司的情況，津普速於二〇一一年失去專利，成為學名藥，當時里斯已經離開禮來公司很久了，但他們長年規劃的策略並未發揮良好的效果。長效注射版本的津普速直到二〇〇九年以前都沒有獲得上市許可，因為擔憂該藥物造成病人「過度鎮靜」（excessive sedation），隨後也遇到另外一個嚴重的問題：兩名病患死亡，導致美國聯邦食品藥物管制局介入徹查。在津普速的專利到期的兩年後，瑞爾普夫創造的營收低於六千萬美元[20]。那時，津普速的整體產品，曾經一度創造五十億美元的年銷售額，價值只剩下十二億，而且迅速下跌。然而，當藥物配方重製成功時，就可以為製藥公司帶來龐大的營收，讓病患繼續使用昂貴的專利保護藥物，而不是便宜的學名藥物。二〇〇七年，阿斯特捷利康開始銷售抗精神疾病藥物思樂康（Seroquel）的延長釋放劑型。新的配方稱為思樂康XR（Seroquel XR; XR的意思就是extended release，延長釋放），擁有額外五年的專利保護，年銷售額為十五億美元，有助於緩和阿斯特捷利康在二〇一二年失去原版思樂康專利時的影響。

除了使用科學方法延長特定藥物商品的專賣權，製藥公司也愈來愈擅長利用法律文件，竭盡可能地保護其獨占地位。一份研究發現，在二〇〇五年至二〇一五年之間，將近八〇%的新專利對象都是既有藥物。同一份研究觀察暢銷藥物的前一百名，發現超過七〇%的藥物都可以藉由獲得額外的專利，延長獨占市場的時間，更有超過五〇%的藥物獲得新專利的次數超過一次。在暢銷藥物之中，大約八分之一延長了超過四次的專利保護[21]。

使用多種專利保護單一個產品的存在之所以是可能的，因為有幾種不同類型的專利可以適用於藥品的製造。新化學結構（chemical entity）的核心專利就是物質組成專利（the compound or composition of matter patent），範圍包括化學活性成分本身。這種專利提供最重要的保護，但製藥公司一直都可以使用不同配方的第二專利支持主要專利，可能是藉由結合主要的活性成分與其他成分，將該藥品製造為其他傳輸方式（delivery way；將藥品送至人體內的方式），或是提供特定的使用方式。製造過程也屬於專利保護的範圍，藉此建立特定藥物產品的法律保護。

製藥產業努力擴展智慧財產權的範疇，藉此保護產品，也讓他們陷入與學名藥藥廠的長久法律訴訟之中，並涉及龐大的金額。阿斯特捷利康面臨普利樂酸克的專利保護即將到期時，藉由與學名藥藥廠的法律訴訟，延緩學名藥的上市。普利樂酸克一天可以創造一千萬美元的營收，即便只是拖延數個月，依然能夠創造可觀的財富，也讓阿斯特捷利康有更多時間將專利移轉至普利樂酸克的繼任產品耐適恩。

學名藥藥廠挑戰所有類型的專利，主張原廠藥的化合物或製造過程的創新程度不符合獲得專利保護的三個法律要求：足夠的新穎性、非顯而易見（non-obvious）*，以及實用性。在美國的製藥市場中，學名藥製造廠商還有額外的獎勵作為其動機：在一九八〇年代初期通過的一項法案中，第一位申請監管機關核可並可能面對專利侵害問題的廠商，可以獲得一百八十天的時間，在這段時間內，其他學名藥藥廠不能推出產品。在另一方面，以研究為導向的製藥公司，藉由迅速成長的法務部門，將會提出侵權主張，把學名藥藥廠拖入法庭，強迫學名藥藥廠證明他們並未侵犯專利。藉由提出專利侵權訴訟，製藥公司可以讓美國的監管機關暫停三十個月，不能同意學名藥上市。

數十年來，製藥產業都在尋找方法延長藥物的專利壽命。在一九八〇年代早期專利法修改之前，製藥公司的常見方法就是確保自己率先申請專利，專利時限開始計時的時候，隨後提出一連串的修改轟炸。鎮定劑藥物煩寧（Valium）的專利申請首次在一九五九年提出，但後續提出一連串的修改申請，專利在一九六八年時才正式通過，此時煩寧已經上市五年[22]。直到一九九〇年代，這種專利的「常青」手法逐漸成為製藥產業的核心模式，他們被迫尋找更多有創意的方法，儘可能地延長藥物的獨占期限。

塔希爾．阿敏（Tahir Amin）是一位四十九歲的智慧財產權律師，出生於英國約克郡，多年來，他揭露製藥公司操弄專利體系的方法。二〇〇〇年代初期，阿敏對於智慧財產系統的發展結果感到幻滅之後，放棄位於倫敦的企業律師工作，搬到印度挑戰製藥公司。「我以前常代表大型公司當事人，『摧毀』許多小型公司，但不是因為我的訴訟很精彩，而是因為我的口袋很深，我還有冗長的智慧財產權清單。」他說[23]。「其中許多智慧財產權缺乏適當的成立基礎，而且永遠不應該通過，但這就是專利系統的運作方式，你可以用許多智慧財產權威脅其他人。」他後來成立位於紐約的「藥物、取得藥物，以及知識促進計畫」組織（Initiative for Medicines,

＊譯註：非顯而易見（non-obvious）是一個相對抽象的概念。在專利的審查中，為了避免一個人將一個既有的技術或裝置做出「顯而易見」的微小改進，藉此獲得專利，所以必須審查專利申請對象的「非顯而易見」程度是否足以作為真正的進步或創新。

Access, and Knowledge; I-MAK），強調製藥公司如何將智慧財產權作為武器。

申請新型藥物的專利通常會以階段方式交錯進行，希望藉此延長更多年的專利保護。製藥公司獲得二十年的活性成分專利後，「每兩、三年，他們可能會申請配方專利，或者是在五年之後申請不同的化合物形式專利，我們稱之為藥物的晶體形式（crystalline form），因為小分子化合物可以存在於不同的晶體形式，並具備不同的特質。」阿敏說道。「由於不同的化合物形式專利彼此重疊，他們就可以獲得額外的兩、三年專利保護時間，並藉此持續增加。」即使其中的某些專利無法承擔法律上的挑戰，依然可以嚇阻學名藥廠。「所以我儘可能地申請專利，建立一道高牆，讓競爭對手難以超越。即使我根本不會使用其中的許多專利……你可以想像這是一間房子，我儘可能地將圍籬建得很遠，所以沒有人可以侵占我的土地。」

建立「專利灌木叢」（patent thickets）是一種交織的法律保護網，任何一間潛在的學名藥製造廠商都要想辦法拆解，隨著大分子生物製藥技術獲得卓越的進展，這種手法也變得愈來愈明確。大分子生物製藥是一種複雜的產品，在活體細胞中成長，而不是採用化學方式合成，可以讓製藥公司尋找比傳統藥物更多的專利。阿敏成立的組織「藥物、取得藥物，以及知識促進計畫」清點了艾伯維（Abbvie）製藥公司，為每年可以創造二百億美元營收的生物製藥產品復邁（Humira）一共申請了將近二百五十個專利應用，其中至少七十個專利同時在歐洲提出申請。同一間公司艾伯維在二〇一三年上市的癌症藥物億珂（Imbruvica）也在二〇一九年年底時共累積了八十八個專利[24]。並非所有的專利都可以經得起法律上的挑戰，但其存在使得能夠販售一個仿製藥「生物結構上相似」（biosimilars）而不被認定侵犯這些專利中的一個或多個，變得更加困難。

雙方進行訴訟的成本和風險，導致「支付延遲上市費用」的和解現象，其中以研究為導向的製藥公司和挑戰製藥公司專利的學名藥藥廠達成和解。在典型的和解內容中，學名藥廠同意暫時離開相關市場一段時間，藉此交換原廠藥的部分利潤，或者是後續提前進入市場的權利，讓學名藥廠可以在其他學名藥的開發上取得先機。其中一些和解內容也包括原廠藥藥廠同意不會自己發行學名藥——就是所謂的「授權學名藥」（authorised generic），因為這種授權學名藥可能會威脅學名藥藥廠最後的獲利。

大衛．馬里斯原本是一名分析師，他在一九九四年開始報導製藥產業，而他認為問題惡化的原因在於第一間學名藥藥廠獲得的一百八十天獨占時間。「提供時間如此長久的刺激措施，就會讓他們認為和解很有價值。」他說：「但是，這種處理方式違背讓學名藥可以更快上市的理念。[25]」一百八十天的獨占時間獎勵，也被詮釋為第一間學名藥競爭者提出銷售管制許可申請，就能獲得獨占地位，無論「那間學名藥藥廠是否能成功讓原廠藥的專利失效，或是找到方法避免侵權」[26]。藉由達成和解，不需要讓法庭決定被挑戰的專利是否有效，開發該藥物的製藥公司就可以免於其獨占地位倏然瓦解的風險，而學名藥藥廠依然能夠享受一百八十天的獨家銷售。這種和解交易因而符合雙方公司的利益，縱使藉由推遲學名藥上市，導致消費者必須繼續付出更高的藥物成本[27]。其他的學名藥藥廠如果想要替自家藥物申請銷售管制許可，必須等到第一間學名藥藥廠的產品上市的一百八十天之後。

「支付延遲上市費用」的和解交易在二〇〇〇年代非常普遍，製藥公司每年都會達成數十次和解[28]。二〇〇五年，阿斯特捷利康與蘭貝克賽（Ranbaxy）針對旗下的氫離子幫浦阻斷劑達成和解協議。協議內容為位於印度的蘭貝克賽將學名藥產品的上市日期推遲至二〇一四年的五月，而阿斯特捷利康同意在蘭貝克賽的一百八十天獨家銷售期間，不會推出授權學名藥。阿斯特捷利康也和另外兩間學名藥藥廠達成協議。後來被梯瓦（Teva）製藥收購的美國製藥公司瑟法隆（Cephalon）更是吹噓他們的睡眠問題藥物普衛醒（Provigil）增加了六年的專利保護，方法就是與四間學名藥藥廠達成協議，在二〇一二年之前不能上市，也因而創造「意外的四十億美元銷售額」[29]。

二〇一〇年時，美國聯邦貿易委員會估計此種類型的和解協議造成的推遲上市，光是在美國，就讓社會大眾付出三十五億美元的成本。在學術研究領域以及政策專家提出的各種批評中，此種和解協議的合法性也成為熱烈爭論的主題。二〇一一年，英國的產業競爭監管機構控告葛蘭素史克製藥公司，開始調查葛蘭素史克與學名藥藥廠達成的協議，葛蘭素史克支付五千萬英鎊，讓旗下抗憂鬱藥物克憂果（Seroxat）的競爭學名藥物延後上市。表面上看起來是重大突破的事件出現於二〇一三年六月，美國最高法院在《聯邦貿易委員會控告阿特維斯》（*FTC v. Actavis*）一案的裁決指出，「支付延遲上市費用」不得牴觸反壟斷法（anti-trust；反托拉斯）。然而，雖然已經有一些大型的訴訟和解——二〇一五年，瑟法隆支付十二億美金，與聯邦交易委員會達成關於普衛醒的和解——製藥公司依然沒有完全放棄支付延遲上市費用的策略[30]。

法學教授與作家羅賓・費爾曼（Robin Feldman）主張，製藥公司只是找到了更複雜的方法達到相同的反競爭效果，卻能夠讓監管機關難以跟上他們的腳步。費爾曼強調，在學名藥製藥公司同意延遲上市的案例中，聯邦交易委員會承認，其中四分之三無法找到明確的補償形式。在她所描述的「現代的支付延遲上市費用協議……可能採用更聰明的偽裝，通常也會整合複雜的附帶交易，讓法院與反壟斷監管機關更難以揭露」[31]。製藥公司的手法也蔓延至生物製藥。艾伯維與三間生物相似藥廠針對暢銷藥物復邁達成協議，生物相似藥廠可以從二〇一八年開始在歐洲銷售，但在二〇二三以前不會進入美國市場[32]。該項法律訴訟遭到駁回，理由是最高法院在二〇一三年的裁決範疇只有支付現金交換延遲上市[33]。

暢銷藥物帶來的龐大金額，即使只是短暫的延遲上市，都可以創造龐大的價值，而製藥公司尋找他們可以獲得的每一分優勢。聯邦食品藥物管制局的「公民請願」（citizen petition）機制已經運作許久，讓社會大眾可以提出對於正在申請銷售許可藥物的關切，但製藥公司從二〇〇〇年代初期開始就在利用這個計畫，想要干擾競爭公司的產品。

費爾曼分析了從二〇〇〇年至二〇一二年的公民請願案件，發現製藥公司經常使用公民訴願機制「作為最後的手段，避免學名藥競爭對手獲得聯邦食品藥物管制局的許可並進入市場」[34]。即使製藥公司提出的關切被駁回，但他們依然受益於監管機關用於思考的時間。

製藥公司為了說服監管機關延後學名藥獲得上市許可，引述各種無聊瑣碎的理由，其中包括原廠藥的藥片上有兩條刻線，而競爭公司提出申請的學名藥只有一條。但是，提出請願的製藥公司華納・喬柯特（Warner Chilcott）「剛好」就是最近才在藥片上加入第二條刻線。在另外一個例子中，一間學名藥公司為了拖延學名藥競爭對手發行其產品，引述一份研究報告中對於不同類型柳橙汁的關切。以上的兩個請願都被駁回，但費爾曼的研究指出，製藥公司還是可以成功拖延其他的學名藥上市[35]。

製藥公司經常準備用骯髒的手段，讓競爭藥物無法進入市場。二〇一〇年代中期，由於阿斯特捷利康的史達汀類藥物冠脂妥（Crestor）的專利保護即將到期，該公司在十四位罹患罕見遺傳疾病家族性高膽固醇血症（homozygous familial hypercholesterolemia; HoFH）的孩童身上進行藥物測試。家族性高膽固醇血症的病患因為膽固醇指數高，罹患心臟疾病的風險高，擁有大型市場的克脂妥就是為了處理膽固醇問題，因此，臨床實驗得到有利的結果並不令人意外。克脂妥因為這個用途而獲得孤兒藥物資格，並且在二〇一六年五月時獲得針對家族性高膽固醇血症病患的銷售許可。這些事情發生在克脂妥的專利保護完全過期的兩個月之前，倘若專利過期，一年可以帶來五十億美元營收的克脂妥就要面對數個便宜學名藥的競爭，有可能會劇烈地減少阿斯特捷利康的市占率[36]。

隨後，阿斯特捷利康利用克脂妥因為罕見疾病少數病患獲得的孤兒藥物資格，想要讓八種競爭學名藥必須等到二〇二三年之後才能上市，他們主張如果學名藥的標籤沒有提到該藥物對於家族性高膽固醇血症的小兒科病患的潛在用處數據，可能會造成安全疑慮。但是，這個數據資料受到孤兒藥物獨占權利的保護[37]。在這個情況中，阿斯特捷利康的策略並未成功。「這個案例的重點不是罹患罕見疾病的少數小兒科病患的醫療需求。」聯邦食品藥物管制局與美國政府的委任律師團隊在針對這起訴訟的回應中寫道：「重點是阿斯特捷利康因為受到利益的驅使，亟欲大幅延長該公司在全球最受歡迎藥物之一的實質獨占地位。[38]」法官同意政府律師團隊的觀點，允許學名藥上市。

愛力根是一間位於都柏林的製藥公司，受益於愛爾蘭低廉的企業稅率，而他們近來也展現製藥產業可以不擇任何手段，只為了保護其最佳銷售藥物的營收。二〇一二年，美國開始採取專利審查法庭（patent review tribunal）制度，藉此裁決學名藥廠商針對製藥公司提出的專利挑戰。四年之後，學名藥藥廠梯瓦以及邁蘭要求審查法庭的委員會必須撤銷愛力根旗下第二暢銷藥物的專利保護，那個藥物用於治療乾眼症，名稱是麗眼達（Restasis）。愛力根面對失去一年十五億美元營收的危機。

隔年，愛力根進行了任何一間製藥公司從來沒有嘗試的行動：他們將麗眼達的六項專利移轉至位於紐約上州的聖雷吉斯莫哈克部落（St Regis Mohawk Tribe）。這個想法來自於德州的一位智慧財產律師麥可·蕭爾（Michael Shore），由於該部落擁有主權地位，代表他們可以免於美國專利與商標局（US Patent and Trademark Office; USPTO）裁決與部落有關的案例[39]。因此，一般相信，這個案件不會在專利審查委員會面前進行攻防，而該委員會設置的目的就是更快速地進行決定，相反地，這個案件必須經過步調更為緩慢的聯邦法院。

蕭爾代表該部落進行協商並達成協議，愛力根公司將會支付部落一千三百七十五萬美元，同意只要專利保護有效，每年都會向部落支付一千五百萬美元的授權費用。這個策略遭到嚴重的批評，最後也沒有成功，因為專利審查法庭不認為部落的主權地位可以免於專利審查。美國最高法院支持專利審查法庭的決策[40]。同一時間，一位聯邦法官已經做出不利於愛力根的判決。

這種金融化模式，開始主導製藥公司的各方面以「不惜一切代價取勝」的心態運作，隨著製藥公司的高層千方百計地提升銷售額，也讓一些製藥公司越過界線，踏入不法地帶。美國的非營利組織「公共公民」出版幾份報告，整理出製藥公司為了和解違法行為控訴而支付民事賠償與刑事罰金的次數與金額。「公共公民」組織的報告內容描繪一幅不堪入目的景象。在一九九一年至二〇一七年間，製藥公司向美國聯邦政府與州政府繳納超過三百八十六億美元達成和解，這是一筆相當龐大的金額，雖然與美國每年的藥物銷售額三千五百億美元相比，仍是相形見絀[41]。

製藥公司琳瑯滿目的惡行，從欺騙性的行銷和非法促銷藥物的標示外使用，到向政府的健康保險計畫超額收取金額、支付回扣、隱匿臨床試驗數據，以及銷售不符合標準的產品。其中一個罪大惡極的違法行為案例來自英國製藥公司葛蘭素史克，他們在二〇一〇年代初期被揭露向中國的醫師提供賄款。一位吹哨者揭露該公司的員工一直向醫師支付回扣並且推動藥物尚未獲得核可的標示外使用之後，葛蘭素史克繳納將近五億美金的罰金。葛蘭素史克藉由旅行社進行付款，透過支付虛構的「研討會服務」費用，遮掩用於推動藥物銷量的賄款，並讓該公司得以抬高藥價[42]。東歐以及中東地區隨後也開始起訴葛蘭素史克支付賄款，該公司被指控支付醫師演講費用，但根本沒有舉行相關演講，並向醫師支付將帕金森症藥物與前列腺癌藥物納入處方的費用[43]。

葛蘭素史克不是唯一一間支付回扣的製藥公司。幾年以前，嬌生付出七千萬美元的代價，針對美國政府提出的刑事控訴達成和解。美國政府提出的指控包括嬌生一間位於羅馬尼亞的子公司員工在二〇〇〇年代賄賂「公職醫師與藥劑師，要求他們將嬌生的產品納入處方」[44]。醫師從他們開立的處方藥物成本中獲得一定比例的回扣金額。內部調查開始檢閱嬌生公司二〇〇七年的現金支付時，嬌生的手法改變為支付醫師參加醫學研討會的費用，安排研討會相關費用的嬌生員工會刻意超額支付，讓醫師可以獲得「零用錢」或現金，醫師的家人也能夠參與旅遊。在二〇一六年十二月，學名藥藥廠梯瓦承認賄賂俄羅斯與烏克蘭的資深政府高層以及墨西哥的醫師，藉此推動多發性硬化症（multiple sclerosis）藥物柯珮鬆（Copaxone）與其他藥物產品的銷量，並且支付超過五億美元的和解金[45]。至少十一間製藥公司都曾經因為賄賂指控而支付和解金。

延長獨家暢銷藥物生命周期的各種技巧，只是一個方程式中的一部分，而這個方程式用於確保更長久的獨家銷售時間，讓藥物可以售出更高的價格。製藥公司的高層人員謹慎地留意對於公司利益的其他威脅，不只是可能造成價格暴跌的仿製學名藥，政治人物和有組織的病患團體在抗議活動和媒體中的發言也會帶來很高的風險。產品的生命周期管理變得愈來愈重要時，製藥產業處理其他風險的方式亦是如此。製藥產業一直以來都是強而有力的遊說者；自從一九九〇年代以來，無法推動美國藥物重大改革的長久遺緒就是明證，還有政治獻金以及捐贈的私人飛機旅程，都有助於讓政治人物支持製藥公司。

「他們惡名昭彰。」唐納德．馬卡瑟（Donald Macarthur）表示，他是一位退休的英國製藥產業顧問。「如果關於藥物定價有任何讓他們不滿意的發展，無論是在美國的任何一個州或任何一個城市，他們就會讓五十名律師搭上飛機徹底解決此事。他們的成功機率是一〇〇%。[46]」

從一九九九年開始的二十年間，製藥公司在競選獻金以及政治遊說上至少支出四十七億美元，等同於每年超過二億三千萬美元。只要有關鍵重大的藥物定價改革措施或者管制條例即將投票表決，一項研究指出，「反對或支持該次改革之團體獲得的獻金就會大幅度增加。[47]」

在美國，製藥產業享受一種純粹來自於地理擴張的優勢。因為意識形態的關係，製藥公司能夠仰賴奉行自由市場的共和黨支持，但是強大的民主黨也傾向於支持製藥公司，因為許多製藥公司的根據地剛好就是可以信任的藍色州（blue state；意指民主黨的支持地，與之相對的是共和黨的紅州）——如果不是美國東岸的麻州、紐澤西，或者賓州，就會是西岸的加州。至於提供給個別候選人的金錢，五九％提供給共和黨籍人士，四一％給民主黨籍人士[48]。製藥產業在歐洲的影響力採取比較隱匿的形式，但是，在布魯塞爾、倫敦，以及其他各地的遊說團體，他們在政治爭論中依然保持強大的聲勢，而且緊密地關注相關法規和智慧財產權法變更的提案。

「恐怕那是一個很骯髒的產業。」馬卡瑟說。「他們總是喜歡覺得自己的事業擁有高尚的道德立場，但其實沒有，就像菸草或石油公司——基本上，他們只是想要竭盡所能地賺很多錢。」

齊多夫定造成的災難也證明，即使一小群意志堅定的團體不屬於權力的核心走廊，只要他們相信藥價是在剝削病患，竟可以發出如此程度的「噪音」。因此，在這次事件之後，謹慎處理病患之中的潛在不滿成為製藥公司的重要考量，其實也不令人意外。

病患權利提倡組織本身，對於製藥公司而言並非壞事。事實上，他們可以帶來極大的益處，正如一九八〇年代初期的艾比．梅耶斯以及其他的病患團體領袖。除了協助推動孤兒藥法案，承受罕見疾病所苦的病患團體，其惶恐害怕的程度，也有助於當製藥公司提出有成功機會的藥物配方後，更容易找到接受臨床實驗的病患。倘若製藥公司成功開發治療藥物，這些病患團體也可以讓製藥公司省下一筆可觀的開銷，不必費心尋找哪些病患可以從該藥物中獲益，以及必須向哪些病患行銷。

到了一九九〇年代，製藥公司開始例行性地向病患團體提供龐大的資助，二〇一七年的一項研究指出，超過八〇%的大型病患權益提倡組織都接受來自製藥產業的金錢[49]。病患團體和製藥公司確實有共同的利益，例如推動開發新藥，即使對於藥物的價格只有相對微小的幫助，製藥公司仍能夠藉此獲得更多政府的資金補助，投入該治療領域的基礎科學研究。提供財務補助，不一定可以讓病患團體對於藥物定價議題保持沉默，但至少可以確保病患團體是在私人會議中提出歧異，而不是公開表達意見。病患團體向來對於近來的藥物定價議題特別保持沉默，且更有可能將批評集中在保險業者和政府高層拒絕支付藥物費用，而不是製藥公司制定過於昂貴的價格[50]。

有些病患團體也曾經募資進行藥物研究並與製藥公司合作，想要開發治療藥物。囊腫性纖維化基金會（Cystic Fibrosis Foundation）曾經在藥物研究的早期階段扮演關鍵的資助角色，相關結果後來也成為囊腫性纖維化的幾項突破性治療藥物，由福泰（Vertex）製藥公司上市。這個慈善基金會能夠以超過三十億美元的價格售出藥物的使用權利，但是他們也遭到抨擊，認為他們並未努力阻止該藥物的昂貴價格，正如我們將在後續篇幅討論的，該藥物上市時的建議售價高達每年三十萬美元[51]。

除此之外，製藥產業資助的病患協助計畫，也妨礙保險業者用於說服消費者不要使用高價藥物的各種方法。在私人保險扮演關鍵角色的國家，例如美國，如果藥物的價格更為昂貴，保險公司通常會要求病患必須承擔更多的自負額，也就是所謂的「共付額」（co-pays）*，而且可藉由增加的共付額減少對漲價藥物的需求。為了避免這種情況發生，製藥公司經常資助病患協助計畫，照顧環境比較不富裕的病患，提供折價券，藉此彌補藥物成本支出。

根據聯邦反行賄法的規定，製藥公司不得直接向美國醫療保險的病患提供財務協助，但是製藥公司找到權宜之計，就是向獨立的慈善基金會捐款，而慈善基金會可以協助民眾獲得藥物。除了協助提高藥物銷售額，以及作為面對定價批評時的良好公共關係應對工具之外，製藥公司向病患協助計畫提供的捐贈金額，也會被視為慈善捐款，還能用於抵稅[52]。二〇〇一年時，製藥公司對於各種病患協助計畫的捐贈金額低於四十萬美元。到了二〇一四年，這個金額已經超過七十億美元[53]。

以上提到的製藥產業所有手法，與行銷和定價策略的變化一起，其結果就是摧毀定義製藥產業社會契約的微妙平衡。製藥產業一年傾注數十億美元，也絕對不只是想要輕微地影響天平的平衡——他們支付遊說專家與律師的費用，提供折價券讓病患不會發現藥品價格，這些費用已經水漲船高，他們也會進行臨床實驗，將只有輕微修改的暢銷藥物包裝為全新的改良藥物，藉此讓金錢列車可以繼續行駛。他們的策略不一定永遠都會成功，但只要成功了，就可以帶來可觀的成果，讓原本的藥物能夠保持超過原本期限的專利保護。製藥公司也有能力將一個研發成果轉變為專賣藥物，在往後的數十年，每年都可以帶來數十億美元的營收。

在天平的另一端是學名藥藥廠，研發導向的製藥公司將學名藥藥廠視為寄生蟲與海盜。沒有專利的保護，學名藥藥廠在傳統上屬於低利潤的產業，製造廠商必須以量取勝，才能從便宜的藥物中獲得合理的利潤。老舊藥物原本是一個重要的查核標準，用於理解製藥公司從研發成果獲利的能力，並且確保藥物可以隨著時間推移，價格也明確地降低。但是，賺錢的欲望同樣能夠扭曲市場，因為銷售學名藥的藥廠不一定會排斥使用骯髒手段。到了二〇一〇年代，曾經席捲製藥產業的文化變遷和金融化也創造出一種新型製藥公司出現的條件：這種類型的製藥公司將「藥品只是金融資產」的精神推至極端。

＊譯註：co-pay 意指在使用醫療照顧或者獲得藥物時，投保人必須「共同支付」的費用。另外一個概念為「自負額」，意思是投保人在使用保險給付之前，必須自行「負擔」的額度。換言之，必須超過這個額度之後，美國的保險公司才會開始替民眾給付醫療或藥物費用。共付額是投保人與保險公司共同支付的醫療或藥物費用，而自負額是民眾必須自行負擔的額度。

第六章

# 詭計

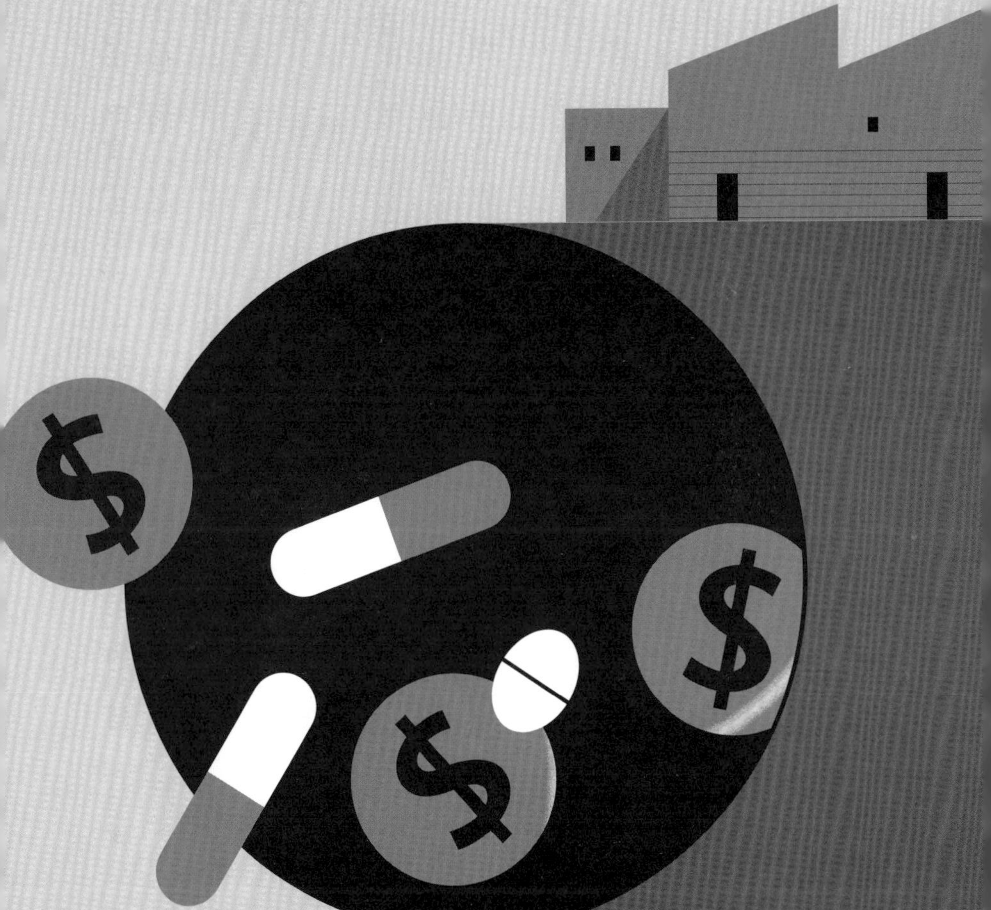

馬克‧柯霍斯（Marc Cohodes）喜愛蒐集獎盃。一把刻著「詐欺犯殺手」的斧頭、六部彈珠台大型遊戲機，以及一個早已破產的比利時軟體公司的表框股票證書，都是仇敵消失的紀念品。那幾部大型遊戲機是向他開始進入股票做空市場的一種致敬。柯霍斯當年還是一位二十一歲的新鮮臉孔，在芝加哥的一間銀行工作，一九八二年的某一天，一位名為保羅‧藍帝尼（Pual Landini）的分析師詢問柯霍斯那天傍晚要不要和他一起去一間大型機台遊樂場，計算人們將硬幣投入彈珠台的次數。

「我們為什麼要算？」柯霍斯回憶自己當時詢問藍帝尼。

「因為電玩遊戲剛上市，我想看看投幣式彈珠機台的表現如何。」藍帝尼如此回答。「因為如果電玩遊戲開始風行，有一間叫做貝利製造（Bally Manufacturing）的公司就會有大麻煩了。」❶

那天晚上，以及隨後的數個月，他們每個星期都會用一個晚上四處觀察芝加哥的電玩遊樂場，與店家的工作人員交談，打聽每個星期的營收。

「隨後的幾個月，投幣率持續下跌，代表人們不去電玩遊樂場，他們在家裡玩遊戲。」柯霍斯說。「所以我們做空貝利製造的股票，在那個時候，貝利製造的股票價格落在二十美元至三十美元之間。他們的股票最後的價格是三美元。」

「那是我第一次做空股票的經驗，我那時候說：『蠻酷的。』」

從此以後，柯霍斯就迷上做空。不像典型的「做多」投資人，賣空者與企業對賭。他們希望股價下跌，而不是上漲，他們將賭注放在賣出借來的股份，必須在約定的某個時間點買回。

如果股價下跌，他們就會獲得極大的利潤。視乎你問的是誰，做空者如果不是想要履行某種重要的公共服務，負責戳破泡沫並讓市場保持理性，就是憤世嫉俗的人，舒適地躲在股市的戰火之外趁機射擊，從而摧毀這些企業的價值。

兩種做空者都會同意，他們與其他人的不同之處，在於特立獨行的渴望以及對於傳統智慧的輕視。「我常常說，如果你想要做空股票，你的基因一定有問題。」柯霍斯說：「你用不同的方式觀察世界。」他認為自己是一位「平民英雄」（a champion of the common man），藉由察覺他所謂「短暫的狂熱、詐欺，以及失敗」，協助保護沒有戒心的投資人。

柯霍斯現在的年紀已近六十，他也被金融系統消耗殆盡了。在二〇〇〇年代後期的全球金融危機期間，原本應該是最適合賣空操作者的市場環境，柯霍斯必須清算銅河資產管理公司（Copper River Management），這間避險基金的價值曾經高達十億美元。他怪罪高盛銀行不當交易，導致他的基金解散，但高盛銀行否認這項指控。現在柯霍斯用自己的錢押注，每天清晨四點起床煮一壺咖啡，檢視位於加州索諾瑪郡（Sonoma）二十英畝農場上吃草的雞群。完成之後，他出發前往辦公室，一個非常隱密的小空間，擺放一張亮粉紅色的沙發與一張乒乓球桌，大量的熔岩燈收藏品與書籍放在一起，一部彭博終端機，還有成堆的研究文章。就是在這兒，他穿著明亮色系的上衣與短褲，獵尋下一個目標。

「我常常說我是一位跟蹤狂。」他解釋道：「隨時，我的腦海中都會有三到五百個人的名字，我認識他們，他們知道各家公司的情況、各家公司的表現、各家公司處於何種循環階段，諸如此類的資訊。[2]」

二〇一五年夏天，他被一位門生法米．奎迪（Fahmi Quadir）說服，決定和一間加拿大的製藥公司對賭，奎迪讓柯霍斯做空威朗的股票。但是，一位加拿大的朋友，知名的投資人羅蘭．凱柏（Roland Keiper）讓柯霍斯的注意力轉向另外一間製藥公司：康格迪亞。

「凱柏一直打電話給我，他說：『你有沒有在觀察這間康格迪亞？』這間公司的股票一直漲，一直漲。」柯霍斯回憶。

「我說：『有，我正在觀察康格迪亞。』他繼續說：『你進場了嗎？』我說：『不，我還沒有進場。』他又說：『為什麼？』我說：『因為那間公司太瘋狂了。』」

柯霍斯很有興趣。「我總是說，你應該下注在騎師身上，而不是馬。」他說，在康格迪亞的執行長馬克．湯普森身上，柯霍斯認為自己看見了「職業生涯的失敗」。

但是，康格迪亞的股價迅速飆漲，柯霍斯擔心證券商會打電話來要求他補繳一大筆保證金——意思是要求賣空者必須先支付一部分的可能損失，並清算他持有的部位。

因此，柯霍斯告訴凱柏，就目前而言，他想要先等待。「我認為絕對不可以追捕已經爬上樹的獵豹。」柯霍斯說：「如果你是一位獵人，你追捕或者爬上一棵樹，想要打下獵豹……獵豹會咬你、抓你、推你，用盡所有方法，你會摔下去，你會死，獵豹就會笑著看你。」

「所以，我等著其他人將獵豹射下那棵樹，然後等這隻動物跌落地面，我就會跳上獵豹身上，將牠剝皮抽筋。」

正如柯霍斯，迪米崔．赫梅爾斯基（Dimitry Khmelnitsky）一直都是一位局外人。赫梅爾斯基出生在蘇聯瓦解前的莫斯科，在十三歲那年，為了逃離食物短缺和嚴峻的犯罪情況，和家人一起搬遷至以色列。

「萬物短缺。」他說：「你必須排隊拿麵包。肉也沒有了。為了買到香腸，而且還是品質很差的香腸，你必須排隊等上整整兩個小時。」

赫梅爾斯基在以色列服了三年兵役之後，搭機前往多倫多拜訪他在高中時最要好的朋友，並決定住在多倫多。他註冊就讀資訊工程學系，忠實地遵守父親的囑咐。「我讀了一年的資訊工程，發現自己真的做不到。」他說。一位同學建議他嘗試學會計。「會計真正吸引我的，不是無聊的會計原則，因為會計真的非常無聊。而是那些企業能夠在會計上做手腳。」他說，他的一字一句都還是有著年輕時留下的斯拉夫風格斷音腔調。

他喜歡發現大企業不希望被你知道的事情。「其中涉及許多調查、縝密的調查。你要閱讀許多文件，就像一幅拼圖，線索散落各地，你必須嘗試將所有碎片拼湊成完整的圖像[3]。」點燃赫梅爾斯基興趣的老師是安東尼．希里波帝（Anthony Scilipoti），他是權益研究公司貝瑞塔斯投資研究（Veritas Investment Research）的共同創辦人。赫梅爾斯基完成會計師認證考試的訓練後，希里波帝提供他一份工作。

像赫梅爾斯基這樣的權益研究分析師通常會任職在銀行或其他的大型金融機關工作，這些公司可能擁有企業融資部門向被研究公司貸款，或投資銀行家試圖出售其股票。「追蹤康格迪亞的分析師不會是嚴厲的批評者，因為他們的公司從許多投資銀行業務以及承銷費用中受益。」一位投資人說道。的確，一位負責處理康格迪亞的分析師承認，他直接受到上級的指示，不能提出康格迪亞的「建議售出」評級，因為該級評建議投資人售出手中的康格迪亞股份❹。

在另一方面，貝瑞塔斯是一間獨立的公司，他們的工作內容就只有研究資本投資，也讓赫梅爾斯基有更多的自由空間。二〇一四年七月，赫梅爾斯基成為第一位挺身對抗市場威朗狂熱的分析師，讓貝瑞塔斯掛上「售出」的建議。

一年多以後，因為康格迪亞保健公司用相似的方法，獲取舊型藥物的權利，赫梅爾斯基決定開始仔細觀察這間公司。「這兩間公司的股票都很迷人。」他說，因為兩間公司的股價每年都用「天文速度」上漲。避險基金已經傾注資金至這兩間公司，現在，比較保守的共同基金經理人也開始面對投資人的詢問，為什麼他們還沒購買威朗與康格迪亞的股票。「如果你已經錯過那次的獲利機會，那自己現在必須面對客戶的質問壓力。」赫梅爾斯基表示：「你絕對不會想要錯過這次的『派對』。❺」但是，正如柯霍斯的情況，赫梅爾斯基觀察康格迪亞的商業模式時，他發現更多問題而不是答案。

赫梅爾斯基開始查閱財務文件和其他公開文件。他想評估康格迪亞收購安迪法姆．水星的三十五億美元是不是一筆好交易。就他看來，康格迪亞在美國市場的既定策略非常明確。「他們購買完全不需要投資的舊型藥物，提高價格，藉此創造收入。」他說。

這種手法在美國很容易，因為美國沒有價格管制措施。但是在英國，由於國民保健署是一個重要的角色，康格迪亞的手法當然會遇到困難。國民保健署在二〇一五年至二〇一六年的年度藥物預算超過一百三十億英鎊，他們掌握購買藥物的龐大權力，特別是舊型藥物，例如安迪法姆．水星曾經擁有的藥物，已經不受專利保護，也會受到學名藥的競爭❻。儘管如此，在交易的宣布日，康格迪亞的成長前景因為收購的商機以及提高藥價的潛力而看漲。外界預期，光是從安迪法姆．水星獲得的營收在二〇一五年就會提高至五億六千萬美元，而康格迪亞去年的營收為四億五千四百萬美元[7]。

康格迪亞的創辦人暨執行長馬克．湯普森在和分析師進行討論該筆交易的電話會議時，聲音聽起來很愉快，他描述新收購的事業是「非常、非常強大的印鈔機」[8]。湯普森堅定地表示，這是一次帶來變革的交易，代表康格迪亞現在可以向想要出售在全球銷售產品的大型製藥公司提供「應有盡有」的一站式服務。約翰．貝頓（John Beighton）也加入電話會議的行列，他是安迪法姆．水星的執行長，他描述他們從大型製藥公司手中獲得藥物權利的過程，並讓「藥物獲得嶄新的生命」。

「我們喜歡在獲得這些藥物產品時，將它們描述為小小的珠寶，待我們拋光之後，讓它們成為閃亮的星星。」他說。那些藥物產品是珠寶，因為「我們大多數的產品如果不是獨家銷售，就是半獨家銷售，即使其中某些產品已經問世超過八十年了。」

有人詢問這些既有產品是否有更進一步的營收空間時，貝頓回答：「我們還沒完成拋光。事實上……還有一些產品尚未被開發。我們從推廣以及價格的角度來看待這一天。」

但是，他們兩個人都不會提到藏在安迪法姆．水星的成功背後，「獨門醬汁」究竟是什麼。湯普森只是拐彎抹角地提到安迪法姆．水星是一間有品牌的藥物公司，「擁有獨特的商業經營模式，我暫時不會仔細討論這個重點，但你可以認為安迪法姆．水星和康格迪亞的經營模式很相似。[9]」

幾年之前，那個詭計出現在倫敦近郊，起因是英國用不同的方式控制以原廠藥名銷售的藥物價格以及用學名（科學名稱）銷售的藥物價格。

以原廠品牌名稱銷售的藥物，通常以新藥物的類型進入市場，而且依然受到專利保護。由於專利讓供應製造廠商在專利持續期間擁有獨占地位，英國的原廠品牌藥物在進入市場之前，製造廠商已經決定價格。只要藥物開始銷售，價格管制就會限制廠商改變價格的能力。倘若一間製藥公司在藥物上市之後想要提高價格，得向政府提出許可申請。在二〇一九年之前，另外一種替代方案則是製藥公司可以以降低另外一款原廠品牌藥物的價格，藉此匹配該公司產品線中的另一個藥物提高額外售價[10]。這種配套措施讓國民保健署能夠確保原廠品牌藥物的總支出控制能力。相形之下，便宜學名藥物的管制較為寬鬆，因為英國相信競爭能夠扮演保持價格低廉的主要動力。

想要在「原廠藥」與「學名藥」兩種類型間轉換，藥物可以進行「去品牌化」，以學名藥類型重新上市，藉此擺脫對於原廠品牌藥物的價格限制和利潤上限。這種手法並不新穎，但是，市場上的獨一或主流藥物藉由這個方法，加上極高的漲價幅度，一小群製藥公司發現能夠帶來利潤豐厚的成果。其中一間製藥公司就是奧登·麥肯錫（Auden Mckenzie），當時還只是一間小型的英國藥品公司，公司註冊地點在倫敦北方溫布利（Wembley）廢棄鐵道旁的產業大樓。

奧登·麥肯錫是一間家族企業，在進入千禧年時成立，創辦人是阿密特·佩特爾（Amit Patel）以及他的妹妹米塔（Meeta），當時兩人都還只是二十多歲的年紀，另外一位創辦人則是他們的父親哈斯穆克（Hasmukh）。老佩特爾在倫敦西部的肯辛頓擁有一間藥局，他在製造特殊學名藥物的市場中看見成立一間製藥公司的機會[11]。他投資成立一間剛起步的公司，設立一座小型的製造工廠。他們的第一批產品包括辛納史東（Synastone；音譯），一種注射型的鴉片美沙東（opioid methadone），用途為止痛以及在治療成癮時作為海洛因的替代藥物。

隨後的幾年，該公司找到了有利可圖的手法，就是從大型製藥公司手中購買舊型藥物，以學名藥的新配方形式上市，其中包括幾種注射型的藥物。二〇〇八年，他們和美國一間大型製藥公司達成協議，購買海卓柯東（Hydrocortone；音譯）的權利，這是氫羥腎上腺皮質素（hydrocortisone）的原廠藥名，一種可以拯救生命的荷爾蒙替代藥物，服用對象為二次世界大戰時開始出現的愛迪生氏症（Addison's disease）病患。

想要在英國銷售藥物的學名版本，製藥公司必須獲得監管機關的上市許可。奧登．麥肯錫在二〇〇五年申請製造與銷售原本屬於美國巨型製藥公司默克製藥（該公司在美國以外的地區名稱為默沙東）的兩種不同劑量的氫羥腎上腺皮質素藥錠。二〇〇七年，奧登．麥肯錫成功證明了他們所提出的學名藥物與默沙東既有產品之間的生物相同性質之後，成功獲得許可。

幾個月之後，在二〇〇八年四月，佩特爾家族與默沙東達成原廠藥物的權利協議。新版本的藥物比較容易分成四份，有助於只需要服用部分劑量的病患。但是，這個情況也代表奧登．麥肯錫現在是該藥物在英國唯一銷售藥品的授權製造商，也就是說，至少在一定期間之內，他們擁有藥物價格的控制權。

由於沒有專利保護，其他製藥公司都可以申請銷售自家學名藥的許可，但這個過程必須支付高額的費用，也需要幾年的時間，而且市場只有有限的價值。至少在理論上，還有另外一個風險，就是英國的相關官員可能會發現這個藥物的價格大幅上漲，決定介入處理。英國政府如果認為某個藥物的價格過高，確實有介入的需要，但是他們從來沒有正式行使該權力，官方的政策反而是讓市場機制自行控制學名藥物的價格[12]。

奧登．麥肯錫與默沙東達成協議的幾天後，立刻放棄既有的原廠品牌藥名，並向英國監管機關的官員表示，他們將會用學名氫羥腎上腺皮質素進行銷售。同時，他們也提高該藥物的價格。

英國國民保健署每個月發行藥物價格表，列出政府向藥局支付不同藥物的價格，並加上處理處方箋的價格。價格表中設置的學名藥物價格，取自於從製藥公司和經銷商處獲得資料數據的計算結果。當然，如果某個藥物只有一間供應商，這個價格就會趨近於製造廠商的價格，雖然價格表中的價格也反應出供應鏈中其他參與者的獲利空間，包括經銷商。多年來，一包三十片裝的氫羥腎上腺皮質素，採用最常見的十毫克劑量，在國民保健署的價格表中一直都是七十便士。但是，該藥品去品牌化之後，奧登將價格提高至四．五英鎊左右。到了二〇〇八年十二月，醫療系統支付的價格是三十．五英鎊。九個月之後，價格再度漲至四十英鎊。光是在英格蘭地區，英國國民保健署的氫羥腎上腺皮質素處方成本支出，就從二〇〇七年的四十萬英鎊提高至二〇〇九年的將近三千二百萬英鎊。

部分受惠於氫羥腎上腺皮質素藥物的營收提高，奧登．麥肯錫的規模也急速擴張。二〇〇七年時，該公司每年完成的交易額只有超過五百萬英鎊多一點，稅後盈餘大約是三百萬英鎊。到了二〇〇九年，該公司交易額提高至將近二千六百萬英鎊，年度盈餘提高至一千一百萬英鎊[13]。氫羥腎上腺皮質素藥物的漲價引起《星期日郵報》一位記者的注意，二〇一〇年七月，他正面質問阿密特·派特爾，地點是這位車道上停放名車的生意人家中，奧斯頓·馬丁以及梅賽迪斯。派特爾表示，該公司投入數百萬英鎊製造藥物，現在已經回收成本支出。他承諾藥物的價格「會慢慢下降，因為公司已經回收了需要的成本支出……但這個目標不容易，而且這個過程所費不貲。」他補充道[14]。

奧登·麥肯錫曾經短暫地降低藥品價格，但在一個月之後漲回，到了二〇一三年，該藥物的價格再度調漲。在二〇一五年初，派特爾家族達成賣出公司的協議時，英國醫療系統支付劑量十毫克的一包藥片金額已經來到六十六英鎊。這間公司轉手給新的持有人之後，價格於二〇一六年一月達到巔峰的八十八英鎊，從二〇〇八年開始的漲幅超過一二〇〇〇%[15]。完全不知情的醫師繼續在處方箋中納入此藥。一位來自倫敦的內分泌科醫師教授卡林·梅蘭（Karim Meeran）後來描述他最後如何發現該藥的價格提高過程。他有一位私人病患（private patient；並未藉由英國醫療系統獲得醫療服務與藥物的病患），以急診方式入院，而梅蘭醫師在處方箋中納入氫羥腎上腺皮質素。該位病患從醫院的藥局回來之後，告訴梅蘭醫師，那個藥物一個月的費用是一百英鎊，她沒有能力支付。「我非常驚訝。」他說：「我告訴她：『醫院藥局可能弄錯了。』但事實上沒有，一個月的藥量價格就是一百英鎊，而不是一英鎊。[16]」

氫羥腎上腺皮質素以及其他藥物，例如三碘甲狀腺胺酸（liothyronine），一種用於治療甲狀腺功能低下，與氫羥腎上腺皮質素大約在相同時間不再以原廠名稱銷售，都證明即使是在管制應該非常嚴格的英國藥物市場中，歷史悠久的藥物都有可能進行大幅的漲價。沒有任何跡象顯示英國的醫療監管機關有任何反制措施，即使相關的製藥公司已經將漲價消息告知他們。職是之故，這些製藥公司成功漲價的消息，還有英國政府顯然願意寬容此事，很快在業界傳開，其他製藥公司也開始提高老舊藥物的價格。

在二〇一五年九月初康格迪亞與分析師的電話會議中，馬克．湯普森謹慎保留關於安迪法姆．水星的商業經營模式細節。但是，子公司的執行長約翰．貝頓在幾年以前的製藥產業私人活動中並非如此提防。

在二〇一二年十一月一個多雲的早晨，貝頓當時是剛完成品牌重建的水星製藥（Mercury Pharma）執行長，他與該公司的商業發展總監蓋伊．克拉克（Guy Clark）在倫敦核心區的五星級飯店華道夫（Waldorf Hotel）進行簡報。他們參加這場由傑富瑞（Jefferies）投資銀行舉辦的年度保健研討會，向製藥產業中有影響力的領袖進行演講。

貝瑞的身材纖細，頭髮已經開始灰白斑駁，當時的年紀是五十歲出頭，在兩年前加入水星，在此之前，曾經在以色列的學名藥大廠梯瓦任職多年。他受到私人股權投資公司 Hg 資本（Hg Capital）的延攬，負責率領公司轉型，該公司後來於二〇〇九年進行了一次成功的管理層收購。在那個時候，該公司的名稱還是金盾（Goldshield），這個公司的名字因為一起長期的價格操作壟斷訴訟而染上陰影，最後讓該公司支付四百萬英鎊的和解金，該公司與多位創辦人面臨刑事起訴，相關的刑事起訴直到最近才撤銷[17]。新的持有人和領導階層開始減少支出、結束導致虧損的計畫，並關閉員工人數五百五十人的電話客服中心。該公司的轉型非常迅速，利潤從三百萬英鎊提高為一千三百萬英鎊，而公司高層計畫新的目標，只專注處理沒有專利保護的利基產品。

到了二〇一二年初，支付一千萬英鎊的股利之後，該公司準備重組為水星製藥，Hg資本也出售所有權。該筆交易在同年夏天完成，買主是另外一家位於倫敦的私人股權投資公司信文。信文現在計畫讓水星製藥與旗下另外一間剛完成收購的製藥公司安迪法姆合併，組成安迪法姆・水星。

貝頓和他的同仁向製藥產業的高層提出新公司預定的經營策略。那一次的演講在某種程度上也是推銷，因為貝頓非常清楚，信文會在幾年之內將這次組成的新公司賣給其他人[18]。

貝頓在該次簡報的投影片中，透露水星製藥將如何專注在沒有專利保護但「原創藥廠、學名藥廠，或權利持有人方競爭有限」的利基產品[19]。水星製藥不會從事新藥物開發研究，而是處理「低風險」的配方重製，推出既有藥物的新版本，例如原本以液體方式銷售的藥物改為採取藥片形式或不同劑量，以及在新的海外市場推出學名藥產品。

從理論上來說，學名藥廠必須面對一種持續的風險，競爭公司可能會獲得上市許可並進入市場，但是水星製藥與安迪法姆製藥最重要的藥物都有「強大的進入壁壘」保護，其中一張投影片提到。許多既有的上市許可都可以追溯至多年之前，並且是在「較為『寬鬆』的法令管制下獲得核可」。一些藥物的製造方法很複雜，價值也相當有限，全球銷售額低於一千萬英鎊，讓競爭對手幾乎沒有經濟動力進入市場，特別是因為想要申請藥物的新核可通常要花費數十萬英鎊。

貝頓告訴現場的投資人，這種有限的競爭以及英國政府對於管制學名藥物的不介入態度，代表藥物價格確實可以提高。當天簡報的投影片描述英國是一座「很有吸引力的市場，因為非原廠品牌藥物產品沒有定價限制」。英國醫療系統對於藥物價格的注意力有限，因為藥物價格只占大約一〇%的預算，而節流的壓力著重在其他方面的支出。總而言之，這個情況代表確實有「追求交易量與價格比例最佳化的機會」。貝頓和克拉克吹噓他們在水星製藥已經有實踐此種策略的「輝煌功績」；現在，他們計畫將自己的專注力轉向安迪法姆製藥公司擁有的「尚未完全開發」的產品組合。

從某些層面來說，外表看起來非常溫和的貝頓，喜歡玩吉他，而且是兩個孩子的父親，不太像是負責處理此種強烈資本主義運作策略的人物。年輕的時候，貝頓總會告訴朋友，他是一位積極活躍的社會主義者，在代表強硬左派的英國後排議員傑瑞米·柯賓（Jeremy Corbyn）於二〇一五奪下工黨黨魁領導地位時，貝頓也是工黨的強力支持者。出生在雪菲爾的貝頓曾經考慮投身政治，一九八七年的普選中，也曾經在影響力擴及至北約克沼澤國家公園的托利黨（Tory Party，英國對於保守黨的俗稱）鄉區重鎮選區中代表工黨參選。在一年之前的補選中，一位自由黨人士意外地成功捍衛該席次，貝頓幾乎沒有勝選希望，最終也以大幅度的落後位居第三。這位生物化學畢業生最後成為製藥產業的老將，他的職業生涯起點是業務代表，經過三十年的努力，努力爬升至資深管理階層[20]。

信文對於水星製藥和安迪法姆的經營方針執行領導者是蘇普拉伊·拉加戈帕蘭，他是這間私人股權投資公司的合夥人，專長則是醫療保健。和貝頓相同，拉加戈帕蘭年輕時也曾經考慮過另外一個職業發展生涯。他在牛津郡的私立學校亞賓頓（Abingdon School）接受教育，在劍橋大學主修醫學，大學畢業之後留在牛津繼續完成醫學的研究所學位。他原本想要在醫學領域發展，但是在國民保健署以醫師身分工作兩年之後，他決定辭職，最後是在私人股權投資公司任職。

根據一位曾經看過此份信文內部文件的消息來源指出，這次的收購是要推動藥物的「去品牌化」策略，並列出提高價格以及創造快速收入的機會。其中關鍵藥物是水星製藥在幾年前去品牌化的藥物三碘甲狀腺胺酸。

信文提出的投資策略並未違反任何法律；事實上，學名藥市場的許多人士都相信，英國的醫療部門並不反對偶爾提高價格，因為提高價格可以作為學名藥物競爭廠商進入市場的動力，最後可以推動整體價格下降。為了提倡這個投資策略，信文和康格迪亞一樣，單純地採取市場獎勵的行為方針：專注地將收益最大化[21]。

信文高層同意這個計畫，二〇一三年三月，信文完成水星製藥和安迪法姆的合併，將新公司稱為安迪法姆．水星（縮寫為AMCo），將貝頓安插為執行長。新公司毫不浪費時間，立刻著手提高資產的價值。在信文取得經營權之後，安迪法姆的一些暢銷藥物出現了經常性的漲價，到了二〇一三年年底，其中一種止吐劑的價格提高了三倍，而一種甲狀腺藥物價格更是提高了八倍[22]。水星製藥的產品組合也進行數次非常激進的漲價。與此同時，這間新公司也開始購買新的資產。第一筆交易在信文啟動合併案的同一時間宣布，他們購買用於治療細菌感染結膜炎的復喜克（Fucithalmic）原廠眼藥。隔年，安迪法姆．水星放棄該藥物的原廠名，由於安迪法姆．

水星是唯一的供應商，英國國民保健署購買重新上市學名眼藥的價格是過去的十倍。

到了二〇一五年，湯普森和其他康格迪亞的高層來回穿越大西洋，努力達成收購安迪法姆．水星的交易時，這種去品牌的詭計已經被數間製藥公司用在數十種藥物身上。在那一年，藥齡大約七十歲的老牌藥價格大幅度上漲，導致英國國民保健署一年額外支付二億六千二百萬英鎊[23]。這種技術具有傳染性。在二〇一二年年底當安迪法姆賣給信文之後，創辦安迪法姆的兩兄弟另起爐灶，一樣將藥物去品牌化，每八個月藥物價格就翻一倍。這似乎不需要太多的謹慎。在康格迪亞準備收購的期間，安迪法姆．水星的老闆貝頓向美國的一間避險基金表示，英國政府官員非常清楚這個情況，也同意他們提高藥物價格。

希拉蕊．柯林頓在二〇一五年九月的推特文章承諾將會處理在藥物市場中的哄抬價格問題時，康格迪亞的股價和其他製藥公司一樣劇烈下跌。等到康格迪亞準備售出八百萬股籌措收購安迪法姆．水星的資金時，該公司股份的出售價格為六十五美元一股，與不到兩個星期之前的近九十美元高點相比，確實有著顯著的落差。

由高盛銀行領導的康格迪亞出價收購持續進行時，還有更多的壞消息。規模更大的加拿大製藥公司威朗發現他們被美國眾議院的民主黨議員盯上了，民主黨眾議員揚言，如果該公司的執行長拒絕針對兩種心臟藥物漲價一事出席作證，就會發出傳票。戒慎恐懼的投資人認為這是更進一步顯示政府即將開始打擊藥物價格的跡象，於是康格迪亞的股價再度下跌。由於康格迪亞依然開放股票交易，代表在最初二十四小時承諾以每股六十五美元購買該公司股票的金融機構，還沒實際收到股票，就要承受帳面損失（paper loss）[24]。康格迪亞最後藉由銷售股票募得五億二千萬美元，低於原本預期的七億美元。康格迪亞支付剩餘收購金額的來源是融資，包括在最後一刻由高盛銀行以及其他承辦康格迪亞股票銷售的銀行團，提供一億八千萬的臨時貸款。

康格迪亞看似安然度過這場風暴。但是在隨後的幾天，康格迪亞的大前輩威朗製藥就會開始瓦解，也引發外界對於兩間公司生存能力的深刻質疑。十月，德意志銀行（Deutsche Bank）發表一份研究報告，揭露讓威朗急速成長的藥物漲價規模。政治人物特別點名威朗操作的兩種心臟藥物，但實際影響超過五十種藥物，光是在二〇一五年，這些藥物的平均漲幅就高達三分之二。同月稍晚，威朗因為與一間特殊藥物藥局菲利多（Philidor）的緊密合作關係而受到更進一步的壓力，相關指控指出，菲利多藥局引導持有處方箋的病患從便宜的學名藥轉而使用威朗銷售的昂貴替代藥物。威朗的股價落至大約每股七十五美元，在幾個月之前，該公司的股價超過每股二百五十美元。

威朗突如其來的隕落時，原本非常歡迎將威朗與康格迪亞相提並論的湯普森以及康格迪亞的其他公司高層也開始保持距離。「我認為康格迪亞遭到以偏概全。」湯普森在十月下旬告訴一位記者：「我們的經營模式和威朗非常不同。我們購買產品。我們不是購買公司。[25]」

十一月與分析師進行電話研討會議，討論該公司最新的財務結果時，湯普森堅持他的公司並非「哄抬價格或者大幅提高藥物價格」。他說安迪法姆．水星確實在收購案的幾個月前提高了某些產品的價格，但湯普森暗示那只是微幅的調整。「安迪法姆．水星經營公司的方法和我們非常接近。」他說：「他們很謹慎，而且將價格調整至他們認為合適的程度……我們在二〇一四年時只是一間相對小型的美國公司，現在則是一間價值十億美金的國際製藥公司。」他繼續說道：「對於整個特殊藥物市場來說，過去兩個月是特別艱困的時期，我明白這段時間對於我們的股東而言相當煎熬。[26]」他將那段時間的騷動歸咎於「關於康格迪亞的錯誤不實資訊傳遞」，但他重申自己相信「我們公司的商業模式策略」，也承諾他會回購更多公司股票。康格迪亞執行的漲價策略讓其產品提高二倍或三倍的價格，其實不如威朗提高十倍或二十倍價格般引人注目，但是這個情況只是掩飾康格迪亞通常會在收購藥物的不久之後立刻提高藥物價格的事實。

兩個月之後，在二〇一六年的一月，湯普森在投資研討會上接受一間加拿大銀行的分析師普拉克許．高德（Prakash Gowd）採訪。湯普森熱切地辯護康格迪亞的定價策略，主張「我們永遠都認為應該維持定價」，病患也有其他的治療用藥選項。湯普森以腸燥症藥物腸賴泰為例，比較康格迪亞的價格大約是八百美元以及威朗要價五千五百美元，所以康格迪亞並未「綁架」病患[27]。在採訪現場的房間中，沒有人質疑湯普森的比較，但現實情況是湯普森提到的藥物腸賴泰鮮少被納入處方。被納入處方的腸燥症用藥價格為腸賴泰的三分之一，而腸賴泰必須仰賴多年服藥病患的忠誠度支撐。

在康格迪亞內部，收購安迪法姆．水星被視為「拓展產品線的操作」，很有吸引力，因為安迪法姆．水星正在開發的重製配方和新版本的學名藥物，加上其國際擴展潛力，以及既有藥物所創造的現金流。湯普森將安迪法姆．水星的經營方式描述為只有程度溫和的漲價與專注於提高產品納入處方箋的次數藉此獲得成長，並非仰賴提高價格，但與幕後發生的情況並不相符。

康格迪亞與安迪法姆．水星正在處理合併交易細節時，安迪法姆．水星悄悄地進行一群藥物的大幅漲價，正如該公司和英國醫療系統行政官員的電子郵件所示[28]。九月七日，康格迪亞公開宣布收購安迪法姆．水星的前一天，一位英國醫療系統的行政官員詢問一位安迪法姆．水星的員工，想要確定該公司針對十三種藥物提出的價格變更，其中包括安迪法姆．水星幾項最暢銷的藥物。所有相關藥物的價格至少提高五〇％，其中一種藥物為苯茚二酮（phenindione），漲幅超過二倍，從原本的二百三十七英鎊提高為將近五百二十英鎊。苯茚二酮是一種抗凝血劑，在二〇一〇年時，一包的價格只要十八英鎊，在同年稍早已經提高價格至三倍。就在雙方正式完成交易之前的九月，另外十四種藥物的價格也提高了。

就在康格迪亞獲得所有權的幾個月之後，以上許多藥物再度漲價。液體版本的硝基呋喃妥因（nitrofurantoin），在幾年以前的價格低於一百英鎊，在康格迪亞完成交易案時，價格已經從二百六十英鎊提高至超過三百七十二英鎊。一月時，康格迪亞再度提高二〇％的價格，售價來到四百四十七英鎊。同一天，四個月之前已經提高大約五十英鎊售價的三碘甲狀腺胺酸，又再提高了三〇％的售價至二百五十八英鎊[29]。

這些價格調漲不只造成財務上的支出，從仰賴納稅人金錢的英國醫療系統中拿走數百萬英鎊，也對病患的照護造成影響。三碘甲狀腺胺酸是治療甲狀腺問題病患的二線治療藥物，有一群人數稀少但非常忠誠的使用群體，大力稱讚這個藥物改變他們的生命。甲狀腺功能低下的病患可能出現體重增加、憂鬱，以及疲倦，而其症狀非常極端，甚至不能離開床鋪。對於使用一線治療藥物左旋甲狀腺素（levothyroxine）無法發揮效果的病患而言，三碘甲狀腺胺酸就像一條救生索。

在二〇〇〇年代晚期，三碘甲狀腺胺酸每個藥片的價格是十六便士，但水星製藥在二〇〇七年時進行去品牌化之後，價格持續上漲，在信文以及康格迪亞持有的期間，最高價格達到一個藥丸九．二二英鎊。國民健保署的支出也從一年不到四百萬英鎊，來到二〇一六年的三千一百萬英鎊[30]。為了應對此事，英國特定地區的醫師被告知不要讓病患服用三碘甲狀腺胺酸。該藥物納入處方箋的次數顯著減少，希望繼續服用三碘甲狀腺胺酸的病患必須前往歐洲大陸，在那裡，由不同廠商製造的一包藥片價格只需要幾歐元[31]。其他人則是轉向聲譽存疑的網路線上藥局，購買便宜的三碘甲狀腺胺酸。二〇一八年，一位住在牛津郡班伯里（Banbury）的四十七歲女性梅蘭尼．伍德考克（Melanie Woodcock）在醫師停止將三碘甲狀腺胺酸納入處方藥物之後，開始從「一間目標為健身增肌客群的網站」購買。她已經摘除甲狀腺，仰賴三碘甲狀腺胺酸藥物超過十年，因為其他替代藥物讓她承受許多副作用：「我會無精打采、持續頭痛、頭昏、整天覺得噁心反胃，甚至會影響視線，持續性地腦霧（brain fog；認知功能障礙）……我完全不能出門。我不能度假，我什麼事情都做不了，因為我沒有活力……（三碘甲狀腺胺酸）改變了我對人生的看法……但我不喜歡用這種方式購買藥物。」她說[32]，但她無法想像自己買不到藥物。

同時，康格迪亞管理高層與康格迪亞批評者之間的鬥爭也愈來愈公開化。在康格迪亞於資本募集階段出現資金短缺，導致高盛銀行必須介入提供臨時貸款之後，柯霍斯終於進場和康格迪亞對賭。柯霍斯是一位非常好戰的人，他開始在推特上發表一連串貶低康格迪亞的訊息，描述康格迪亞是「窮人的威朗」，而且質疑該公司執行長馬克．湯普森過去的成績。其他知名的賣空者也加入柯霍斯的做空行列，包括因為與威朗對賭而斬獲名聲的年輕分析師法米．奎迪[33]。

二〇一六年三月上旬，赫梅爾斯基也決定公開自己的立場，成為第一位建議委託人售出康格迪亞股票的分析師。這位出生在俄羅斯的會計師不只冒著可能讓自己陷入窘境的風險。十年前，一位美國銀行的分析師大衛．馬里斯就遭到威朗前身拜維爾控告，馬里斯將拜維爾的評比列為建議售出，並質疑其營收預估帳目，該公司主張資料缺失的原因是一台負責運輸大量抗憂鬱藥物的貨車發生交通意外。在拜維爾撤銷告訴時，馬里斯獲判無罪，但在此之前，他已經失去工作，而且忍受拜維爾聘請私家偵探跟蹤他的家人數個月[34]。馬里斯非常明白一位分析師如果冒險批評一間公司是何其艱難。「人們總是從眾。」他說。如果一間公司的表現很好，「每個人都會因為支持那間公司而賺錢，幾乎沒有人會因為提出負面評論而賺錢。[35]」站在對立面可能是一場孤獨的遊戲。「我在商學院的課程上說過，我有七位兄弟姊妹，所以我不需要朋友。」馬里斯補充道。「你必須明白，你為了更重要的事物而奮鬥，你為了真相奮鬥。你想要拯救人們的退休金。」

但是，赫梅爾斯基並未因此退縮。他的報告提出警示，即使康德迪亞採取「激進的策略」購買「已經開發完成的藥物，提高價格並節省研發經費」，他們的營收依然難以成長。這篇報告也質疑這間製藥公司採用低稅結構的可持續性，還有康格迪亞明顯仰賴提高價格以及公司所承擔的債務引起的擔憂，這些都限制其未來進一步收購的機會[36]。

幾個星期後，由一位前調查記者赫伯．格林伯格（Herb Greenberg）經營的研究公司也對康格迪亞美國事業的未來提出更進一步的質問。「許多投資人都迷戀於威朗時，知名度較低的康格迪亞就像注射類固醇一樣開始膨脹成長。」他寫道。格林伯格用心臟藥物「隆我心」，反駁康格迪亞主張這個從康維斯收購的藥物漲價並未導致納入處方箋的次數減少[37]。

他也質疑康格迪亞是否在二〇一五年期間過度向通路銷售藥物，將大量的庫存交給批發商，藉此提高營收數字。康格迪亞將這種銷售行為列為營收，即藥物尚未實際售出，批發商已有權將尚未銷售的庫存退回康格迪亞以獲得退款。

湯普森承受的壓力已經開始顯露。在康格迪亞公司內部有人高聲呼籲減少公司為了大量收購而承擔的長期債務金額。康格迪亞現在的貸款金額已經超過三十億美元，每個月光是利息就要支付一千萬美元[38]。康格迪亞在三月下旬的最新財報結果顯示其北美事業的營收低於預期，但是安迪法姆．水星帶來的成長得以讓他們脱困。湯普森發布一則聲明主張「康格迪亞在過去數個月一直遭到一群賣空者的持續惡意攻擊」[39]。一個月之後，在康格迪亞的年度股東大會結束前，湯普森指名道姓地嘲諷柯霍斯：「如果你是一位養雞戶，你的雞必定會回巢，讓你自食惡果。」*

許多賣空者對於康格迪亞的指控是這間公司超額收購，導致債台高築，既有的事業陷入掙扎，也難以尋找並支付更多收購案所需，藉此維持其崛起的成長速度。但是，即使這些評論家也不是完全清楚在被康格迪亞收購之前，安迪法姆．水星已經提高的藥物價格程度。

二〇一六年春天，柯霍斯的一位朋友，三十三歲的達拉斯避險基金創辦人克里斯．克朗（Chris Crum）開始分析英國醫療政府單位的數據資料。

「我從英國國民保健署下載了一份時間為三十六個月的數據資料，內容記載總處方箋數量、藥丸數量，以及價格金額。資料全部都在 Excel 檔案裡面，所以我寫了一些程式碼，想要尋找特定的藥物。在其中一些試算表中，大概有幾萬行數據，但是我找到全部的資料並且加總結果，我心裡想著：『讓我一探究竟吧。』」

「你可以看到，比如硝基呋喃妥因，占了安迪法姆．水星收入的七%。由安迪法姆．水星獨家生產的每粒一百毫克膠囊的成本比瑞迪製藥（Dr. Reddy's Laboratories）生產的一百毫克片劑高出一七二%。妥桿酸（FUSIDIC ACID），這是一種眼藥水，自二〇一三年以來他們將價格提高超過十三倍。這占了安迪法姆．水星收入的八%。所以我想，哇，他們找到了一個不錯的漏洞。這合法嗎？是的，是合法的。但是是否正確呢？這就不對了。[40]」

他將他的分析傳給了科霍斯。

「你知道的，那種感覺很棒，我可以調查那些傢伙，也能夠說：『這件事情真的說不過去，對吧？』其中一些藥物已經上市數十年了，你們現在抬高價格，因為沒有競爭，或者說幾乎完全沒有競爭。對他們來說，簡直就是不勞而獲。這也是他們的招式。」

＊譯註：這句俚語的起源是一位英國詩人曾說，詛咒就像雞，而雞必定會回巢休息，藉此隱喻惡有惡報或自食惡果。

克朗認為其試算表揭露的定價行為，將會讓康格迪亞遭到監管機關的嚴密注意。

「你可以發現那些傢伙正在哄抬價格。在美國，人們對此較為寬容……因為沒有太多人對於保險公司懷抱善意。但是在英國國民保健署，他們的行為就是剝削政府，也是直接剝削納稅人。」他說。「你可以謀取暴利，但只要被發現，遊戲就結束了。」他也很驚訝這種漲價手法並不是一次性的，而是在過去幾年間已經重複施展好幾次。

到了現在，在美國與加拿大，以及在華爾街和卑街投資人之間的氛圍，已經開始反對他們過去熱情支持的新創製藥公司。就在克朗整理數十份試算表的同一個月，威朗的執行長麥克．皮爾森被傳喚至美國參議院調查藥物價格過高的聽證會，並遭到嚴厲斥責，而康格迪亞的股價持續下跌。湯普森如此執迷於提高股價還有另外一個理由，因為他將自己的股份作為獲得貸款的擔保。如果股價下跌過於嚴重，他就會被要求追繳保證金，如此一來，他將會被迫清算自己的持股[41]。在這個時刻，一個扭轉乾坤的機會突然到來。

四月二十二日，彭博新聞報導全球最大私人股權集團之一的黑石集團正在考慮收購康格迪亞[42]。另外兩間公司阿波羅全球管理（Apollo Global Management）以及凱雷集團（Carlyle Group）隨後也被報導有興趣競標康格迪亞。

長久以來，一些與康格迪亞關係緊密的分析師都認為康格迪亞的計畫一直在迅速成長，並換手賣給更大型的製藥公司或私人股權投資公司。「他們想要大賺一票，迅速達成目標之後脫身。」其中一位分析師表示。現在，私募蓄勢待發，實現這個目標的契機近在咫尺。如果康格迪亞可以完成收購交易並獲得回報，湯普森和其他康格迪亞的高層就可以認為，在私募加速推動的老舊藥物轉型中，他們是最大的贏家。

在英國，這種詭計是一種迴避老舊藥物價格管制的必要方法。在美國，則沒有需要施展這種渾身解數。由於缺乏競爭，製藥公司在決定老舊藥物價格時，享受著與制定新藥物價格相同的自由。康格迪亞和威朗並非唯二欣然接受這個現象的公司，並在其更廣泛的商業經營模式想像出一種全新型態的製藥公司。到了二〇一五年，至少有二十多間公司採取相同的經營方針。他們對投資人釋放一個單純的訊息：他們享受大型製藥公司所有的優勢，而且幾乎不用承擔相同的風險。

湯普森和其他高層的所作所為並非不合法或不正當；他們的行為其實是系統的產物，也是一個產業完全著重於財務回報時的象徵。這些製藥公司是大轉變下的總和：投資人對於高額研發成本的不滿加上製藥公司金融化經營模式邏輯的必然結果，因為這種經營模式將如何呈現每季盈餘成長的短期策略視為優先目標。

但是，更準確地說，這些新型製藥公司出現在市場是由於大型製藥公司急於進入暢銷藥物時代所創造的一個市場缺口造成的。短視近利，專注在擁有十億美元營收潛力的產品，留下了許多有獲利空間但永遠無法企及此種高度的藥物。這個情況創造出製藥產業中一種新型部門的起點，那就是特殊藥物。

在一九八〇年代晚期和一九九〇年代初期，特殊用藥製藥公司，包括羅伯斯製藥（Roberts Pharmaceuticals）、國王製藥（King Pharmaceuticals），以及瓊斯製藥（Jones Pharma）都想要建立一種不需要出資開發新型藥物的經營模式。於是，他們想要取得大型製藥公司開發的不良資產。其中一些藥物資產依然受到專利保護，卻被更優秀且利潤更好的藥物取代；其他藥物已經上市多年，雖然銷售穩定但不出色，只有一群對於原廠品牌藥物還有殘存死忠的病患群體會購買。「在那個時代，藥物沒有專利保護之後，大約會有二〇％的病患繼續服用原廠藥。」前分析師大衛．馬里斯表示[43]。「他們的醫師會說：『我相信原廠品牌，我不相信學名藥。』」醫師在處方箋上面寫著「完全依照醫囑配藥」（dispense as written），代表藥劑師不能更換為比較便宜的學名藥。

更為大型的製藥公司已逐漸被說服，他們開始銷售或將這些藥物資產授權給新型的特殊藥物製藥公司，因為依照大型製藥公司的標準，相關藥物資產的營收毫無重要價值。在另一方面，對於收購者而言，藥物的銷售金額落在少數幾千萬已經有足夠的獲利空間，而他們希望只需要付出些許的照顧和關注，就能夠復甦幾乎被完全拋棄的藥物資產，使其成為更有實質獲利空間的產品。

在早期階段，他們專注於用更好的行銷提高藥物的銷售額，那些藥物是不受大型製藥公司關愛的被拋棄者，其中某些藥物甚至多年來都沒有業務代表負責處理。特殊藥物製藥公司也會投資特定的研發工作，尋找收購藥物的新使用方式，或者是新配方，舉例而言，讓原本一天需要服用兩次的藥物，轉變為對於病患更友善的一天服用一次。此舉也可以讓他們獲得少數幾年的獨家銷售權利。

收購完成之後的漲價幅度通常很溫和，目標是讓該藥物的價格更趨近於相同治療領域的其他藥物。「當時沒人抗議，因為大多數的藥物都是非常小的產品，雖然有些藥物的漲幅很高，但也不是百分之幾百的程度。」馬里斯說道。「都是二〇％，或者三〇％，而且是一次性的漲價，只是為了讓藥物價格回到市場水準。」

然而，隨著時間過去，提高價格已經逐漸成為策略的核心。沒有專利保護之後依然採用原廠藥名銷售，並在單次價格調整中就提高兩倍以上售價的藥物數量，在二〇〇〇年代中期開始增加，原本一年只有二到三種藥物如此，從二〇〇六年開始則是變成十三種至十四種[44]。

藉由尋找沒有競爭的藥物，特殊藥品製藥公司利用生物科技產業「證明」確實存在的相同價格彈性，該藥物只有一個供應者，藉此要求愈來愈高的價格，即使他們販售的產品已經年代久遠，過去曾是便宜的藥物。製藥公司的價格愈來愈高，部分原因是製藥產業推出新藥物的上市價格改變了。早期的特殊藥物製藥公司提高產品價格，使其接近治療相同症狀的競爭產品時，一般的漲價幅度不會超過三分之一。到了二〇一〇年代初期，如果老舊藥物採取相似的價格趨近策略，代表其漲幅可能高達數十倍。

特殊藥物製藥公司提高價格時，也發現保險業者和醫療系統如果不是過度專注於應對銷售額最高的藥物，導致無法留意目前的情況，就是害怕採取任何行動會讓病患無法取得藥物而遭到批評。無論何者，都只導致最小程度的不滿。「下一代的製藥產業經營者（或者說比較聰明的一代）知道特定產品缺乏價格彈性。」其中一間特殊藥物製藥公司的執行長在二〇一四年五月寫給一位投資人的電子郵件中說道：「所以他們繼續執行相同的策略，並且專注處理給醫師的報酬以及暢銷藥物。[45]」

病患提出控訴威脅的處理方法，則是使用製藥產業非常熟悉的途徑——提供共付額優惠券以及病患協助計畫，藉此設置病患必須自費購買藥物時的最高支付額度。所有手段打造出一條「康莊大道」，可以迅速通往似乎輕鬆取得的利潤。你不需要投資在藥物開發並耐心等候數年。你甚至不需要建造生產工廠；原始的藥物供應商會持續製造，也可以外包給承包製造商。你甚至能夠在自家客廳設置一間製藥公司。你只需要有能力找到一種藥物，無論基於何種原因——其他公司沒有商業興趣、有製造難度，或者監管機關的怪癖——所以沒有明確的競爭且你願意持續地提高價格。

第一群呈現老舊藥物在美國市場漲幅的其中一間公司位於加州，名稱是奎思柯製藥（Questcor Pharmaceuticals）。這間公司於二〇〇一年時向賽諾菲以十萬美元的價格以及未來收益的一小部分作為權利金，購買消炎藥物純淨ＡＣＴＨ膠劑（HP Acthar Gel）。這個藥物是一種注射型的荷爾蒙，時間可以追溯至一九五〇年代，由一小群醫師為了多發性硬化症復發的病患開立，也是一種嬰兒罕見癲癇疾患的一線治療藥物，雖然這個藥物無法以治療癲癇作為銷售，因為其銷售許可來自於其他適應症。

奎思柯收購時，純淨ＡＣＴＨ膠劑每支藥瓶的售價只有四十美元，由於病患人數少，加上製造過程非常複雜，即使經過六年的漲價，價格來到每支藥瓶一千六百五十美元，該藥物依然處於虧損[46]。到了二〇〇七年，該公司面臨破產時，一位新的執行長，來自國防產業的老將唐·貝利（Don Bailey）親自督導策略轉型。ＡＣＴＨ膠劑的價格也提高至每支藥瓶超過二萬三千美元。

四個月之後，丹妮爾．富爾茲（Danielle Foltz）七個半月大的兒子崔佛（Trevor）開始出現逐漸惡化的嚴重癲癇，被診斷罹患嬰兒痙攣症。神經科的醫師專家警告，如果不讓崔佛立刻接受數劑由奎思柯公司製造的純淨ACTH膠劑，崔佛很有可能會出現不可逆的腦部傷害。在二〇〇八年的眾議院聽證會上，富爾茲表示當時的每一天都像是身處「俄羅斯輪盤」，他們的保險公司一開始不願意支付醫藥費用，而奎思柯的病患協助專線則是表示需要幾天時間才能回應，而且不保證該公司願意提供藥物[47]。

「光是罹患這種疾病就會粉碎一個人，還要承擔你可能無法拯救自己兒子的罪惡感，因為你沒有經濟能力負擔藥物，那是無法想像的，在我心裡，也是無法接受的。」富爾茲表示[48]。幸運的是，她的故事有一個好結局。五天之後，她的保險公司大發慈悲，同意支付藥物費用，崔佛的治療成功。富爾茲說，她之所以出席聽證會，就是為了往後可能還會有其他家庭的孩子罹患相同症狀：「想到那些被嬰兒痙攣症摧殘的家庭，我的心就像被吞噬了。他們有沒有辦法取得這個藥物？還是他們會因為價格過高而無法負擔？[49]」

對於奎思柯而言，提高價格獲得的營收增加，有助於讓該公司獲得足夠的數據資料申請將該藥物作為嬰兒痙攣症的銷售許可，數十年來，醫師都只能以「標示外使用」的方式開立這個藥物[50]。奎思柯也資助該藥物在其他用途上的研究，並且努力將該藥物推銷給風濕病病患。該藥物的藥瓶銷售數量大幅增加，到了二〇一三年，純淨ACTH膠劑帶來超過七億五千萬美元的營收額，在貝利接手時，該藥物的營收額低於五千萬美元。一間曾經如此接近結束營業的公司，現在有了一種邁向暢銷地位的藥物[51]。由於這個藥物如此成功，事實上，英國公司馬林克羅特製藥公司（Mallinckrodt Pharmaceuticals）在二〇一四年三月時同意以五十六億美元的價格收購奎思柯，純淨ＡＣＴＨ膠劑是這筆交易中唯一有意義的營收來源。在所有權易主之後，就是更進一步的提高價格，純淨ＡＣＴＨ膠劑的定價在二〇一九年時達到三萬九千美元，從二〇〇一年開始計算，該藥物的漲價幅度超過九百七十倍[52]。奎思柯曾經在二〇一三年收購「席納臣長效」（Synacthen Depot；音譯）的開發權利，這是由諾華製藥開發的潛在競爭藥物[53]。這個可能競爭的藥物很快就被束之高閣。四年之後，馬林克羅特製藥支付一億美元，作為此舉違背反壟斷法的和解金。

另外一間從早期就開始支持大幅度漲價的製藥公司是歐維森（Ovation Pharmaceuticals），傑夫．阿羅寧（Jeff Aronin）於二〇〇〇年在伊利諾創立該公司，當時的他是一位三十二歲的商學院畢業生，計畫是從大型製藥公司購買「低風險的藥物產品」，可能是行銷不足的藥物，或者已經進入開發晚期階段的藥物[54]。歐維森購買罕見疾病治療藥物之後執行非常大幅度的漲價。一種曾經由亞培實驗室擁有的藥物，在二〇〇三年由歐維森收購之後，價格從一劑二百三十美元提高至一千九百美元，二〇〇五年從默沙東購買的另外四種藥物，其價格在一夜之間提高了三十四倍[55]。還有一種上市已經十年的癌症藥物則是從一年二千美元提高至一萬四千美元[56]。阿羅寧在二〇〇九年時以九億美元賣掉該公司之後，迅速創辦新的公司馬拉松製藥（Marathon Pharmaceuticals），而這間新公司後來因為準備將一款老舊肌肉萎縮症藥物的價格提高至一年八萬九千美元而捲入爭議，該藥物在歐洲的購入價格更為便宜[57]。

對於只有單一供應商的非專利保護藥物，歐維森和奎思柯執行的漲價規模引發若干批評，但是在麥克．皮爾森領導之下的威朗，才是讓這種商業經營策略更上一層樓的關鍵。

皮爾森堅定無情地刪減成本，砍除每間新收購公司的勞動力，並減少研發支出，最低程度為銷售額的三%。這些行為之後通常伴隨著鉅額的漲價。二〇一三年，馬拉松製藥購買兩種心臟病藥物耐危壓（Nitropress）以及益舒庇爾（Isuprel），並且將價格從每瓶大約四十五美元提高至超過二百美元[58]。兩年之後，馬拉松製藥將這兩個藥物賣給威朗，而位於加拿大的威朗立刻執行更為激進的漲價行為，讓其價格分別提高至八百八十美元以及一千七百六十美元[59]。

等到湯普森創立康格迪亞時，特殊藥物製藥公司從原本專注於行銷利基藥物產品，轉變為以價格驅動的掠食者經營模式。至少三十間美國公司都在購買老舊藥物並且執行漲價，有時候是大幅度的漲價。這種結果導致了狂熱的藥物收購——光是威朗就收購超過一百種藥物，也代表某些公司將已經漲價的藥物轉手賣給其他新創的特殊藥物製藥公司，後者更進一步地提高價格[60]。

威朗和其他製藥公司的行為，正如美國參議院後來提出的一份關鍵報告所說，「更接近避險基金，而不是傳統的製藥公司。[61]」他們剝削——在許多案例中，則是無情地剝削——藥物市場的失敗之處，其行為受到金融操作者的支持，他們爭相提供此種製藥公司的早期發展資金，投資諮詢公司則是協助他們尋找合適的藥物產品。特別是一群位於芝加哥地區的私人股權投資和創投公司，提供資金並設立幾間需為幾次藥物大漲事件負責的公司。歐維森製藥收到私募融資一億五千萬之後才能完成第一次的藥物收購[62]。赫萊森製藥（Horizon Pharma）將一種止痛藥的定價從一瓶一百三十八美元提高至將近一瓶三千美元，而赫萊森製藥在二〇一〇年於那斯達克股票交易所掛牌上市之前，就從創投公司募資超過五千萬美元[63]。

對於股份可以公開交易的公司來說，例如康格迪亞和威朗，股價成長是每次募資收購藥物的能力關鍵。避險基金將金錢挹注至康格迪亞和威朗。比爾．艾克曼的潘興廣場，以及另外一間行動型避險基金投資人傑夫．烏本的價值行動資本＊，都是在威朗崛起期間的最大股東，而現在已經停止營業的避險基金維欣資產管理（Visium Asset Management）則是康格迪亞早期的重要股東。

除此之外，投資銀行也會協助疏通，藉由指揮募資並提供新收購案的融資，藉此換取高額的手續費；光是威朗一間公司就創造了超過四億美元的投資銀行手續費[64]。大型投資顧問公司也參與其中。麥克．皮爾森對於製藥產業的觀點來自於他在麥肯錫（McKinsey）擔任投資顧問的經歷，他在麥肯錫工作二十年之後才縱身加入領導威朗，執行提高價格與資產剝離（asset-stripping）＊策略。幾位曾經在麥肯錫任職的管理階層到了威朗，加入皮爾森的行列，而麥肯錫也受雇於該公司，服務內容包括定價建議[65]。二〇一四年十二月下旬，麥肯錫的一位資深顧問如此描述威朗正在瞄準的幾種藥物，包括兩種心臟藥物，並未進入保險業者的觀察雷達，所以有「調整價格的潛力」。該封電子郵件的附件文件表示，「相關藥物產品長久以來都在保險系統中，審查實際上都只是蓋上橡皮圖章敷衍了事」[66]。

在同一段時間，麥肯錫也受聘為四間製藥公司的顧問，他們想要提高鴉片類藥物的銷售額。根據《紐約時報》的報導，麥肯錫公司的顧問曾經向嬌生提出吩坦尼（fentanyl）貼片藥物的銷售意見，更建議嬌生說服醫師開立更為強效的配方[67]。麥肯錫向普渡製藥（Purdue Pharma）提供多年「加強銷售」羥二氫可待因酮（OxyContin）的建議，麥肯錫公司提出的概念包括如果醫師大量將羥二氫可待因酮納入處方箋，就提高業務代表拜訪的次數，並且力勸普渡製藥「將郵購視為一種迴避藥局的方法，因為藥局對於鴉片類藥物的管制愈來愈嚴格」[68]。二〇一七年時，由於鴉片類藥物造成致命成癮效果的情況已經眾所皆知，麥肯錫提出一個計畫，如果一位客戶過度服用鴉片或者罹患鴉片類藥物使用疾患（opioid use disorder）時，就會向藥局支付將近一萬五千美元的回扣[69]。後來，麥肯錫同意向美國各州支付總計五億七千三百萬美元，針對鴉片類藥物氾濫（opioid epidemic）的起訴達成和解，雖然麥肯錫不承認其行為有誤，並且堅持過去的行為是合法的[70]。

對於想要採取相同漲價策略的競爭公司而言，老舊藥物的價值逐漸提高，避免競爭的新方法也因應而生。一間特殊藥物製藥公司阿米德拉製藥（Amedra Pharmaceuticals）收購了葛蘭素史克的一種老舊藥物阿苯達唑（albendazole）並且提高價格，處方箋的平均價格從三十六美元提高至二百四十一美元，隨後該公司又收購「在治療效果上唯一可相互替換的反寄生蟲藥物」權[71]。

* 譯註：傑夫．烏本即是稍早篇幅曾經提到的傑佛瑞．烏本，傑夫是傑佛瑞的暱稱。行動型避險基金（activist hedge fund）是常見的翻譯方式，譯者在此遵守慣用法。行動型避險基金的意思是指該避險基金有其關懷宗旨，將會藉由投資購買特定公司的股份，針對特定議題要求該公司的管理階層進行改變，因此「行動型」（activist）也有社會運動的意義。

* 譯註：資產剝離也譯為資產倒賣，兩種翻譯方式用於不同的語境；而這個詞本身的意義是指去除公司本身不需要的資產，或者是在收購另外一間公司時，去除該公司本身不需要的資產。

其他的製藥公司則利用聯邦食品藥物管制局進行的一項計畫，藉此打擊老舊且可能沒有效果的藥物銷售額。在一九六二年之前，如果想要讓藥物上市，製藥公司只需要證明產品的安全性。他們不必證明藥物具備實際上的療效。聯邦食品藥物管制局在二〇〇六年的一項計畫想要解決這個歷史遺緒，方法就是要求依然在市場上銷售老舊藥物的製造商必須接受現代的監管流程。第一個達成這個目標的製藥公司可以獲得數年獨家銷售時間的獎勵，而尚未獲得核可的競爭公司就會被迫下架其藥物。

腸賴泰是康格迪亞最早收購的藥物之一，而康格迪亞相信腸賴泰的成功是基於「藥物療效研究執行計畫」（Drug Efficacy Study Implementation）創造的獨占地位。另外一間製藥公司ＵＲＬ製藥（URL Pharma）幾年以前就曾經受益於這個計畫，出資進行臨床實驗證明痛風藥物柯克里斯（Colcrys；音譯）的有效性之後獲得獨家銷售權利。隨後，ＵＲＬ製藥控告競爭對手，將其逐出市場，再將藥物的價格提高為過去的五十倍[72]。

另外一種手法則是藉由緊密控制誰可以取得原創藥品，限制學名藥藥廠申請學名藥版本銷售許可的能力。透過「封閉式銷售系統」，讓原廠藥廠商可以選擇銷售對象，學名藥公司無法獲得原始藥物，但是，這個情況違反了監管單位對於提供生體相等性（bioequivalence）＊以及讓市場出現競爭藥物的規定。圖靈製藥（Turing Pharmaceuticals）於二〇一五年收購一種寄生蟲感染藥物曾經使用過這種手法，而該寄生蟲感染疾病可能有致命危險。葛蘭素史克在二〇一〇年首次轉讓所有權時，該藥物已經提高價格數次。當時，達拉匹林的價格是每藥片一美元。新的所有權公司阿米德拉製藥是柯爾製藥（CorePharma）的子公司，他們將價格提高至十三·

五美元。柯爾製藥在二〇一五年春天被收購，該藥物的美國權利賣出之前，價格再度提高至十七．五美元[73]。最新一任的收購者年紀大約三十多歲，皮膚十分蒼白，而他將發現自己的照片登上《紐約時報》的顯眼版面。

雖然圖靈製藥只是一間小公司，馬丁．希克瑞里卻體現「藥物作為金融資產」商業模式的殘忍無情——他就像一位傳統戲劇表演中的反派，欣然接受這個角色。希克瑞里過去曾經創辦一間小型製藥公司，名字是瑞崔芬（Retrophin），而瑞崔芬公司至少在兩種藥物上使用過這種「封閉銷售」手法[74]。希克瑞里與瑞崔芬公司的董事會發生爭執，在二〇一四年年底被趕出公司，但是在此之前，瑞崔芬公司已經將剛收購的藥物治歐拉（Thiola）之價格，從每個藥丸一．五美元提高至三十美元，病患每十五天需要服用一次治歐拉。據聞希克瑞里曾經要求將價格提高至上述金額的四倍，但是遭到瑞崔芬公司同僚的反對[75]。

希克瑞里並未因此氣餒，他創辦了圖靈製藥，並且收購前公司的三個藥物資產。幾個月之後，他用五千五百萬美元完成達拉匹林的收購。希克瑞里本人親自撰寫了一封電子郵件給一位投資人，內容主張製藥公司的高層完全不明白他們究竟可以將價格提高至何種程度而不會受到保險業者的反彈，他將會用達拉匹林證明這點。在達拉匹林的簡報會議中，希克瑞里吹噓該藥物是「弓形蟲感染的黃金標準治療方法」，所有想讓病患獲得最好治療的醫師，都會繼續使用

＊譯註：生體相等性是指兩種藥物產品在適當的研究中，以相同條件以及相同劑量給藥時，具備相同的生體可用比例。

達拉匹林，無論其價格為何[76]。

二〇一五年九月，達拉匹林的價格在一夜之間出現巨幅調漲，登上了報紙頭版[77]。在隨後宛如洪水的咒罵中，希克瑞里也成為「美國最被憎恨的男人」。這個綽號並未讓他悔悟。不到三個月，在富比士舉行的一場健康保健研討會中，穿著黑灰色連帽上衣與牛仔褲的希克瑞里被一位公關公司的高層詢問如果有機會重來，會不會做出不同的處理。

「我可能會讓價格更高，這就是我會做的處理。」他說。希克瑞里慵懶地坐在椅子上，就像一位慍怒陰沉的青少年。「我認為醫療的價格是沒有彈性的。我可以讓價格更高，替股東創造更多利潤，那是我最主要的職責。」

因為那是一種資本主義系統，以及資本主義的規則，他說。「我的投資人希望我將利潤最大化。不是最小化，不是追求一半的利潤，也不是追求七〇%的利潤，而是我們在企業管理碩士課程中學會的一〇〇%利潤曲線。[78]」

威朗、希克瑞里，以及其他人追求的掠食者經營模式將藥物貶抑為一種金融工具，並竭盡所能地榨取其價值。隨著所有藥物的價格乾涸——因為更高的藥物價格最後會嚇跑醫師與病患，或是將更多競爭者吸引至價格提高的特定藥物市場中——那些公司就會開始操作下一個藥物，完成規模更大且更好的收購案，才能繼續進行這種經營模式。

隨著這種經營模式開始蔓延，數百種藥物受到影響。在美國，根據美國政府對於處方藥物支出的分析，二〇一〇年初期至二〇一五年中期之間，就有五分之一的藥物提高了兩倍的價格[79]

。在同時期，有超過四百種藥物產品的價格提高了至少十倍[80]。

參與這種經營模式者可能會獲得龐大的報酬。根據彭博社的報導，一間由私募支持的公司用五千五百萬美元購買基因泰克過去推出的一種藥物，名稱是「艾克特繆」（Actimmune；音譯，該字由 active 和 immune 構成，有啟動免疫之意）並且提高藥物價格，僅僅二年多，就用六億六千萬美元的價格將藥物售出[81]。丹麥公司靈北製藥（Lundbeck）在二〇〇九年時以九億美金收購傑夫．阿羅寧創辦九年的歐維森製藥。奎思柯製藥當初支付十萬美元收購 ACTH 藥物，而光是這項產品就能夠見證十三年後，該公司以五十六億美元的價格出售。至於並未出售的公司，投資人如果在正確的時間點「兌現」，最初的投資就會獲得豐厚的利潤。威朗的股價在五年間成長十六倍，曾經一度成為加拿大市值最高的公司[82]。

病患和藥物費用的支付者承擔了結果。在美國，費用提高代表需要藥物的人必須支付更高的自付額，病患的治療可能遭到中斷，或者因為費用壓力而完全放棄治療。在其他情形中，醫師發現藥物變得如此昂貴後，不再開立有用的藥物。威朗大幅提高兩種心臟藥物的價格時，使用這些藥物治療的病患人數分別減少了三分之一及二分之一[83]。

這種商業經營模式導致的財務成本，最後由納稅人以及繳交保險費用的雇主承擔，而且是巨大的負擔。在美國，有超過二〇%的學名藥被美國政府問責署（Government Accountability Office; GAO）認定為出現一倍以上的「非常態漲價」（extraordinary price），而這些漲價藥物一年造成數十億美元的支出[84]。光是在二〇一六年，英國納稅人支付七十種藥物的漲價金額就已經來到三億六千八百萬英鎊[85]。歐洲其他國家的老舊藥物也出現相似的大幅漲價。南非製藥公司亞斯本藥物保健（Aspen Pharmacare）從葛蘭素史克手中收購癌症藥物之後，相關藥物在義大利的價格提高了十五倍[86]。在丹麥，一種用於促進分娩的注射劑價格提高了大約二十倍，從每瓶藥劑六歐元提高至超過一百二十七歐元[87]。其中漲幅最劇烈者是一種治療罕見疾病的藥物，價格從原本的每個膠囊二十八歐分硬幣提高至每個膠囊一百四十歐元，在荷蘭、比利時、西班牙，以及其他國家，導致一年的治療費用從三百歐元提高至超過十五萬歐元。該藥物的名稱為CDCA，漲價發生在一間義大利公司從競爭公司的手中購買競爭藥物的權利，並且將競爭藥物撤出市場之後[88]。

藥物定價大師米克．柯拉薩在密西西比創立的顧問公司名稱為「醫學行銷經濟」（Medical Marketing Economics; MME），雖然柯拉薩本人並未參與，但該公司針對威朗從馬拉松製藥收購的兩種心臟藥物提出建議。該顧問公司提出的「定價彈性檢驗」（Pricing Flexibility Review）認為，當時每瓶藥劑二百美元的兩種藥品都可以制定更高的售價。「醫學行銷經濟顧問公司相信該產品依然有調漲價格的彈性，最高可到知覺價格每瓶藥劑一千美元」，該公司在二〇一五年如此寫道。醫學行銷經濟顧問公司建議其中一種心臟藥物益舒庇爾的價格為每瓶藥劑七百美元[89]。威朗確實提高了益舒庇爾的價格，且更進一步——每瓶藥劑超過一千七百美元。

當時，柯拉薩準備要辯護威朗在收購席康諾（Seconal；音譯）之後立刻加倍售價的決策。席康諾用於協助臨終的病人，威朗將需求劑量的價格從一千五百美元提高至三千美元。幾年之前，另外一間製藥公司的銷售價格只有二百美元。「這間公司（意指威朗）認為，我們可以提高價格，讓藥物繼續留在市場，並且藉此賺錢。或者，我們也可以放棄，藥物就會消失。」二〇一六年，柯拉薩如此告訴美國全國公共廣播電台[90]。

但是，現在的柯拉薩認為，正是老舊藥物的哄抬價格行為讓他離開製藥產業。近年來，他說，他會接到製藥公司的電話，對方告訴他：「我們剛剛買了這個藥物，已經沒有專利，也沒有學名藥，原本一天分量的價格是三美元，我能不能賣到一天分量五十美元？」

「我一開始的答案是可以，市場會允許你漲價。但是，我憎恨這種事情一再發生。他們並未將任何有價值的產品帶入市場，他們利用製藥市場的基礎問題牟利，我再也不想參與其中。」他說。「起初，我會向那些製藥公司提出建議，過了一陣子之後，我只會說：『不要再來打擾我了，你們到底在做什麼……我討厭這種事情。我不會幫助你們從這個系統中偷錢。』[91]」

這種去原廠品牌化的詭計後來曝光之後，英國製藥產業的幾個主要商會組織迅速譴責這種詭計導致的老舊藥物漲價是「追逐私利而罔顧他人的剝削」[92]。但是，使用這種詭計者不限於想要追求迅速成長的小型新創公司，連大型製藥公司也參與其中。

二〇〇九年，全球最大製藥公司之一輝瑞正在處理一個困境。該公司的一個英國產品，用於治療癲癇的藥物，原廠藥名為伊潘努汀（Epanutin；音譯），已經開始造成虧損。這個藥物在一個世紀之前經由合成問世，現在已經被其他治療藥物取代，鮮少被納入新病患的處方用藥。然而，還有幾萬名病患，大約是英國癲癇病患的十分之一，依然服用伊潘努汀[93]。該藥物的價格是在許多年以前制定，一包總計四十八個膠囊，價格為二·八三英鎊——一個膠囊的平均價格為三便士。相較之下，比較不受歡迎的藥片版本，在學名藥藥廠梯瓦提高價格之後，價格為每片超過一英鎊。

由於輝瑞受到規則限制，如果想要提高伊潘努汀的價格，就要降低另外一個原廠品牌藥物的價格，或者是繳回額外的利潤。另外一個替代方案則是向英國衛生部提出要求，希望可以說服官員相信輝瑞針對該藥物進行大幅度的漲價是合理的。兩種選項都沒有吸引力。幸運的是，該年稍早時出現了另外一個計畫。艾麗森・史帝文森（Alison Stevenson）是一位學名藥產業的沙場老將，她在英國英格蘭的薩默塞特（Somerset）創辦了一間小型製藥公司，公司名稱為托爾學名藥製藥公司（Tor Generics），而她在五月時聯絡輝瑞公司，表示她有想法可以讓輝瑞在一些藥物身上制定更高的價格[94]。幾個星期後，史帝文森前往輝瑞開會，向傑森・派費特（Jason Perfitt）以及珍妮・蕭（Jenny Shaw）進行簡報，他們兩人都是輝瑞負責處理成熟藥物的高層。

史帝文森建議輝瑞應該將伊潘努汀膠囊授權給她的公司，而她的公司將會去原廠品牌化，用學名藥「苯妥英硬式膠囊」的名義販售。輝瑞可以繼續供應藥物，但是新的學名藥不會受到原廠品牌藥物的價格限制，能夠用更高的價格售出。即使在道德上有疑問，但這是一種合法的策略。史帝文森相信，其他公司想要用競爭的學名藥物取得市場上的一席之地「非常困難」，她也預測至少會有三到五年的時間窗口，讓輝瑞製造的藥物可以保持市場上唯一可取得的藥物地位。

苯妥英是伊潘努汀中的活性成分，也是所謂狹窄治療指數（narrow therapeutic index）藥物，意思是這種藥物對於病患來說非常敏感，必須謹慎控制藥物在血液中的準確濃度，方能控制癲癇並且避免造成不良的副作用。因此，該藥物的臨床指南建議，如果病患服用藥物之後恢復穩定，不應該服用不同的藥物，甚至不建議使用不同製藥公司的同成分藥物，以苯妥英的情況來說，其中就包括由以色列學名藥公司梯瓦製造的昂貴藥片版本。因此，輝瑞必須向醫師和病患明確地表示，除了新包裝之外，該藥物沒有任何改變。史帝文森表示，她的計畫可以創造一年一千九百萬英鎊的營收，由輝瑞和托爾學名藥製藥公司均分[95]。

監管機關後來取得的內部電子郵件顯示，輝瑞的高層曾經思忖這個提案是否合乎倫理以及其可行性。與史帝文森會面之後，珍妮．蕭曾經在七月下旬以電子郵件向派費特以及另外一位同仁概述史帝文森提出的想法。如果和托爾學名藥製藥公司合作，輝瑞「不能參與漲價過程」，蕭寫道，並解釋了史帝文森提議內容的某些運作機制。她在信件的結論中說道：「我的另外一個擔憂是倫理問題——提案目標看起來很好，但是會大幅增加國民保健署支付苯妥英膠囊的價格，老實說，我認為這樣不對。」難道輝瑞不能聯絡衛生部，明確地解釋伊潘努汀正在虧損，和衛生部達成幅度較為溫和的漲價協議，她問。「或者，從另一個角度來說，我可能只是太仁慈了。」她在信末如是說。

其他人則是提出安全性的質疑。幾個月之後，輝瑞剛任命的英國醫學主任伯克利．菲利普斯（Berkeley Phillips）博士得知此事時表達明確的立場。「我不相信讓病患從原廠抗癲癇藥物（AED; anti-epilepsy drug）轉換至學名藥抗癲癇藥物在醫學上是安全的，特別是苯妥英，苯妥英是治療指數非常狹窄的藥物。」他在二〇〇九年九月十八日的電子郵件中寫道。「無法控制癲癇會導致重大的臨床影響，也可能會讓病患失去駕照，必須長時間沒有出現癲癇發作之後才能夠重新獲得駕照。[96]」另外一位輝瑞的資深高層回覆，並且將這個情況總結為一種「有趣的困境」。「我們同意自己有義務為了病患做出正確的決定，但我們也有同等的義務為了公司做出正確的決定。」他們在信中寫道。

雖然有所憂慮，但他們繼續討論托爾學名藥製藥公司。二〇一〇年一月下旬，輝瑞既有產品商業部門（Established Products Business Unit）的主任史帝夫．波爾頓（Steve Poulton）發送了一份待辦目標摘要，內容解釋輝瑞必須探索這個機會，因為「潛在的益處非常龐大」。他後來表示，他擔憂如果他們無法找到方法讓該藥物可以創造利潤，輝瑞最後必須停產。然而，還有尚未解決的問題。其中一個問題的標題是「信任」。「我們必須想辦法在病患和醫師面前將這個行動定位為『沒有變化』；同時向衛生部和藥物費用支付者證明確實『有變化』，而且不能被外界指控為偽善地一方面操作信任議題，一方面在輝瑞陷入資金危機時向國民保健署榨取金錢。[97]」

輝瑞最後決定拒絕和托爾學名藥製藥公司達成協議。但是，幾個月之後，輝瑞與另外一間小型公司弗林製藥（Flynn Pharma）接觸，討論相似的提議。

在二〇一〇年向輝瑞高層展示的簡報內容中，弗林製藥概述了提高藥物價格造成的潛在聲譽受損，他們也提議「輝瑞可以利用弗林製藥擔任『銷售授權代表』（marketing authorisation holder; MA holder），藉此避免製藥領域的政治傷害。」二〇一一年六月的電話會議紀錄顯示，輝瑞的商業客戶總監保羅．威爾森（Paul Wilson）以及弗林製藥明確表示，輝瑞雖然可以自己進行藥物的去品牌化，但弗林製藥將會保護輝瑞作為一間大型製藥公司的名聲。「重點完全就是關於名聲」該次會議記錄寫道，而弗林製藥詢問「輝瑞高層是否希望《每日郵報》的記者在他們家門口駐點紮營」，這句話指的是在前一年奧登．麥肯錫提高氫羥腎上腺皮質素價格時登上該報的新聞版面[98]。

這次的交易決定輝瑞會繼續製造藥物，而弗林製藥收購庫存，價格則高於伊潘努汀的目前售價。弗林可以自行去品牌化並大幅提高產品價格。雙方希望讓醫師和其他醫療專家知道其計畫，藉此避免關於病患安全的疑慮。

二〇一二年一月，雙方終於簽訂合約。這個合約和托爾學名藥製藥公司提議的差異在於，輝瑞把銷售授權交給弗林製藥，但這件事情需要英國藥品與醫療產品監管署（Medicines & Healthcare products Regulatory Agency; MHRA）的許可。艾麗森．史帝文森聽到風聲之後採取法律行動，最後與輝瑞達成和解，輝瑞為此支付七位數字的和解金。

三月初，銷售授權許可成功移交至弗林製藥，但是弗林製藥希望申請更名許可時，藥品與醫療產品監管署的官員不同意，因為有可能導致「病患不必要的緊張和混淆」。弗林製藥的回應是向藥品與醫療產品監管署提出警告，表示原廠藥會在幾個星期之內售罄，「藥物停產可能導致致命的結果」。二〇一二年六月下旬，與弗林製藥進行了一次「非常艱困」的電話會議之後，藥品與醫療產品管制署的官員向衛生部回報表示，「弗林製藥實際上就是在威脅停產，倘若他們無法獲得學名藥變更許可」監管署的官員寫道。「雖然弗林製藥的行為完全不負責任，但我們無法找到簡單的處理方法。[99]」弗林製藥最後用詳細的溝通策略，繳交新的計畫並且獲得核可。但該公司否認曾經威脅將藥物停產。

弗林製藥在二〇一二年九月下旬推出更名後的藥物[100]。漲價之後的結果代表一包四十八顆裝的藥物，採用最常見的一百毫克劑量，國民保健署必須支付六十七．五英鎊，相較於該藥物的名稱還是伊潘努汀的二．八三英鎊，一夜之間提高了二十二．八五倍[101]。即使另外一間學名藥廠在幾個月之後突如其來地推出競爭藥物，弗林製藥也只有將價格減少二〇％。整體而言，該藥物在二〇一三年時讓英國醫療系統付出大約五千萬英鎊，相較於過去一年只需要二百萬英鎊。

小型製藥公司使用的去原廠品牌名稱和其他詭計，想要藉由提高老舊學名藥物的價格獲利，通常受益於缺乏競爭。但是，近年來，病患也經常看見，即使許多公司都在製造相同的老舊藥物，價格依然會上漲。

二〇一四年，美國康乃狄克州檢察總長當選人喬治．傑布森（George Jespen）旗下的一名律師翻閱報紙時，一篇文章吸引他的目光。該篇文章鉅細靡遺地描述少數老舊藥物的價格在近年來提高超過二倍，讓病患和醫師感到苦惱。在其中一個例子，三個製藥公司製造相同的學名藥物，卻在大約相同的時間全面漲價。這位律師的名字是麥克．柯爾（Mike Cole），他認為「事有蹊蹺」，傑布森回憶道，於是柯爾參與的反壟斷法團隊獲得同意，開始發出傳票進行調查。要求主導調查的反壟斷法律師喬．尼爾森（Joe Nielsen），並未在他們關注的特定藥物上取得太多進展，但是「在取得對方回應傳票的資訊時，他們看見其他可能的價格操弄行為」，傑布森表示。一位司法部的官員向傑布森團隊的一位成員描述他們最後成功揭露的陰謀蔓延案件，「可能是歷史上在美國境內發生最大宗的企業聯合操弄行為（cartel）。[102]」

傑布森的臉型寬大，個性腳踏實地且平易近人，完成兩次的四年任期之後，決定不再爭取連任，於二〇一九年卸下檢察總長一職。他現在重返私人執業，依然熱衷關心這起訴訟案在美國司法體系中的進展。超過四十個州政府加入這起訴訟案，美國司法部也啟動刑事犯罪調查。

傑布森表示，他當時的團隊很早就發現他們找到了關鍵。美國的學名藥產業呈現極端的「緊密交織」（tight-knit），製藥公司密集地設置在紐澤西以及賓州東部，而且經常一起參與社交活動。「一共有幾百位公司高層……他們全都認識彼此。」傑布森說道：「他們經常一起打高爾夫球，也會舉行女孩聚會，他們在貿易展上時時刻刻都會見到彼此，所以我們開始探索那個世界。[103]」

他們發出的傳票數量後來變成幾百份，要求電信公司和學名藥製藥公司提供文件資料時，他們的直覺也獲得了回報。「我們很快發現，傳票送出之後，藥物價格並未調降，但是藥物的經常性漲價模式迅速消失了。」傑布森補充道。

在一個功能健全的競爭市場中，多間學名藥製藥公司的存在，應該有助於降低年齡逐漸增長的藥物製造成本。但是，如果製藥公司同意彼此不要競爭，就可以確保所有公司都獲得更高的利潤，即使他們的市場占有率將會低於競爭之後的結果。社交活動提供了充足的機會，讓他們可以討論價格以及不同藥物的市場，而且不會留下紙本紀錄。「他們有充分的動機，他們也有充足的手段。」傑布森表示。

同時，律師團隊已經獲得數百位製藥公司高層的電話紀錄以及文字訊息紀錄，電腦軟體讓他們可以分析通訊行為背後的模式。「我們可以追查兩隻電話號碼之間的通訊，每次通話的時間和日期，以及通話的時間長短。他們是名義上的競爭者，他們應該要為了獲得優勢而相互廝殺。我們發現他們在一年半的期間之內與彼此通話十多次、數百次，甚至一千多次。」傑布森說。

「我們發現勾結行為瀰漫在這個產業之中。」

一開始，傑布森想要追查一間比較小型的製藥公司，名稱是「繼承製藥」（Heritage Pharmaceuticals），而這間公司的罪證確鑿，沒有辯駁的餘地。二〇一六年十二月，傑布森針對兩種藥物起訴繼承製藥和另外五間公司。在隨後的幾個月，幾位製藥公司的高層決定出面成為合作證人（cooperating witness，污點證人之意，但污點證人並非正式用法），協助律師團隊能夠控告另外一個範圍更大的陰謀[104]。從傑布森的觀點來看，眾多學名藥製藥公司，甚至可能是學名藥產業大多數的製藥公司，都受到一種看似影響整個產業的協議影響，他們決定瓜分市場，讓每間製藥公司都可以獲得「公平的分潤」（fair share）。不同製藥公司的高層彼此通訊討論大範圍的藥物時，這個詞也持續地出現。另外一個常見的詞語是「在這個領域之中友善互助」（playing nice in the sandbox，字面意思是孩童在沙盒中遊戲時保持友善）。如果一間製藥公司遵守規則，不在價格上競爭，其他公司也不會搶奪他們的客戶。

律師團隊指控的製藥產業陰謀完整地呈現在二〇一九年五月公開的法律文件。內容直指二十間製藥公司以及超過一百種藥物。以色列的學名藥大廠梯瓦製藥公司是指控的核心，由大型製藥公司持有的公司，包括輝瑞的「綠石」（Greenstone）與諾華的山德士也名列被告[105]。

起訴內容指出，學名藥製藥公司會區分不同學名藥物的市場，分享可用的分銷額度以及零售顧客。製藥公司通常會平均分配市場，除非其中一間公司率先推出特定的學名藥，在這種情況下，該公司可以獲得較大的分配比例。藉由區分客戶，學名藥製造廠商避免低價傷害其他廠商。法律文件也記載了客戶曾經前往一間學名藥製造廠商，要求對方參與合約競標，但該廠商拒絕，顯然地，因為那位客戶已經被私下分配給另外一間不同的製藥公司。根據指控內容指出，製藥公司在雞尾酒派對、產業晚宴，以及高爾夫球敘中分享資訊，各間公司的高層則是在紐澤西的牛排館，以及明尼蘇達的「製藥產業中的女性」活動還有其他場合見面。

相關的法律文件主張，應該競爭的製藥公司之間有著保護彼此的協議，相較於沒有這種協議的情況，可以保持更高的藥物價格，而且這種協議已經維持數年。梯瓦和其他製藥公司「利用製藥產業的勾結本質，不只維持每種學名藥物市場的『公平分潤』，也儘可能地讓許多藥物進行顯著的漲價」[106]。據信，梯瓦製藥從二〇一二年開始明白，只要他們提高藥物的價格，就可以確定競爭的製藥公司將有樣學樣地提高價格，而不是把握機會，用更便宜的學名藥產品獲得新的客戶。法律文件引述的一個例子來自二〇一二年，當時梯瓦提高了乙型阻斷劑藥物納多洛爾（nadolol）的價格，山德士也採用相同的策略，在一個月後提高了相同學名藥物的價格。到二〇一三年，該藥物的第三間學名藥製造廠商邁蘭同樣提高了價格[107]。三間製藥公司配合彼此的漲價策略，相同藥物的學名配方版本現在的價格比過去高出了二十七倍[108]。在漲價前的那段日子，三間製藥公司的高層經常相互電話聯絡。

傑布森相信他們指控的勾結行為導致美國的消費者付出了數百億美元，但是他非常清楚，高價藥物還會造成其他的後果。「人們為了健康，甚至是為了生命而需要這些藥物，因此高價藥物強迫他們在原本不需要取捨的決定之中做出選擇——他們必須選擇支付房貸、支付房租……或者是照顧家人的健康。」他說：「這是一種可怕的人性代價。」

第七章

# 收購遊戲

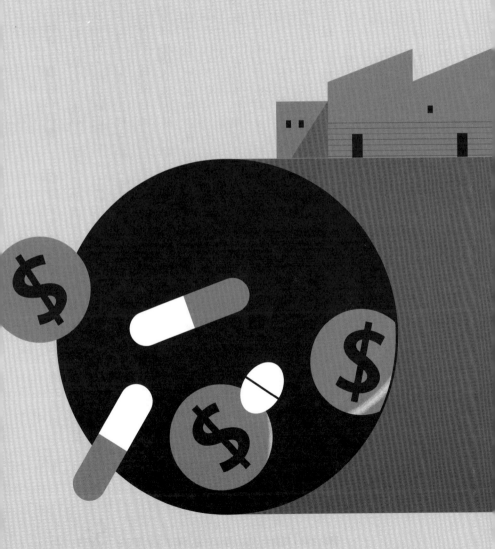

暢銷藥物年代讓以研究為導向的製藥公司仰賴少數的藥物產品創造公司的大量利潤。專利灌木叢保護、專利的常青，以及其他詭計可以協助價值數十億美元的藥物延長獨占時間，但是，製藥公司無法永遠阻擋學名藥藥廠的競爭。一次大型的「專利斷崖」（patent cliff）出現在二〇一〇年代初期，許多在一九九〇年代末期上市的暢銷藥物失去了專利保護，開始面對學名藥的競爭。其中包括禮來製藥公司的精神疾病藥物津普速、賽諾菲與必治妥製藥公司共同銷售的抗凝血劑保栓通，以及輝瑞的降膽固醇藥物立普妥。失去法律強制保護的獨占地位通常會帶來嚴重的影響。立普妥在二〇一二年失去專利保護之後的第一年，輝瑞就承受該藥物每年原本九十六億美元的銷售額減少了六〇％。

製藥產業想要填補失去一系列暢銷藥物造成的銷售缺口，對於他們來說，讓事態更加惡劣的是，到了二〇一〇年時，能夠完成開發流程的新型藥物數量已經出現連續十年下降，甚至低於二十五種新藥物，平均一年只有一種新型藥物❶。追求暢銷藥物模式的基礎是出資研究開發可以創造大眾市場新型藥物的常態供給，但開發藥物的成本愈來愈昂貴，而成果卻愈來愈少。

在必須面對的所有難題，身為上市公司的壓力也不會因而減少。製藥公司的高層不能只是填補損失，而是要想方設法持續地讓營收額超越過去的表現。許多製藥公司最初的應對方式就是回到商學院傳授的基礎工具：合併、節省預算，以及裁員。

千禧年之交以一系列極為重大的合併案為特徵，並且重新塑造製藥產業，創造了葛蘭素史克、阿斯特捷利康，以及二十一世紀其他的巨型製藥公司。在交易的狂熱中，重點已經變成收購競爭對手，或自行承擔被他人收購的風險。十年之後還會有一波新的合併與收購風潮，通常是伴隨著全球經濟不景氣，而且會進行員工人數和既有研究計畫的大規模縮減。在二〇〇九年至二〇一二年間，超過三十間大型製藥公司關閉了研究中心[2]。輝瑞在七年間裁撤超過五萬個工作機會，年度研究開發預算則是從二〇一〇年的九十四億美元縮減至二〇一三年的六十七億美元[3]。在二〇〇〇年至二〇一〇年間，研究導向的製藥公司員工人數減少了三十萬[4]。

雖然合併被視為股東喜愛的處理方式，但其本質終究是一種自我挫敗，提供短期的成長，代價則是承受長期的傷害。約翰．拉馬帝納（John LaMattina）在二〇〇七年離開輝瑞時是該公司的研究主管。幾年之後，他研究公司合併對於研究發展的影響，將結果發表於一本醫學期刊。拉馬帝納認為，大型的合併案對於研究有著「毀滅性」的影響。「不只縮減了研究發展經費，研究中心也被完全消滅了。」他寫道[5]。

輝瑞併購三間製藥公司，包括華納—蘭伯特、法瑪西亞（Pharmacia），以及席勒（Searle）時就發生關閉了幾座研究中心的情況。拉馬帝納也發現，合併還會擾亂新的化合物進入研發流程的速度。他將責任歸咎於整合研發部門與評估研究計畫的緩慢。「在至少九個月的合併期間，通常不會進行新的研究計畫，人事聘僱也會遭到凍結。」

一位前大型製藥公司的執行長也提出相似的觀點。「在製藥公司的大型合併案中，如果其中一間公司的研發經費是六十億美元，另外一間公司的研發經費是四十億美元，兩者合併的結果不會是一百億美元的研發經費，可能的結果是七十億美元。」他說。「製藥產業正在減少研究開發支出。[6]」

製藥公司合併的欲望已經吞食製藥產業的許多中階廠商，而且毫無減緩的跡象。在二〇一九年中，由於復邁在美國的專利即將過期，競爭的學名藥準備進入市場，復邁的製造廠商艾伯維以六百三十億美元的價格收購愛力根製藥，愛力根製藥最著名之處就是銷售醫學美容產品保妥適（Botox；肉毒桿菌）。艾伯維表示，他們預期收購案最後可以讓公司一年節省二十億美元[7]。同年，必治妥製藥公司支付七百四十億美元收購賽基（Celgene），而阿斯特捷利康在二〇二〇年年底宣布用三百九十億美元收購瑞頌製藥（Alexion Pharmaceuticals）。

在整體的製藥產業中，營收用於研究發展的比例從一九八〇年代逐漸增加，但過了二〇〇〇年之後減少。二〇一一年時，研發經費終於停止減少，並從二〇一五年開始，每年都有適度的增加，雖然二〇二〇年代上半的預期研發支出占銷售額占比再度減少[8]。

在這種發展趨勢中，大型製藥公司用於公司內部早期研究計畫的金額出現顯著的減少，但早期研究計畫是創造真正的新型治療藥物之關鍵。近年來，用於進行臨床試驗，檢驗潛在藥物對於病患效果的支出大幅度增加，在製藥公司的研發支出中，占了愈來愈高的比例。在一項年度會員調查報告的數據資料中，這種改變趨勢非常明顯，該年度會員調查報告的執行單位是製藥產業在美國的主要商會組織「美國藥品研究與製造商協會」（Pharmaceuticals Research and Manufacturers of America; PhRMA）。二〇〇八年時，臨床實驗前的研發支出比例——也就是第一次臨床試驗之前的研究工作，包括增進對於疾病的理解，尋找新的目標藥物以及潛在的化合物等——為二八．八%[9]。到了二〇一九年，這個數字下降為一五．七%[10]。

笨重的製藥巨型公司面臨的部分問題是人才外流，因為製藥產業和學院的科學家都屈服於誘惑，想要創立或投身新興的生物科技公司。如果這些人有一個好想法，而且可以證明該想法具備臨床價值，他們獲得的獎勵遠遠超過一位領取固定薪資的研發科學家可以想像的範圍。除此之外，正如我們看見的，研發成果的減少導致許多製藥公司的高層相信，增加藥物開發的投資金額只會導致損失。理性的替代方案，就是依照股利以及股票回購的形式，將更多金錢交還給投資人。

股票回購曾經是一種艱澀難懂的金融操作，卻因其額外帶來的益處，也變得特別受到歡迎。藉由使用盈餘向投資人購回股份，該公司的股份總額減少了。這個結果反而可以提高一間公司在股市上的指標數值，該數值稱為每股盈餘（earnings per share），能夠提高該公司的股價。經濟學家拉佐尼克認為，股票回購是一個產業金融化後最惡劣的操作之一，因為這個操作榨取了一間公司的價值與消耗資源，而這些資源原本可以用於提高創新投資，並獎勵員工在創造價值時的貢獻。這種操作對於股價的影響可能是短期的，但製藥公司的高層通常會有顯著的個人動機採取這種方法。研究調查結果顯示，如果製藥公司以認股權（share options）作為高層的獎勵機制時，該公司就更有可能採取股票回購[11]。

從二〇〇七年至二〇一六年，在這段不超過十年的時間內，十九間製藥公司總計支付二千九百七十億美元購回股份，並支付二千六百七十億美元的現金作為股利分紅。這個數據等同於每間公司在這段期間獲得將近二十億美元的淨利，而且總計的淨利金額比投資在研發的金額多出七百五十億美元[12]。除了股票回購之外，還有其他在金融上提高營收的手段，例如將智慧財產權移轉至海外的單位，或者是為了減少稅金支出，安排「稅負倒轉」交易。分析師認為康格迪亞因為位於巴貝多的子公司，可能成為稅負倒轉的目標，而稅負倒轉是指一間大型公司為了將企業總部遷至稅率較低的國家，進而收購一間較為小型的公司。幾間製藥公司，例如邁蘭和愛力根都曾經進行過稅負倒轉，輝瑞也曾經提議採用相同的手法，但歐巴馬總統在二〇一八年立法改變了規則，導致輝瑞的交易胎死腹中[13]。

這些金融操作手法伴隨的結果，就是全球各地的藥品價格持續上漲。過去當新型藥物進入既有藥品領域時，為了獲取市場占有率，必須制定較低的價格，現在那種日子已經不復存在。美國奧勒岡州立大學研究人員發表的一份研究發現，一種新型的多發性硬化症藥物進入市場時，原有藥物的製藥公司反而提高價格，使其價格符合新藥物。由於舊型藥物沒有學名藥版本，製造商認為仰賴品牌忠誠以及藉由行銷說服醫師將藥物納入處方箋，可以創造更高的利潤[14]。

製藥公司的高層也養成有利可圖的習慣：提高現有藥物的價格。這種藥物的漲價規模雖比不上特殊藥物製藥公司推動的數千倍，但由於相關藥物每年的營收高達數十億美元，每年提高一〇％或二〇％，對於支付帳單的人而言，依然是鉅額。

有些國家會實施價格或支出限制，藉此嚴格限制製藥公司在專利藥物上市之後改變價格的能力。舉例而言，英國政府允許原廠品牌藥物可以提高二％的支出，如果超過這個比例，製藥公司就必須繳回額外的營收[15]。美國從來沒有實行這類措施，但是長久以來，美國製藥公司的高層依然擔憂如果現有藥物的漲價程度超過通貨膨脹的程度，將會引發反彈。最大型的研究導向製藥公司之一的執行長以匿名方式表示，在二〇〇〇年代初期，他會用通貨膨脹比例作為藥品年度漲價的限制，通常不會高於三％。「在過去，我從來不希望公司藥品的平均漲幅高於通貨膨脹比例。」這位前執行長表示：「我認為超過這個比例就會引來相當程度的關切、相當程度的政治壓力，以及國會的立法行動，我不希望承擔這個風險。[16]」

到了二〇〇〇年代的後期，這種猶豫已經開始消失。畢竟，如果製藥公司認為藥品只不過是金融資產，為什麼不在市場允許的範圍內儘可能地提高價格？製藥產業已經出現一種「巨變轉向，仰賴提高價格獲得更多營收。」這位前任執行長表示，並且補充說道，這種轉變「可能就是製藥產業現在招致眾多批判的原因」。大規模的藥品價格上漲在美國成為常態。到了二〇〇八年，一位美國藥物價格專家在國會聽證會上表示：「一〇％至二〇％的價格上漲，無論是每個月調漲一次，每年調漲一次……現在只會被視為正常。[17]」

「製藥公司因為專利保護到期而失去營收額，他們沒有能夠補上營收缺口的化合物，他們唯一的出路是提高價格。」這位前巨型製藥公司的執行長說道。「我懷疑他們的行為是因為走投無路，『你看，我們因為專利保護到期而承受損失，我們推出新藥物的速度無法填補缺口，我們正在申請專利的化合物也不成功。我們唯一可以繼續維持營收的方法就是提高價格。股東付錢給執行長，就是希望執行長做這些事情。』[18]」

常態性的價格調漲代表威而鋼上市經過十年之後，定價將會變成兩倍。即使兩種相似的同質藥物犀利士（Cialis）和樂威壯（Levitra）上市並獲得顯著的市場占有率，輝瑞依然持續提高藥價[19]。一份近年的研究，以美國銷售前三十六名的原廠品牌藥物作為樣本，發現自從二〇一二年開始，保險公司或自費給付藥物的非保險病患支付其中八〇％藥物的價格提高了超過一半，而其中四四％的藥物價格提高了兩倍[20]。

價格增加不限於藥物仍然在專利保護的期間，漲價行為也讓製藥公司可以從少數的醫師和病患身上汲取更多營收，即使已經有學名藥上市，這些醫師和病患依然對於特定的品牌保持忠誠。其他類型的藥物，特別是生物製藥，由於更難以製造，即使失去了專利保護，依然沒有競爭對手，所以製藥公司樂於持續利用定價的權力。治療多發性硬化症的藥物亞馮尼克（Avonex；音譯）上市已經超過二十年，每年平均的漲幅為三六%[21]。威朗、康格迪亞，以及特殊藥物領域的其他公司也向主流的製藥公司展現了，在支付者採取行動之前，無論支付者的身分是保險公司或者政府，製藥公司能夠在何種情況下利用上市藥物的定價權力。

如果藥物的價格在一夜之間以不當方式，漲幅高達數十倍，可能就會引發強烈的反彈。但是，如果只有一間製藥公司提供某些病患需要的藥物，病患只有兩種選擇：付錢或者無法獲得藥物。經濟學家將這種情況稱為「價格彈性」，價格彈性用於衡量價格提高對於需求造成的影響。由於缺乏替代方案，藥品是非常沒有彈性的。

提高價格成為讓大型暢銷藥物銷售成長的重要方法，也可以彌補藥物失去專利保護之後，因為學名藥納入處方箋次數提高而造成的營收損失，這種方法迄今依然存在。二〇二〇年，美國國會調查取得製藥公司內部電子郵件和文件之後發現證據，顯示數種暢銷藥物的漲價發生在製藥公司擔心無法達成營收目標時[22]。

儘管製藥公司承諾限制漲價的規模，但美國市場依然持續發生藥物價格上漲。許多製藥公司會在每年年初提高建議售價，二〇二一年也不例外。每十年，GoodRx 公司追蹤超過八百次的藥物漲價行為。藥物平均漲幅為四．五%，比通貨膨脹率高出三%，其中包括連續第二年漲價

七．四％的復邁，復邁是年度銷售營收額最高的藥物[23]。李林克（Leerink）投資銀行一位分析師提出的報告發現，在二〇一四年至二〇一七年間，美國銷售額排名前四十五名的藥物，有超過六〇％的銷售額成長必須歸功於提高價格[24]。

儘管既有藥物在受到專利保護時進行漲價大多是美國特有的現象，但依然有其全球重要性，因為這個現象提高了該領域次世代藥物上市時的價格。如果既有藥物變得更為昂貴，瞄準相同病患族群的新型藥物就會有更高的價格基準。同樣地通貨膨脹效應也發生在其他市場，即使製藥公司希望以低於美國市場的價格獲得產品的補償。

由於大型製藥公司自身沒有辦法製造需要的新藥品，他們開始尋找其他較為小型的製藥公司看是否有前景看好的候選藥物。這個現象讓製藥公司的高層可以更有策略地處理其追求的藥物產品。大型製藥公司在傳統上會維持能夠處理多元治療領域的研究與商業架構，但是，收購藥物產品的策略轉向減少相關支出的必要性。前景看好的候選藥物之所以引起他們的興趣，是因為相關藥物與該公司的既有藥物為相同的治療領域，可以利用組織制度知識（institutional knowledge）和現有銷售團隊，讓大型製藥公司開發二到三種的新型藥物組合，延長既有產品持續創造營收的生命周期。也有可能是因為製藥公司發現自身產品組合的弱點，或者是一個有利潤的新領域，但是他們沒有相關藥物，所以他們希望省下如果從零開始需要十年或者十年以上的研究發展時間。

如果關鍵藥品的專利時間即將結束，時機良好的收購可以讓製藥公司的高層順利填補即將出現的營收缺口，讓市場覺得高興。收購一間公司或者申請一個藥物執照時支付的金錢，可以簡化至一種計算方式：下一個發展階段有多少風險；市場的可能大小；預期的競爭狀況如何；以及最重要的是，預期的藥物給付金額。收購手法不會消除風險，而是相較於期待公司內部的科學家進行新的基礎研究或者藥品早期開發階段的「希望之躍」，收購手法的風險能夠更接近量化計算。

金融家熱情地引導製藥產業走上這條道路其實毫不令人驚訝。二〇一〇年，投資銀行摩根．史坦利（Morgan Stanley）向大型製藥公司提出建議：減少公司內部的研究投入，將資金用於向較小型的製藥公司購買已經進入後期階段的藥品資產，或投資非藥物資產[25]。摩根．史坦利銀行的分析發現，相較於公司內部的研究，投資在藥品申請銷售執照的收入能夠創造三倍的可能營收。當然，這種收購手法還是有可能讓製藥公司犯錯，例如艾伯維製藥公司在二〇一六年以美金五十八億美元收購一間位於舊金山的生物科技公司「幹細胞中心」（Stemcentrx）。該公司正在開發一種肺癌治療藥物，後來在臨床試驗中受挫，導致艾伯維必須認列四十億美元的貸款損失。但是，如果製藥公司對於收購目標藥物的成功機率能夠得到良好的評估，並採取激進的定價策略，就可以獲得巨大的潛在收益。

正如我們即將看見的那樣，許多基礎的科學進展都在大學實驗室或公共資金贊助成立的研究實驗室進行。這種新型的經營手法仰賴於收購，但也能夠讓製藥產業的巨型公司將開發藥物的大多數流程進行外包處理。現在，新型藥物更有可能出現在獲得創投資本支持的新創公司，其創辦人是基礎科學的研究人員——正是這個原因，所以英國和美國的生物科技公司才會群聚在大學城周圍。投資人提供足夠的金錢，讓新創公司進行初次臨床試驗，而新創公司希望將研究結果賣給大型製藥公司。大型製藥公司施展法律和行銷實力，於全球銷售該藥物之前「善用其專業」，讓藥物進入後期臨床試驗並獲得監管機關的核可。

特殊藥物製藥公司收購老舊藥物的權利，已經證明收購手法具備豐厚的獲利空間，而這種手法也成為新型藥物的常態模式。在美國銷售的新型藥物中，有將近四分之三為製藥公司向其他公司收購[26]。大型製藥公司進行的藥物開發計畫有超過半數起源於其他公司[27]。輝瑞是全球最大型的製藥公司之一，但是從二〇〇五年開始，輝瑞旗下沒有任何一種具備重要銷售額的藥物是由公司內部開發[28]。

大型製藥公司將研究發展移動至各間大學周圍，「其運作就像獵頭公司，負責尋找當地的學術研究人員……處理前景看好的新型生物科技藥物，能夠讓製藥公司用於創新藥物開發計畫。[29]」公共資金資助的研究向來都是促進科學理解和尋找藥物干預可能目標的重要角色，但是，隨著製藥公司內部縮減研究發展，公資金研究必須承擔更多重要的職責，將基礎科學研究成果應用在藥物開發。一項近年發表的研究發現，在過去十年上市的新型藥物中，就有四分之一的比例是公資金研究在後期開發階段擔任「主要的推動角色」[30]。

對於那位曾經任職禮來製藥的沙場老將伯納德．穆諾斯來說，收購經營模式的成功表明了製藥產業的文化已經完全轉型，而這個轉型的濫觴來自於第一群生物科技公司開始推動更為激進的定價態度。「在早期的歲月，你基本上可以看見一群行為良好的製藥公司。」他說：「大多數的人都有家族企業經營的漫長歷史，而他們加入製藥產業是為了自己，為了投資人，但也會為了追求公共利益。[31]」

穆諾斯認為，過去的製藥公司知道專利「在某種程度上是印鈔許可證，但是背後還有一種隱藏的契約——社會讓製藥公司獲得智慧財產權作為交換，社會也希望製藥產業不要濫用這種權利。」

「當大多數的新型藥物都是來自於新創投資家或金融人士成立的小型製藥公司時，這個文化就改變了。」他說：「他們的行為只有唯一一個理由，就是賺錢，行為得體和不得濫用定價自由的老舊契約已經蕩然無存。」新的文化來自於一群「金融人士，他們將資金投入這場遊戲，期待竭盡所能地獲得回報而且根本不在乎後果」。

收購模式已經替少數人創造了豐厚的意外之財。許多生物科技公司都會倒閉，但是如果有一間生物科技公司被更大型的製藥公司以數十億美元的價格收購，其創辦人和早期投資人都有機會獲得一大筆財富。貝克兄弟共同創辦了一間以生物科技作主的避險基金「貝克兄弟顧問公司」（Baker Bros. Advisors），根據報導該公司目前的市值為四十億美元，同樣地，出生於南非的華人黃馨祥（Patrick Soon-Shiong）醫師曾經開發一種癌症藥物，他在二〇〇一年時以將近三十億美元的價格出售公司，成為一位億萬富翁[32]。

無論是貝克兄弟的避險基金公司，還是黃馨祥醫師，他們都沒有被指責行為不當，因為他們的行為符合逐漸變化的製藥產業。但是，對於大多數的社會大眾而言，貝克兄弟和黃醫師確實沒有帶來太多益處。雖然現在還是有其他的重大風險，但製藥公司依然可以透過收購經營方式享受專利，並且執行其定價權力。也有證據顯示，收購經營模式導致藥品價格上漲。全球顧問公司勤業眾信曾經製作一份年度報告檢視製藥產業在研究發展上的付出。報告內容發現，從其他公司收購的藥物，「發行的價格在過去都比產業基準更高。[33]」

由於大型製藥公司愈來愈仰賴小型的生物科技新創小公司，藉此執行早期階段的研究發展，所以爭奪可行且具備獲利潛力的候選藥品只會愈演愈烈。這個趨勢導致收購成本上揚。收購藥品時支付的金額也會成為該公司希望藉由這個藥品彌補的金額下限。更重要的是，這個現象確保了如果製藥公司相信可以從這款藥品身上制定最高的售價，他們就有可能為了這個資產而支付最高的收購金額。

製藥公司過去一直都願意讓新的化合物進入研究發展階段，進行常態性的評估，也會放棄不被視為具備足夠商業潛在價值的化合物。但在這種趨勢中，製藥公司還是願意讓步，用不同的標準看待具備真實臨床價值的研發計畫。正是基於這種心態，讓伯洛夫．惠康願意銷售幾乎無法支付成本的熱帶疾病治療藥物，而默克製藥開發治療河盲症的藥物，最後甚至捐贈給社會大眾。

賽諾菲—安萬特（Sanofi-Aventis）在二〇〇九年關閉將近半數的研究設施時，一位資深的研發高層承認，這個舉動也預示了製藥公司經營方式的轉變。「即使研究計畫有創新性，也不代表可以獲得資助。」他表示賽諾菲—安萬特過去並未用和其他藥物相同的商業考量，看待具備真實創新性的治療藥物。現在，即使是創新藥物也必須「經歷和公司任何一種藥品相同的投資遴選流程」[34]。

大型製藥公司過去願意接受獲利程度不同的商品組合。在轉向採取收購經營模式之後，這種情況已經是不可行之舉。股東會仔細檢驗績效數字，並在製藥公司宣布達成一項交易時，立刻送出裁決，其裁決形式就是用紅色或綠色的箭頭顯示股價的下跌或上漲。想要替價值數十億美元的交易辯護，唯一的方法就是指出該交易收購的候選藥物或研發中的藥物不只有著臨床上的重要性，也具備商業前景。

一間製藥公司闡釋了製藥工作者在製藥產業的新世代中發生了何種改變，該公司由一位聰明而且充滿理想主義的年輕科學家創立，他曾經確信自己可以改變世界；然而，三十年後，該製藥公司的下場是承受藥物定價的批判，其高層被傳喚至國會，面對美國參議員指控他們恬不知恥的套利與貪婪。

吉立亞（Gilead Sciences）公司成立於一九八七年六月，他們是眾多想要把握機會，善用前景看好的生物科技的其中一間公司。吉立亞的創辦人是麥可・里歐丹（Michael Riordan），他來自堪薩斯，二十九歲，充滿個人魅力，原本是一位醫學研究人員，後來看見核酸化學（nucleic acid chemistry）的巨大潛力，轉型為新創投資人。正如成群轉向新興生物科技領域的眾多科學家，里歐丹完成醫學學位之後又在哈佛大學取得企業管理碩士學位，他無法滿足於待在實驗室，看著成功帶來的豐碩獎勵飛向遙遠的製藥巨獸公司。里歐丹想要親身參與這場革命，而不是停留在理論研究的層次。

里歐丹就讀約翰・霍普金斯醫學院時，開始對於他所謂的「基因標靶」（gene targeting）

產生興趣。基因標靶的意思是創造一種「反義」（anti-sense）化合物，這種化合物可以滲透至細胞，連結至信使核糖核酸（mRNA），信使核糖核酸是一種傳遞資訊的化學分子，負責傳遞來自去氧核糖核酸（DNA）的資訊，藉此創造蛋白質，反義化合物透過這種方式防止引發特定疾病的蛋白質產生。這種標靶製藥方法承諾可以避免傳統小分子藥物的有害副作用。

這位年輕的科學家和創業家計畫發展這種技術的商業用途，並相信在十年內這種技術可以創造新型藥物，「能夠用於治療七〇%的人類疾病。[35]」里歐丹以學生時期觀賞的一齣舞台劇《基列的乳香》（*Balm in Gilead*）*命名自己成立的公司，這個劇名是指一種中東古代柳樹的萃取物擁有治癒的力量，而這個萃取物被視為「人類最早的真正治療方法之一」[36]。

里歐丹成立其事業不久之後，聯絡老東家創投公司門羅創投（Menlo Ventures），獲得二百萬美元的投資。一九九八年，里歐丹將吉立亞遷至矽谷的產業公園實驗室區。英特爾（Intel）的共同創辦人加入了吉立亞，負責提供商業建議，在幾個月之內，里歐丹也成功說服唐納・倫斯斐（Donald Rumsfeld），他曾經擔任美國國防部長——未來還會回任國防部長——加入了吉立亞的董事會[37]。

吉立亞日漸茁壯的科學家軍團很快開始拓展研究途徑，用各種方法讓核甘酸——也就是DNA與核糖核酸的基礎構成單位——能夠進行化學上的修改，並且用於妨礙基因疾病或病毒

* 譯註：由於 Gilead 公司在臺灣的註冊名稱為吉立亞，在本書出現 Gilead 時，譯者依照此原則翻譯為吉立亞。

疾病在人體內的複製。除了使用反義化合物干擾信使核糖核酸，他們也探索可以連結至雙螺旋DNA的「三螺旋」（triple helix）化合物，希望藉此阻斷特定的基因進行複製。吉立亞也開始尋找可以瞄準細胞內外特定蛋白質的化合物。一九八九年，必治妥製藥公司的人類免疫缺乏藥物計畫主任約翰·馬丁，在紐約曼哈頓的牛排館接受里歐丹的美酒與美食招待之後，也離開了必治妥，加入吉立亞[38]。

一九九二年，雖然吉立亞不曾推出任何一種新型藥物，也沒有提出獲利數據，依然決定公開上市。吉立亞的首次公開募資獲得超過八千五百萬美元，華爾街的人們樂於將金錢賭在未來的財富承諾身上。吉立亞告訴投資人，他們的基因編碼阻斷技術已經開始進行研究計畫，希望能夠創造治療癌症、瘧疾，以及登革熱的藥物[39]。但是，吉立亞最有前途的項目其實是反病毒研究計算，與布拉格的研究人員合作開發能夠對抗皰疹病毒、B型肝炎，以及人類免疫缺乏的化合物。

幾年之後，一種注射型抗病毒藥物威斯丁（Vistide；音譯），用途是治療愛滋病引發的視力喪失，成為吉立亞製造的第一種藥物。此時，馬丁已經成為吉立亞的執行長，而且在幾個月之後，吉立亞的創辦人出局，卸下董事會主席一職，由倫斯斐取而代之。到了一九九八年，里歐丹與吉立亞之間已經沒有任何關聯。

引導那位年輕科學家前進的阻斷型基因編碼以及醫療改革夢想，終究只是難以追求的幻影。相反地，在馬丁的新領導之下，吉立亞開始專注開發愛滋病藥物以及其他抗病毒藥物。後來發生一連串的挫敗。威斯丁被發現造成嚴重的腎臟受損，除了愛滋病引發的喪失視力之外，無法用於其他更有利潤的適應症，而另外一種愛滋病治療藥物阿德福韋（adefovir）則是在一九九〇年代晚期，吉立亞想要申請銷售許可時，因為顯著的毒性而遭到聯邦食品藥物管制局的否決，雖然該藥物後來依然以較低的劑量作為B型肝炎藥物上市[40]。

同時，吉立亞正在開發替諾福韋（tenofovir），這個化合物在一九八〇年代由「鐵幕」兩側的兩位男子開發並且首次成功合成，一位是捷克的科學家，來自布拉格的安東尼·霍林（Antonín Holý），另外一位則是比利時魯汶的生物學家艾瑞克·德·克萊克（Erik De Clercq）。他們發現替諾福韋的反病毒特性之後，決定與約翰·馬丁合作，而馬丁從必治妥製藥公司離開時，也將這個計畫帶到了吉立亞[41]。二〇〇一年，這個藥物經由吉立亞上市，作為人類免疫缺乏病毒治療藥物，很快就成為該公司成長的關鍵產品。

吉立亞不是唯一獵尋愛滋病藥物的生物科技公司。大衛·貝瑞，那位伯洛夫·惠康的研究科學家，曾經參與第一種愛滋病藥物齊多夫定的開發，他在一九九五年離開了伯洛夫·惠康。貝瑞帶走了人類免疫缺乏病毒研究團隊的核心人物，並以符合那個時代創業精神的方式，建立了一間新創公司，名字是「三角製藥」（Triangle Pharmaceuticals）。

三角製藥的明星產品是一種人類免疫缺乏病毒治療藥物，名稱是恩曲他濱（emtricitabine；也縮寫為FTC），這個化合物是在一九九〇年由美國喬治亞州亞特蘭大埃默里大學（Emory University）的科學家發現。一開始，貝瑞在伯洛夫進行該藥物的開發，並以埃默里大學的名義申請許可，葛蘭素在一九九五年收購惠康之後，研究計畫遭到暫停。葛蘭素當時正在開發另外一種競爭的核甘酸類似物（nucleoside analogue），名稱是3TC，當初發現FTC的埃默里大學科學家認為這件事情不是巧合，他們主張「很難忽視這樣一個可能：合併也提供了一次使其阻擋競爭藥品開發的誘人機會」[42]。

葛蘭素與惠康合併雖然放棄了原本的研究計畫，但是新的開發和商業化授權協議讓貝瑞在三角製藥公司的新團隊可以延續研究成果。然而，葛蘭素惠康數年來持有關鍵的臨床試驗數據以及專利權，最後導致雙方進行漫長的法律程序。

二〇〇二年初，五十八歲的貝瑞忽然撒手人寰，隨後，三角製藥公司以五億美元的價格賣給吉立亞。在吉立亞收購三角製藥公司時，FTC已經非常接近上市，二〇〇三年七月，FTC以恩曲華（Emtriva；音譯）的商品名稱獲得完整的銷售許可，形式為一天服用一次的藥丸[43]。

但是，吉立亞的高層一直以來都相信，真正的價值將會來自於創造一種單一式的人類免疫缺乏病毒組合型治療藥物，藉此取代有些病患一天必須服用的多種藥物。一年之後，吉立亞推出抒發泰（Truvada），一種新型的藥物，結合FTC與該公司自從二〇〇一年就開始銷售的反轉錄酶抑制藥劑替諾福韋。FTC作為單一藥物時，在美國的銷售額只能勉強超過五千萬美元。然而，FTC和替諾福韋結合為抒發泰之後成為了暢銷藥物，二〇〇六年的銷售額達到十二億美元[44]。但是，吉立亞的交易行動尚未就此結束。吉立亞和必治妥製藥達成協議，將抒發泰與必治妥的舒適提瓦（Sustiva；音譯）結合，製造三重結合的藥丸，而這個新藥物也成為暢銷產品，二〇〇八年時的銷售額為十五億美元。

整體而言，在二〇〇八年時，吉立亞收購三角製藥之後獲得的產品占其五十億營收的八〇%。《自然生物科技》（*Nature Biotechnology*）描述該筆交易是「吉立亞一生最好的交易」，然而，只過了三年，吉立亞就完成另外一次更有利潤的收購。

三位發現人類免疫病毒藥物FTC的埃默里大學研究人員分別是丹尼斯·李歐塔（Dennis Liotta）、雷蒙·希納齊（Raymond Schinazi），以及崔宇白（Woo-Baeg Choi，音譯）。一九九八年，李歐塔和希納齊創立了一間生物科技公司，想要發展抗病毒藥物。該公司的名字是「藥物資產」（Pharmasset），反應了他們的目標不是開發藥物上市，而是「創造能夠銷售給其他製藥公司的資產」[45]。

十多年後，二〇一一年的夏天，吉立亞正在尋覓新的收購機會。吉立亞所有的營收都來自於一個領域，也就是人類免疫缺乏病毒的治療藥物，該公司毫無活力的股價表現，則反應了股東焦慮地想要知道吉立亞的下一步。「吉立亞從人類免疫缺乏病毒病患的慢性治療藥物中帶來數十億美元的營收，但沒有其他的營收成長」，而營收成長是華爾街最想要的，維克托·羅伊（Victor Roy）說道。羅伊在劍橋大學以吉立亞為主題完成博士學位論文，現在於美國的波士頓醫學中心接受住院醫師培訓[46]。

吉立亞希望應用自身的抗病毒藥物專業，進入C型肝炎的藥物市場，在該公司肝臟疾病研究主任約翰·麥克哈奇森（John McHutchison）的強力推動之下，吉立亞專注在由藥物資產公司開發的一個前景高度看好的藥物，名稱是PSI-7977。麥克哈奇森是一位C型肝炎的專家，吉立亞從杜克大學延攬他，在杜克大學時期，他曾經進行幾種實驗化合物的臨床試驗，其中就包括藥物資產公司的產品。「他花了好幾年說服董事會相信，公司內部開發的化合物無法和藥物資產的化合物相提並論，藥物資產的化合物才是我們真的應該追求的目標。」羅伊說道。

吉立亞成立了一個專案小組，負責完成該藥物的收購案，專案的名稱是「哈利計畫」。吉立亞擔憂，如果他們不能迅速收購該藥物，可能會被其他公司橫刀奪愛。隨著PSI-7977公開二期臨床試驗的驚人結果，吉立亞更為擔心。「那是令人瞠目結舌的優秀結果。」羅伊表示。吉立亞不能浪費時間，直接向藥物資產公司提出八十億美元的收購價格。其他公司出價競爭時，吉立亞兩度提高報價，最後同意以一百一十二億美元的價格，收購一間只有八十二名員工，而且每年都在虧損的製藥公司。

對於希納齊而言，這次交易可能創造巨額的獲利。當初就是希納齊說服埃默里大學申請3TC以及FTC的專利，這個決定讓大學校方和藥物的投資人獲得一大筆財富。二〇〇五年，埃默里大學以五億二千五百萬美元的價格賣出FTC未來的授權。在這筆意外之財中，李歐塔、希納齊，以及崔宇白分得了二億一千萬美元[47]。「希納齊有一種與生俱來的企業經營天賦，而大多數人必須經由後天努力學習。」在交易進行的時候，李歐塔曾經如此描述希納齊。「我認為希納齊可以嗅到金錢的味道。[48]」賣掉藥物資產公司讓他們獲得更多的財富。雖然希納齊已經不是公司的高層，但藥物資產公司賣出時，他依然擁有價值四億美元的股份。

吉立亞對於藥物資產公司估價的核心關鍵就是PSI-7977能夠創造多少利潤，這個化合物隨後的學名名稱是索非布韋（sofosbuvir）。定價決策常常籠罩在神祕之中，但在這個案例中，記載吉立亞定價方針的做法在後來美國國會調查獲取的檔案中被揭露。美國參議院的調查委員會報告指出，在收購藥物資產公司之前，吉立亞的哈利計畫小組曾經估計一位病患購買該藥物的價格大約為六萬五千美元[49]。這個數字來自巴克萊銀行的估價模型，幾乎符合C型肝炎標準治療方式（standard-of-care treatment）的總支出，當時的標準治療方式採用三種藥物齊下，包括福泰製藥公司的英希維克（Incivek，音譯），加上干擾素（interferon）以及利巴韋林（ribavirin）。收購交易完成的一年後，索非布韋的三期臨床試驗正在進行時，內部的簡報文件顯示，吉立亞依然在考慮新藥物的價格為每位病患六萬五千美元，並準備在銷售至歐洲時提供二五％的折扣。

然而，在藥物上市之前的準備期間，他們的預期想法改變了。吉立亞有了一份調查結果，內容是向九十位支付方詢問對於該藥物的認知價值，而吉立亞的高層相信，「價格的敏感度起點為九萬美元。」根據吉立亞的估計，現有的三藥物綜合治療價格也會進行年度價格調漲，目前的價格為八萬三千美元，索非布韋即將取代的藥物是英希維克，而英希維克的價格是五萬五千美元[50]。吉立亞的高層開始思考制定更高的價格。

在吉立亞的決策中，該公司規劃的二階段策略是關鍵。索非布韋將會用「索華迪」（Sovaldi）的原廠藥名進行銷售，隨後上市的新型綜合藥物夏奉寧（Harvoni）可以讓病患不需要注射干擾素。吉立亞不希望傷害夏奉寧的定價空間，特別是因為如果競爭公司在吉立亞的第二個藥物夏奉寧上市之前推出同樣不需要注射干擾素的競爭藥物。倘若吉立亞將索華迪的價格定為六萬美元，「就不太可能在第二波定價時達成超過八萬美元的價格，這樣有損公司的股價」，吉立亞如此認為[51]。

最後，吉立亞將索華迪的價格定為八萬美元至八萬五千美元之間，因為他們相信（但這個想法最後被證明是錯的），這個價格「能夠讓吉立亞『確實地』獲得該產品的價值，而且不會……妨礙病患取得藥物，讓病患感到不悅」。吉立亞原本預定提供大約五分之一的折扣，但事後證明，支付方幾乎沒有接受吉立亞的條件，因為這個折扣與「放寬取得限制」掛鉤，要求支付方為更多的病人支付藥物費用，從而抹去折扣帶來的預算節省[52]。

索華迪的上市原本會伴隨著所有的銷售花招。吉立亞計畫利用周全的廣告和促銷活動，藉此提高社會大眾對於這種疾病的認知，並且增加希望使用該藥物的病患人數。吉立亞也向醫師支付數百萬美元，請他們進行藥物演講，而由吉立亞資助的「C型肝炎希望」（HepCHope）活動也會將致電詢問的民眾導引至認識吉立亞的藥品。

隨後，經過兩年的討論，索華迪最終的定價是八萬一千美元，等同一瓶二十八顆藥丸裝的產品要價是二萬七千美元，而吉立亞的資深高層建議將價格「對齊」至二萬八千美元。執行長約翰·馬丁在電子郵件中提到，二萬八千美元「很適合新聞發表，因為二十八天和二萬八千美元。」一天的藥物價格為一千美元。除了索華迪，病患還是需要使用干擾素或利巴韋林，對於某些遺傳型病患來說，甚至需要兩者並用。所以吉立亞的定價代表既有治療藥物的大幅漲價。索華迪公布的價格是以十二個星期療程作為基礎，但是有些病患需要二十四個星期的療程，所以支出將是兩倍。吉立亞曾經考慮針對這群病患降低價格，研究結果認為，這些病患的痊癒機率較低，但吉立亞最終還是決定採取單一價格[53]。

美國參議院金融委員會取得吉立亞公司內部數千份文件之後完成的報告認為，吉立亞一直都在專注於「營收的最大化——即使公司的分析已經指出，更低的價格可以讓更多人獲得治療」[54]。該報告指出吉立亞的關鍵考量，就是讓市場提前做好準備，接受該公司後續推出的C型肝炎藥物夏奉寧會有更高的價格。這個部分的策略確實成功了。索華迪在二〇一三年十二月獲得核可，第一年就在市場上創造超過一百億美元的銷售額，成功讓吉立亞的營收加倍[55]。吉立亞隨後推出的C型肝炎藥物夏奉寧，結合了索非布韋以及雷迪帕韋（ledipasvir），不到一年後上市，十二個星期療程的分量定價為九萬四千五百美元。夏奉寧在上市後的第一個完整財務年度中就斬獲一百四十億美元的銷售佳績[56]。

吉立亞提供給市場的C型肝炎藥物反應出製藥產業最好的能力——從過去具備高度毒性的治療藥物中，取得卓越非凡的臨床進步。然而，這些藥物也體現了市場對於藥物價格造成的影響。「製藥資產」公司只用了六千二百四十萬美元進行PSI-7977的研發，並提撥額外的一億兩千萬美元作為進行三期臨床試驗的預算。吉立亞向美國參議院金融委員會表示，他們付出八億八千零三十萬美元研發索非布韋以及其他三種用於組合的化合物，但是並未提供索非布韋本身的研發經費數字。吉立亞最大的支出金額是用於收購「藥物資產」公司的一百一十二億美元，但光是索華迪在二〇一四年的一百零三億美元銷售額就能夠與收購成本相當。即使考慮吉立亞願意承擔風險，在藥物資產公司羽翼未豐的資產身上投下如此巨額的賭注，吉立亞依然獲得豐厚的回報。他們銷售的藥物價格堪比孤兒藥物，卻擁有龐大的市場，其價格之高，甚至讓藥物資產公司的其中一位共同創辦人希納齊都以「令人厭惡」作為描述[57]。

索華迪和夏奉寧代表了日漸高漲的價格已經內化為製藥產業的一部分，而製藥產業也逐漸依賴於收購前景看好的藥品，而不是從公司內部自行開發。相信新藥物的價格至少和既有治療標準藥物同樣昂貴，而且可以讓製藥公司依新藥物在臨床上增加的用途，自行裁量增加的價格增幅，這種期待讓生物科技公司獲得創投資本的支持。昂貴的藥價反過來提高了收購小型製藥公司的成本。收購的藥物上市，製藥公司成功收割營收之後，收穫通常會用來建構下次收購的戰備基金，可能還會將可觀的金額用於股票回購或股利分紅。「那種資本流動幾乎是仰賴於一種假設，認為任何新型治療藥物上市價格必定會高過於該疾病領域的現有治療標準藥物。」羅伊表示。

在C型肝炎藥物上市之後的餘波中，吉立亞支出了二百六十億美元進行三年期的股票回購[58]。在這段期間，吉立亞高層也是製藥產業中收入的最高者。吉立亞的執行長馬丁一直都是製藥產業中收入較高的老闆階級，在收購藥物資產公司之前的幾年，他的年薪資介於三千萬美元至六千萬美元之間。馬丁的分紅幾乎全數與吉立亞上漲的股價有關，代表C肝炎藥物的成功為他創造了龐大的個人財富。馬丁的分紅在二〇一三年時價值一億七千萬美元，到了二〇一五年則是達到二億三千二百萬美元。但馬丁並非特例。吉立亞的總裁約翰·米利根（John Milligan）在二〇一五年的薪酬總額為一億美元，而負責臨床研究的諾伯特·比紹夫伯格（Norbert Bischofberger）的薪酬非常接近九千六百萬美元[59]。兩年之後，吉立亞使用索華迪和夏奉寧創造的營收，以一百一十九億美元收購了另外一間製藥公司凱特製藥（Kite Pharma）。交易中的關鍵藥品是一種分子治療藥物，名稱為耶斯卡特（Yescarta；音譯），該藥物在美國的標價為三十七萬三千美元，在英國的定價接近三十萬英鎊[60]。收購漲價的經營循環再度啟動。

面對外界的抨擊，吉立亞開始使用柯拉薩與其他人的「以價值作為基礎的定價途徑」辯護其C型肝炎藥物的價格。「我們支持自家公司的藥物價格，理由是它們帶給病患的益處，以及它們向支付人、供應人，還有整體醫療系統帶來的重大價值。」一位吉立亞公司的高層在一本醫學期刊上如此寫道[61]。他主張，這種藥價終究可以替醫療系統節省金錢，因為醫療系統不會因為病情惡化而支付肝臟移植或其他治療成本。其他製藥公司推出最新的藥品時，經常重複使用這種論點作為其賣點。這種論點利用了美國醫療系統的所有支出費用都非常昂貴的現狀，從醫師的費用、診斷檢驗的費用，到住院治療的費用。

吉立亞的模式，在美國的一間非營利組織進行的獨立分析中顯示，該公司的論點完全不成立。即使以二十九年作為分析的時間架構，吉立亞上市的新型C型肝炎治療藥物在前期的成本，比起後期替醫療系統節省的金額，依然高出三分之一[62]。這個結算結果也沒有納入病患的C型肝炎痊癒之後，因為預期壽命增長，無可避免地將會提高治療其他疾病的藥物成本。該非政府組織的分析結論認為，唯一能夠節省金錢的方式，就是將新型藥物僅用於病情最惡劣的病人，也就是肝臟已經出現進一步受損情況的病患。若讓更多病患群體受惠，吉立亞的藥物價格單純就是過於昂貴了。

轉向千禧年之際，製藥產業的商業運作模式似乎受到了威脅。新型藥物的低迷，特別是因為擁有大型市場的暢銷藥物可以賣給大量的病患，對於專利保護藥物的營收額造成威脅，加上產品專利過期之後，以研究為導向的製藥公司損失的銷售額將會逐漸擴大。二〇〇〇年時，學名藥只占美國處方箋用藥的五〇%，在英國大約為四五%。到了二〇二〇年，學名藥在兩個國家的處方箋用藥比例都達到了九〇%[63]。

製藥產業應對這些挑戰的成果參差不齊。用於安撫股東情緒的合併與裁員，無法阻止二十一世紀的第一個十年成為大型製藥公司股價的失敗年代[64]。但是，情況在二〇一〇年代有顯著的改善，因為收購和膨脹的藥物價格，讓製藥產業得以維持可觀的利潤，即使來自人數稀少病患團體的利潤比例持續提高。然而，病患看見的，卻是有著些許差別的世界。

在索華迪上市之前，吉立亞內部曾經下定決心要對抗外界對於藥價的所有反彈。「無論競爭對手有何動作，或是報紙標題如何描述，我們都要堅守自己的立場。」吉立亞的一位資深員工曾經如此指導其他同仁[65]。吉立亞曾經目睹一個世代之前的愛滋病藥物製造廠商因為藥品在開發中國家的價格而承受嚴厲的抨擊，為了避免自己招致相同的批判，吉立亞也計畫提供更低廉的價格，或是與學名藥製藥公司達成協議。後來，吉立亞和埃及政府達成協議，埃及國內有許多C型肝炎的患者，吉立亞同意以九百美元的價格販售十二個星期療程的藥品。數間印度製藥公司也獲得吉立亞的製造授權，條件是他們必須支付權利金，而且只能將藥品銷售至貧困國家。

但是，吉立亞並未預料一天高達一千美元的藥物費用，在全球最富裕的國家會引發的強烈反對。索華迪曾經帶來的應許，讓醫師多年來都像存放庫存商品一樣照顧C型肝炎病患，醫師請病患耐心等候沒有干擾素的新世代藥物上市。現在，面對吉立亞的藥物售價，還有大量等候藥物上市的病患，代表索華迪可以隻手讓美國境內的醫療預算陷入破產的窘境。

在英國，十二個星期療程的索華迪價格接近三萬五千英鎊——依照當時的匯率換算，大約是五萬七千美元[66]。在臨床上，現在確實有可能治療英國國內二十萬名C型肝炎病患，代價則是消耗三分之一的年度藥品預算。在西班牙、義大利、葡萄牙，以及波蘭，索華迪的價格將會超過各國的年度藥物總預算[67]。

限額配給照護（rationing care）是唯一的答案。即使折扣可以減少藥物價格，英國政府依然認為，他們的預算只能負擔一年一萬名病患[68]。在美國，只有一小部分的C型肝炎病患符合醫療補助計畫，能夠順利取得索華迪。但即使只有少數病患使用索華迪，依然對美國的醫療計畫造成沉重的財務壓力。光是在二〇一四年，美國州政府的醫療補助計畫就支付十三億美元購買索華迪（金額已經排除回扣），只能治療一萬六千二百八十一名病患，不到C型肝炎患者的二．五%[69]。

關於定價策略的批評，吉立亞的回應則是公開他們同意印度製藥公司向貧困國家銷售便宜版本藥物的授權協議，以及在美國境內提供的病患協助計畫。但是，兩者皆有重大的限制條件。吉立亞的病患協助計畫幾乎補貼有保險病患需要私人支付的所有金額，但是無助於任何接受政府補助的病患，例如醫療保險病患，因為他們不符資格。另外一項獨立的協助計畫則是讓沒有適當保險計畫的病患可以免費獲得藥物，並在藥物上市的前八個月，幫助了四千名病患。同時，吉立亞和印度製藥公司的協議讓索華迪和夏奉寧推出更便宜的版本。然而，在授權協議之下，學名藥藥廠只能將藥物銷售至特定清單上的國家。許多中等收入的國家遭到排除，其中包括C型肝炎盛行的東歐國家。這些國家的醫療系統兩頭落空，他們沒有辦法負擔美國以及歐洲主要市場的藥物價格，也被禁止進口便宜的印度學名藥。

只要十美元的成本就可以製造一瓶索華迪和夏奉寧，讓被診斷罹患C型肝炎的數千萬名病患有了痊癒的希望，並且根除威脅整個世代生命安全的疾病[70]。吉立亞定出的高藥價，導致應該讓病患獲得藥物的醫療系統必須實施限制條款，代表痊癒的第一步是如此的緩慢且痛楚。二〇一五年，索華迪和夏奉寧上市的兩年之後，死於C型肝炎的人數高於獲得吉立亞新型藥物的人數[71]。正如我們即將看見的，即使因為競爭藥物比預期的時間更早上市而導致降價，但到了二〇二〇年，在富裕的歐洲國家中，被診斷身上帶有C型肝炎病毒的病患，依然只有將近半數獲得了治療[72]。

第八章

# 一面倒的戰爭

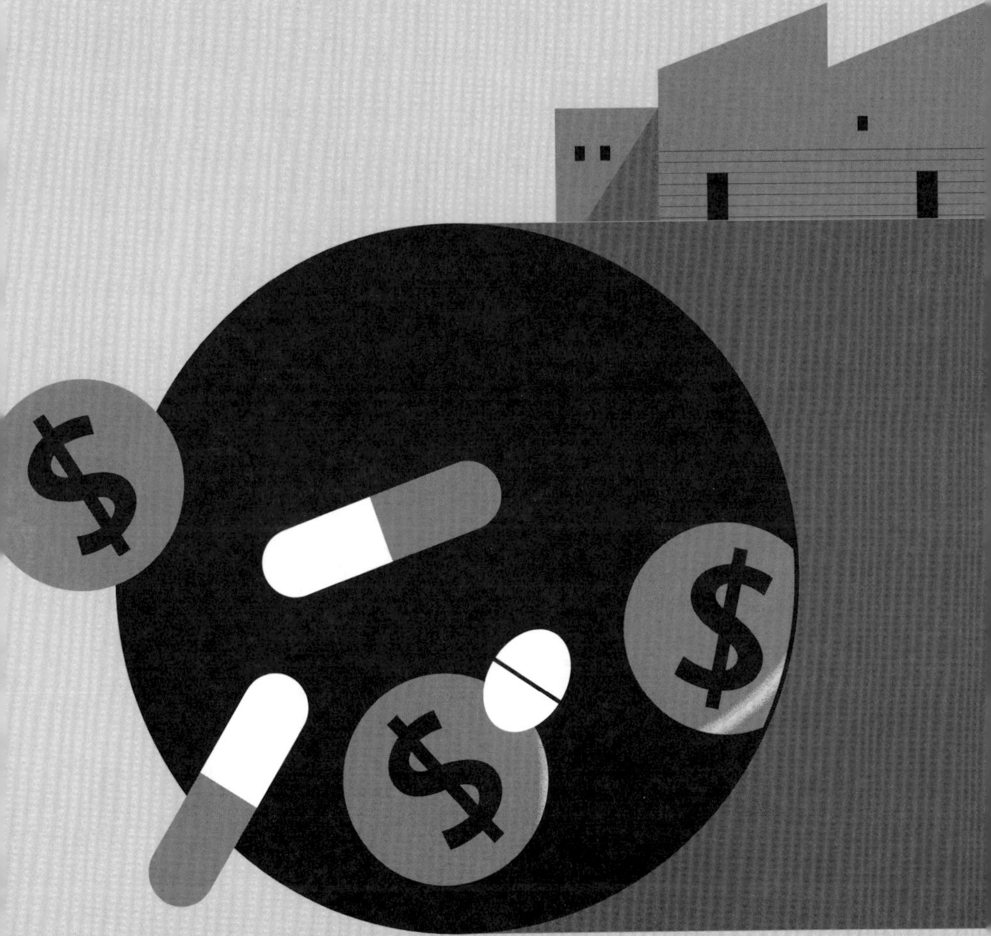

二〇一五年五月下旬，李奧納多．薩爾斯（Leonard Saltz）醫師看起來憂心忡忡，他戴著圓形的細框眼鏡，在一個大小宛如飛機機庫的房間之中，走上面對許多同儕聽眾的舞台。

當時是美國臨床腫瘤醫學會（American Society of Clinical Oncology）的年會，一場極富盛名的會議，數萬名醫學專業人員、政府官員、生物科技投資人，以及製藥產業的業務代表群聚在芝加哥州密西根湖湖畔旁一間巨型的會議中心。薩爾斯是紐約斯隆．凱特琳紀念癌症中心（Memorial Sloan Kettering Cancer Center）的腫瘤學家，受邀參加這場年會的全體會議，也是這次研討會最受矚目的演說機會，通常都是用於發表最重要的科學新發現。但是，薩爾斯上台不是為了討論臨床突破成果。他想要用這次的主講，提出許多醫師視為禁忌的議題——藥物價格。

五十八歲的薩爾斯在開場時提到本次研討會提出的新數據，證明必治妥製藥公司兩種新型藥物的實驗性結合成果很有可能造福皮膚癌病患。

「作為一位研究人員，我深刻地滿足於見到基礎科學能夠優雅地轉換為造福現代病患的成功藥物。」他告訴聽眾。「作為一位臨床醫師……我想要這些藥，我希望我的病患可以取得這種藥物。[1]」

「作為一個擔憂如何讓藥物變得更為容易取得，並且減少病患醫療落差的人，我有一個重大的問題——藥物的價格太昂貴了。」

兩種藥物的每毫克價格加總「大約是黃金價格的四千倍」，薩爾斯說道[2]。如果一年的治療費用是三十萬美元，一般的美國病患會被保險公司要求支付醫療費用的二〇%，所以必須自行支付六萬美元。這些藥物，以及其他癌症治療藥物的價格，並非基於臨床治療價值，這位語氣柔和的腫瘤學家主張，而是單純地「基於過去的藥物價格，以及廠商認為市場願意承受的程度」。

薩爾斯放上新的投影片，提出癌症藥物在美國上市價格的發展情況，而且一路追溯至一九七〇年代中期。當時，癌症藥物平均每個月的費用是一百二十九美元。到了一九八〇年代晚期，平均每個月的費用提高至一千美元，並且沒有減緩的跡象。從二〇〇〇年代初期開始，圖表上的折線猛然上升，突破兩千美元、五千美元，幾乎達到平均每個月費用一萬美元[3]。薩爾斯的重點很清楚：必治妥的藥物不是特例。這是一個系統性的問題。

在傳統上，醫師不該關心藥物價格，遑論在數千名醫師聽眾面前批評藥物價格。「這種想法已經深植至醫師的訓練以及生活方式之中，擔心藥價不是他們的工作。」薩爾斯在紐約辦公室那頭的電話中說道：「但是，我不禁想問：『好吧，擔心藥價究竟是誰的工作？』因為我們開始聽見很多人擔心醫療的支出。[4]」在二〇〇四年的年會上，薩爾斯於一個比較小型的研討活動中初次提出這個議題，雖然醫師同仁對於薩爾斯揭露的藥物價格感到驚訝，但是薩爾斯幾乎沒有在這個議題上有進展。

這一次，事情看起來有所不同。對於席上的眾多觀眾而言，薩爾斯提出的警告令人「感到不適」，亞倫．汎努克（Alan Venook）醫師向一位記者說道[5]。汎努克是舊金山加州大學醫學系的教授，正是他邀請薩爾斯擔任演講嘉賓。這次的研討會由製藥公司贊助，所以從主題演講台上批評製藥產業是非比尋常的舉措。但是，薩爾斯結束演講之後獲得如雷的掌聲。這次的演講登上了新聞頭條，隨後的幾個月，其他醫師和學術研究人員和薩爾斯聯絡，希望能夠獲得他的演講投影片資料。公開表達意見一直都是很簡單的決定，薩爾斯說。每個星期，他都會在任職醫院的診療室以及病床看見藥物高漲造成的衝擊，病患必須努力面對因為自己生病造成的財務負擔。

在美國，即使擁有健康保險的人，通常也要在醫療費用中支付相當的額度。在腫瘤科，這個支付額度很容易就會等同於每個月四位數字的費用。薩爾斯說他曾經看過病人想要省錢「自行減少」處方藥物的劑量，或必須為了選擇使用新型治療藥物而捨棄房子或生平的積蓄。在其他的富裕國家，醫療系統的癌症治療藥物採用配額制度，因為相關藥物的費用過於昂貴。這種情況看起來特別殘忍，薩爾斯表示，對於罹患某種類型的癌症病患來說，他們唯一能夠得到的藥物只有不顯著的微小效果，只能維持幾個星期或幾個月的時間，而不是幾年。

從癌症藥物到胰島素，自從一九九〇年代晚期開始，許多治療領域的處方藥物價格開始飆漲。舉例而言，多發性硬化症的治療藥物在一九九〇年代的價格介於八千美元到一萬一千美元之間。到了二〇一五年，相關藥物的平均價格為一年六萬美元[6]。製藥公司一再發現市場願意承受過去被視為無法想像的價格。齊多夫定曾經因為計畫一年要價一萬美元而引發強烈的反對，現在有許多藥物一個月的費用就超過一萬美元。可以協助數千萬病患的臨床突破藥物以六位數字的價格上市，市場上還有罕見疾病藥物的價格是每位病患必須支付超過一百萬美元。

隨著藥物價格增加，處方箋的數量也增加了，共同讓問題雪上加霜。在一九九七年至二〇〇七年之間，美國處方箋藥物的支出金額提高三倍，至此以後，原廠藥物的淨價格也增加六〇％[7]。在歐洲主要國家，例如德國與波蘭，和十年之前相比，藥物支出最高增加了四〇％或五〇％。在二〇一九年，全球藥物總支出金額扣除折扣與回扣之後來到一兆美元，五年之前的金額則是低於八千億美元[8]。西方人口逐漸老化，使用更多藥物，但是藥物金額有很大的一部分——根據估計，大約是美國藥物金額成長中的三分之一——純粹是因為藥物價格上漲以及新型藥物更為昂貴[9]。這個現象反應出製藥公司想要更進一步提高價格，也反應市場、監管機關，以及政府沒有能力用足夠的力道反擊。這個結果導致，即使是在富裕的工業化國家，許多病患漸漸無法取得有效的藥物，因為他們或者該國家的醫療系統單純地無法負擔藥物費用。如果這些藥物能夠治療可能致命的疾病，這個現象的代價很有可能必須以人命作為計算。

胰島素是在一九二〇年代初期由四位加拿大科學家發現。其中兩位參與的科學家，弗雷德里克·班庭（Frederick Banting）與約翰·麥克勞德（John Macleod）認為讓這個發現申請專利違背了他們宣示遵守的希波克拉底誓言，所以他們的名字並未載於專利。另外兩位科學家分別是醫學院學生以及博士研究人員，則是用一美元的價格將專利移轉至多倫多大學，因為他們相信「胰島素應該儘可能地普及，沒有成本等等障礙」[10]。藉由從豬的胰管中採集動物胰島素，將其純化為可注射至人體的形式，幾位科學家為糖尿病病患創造一種有效的治療，他們過去必須進行嚴格的飲食控管，而且幾乎必定會在幾年之內死亡。

在發現胰島素的不久之後，多倫多大學和禮來製藥合作，開始進行大規模的胰島素生產時，當時人類的預期壽命很低，所以糖尿病病患的人數相對稀少。一個世紀之後，糖尿病病患的人數接近五億人，這種迅速擴張的公共衛生危機將全球胰島素市場的價值提高至超過二百億美元[11]。大多數的病患都是罹患第二型糖尿病，人體生產的胰島素不足，或者無法順利運作。大約一〇%的少數病患則是罹患第一型糖尿病，人體自身的免疫系統會攻擊胰臟中產生胰島素的細胞[12]。第一型糖尿病患者不能自行產生任何胰島素，只能完全仰賴於每天注射實驗室生產或動物生產的胰島素。

二〇一八年，一位在俄亥俄州岱頓市工作的護理師梅根·派特森（Meaghan Patterson）已經罹患第一型糖尿病將近二十年了。當初她確診罹患糖尿病時，一劑可以讓她生活十天的胰島素價格是三十美元。到了二〇一八年，相同的藥物已經漲價至將近三百美元。

由於價格的原因，身材飽滿、留著短頭髮，而且喜歡大笑的梅根一直都很節制地使用糖尿病藥物。「我認識的所有第一型糖尿病患者，必定都會在某個時間點開始想要節省胰島素的用量。」她的弟妹明迪·派特森（Mindi Patterson）表示[13]。梅根已經兩次出現糖尿病酮酸中毒的情況，她非常清楚沒有妥善控制血糖的危險，糖尿病酮酸中毒是一種可能致命的併發症，但是梅根沒有太多選擇。

梅根一個月需要三到四劑的胰島素，價格為一千二百美元，還要加上其他醫療器材，包括血糖試紙。「梅根的年收入大約是三萬美元至四萬美元，她單身，所以可以負擔大部分的需求。」明迪說道。但是，六月中旬時，梅根失去了自己的工作。沒有保險，只能找到短期的工作，梅根的財務狀況很快就出現問題。

梅根找到的短期工作薪資尚可，「但問題是，在那個時間點，你拖欠房租，你拖欠電話費，你拖欠汽車貸款，你也買不起日用品。你要如何購買不只一劑胰島素……而是三到四劑胰島素？」明迪解釋道。聖誕節即將到來時，梅根已經開始自行配額注射胰島素一陣子了，她在一月會有新的工作，她幾乎就要成功撐過這段時間。

明迪後來才知道，到了聖誕夜的時候，梅根已經開始出現嘔吐。梅根整個晚上連續地嘔吐，隔天早上，梅根的室友「餅乾」要求她快點去醫院。梅根堅持自己沒事，於是餅乾讓梅根躺在沙發上睡覺就出門上班了。

餅乾在當天晚上大約十一點回家時，梅根還在睡覺。餅乾很高興梅根可以好好休息，她不想吵醒梅根。但是，隔天早上餅乾起床時，梅根毫無動靜。梅根已經過世了。

事情發生之後，明迪和她的先生洛克威爾（Rockwell）開始拼湊他們對於事發經過的想法。清理梅根居住的公寓時，他們發現優泌樂（Humalog）樣品的空瓶子，梅根通常使用這個胰島素，還有另外一種胰島素的空瓶子，以及沃爾瑪販售的老舊便宜荷爾蒙收據。揉皺的紙張記載荷爾蒙的購買日期是十二月二十日。「那個荷爾蒙只用了一部分，所以我們知道，在梅根生命的最後五天，她使用了這種荷爾蒙。」

明迪過去曾經和她的嫂嫂梅根討論沃爾瑪販售的中效胰島素（intermediate-acting insulin），而明迪不鼓勵梅根在沒有醫師監督的情況下使用。「中效胰島素更難以預測，你的血糖可能會有更大幅度的高低起伏。」明迪解釋道，這種情況對於第一型糖尿病患者來說可能很危險。但是，她知道自己的嫂嫂為什麼要使用這種胰島素。

「她走投無路了。」明迪說。梅根過世的時候，皮包裡面只剩下二十五美元，但是她在節禮日（Boxing Day；每年的十二月二十六日）收到上一份短期工作的最後一次薪資兩千美元，而且梅根預計在下個星期就可以開始一份提供健康保險的護理工作。

「我很了解梅根，我知道她的想法應該是：『我只要等一天，我明天就能夠拿到錢。那個時候，我就可以買到我需要的東西。』」明迪說。她很確定梅根死於糖尿病酮酸中毒，雖然梅根並未接受驗屍。梅根死亡證明上記載的死因是心搏停止，糖尿病酮酸中毒確實可以造成心搏停止。

對於四十九歲的明迪來說，她依然擔憂胰島素的價格。她有兩個青春期的兒子，皮爾斯（Pierce）和馬丁（Martin），都被診斷罹患第一型的糖尿病，她的丈夫也有第一型糖尿病，而且因為傷殘而無法工作。她現在可以透過自己在好市多的工作獲得醫療保險，但是作為家中唯一的經濟來源，她擔心如果自己的工作情況改變，保險給付或者共付額度要求改變時，又該如何是好。

「在我們這樣的家庭，每分錢都很重要。我拿到薪水之後，只要一個半星期就會用完，因為我必須支付食物還有糖尿病醫療用品。我先生的社會安全殘障保險可以支付電費、瓦斯費，他的爸媽支付我們的房貸。我丈夫那邊的親人已經七十歲了，他們還在工作，因為他們必須幫助我們。」

世界衛生組織認為胰島素是必須藥物，因為無法取得胰島素的第一型糖尿病患者必須面對致命危險。如果血糖指數失控，病患承受的可能結果包括腎臟衰竭、失去視力，以及死亡。

賽諾菲、諾和諾德（Novo Nordisk），以及禮來，三間製藥公司製造了將近全世界所有的胰島素。在一個運作良好的市場，或許可以期待競爭讓價格降低，但是多年來，三間製藥公司依循相似的定價策略：其中一間提高價格時，另外兩間通常也會提高至對應的價格[14]。製藥公司之間不被允許討論價格，這種行為會被視為壟斷，但如果其中一間製藥公司只是單純地仿效其他製藥公司，就是完全合法的行為，而且可以達到相同的價格壟斷效果。

班庭和他的同仁發現萃取動物胰島素的方法，經過純化之後，能夠注射至人體之內。然而，自從一九七〇年代晚期，科學家已經可以製造基因合成的人體胰島素，副作用較少。這種基因合成的「人體」胰島素成為糖尿病的標準治療藥物，製藥公司推出一系列逐漸改善的藥物版本，稱為「胰島素相似物」（insulin analogue），藉此獲得嶄新的專利。光是賽諾菲就針對蘭德仕（Lantus）申請超過七十個額外的專利，蘭德仕是賽諾菲製造的胰島素，從二〇〇〇年開始銷售，直到二〇一八年在一場法律訴訟中敗給一間學名藥製藥公司[15]。

長久以來全球性的缺乏競爭導致病患難以取得胰島素。「我們估計，在需要胰島素的病患之中，有一半都要面對取得藥物的問題。」荷蘭非營利組織「國際健康行動」（Health Action International）的瑪格麗特．優恩（Margaret Ewen）表示。「這個藥物已經問世大約一百年了，還是只有有限的競爭。」她說[16]。導致糖尿病病患難以獲得胰島素的因素包括供應短缺、血糖試紙與葡萄糖監測工具的費用，以及醫療系統對於是否給付胰島素費用有著不同的政策。然而，核心問題依然是藥物價格，以及病患能夠負擔的程度。

沒有任何一個地方的藥物價格問題激烈程度比得上美國的糖尿病病患。在二〇〇二年至二〇一三年之間，美國的胰島素公布價格提高至三倍，而且繼續增加[17]。最常成為處方藥物的胰島素是蘭德仕，在二〇一五年時讓美國兩個聯邦級的醫療保險計畫支付了五十七億美元，是過去十二個月期間所有藥物支出的第二高，而且與去年相比提高一五%的金額[18]。二〇一九年時，耶魯大學的研究人員發現，四分之一的美國糖尿病患者會配額節約使用胰島素，原因是藥物價格過高[19]。社會運動者記錄了超過十多位病患因為想要節省醫療用品或者完全沒有藥品而死亡。

沒有任何必然的內在理由可以解釋為什麼胰島素必須如此昂貴。胰島素的製作成本相對低廉。美國的胰島素價格從每瓶胰島素二十美元飆漲至二百七十五美元時，加拿大和許多歐洲國家的胰島素價格依然穩定維持在大約二十美元至三十美元。即使以加拿大和歐洲國家的價格銷售，製藥公司依然可以享受非常健康的利潤，一項研究估計，胰島素類似物更為公平的價格低於六美元，而人體型的胰島素應該更便宜[20]。這個價格代表一年的胰島素供應價格大約是一百美元左右，而不是美國的平均六千美元自付額[21]。

從某些層面而言，胰島素的定價問題是不尋常的，而且是一個美國特有的問題，也是美國這種有獨特缺陷的醫療系統直接造成的結果。但是，從其他層面來看，美國的胰島素價格也無異於影響全球多種藥物的問題。社會契約讓製藥公司獲得巨大的定價權力。如果只有微乎其微或者完全沒有競爭藥物廠商的價格商業壓力，也沒有學名藥製藥公司銷售相同的藥品，唯一可以阻擋藥物價格上漲的，就是支付藥物費用帳單者願不願意行使其購買權力或者採用定價管制措施作為反制。

在獨占供應市場的任何協商中，最終的反制平衡措施就是買家如果不想要支付賣方提出的藥價，可以拒絕交易。當然，藥物是不同的。第一型糖尿病患者的身體無法生產胰島素。沒有藥物，他們幾天之內就會死亡。吉立亞的藥物上市之後，C型肝炎的病患面臨一種艱困的必須抉擇，如果他們無法取得吉立亞的藥物，他們只能使用一種療程長達一年的治療方式，有嚴重的副作用，而且只有五〇%的成功機會[22]。藥物也不是一般的產品，因為購買人和受益人之間有一段距離，直接受惠於藥物的人，鮮少直接支付藥物的價錢。在這種情況中，關鍵在於支付者必須應用自己的購買權力，協商獲得合理的價格。

但是，作為全球最重要的藥品市場，美國沒有辦法針對藥物價格增加提出有效的反抗，沒有辦法裨益保險的投保人以及最後必須支付帳單費用的納稅人。事實上，美國的藥品市場充滿了荒謬，強大的市場參與者才會有動機更進一步地提高藥物價格。

美國每年在藥品的支出至少為三千五百億美元，在十年之內，藥品的年度預算已經提高一千億美元[23]。美國藥品支出的純粹規模讓世界上的其他國家相形見絀，美國的藥品銷售額已經超過九個藥品銷售額次高國家的總和。美國人在藥品上的平均年度支出，比其他任何一個主要經濟體的使用人高出二五%[24]。製藥產業仰賴美國的利潤。然而，美國的病患沒有辦法利用這種議價的優勢，反而必須面對全球最高的藥物價格。

美國製藥系統的核心是一連串複雜且難以理解的折扣、回扣，以及費用，代表藥物的價格通常會在不同的買家出現巨大的變化。保險公司、人數規模龐大的雇主，以及美國政府的健康計畫，包括醫療保險與醫療補助計畫，通常都不會直接與製藥公司協商，而是藉由所謂的藥品管理者作為中間人。

藥品管理者首次出現在一九七〇年代，起初是以理賠管理者的身分，處理健康保險公司的檔案工作。隨著時間推移，藥品管理者的規模和影響力增加，策劃了幾種創新機制，例如處方福利卡（prescription benefit card）以及郵購服務，讓保險客戶更容易取得他們提供的藥物[25]。到了一九九〇年代，藥品福利管理公司成為藥物價格協商、藥物給付，以及決定何種藥物更容易納入處方的重要角色。藥品福利管理公司成功躋身至製藥產業的生態系中，也讓許多大型製藥公司決定收購藥品福利管理公司，雖然他們後來被迫賣出藥品福利管理公司，因為外界擔憂藥品福利管理公司可能會被用於推動持有公司的藥物。布希總統簽署的健康保險改革法案在二〇〇六年生效，更進一步推動了藥品福利管理公司的成長，因為他們現在擁有替數百萬名長者管理處方藥物計畫的責任。自此以後發生了一連串的合併和收購，最後讓三間大型的藥品福利管理公司主導了美國市場。

藥品管理者的概念在於，藉由代表大量的病患，他們可以擁有重要的議價能力。透過建立藥物給付清單，他們得以利用採購權，向製造商要求回扣，藉此減少藥物的定價——回扣的金額在二〇一六年時達到九百億美元[26]。理論上，節省的金額將會轉交給保險業者，而保險業者反過來用更低的保費，將節省金額帶來的好處交回給病患。然而，折扣與回扣是祕密進行的。即使保險業者通常也不知道藥品福利管理公司獲得的折扣或回扣程度，所以沒有辦法確保藥品福利管理公司完整地繳回利益給病患。批評家認為，這個系統鼓勵製藥公司提高定價，才能提供更多的折扣與回扣，而折扣與回扣可以吸引藥品福利管理公司和保險業者更願意採用其藥品。畢竟，如果某個藥物比競爭對手更昂貴，但提供更多回扣，藥品福利管理公司就能夠藉由將高價的藥品放在處方清單上而獲利。近年來出現許多法律訴訟控告藥品福利管理公司向其客戶超收大量的金額。其中一起訴訟的原告是全美第二大的健康保險公司，主張他們因而每年支付額外的三十億美元[27]。

藥品福利管理公司在美國藥品總支出金額中的比例大約為一四%，這個金額讓三大藥品福利管理公司獲得巨額的利潤[28]。藥品福利管理公司也曾經被指責為造成藥品定價和製藥公司實際獲得金額之間出現巨大差異的原因[29]。近年來，由於藥品福利管理公司變得非常善於在治療效果可以相互替代的藥品之間操弄龐大的折扣優勢，導致定價和實收金額的差異出現顯著的提高。

在二〇〇七年至二〇一八年之間，美國藥品定價提高九・一%，但實際上的淨價格只增加了四・五%[30]。一九九〇年代初期的平均折扣為一六%，但現在某些製藥公司主張其原廠藥提供定價的四五%或更高的折扣[31]。定價和製藥公司實收金額的差異在胰島素市場中特別明顯。在二〇〇七年至二〇一三年，蘭德仕的定價提高了二五二%，但製藥公司實際上獲得的增加金額則是顯著較低的五七%[32]。毫不意外地，糖尿病病患最常向藥品福利管理公司提出法律訴訟，控告他們與廠商共謀哄抬胰島素的價格。

二〇一九年二月，三間胰島素製造廠商的高層被傳喚至國會參加一場譴責藥物價格的聽證會時，他們迅速地將矛頭指向藥品福利管理公司。賽諾菲的執行長白里惟（Olivier Brandicourt）告訴現場的政治人物，蘭德仕的淨價，也就是製藥公司實際收到的金額，在過去兩年之間降低了。他表示，藥品價格調降的目的是為了提高讓病患取得藥物的可負擔性，並且補充說道：「遺憾的是，在現有的系統下，回扣節省的金額沒有辦法持續一致地藉由更低的自負額、共同支付額，或者共保額形式造福病患。[33]」

「所有的參與者——例如批發商麥克森和卡地納（Cardinal）、連鎖藥局公司CVS和沃爾格林（Walgreens）、藥品福利管理公司快捷藥方（Express Scripts）和CVS照護（CVS Caremark），以及製藥公司——都會因為定價提高而賺到更多錢。」前禮來製藥的資深高層亞利克斯．阿札爾（Alex Azar）在二〇一七年的製藥產業研討會上表示，幾個月之後，他被提名擔任美國衛生及公共服務部部長。「這種趨勢造成的不幸受害者就是病患。[34]」如果藥品福利管理公司使用其權力偏好於提供最大回扣金額的藥物，提高自己的獲利，同時讓病患必須服用更昂貴的藥物，健康保險的投保人就要用高額的保費承擔最終的支出。

更昂貴的藥物定價也會直接影響許多病患取得藥物的能力，即使保險業者和政府計畫可以獲得大量的折扣。美國健康保險市場的改變，代表大量的病患不能像以前一樣受到保護，免於承受藥物定價的影響。自負額是在保險給付之前，一位投保病患必須自掏腰包負擔的金額，近年來，病患自負額劇烈增加，通常會達到數千美元。即使支付了自負額，病患依然暴露在支付高額定價的風險中，因為許多計畫都會要求病患支付共付額。共付額過去是固定的金額，也許是每種藥物十美元或二十美元，但現在更有可能是依照藥物價格的百分比為基準。同時，對於像是梅根．派特森這種失去工作且沒有保險的人來說，藥物的定價就是他們獲得所需藥物的完整金額。

美國的系統讓私人經營與追求利益的藥品福利管理公司，獲得決定藥物價格的重大祕密角色時，也限制了政府降低藥物價格的能力。在現有的法律之下，政府官員依法不能代表D型醫療保險計畫協商獲得更低的藥物價格，D型醫療保險計畫主要在替年長的美國民眾支付處方箋藥物的價格。除此之外，對於六種類型的藥物，其中包括病患在家服用的癌症藥物、抗憂鬱藥物、愛滋病治療藥物，以及胰島素，無論其費用，D型醫療保險計畫都必須支付市場上「全部或實質上全部的藥物」。雖然私人保險公司經營的健康保險在提供醫療保險時，政府可以協商費用，但以上的限制嚴重地妨礙了政府的協商能力。

保險業者在理論上有更多自由空間可以決定給付何種藥物，但在實際的商業運作中，一般認為醫療保險計畫應該給付大多數的藥物。如果保險業者做不到，顧客就會另請高明。除了上述的期待，四分之三擁有保險的美國人所居住的州政府，都已經通過法律要求保險業者必須給付符合標示內與標示外使用的癌症藥物[35]。對於其他的高價藥物，保險業者則是更有可能實施限制，以嘗試限制其使用，而不是完全拒絕給付。這可以藉由要求開立處方藥物之前獲得保險業者的事先授權，或將藥物列為較高共付額的分類，達到這個目標。

腫瘤學治療是美國醫療系統在幾個治療領域之一，不慎催使製藥公司設定更高價格。國會在一九九二年通過一項稱為340B的計畫，要求製藥產業必須向特定的公共衛生診所與其他政府資助成立的醫療機構提供至少二三・一%的折扣。自從這個計畫啟用之後，因為相關規則的改變，導致符合規則的醫療單位數量大幅增加。為了彌補必須提供的折扣，製藥公司的回應方式就是設定更高的藥物上市價格[36]。

對於需要在醫療人員監督之下才能使用的持續輸注（infusion）型癌症藥物，以及其他所有類型的生物製藥，醫師確實有著在處方箋中納入更昂貴藥物的財務動機。這種類型的藥物屬於B型醫療保險，以藥物的平均銷售價格作為給付基礎，外加固定的四．三%利潤空間[37]。固定利潤空間以藥物價格作為計價基礎造成一個反常的情況，醫院如果使用更昂貴的藥物，就會賺到更多錢。腫瘤科的醫師以及他們工作的醫院，也能夠獲利於藥物經銷價格和零售價格之間的價差。愛萊諾迪肯（Irinotecan）是一種癌症藥物，原廠藥品名稱為抗癌妥（Camptosar），在二〇〇八年時開始面對學名藥的競爭，價格調降八〇%。雖然價格下降了，但腫瘤科的醫師反而減少使用該藥物，其中一種解釋指向醫院使用該藥物時獲得的給付以及醫院支付該藥物價格之間的差額，導致醫院獲利減少[38]。

美國醫療系統與其說控制成本，不如說它存在著嚴重的缺陷，因為錯誤的激勵機制而被削弱，且在藥物支付方面籠罩著神祕因素，讓產品成功的方式似乎違反基本邏輯。杜西斯（Deuxis；音譯）是類風濕性關節炎病患服用的緩解疼痛藥物。這種藥物單純只是兩種藥物的結合，分別是常見的消炎藥物布洛芬（ibuprofen）以及用於減少布洛芬造成潰瘍的胃藥法莫替丁（famotidine）。兩種藥物早已沒有專利保護，能夠在藥房購買學名藥，不需要處方箋，一個藥丸也只需要幾分錢。服用布洛芬以及法莫替丁的學名藥，而不是服用杜西斯，每個月只需要十五美元至三十美元。然而，兩者合成的杜西斯一天需要服用三次，完整的價格為一個藥丸二十七美元，每個月的分量大約為二千五百美元，由於提供極高的折扣，製藥公司實際收到的金額大約是四百美元[39]。雖然這種可以在藥局購買的藥物出現了這種宛如天文數字般的漲價情況，但杜西斯依然在五年的時間內創造超過五億美元的淨銷售額[40]。

赫萊森製藥在二〇一一年推出杜西斯（Duexis），由於符合美國監管機關對於證明安全性和有效性的要求，該公司能夠自由地以他們想要的任何價格在市場上銷售杜西斯。作為應對機制，負責處理醫療保險的政府單位不得與製藥公司協商藥物價格。因此，製藥公司成功說服醫師將藥物納入處方箋時，美國的納稅人就要全額支付。對於投保市面上醫療保險的病患而言，病患協助計畫將病患的自付額度限制在不得超過二十五美元，能夠解決病患對於藥物費用的所有憂慮。

醫師和保險業者最後終於理解藥物的極端高價時，藥物銷售額也開始下跌，但在那個時候，赫萊森製藥將一項附錄加入至處方藥物資訊中。從二〇一七年開始，杜西斯的包裝上插入了一項警示：「請勿使用單一成分的布洛芬與法莫替丁藥品取代杜西斯。」赫萊森製藥能夠成功說服美國食品藥物管制局同意他們增加此項警示標語，因為赫萊森製藥使用了幾種製藥產業常見的技倆。

首先，赫萊森製藥找到了法莫替丁還有一個尚未被核可為治療適應症的特殊利基點。法莫替丁的學名藥可以標示為兩種常見潰瘍的治療藥物，但並未明確表示能夠用於「降低服用布洛芬病患出現腸胃潰瘍的風險」進行推廣。杜西斯成功獲得這個適應症的銷售許可，方法則是在臨床試驗中證明杜西斯的有效性，該次臨床試驗比較了服用包含八百毫克布洛芬與二十六・六毫克法莫替丁組合藥物的病患，以及只有服用相同劑量布洛芬的病患。最後，赫萊森製藥主張，「杜西斯活性物質的獨特組合無法在非處方藥（OTC; over-the-counter，意思是不需處方箋就能在藥局購買的藥物）中取得」，因為法莫替丁的學名藥只有十毫克或二十毫克的劑量。病患一天服用三次杜西斯，代表法莫替丁的總量為七十九．八毫克──從各層面來看，實際上等同於服用四片二十毫克的藥片。然而，赫萊森製藥成功改變杜西斯的包裝標籤，並且一年持續帶來超過一億美元[41]。

還有許多相似的藥物。二〇一八年的一項研究發現，二〇一六年，以原廠藥名銷售的二十九種組合藥物，相較於同成分的學名藥物費用，讓美國納稅人必須額外支付九億二千五百萬美元。[42]。優思普瑞拉（Yosprala；音譯）結合阿斯匹靈以及胃藥奧美拉唑，兩種成分的價格只要幾美元，但優斯普瑞拉對藥劑師的定價為三十藥片超過一千一百美元。

這些藥物不只是利用市場機制，以及支付人缺乏有效的監管機制或應對措施，還有許多醫師的無知或者是對於藥物價格的漠不關心，而這就是薩爾斯想要挑戰的。開立處方箋的醫師以及最後必須支付帳款的保險業者或醫療系統之間有一段距離，這段距離降低了對於藥物價格的敏感程度。數十年來開立相同藥物的醫師很容易就會忽略製藥公司一直都在提高藥物價格，現在提高價格的程度已經是相似藥物的數倍。其他的醫師則是執著於擁有原廠品牌名稱的藥物，即使市場上已經有學名藥，而許多國家也禁止所謂的「學名藥替換」，意思是如果處方箋裡面開立了原廠藥物，藥劑師不能替換為更便宜的學名藥品。對於新上市的藥物，即使工作繁忙的醫師願意深入研究藥物背後的臨床證據，他們也難以確定更高的藥物價格是否代表該藥物比起其他藥物具備相對的益處，因為製藥公司極力避免與競爭產品進行直接的比較，除非他們知道比較結果能夠呈現其產品的優勢。

藥物系統幾乎所有的面向都在迎合製藥公司的強項。圍繞著藥品價格、折扣，以及回扣的強烈祕密，讓毫無戒心的保險業者沒有辦法知道另外一間保險公司支付相同的癌症治療藥物或者關節炎藥物的價格少了二〇％。在美國，製藥產業也受益於大眾看待醫療和藥品介入治療的態度不同於加拿大、歐洲、澳洲，以及紐西蘭。受到製藥產業遊說的推波助瀾，只要與藥物配合或放棄治療有絲毫的關聯，美國的病患團體就會極力反對。

病況嚴重且受到保險照顧的美國病患想要獲得，並認為自己應該得到期望所有藥物，無論保險業者支付的費用或藥物相對效應如何。任何不符合這要求的行為都會被視為侵犯個人自由。而歐洲人或許習慣於看到國家醫療體系在經費緊張的預算下明顯地必須應對大量患者的需求，習慣進行一定程度的成本效益分析和配給，然而美式個人主義要求無論成本如何都要追求最好。因此，美國只要出現關於藥物價格或預算控管的討論，就會迅速沉淪為嚴重對立的黨派修辭，正如莎拉．裴琳（Sarah Palin）指控歐巴馬總統的健康保險改革計畫想要成立「死亡委員會」——匿名的官僚否決長者或傷殘人士的醫療需求，因為他們不值得接受治療。

除了藥物價格為全球最高，相較於其他富裕國家，美國也更常使用在價格廉貴的兩端之外更為昂貴的藥物[43]。擁有雇主提供保險者，他們的必須支付額度通常會有上限。只要滿足支付上限，病患幾乎沒有理由不要求醫師開立任何可能有助於治療的藥物，即使這種藥物的金額非常昂貴，而且只有最小的益處。同時，沒有投保私人保險者，以及每十二名美國人中就有一名沒有任何的健康保險者，他們將被拋棄[44]。

將美國的醫療系統稱為「故障」（broken）其實是一種不公平的說法。因為「故障」可能暗示了那是一個曾經成功運作的系統，只是需要修復。這種說法完全無法捕捉到大量的錯誤財務動機和不透明價格導致事態惡化的程度。當然，美國醫療系統的問題遠遠超過藥品的範疇；從例常性的手術、檢驗診斷、救護車，以及住院留宿，美國的病患都要支付更高的價格。即使美國民眾的平均醫療支出位居全球之冠，但美國醫療系統的排名經常落後於其他的經濟已開發國家[45]。

這些醫療支出代表美國的窮人沒有辦法承受生病的代價。對於其他人來說，如果身體出現嚴重的不適，可能會讓他們陷入貧困。這些是世世代代的美國政治人物都沒有辦法解決的，令人羞愧的問題。雖然接受醫療照顧的高額費用在本質上是國內問題，但美國藥品價格的巨幅成長則是蔓延至全球各地。

香黛兒・林賽（Chantelle Lindsay）從來都不想讓診斷結果定義她。玩長曲棍球的時候，她和加拿大小鎮特魯羅（Truro）其他的女孩一樣奮力地在水泥地上衝刺，即使她隨後在休息時間氣喘吁吁地不停咳嗽。「新來的女孩子剛開始來參加比賽，她不知道香黛兒罹患了CF。」香黛兒的父親馬克（Mark）回憶道：「她還開了一個玩笑：『我一定要幫妳買止咳糖。』」

「香黛兒跟著一起笑了，然後她說：『沒錯，妳應該去買。』但香黛兒從來沒有告訴那個女孩。」他說：「那個女孩參加球隊一整年，甚至不知道香黛兒罹患了CF。香黛兒不想討論這件事情，也不需要任何同情。她只是努力地克服。[46]」

出生三個月之後，香黛兒被診斷罹患CF——囊狀纖維化（cystic fibrosis）。成長的過程中，香黛兒不會抱怨定期的物理療法或者必須使用噴霧器；她也不會讓這個疾病成為拖累自己的藉口。除了長曲棍球，她還參加足球以及冰上曲棍球，香黛兒拒絕讓疾病阻止她參與和朋友相同的活動。「她是香黛兒。」她的父親說：「不是罹患囊狀纖維化的香黛兒。」

囊狀纖維化來自於遺傳，隨著肺部以及消化系統開始阻塞，病患的身體情況會逐漸惡化，半數無法活過四十歲。二〇一二年初，位於波士頓的生物科技公司福泰製藥推出克萊德可（Kalydeco；音譯），這是一系列革命性新型藥物的第一款藥品，而這群新型藥品瞄準囊狀纖維化的基礎病因，可以停止這個疾病的惡化過程。香黛兒曾經短暫地服用福泰製藥的另外一款新型藥物歐坎比（Orkambi；音譯），但在二〇一九年一月時，香黛兒年滿二十二歲，無法繼續使用父親任職汽車維修機師提供的健康保險。一開始，這件事情似乎不是重要的問題。服用歐坎比的時候，香黛兒的肺功能並未真正改善，但也沒有進一步衰退，大約保持在「六〇％至七〇％的肺功能，非常能夠接受的結果」，馬克說道。

大約在六個月之後，香黛兒的健康情況開始惡化。她的肺部感染次數增加，每次都要使用抗生素作為治療。到了十二月，一次特別嚴重的感染讓香黛兒必須住院治療，醫師反覆嘗試不同的抗生素組合，希望找到有效的治療方式。香黛兒終究是出院了，但不到兩個星期之後又回到了醫院。新年來臨時，香黛兒的肺功能只剩下三七％。醫師已經束手無策。

直到二〇一九年初之前，香黛兒都在服用歐坎比，這是近年來上市的組合型藥物之一。現在，福泰製藥剛出爐的全新三重組合藥丸名稱是崔卡夫塔（Trikafta；音譯，tri 有三重之意，此藥物的原廠商品名的意思是三重組合治療）。歐坎比可以減緩肺功能衰退，並且讓病患不需要住院治療，而崔卡夫塔更為令人印象深刻的是，研究顯示這個藥物可以讓高達九〇%的囊狀纖維化病患的肺功能獲得實質的提高[47]。

崔卡夫塔在二〇一九年十月時於美國獲得上市許可，但是福泰製藥擔心加拿大政府想要更改他們支付新型藥物的價格，所以尚未在加拿大申請許可。同時，福泰製藥和其他製藥公司一樣都有提供「擴展取得」（expanded access）計畫，讓有緊急需求的病患可以免費取得藥物。香黛兒的最新檢驗結果讓她符合適用福泰製藥恩慈療法計畫（compassionate use programme）的資格，所以香黛兒的醫師以她的名義寫信到福泰想要申請。於是，他們等待，再等待。

「我們的戰鬥從此開始。」馬克說。香黛兒一家人與另外一位囊狀纖維化的病患聯絡，她的名字是史黛芬妮・史塔羅斯（Stephanie Stavros），她剛剛成為第一位收到福泰製藥依照恩慈療法計畫提供免費藥物的加拿大病患。史塔羅斯持續寫信懇求福泰製藥。「她其實不知道到底是什麼因素讓她獲得福泰製藥的同意，但是她讓四歲的孩子用蠟筆寫信，希望讓福泰製藥理解獲得藥物的重要性。」馬克補充道。史塔羅斯服藥之後，病情迅速地改善。「你們要持續爭取，你們會沒問題的。」史塔羅斯說。

數百封信，甚至數千封信寄出去了。「我們的朋友都在寫信給福泰和政府官員。我們上了新聞。我們嘗試了所有方法，想要說服某人。」馬克說。「我們認為，某個地方的某個人一定會與另外一個人有關係，可以協助我們獲得需要的藥品。」

馬克一家人也向加拿大政府提出訴願，但是政府官員表示他們束手無策；在政府官員以特殊取用計畫同意福泰提供藥物之前，福泰必須先踏出第一步。各界開始組織募款活動。香黛兒的家鄉舉辦了一場舞會暨無聲拍賣（silent auction：意指沒有主持人的拍賣會，參與者在表單上填寫自己投標的金額），募得一萬七千美元（大約一萬英鎊）。醫師判定香黛兒屬於傷殘人士，協助她可以符合馬克的健康保險給付範圍，所以香黛兒能夠繼續服用福泰製藥的舊型藥物。藥效並不好。

馬克和妻子思忖，如果香黛兒的身體情況允許，就會到多倫多尋找肺部移植的機會，或者驅車穿過美國國境取得崔卡夫塔。在某個時間點，他接到一通電話，對方是一位富人，就像聖經描述的「善良的撒瑪利亞人」。「對方說，『我們要怎麼樣幫香黛兒獲得這個藥物？我們要怎麼把香黛兒送到美國接受治療？』」馬克說。「問題在於，我們到了美國，讓香黛兒接受治療，但是不能把藥物帶回加拿大。我們必須全家搬到美國。隨後，那個人又詢問了在美國取得藥物之後帶回加拿大的情況。」

另外兩名人士願意將崔卡夫塔從美國送到加拿大。「難處在於這種行為是讓不合法的藥物穿過國界，藥品會被沒收充公，我們可能也會被起訴走私，所以我們甚至沒有辦法這麼做。」馬克說。即使他們成功讓崔卡夫塔抵達加拿大，香黛兒的醫師也不被允許使用這個藥物進行治療，除非藉由政府的特殊取用計畫取得藥物，但是，沒有福泰的協助，這個選項是不可能的。

最後，香黛兒的醫師收到了製藥公司的回應。「我們申請之後大概等了五到六個星期。」馬克說。「他們終於有了回覆，答案是拒絕。[48]」幾天之後，香黛兒過世了。

福泰不急著在加拿大讓藥物上市，因為「他們害怕加拿大的新管制措施可能會對福泰的全球藥價產生衝擊」。非營利組織「加拿大囊狀纖維化」的首席科學官約翰．華倫伯格（John Wallenburg）表示[49]。新型藥物通過臨床試驗之後，不會同時在各地上市。每種新型藥物的市場都有為了獲得銷售核可必須配合的管制與費用，以及安全監管和推動藥物行銷的投資金額要求。某些藥物，特別是複雜的生物製藥，一開始可能會出現供應短缺，所以製藥公司必須提高製造能力，優先處理最有價值而且最容易進入的市場，確實是在商業上的合理選擇。

美國通常是優先推出的市場，其他國家則是取決於其市場大小，以及製藥公司看待其監管或醫療系統對待新型藥物的方式。如果一個國家監管措施被視為繁瑣或難以處理，該國家的藥物上市等候時間通常就會比迅速通過的國家更久。相似地，如果一個國家被認為具備特別嚴苛的價格管制，或者有著難以協商的名聲，也會被放在上市清單的後半段。

美國大多將藥品給付的決策交給自由市場機制，許多其他國家則是採取更主動的方式，想要降低藥品支出。除了使用購買權協商獲得更好的價格，幾個國家也會設置機構或委員會作為守門人，決定該國願意支付的最高價格。

在加拿大，專利藥物價格審查委員會（the Patented Medicine Prices Review Board）根據相似的治療藥物以及其他國家的價格為基礎，限制新型藥物的售價。隨後則是由各省政府與製藥公司協商，決定可能的折扣以及該省是否提供該藥物。加拿大的新型藥物雖然價格低於美國，長期以來也屬於全球最高的國家之一，但加拿大政府在二〇一九年宣布推動改革，目標是將專利保護藥物的支出減少五分之一。

不只是因為其他國家的醫療系統更有可能向崔卡夫塔提供更好的價格條件，加拿大市場還有另外一個風險，就是崔卡夫塔可能會因為過高的價格遭到專利藥物價格審查委員會的拒絕。這種決定可能會對於其他市場如何看待崔卡夫塔產生重要的影響。即使福泰製藥願意將藥物價格降低至獲得接受的程度，也會產生代價。因為許多國家採用稱為「外部參考定價」（external reference pricing）的機制，依照一個藥物在幾個指定市場中的平均價格，決定該國願意支付的藥物價格。加拿大的參考對象是英國、德國，以及其他國家，在二〇二〇年七月之前，參考國家也包括高藥價的美國和瑞士市場。加拿大本身也是巴西和南非用於參考藥物價格的市場。

超過三十個國家採用外部參考定價機制，其中包括澳洲、巴西、日本，以及許多歐洲國家，如果不是搭配其他針對成本效益或者新型藥品治療效益的判斷，就是作為設定藥品給付金額的直接途徑[50]。職是之故，一個國家的藥物價格可以在全球各地掀起漣漪。從這個層面上來說，大型的西方經濟體具備極大的影響力。柏林科技大學研究人員進行的一項研究發現，如果藥物在德國降低一歐元，相同的產品在義大利的支付價格就會減少三十六分歐元，在荷蘭則是減少二十八分歐元[51]。藥物在英國的價格也非常有影響力，因為英國被至少十七個歐洲國家以及加拿大和澳洲作為價格參考國家，也是因為英國醫療系統在決定新藥品價格時採取的途徑受到推崇[52]。

英國新藥品定價途徑的核心是一個守門人機構，名稱是英國國家健康與照護卓越研究院[53]。這個單位成立於一九九九年，辦公室地點分別設在倫敦和曼徹斯特兩地的高塔大樓，作為獨立單位，接受政府的委託，負責評估新藥物以及提出是否應該給付新藥物的建議。一開始，英國政府只有將一小部分的藥物交給英國國家健康與照護卓越研究院審查，但自從二〇一九年開始，所有的藥物都會接受該單位的成本效益評估。評估過程包括使用一種稱為「生活品質調整後預期存活年數」（Quality-Adjusted Life Year; QALY）的指標，這個指標的評比標準應用了該藥物相對於現存最佳藥物的成本益處分析。生活品質調整後預期存活一年意思就是健康活著一年，代表藥物的表現不只是讓延長壽命，也包括在一段時間內緩解疼痛與其他症狀。

使用生活品質調整後預期存活年數，是為了強迫製藥公司提出明確的證據說明藥物可以如何幫助不同的病患團體，藉此證明藥價依據，而英國國家健康與照護卓越研究院也設置了明確的標準說明他們同意的合理價格。藥物干預治療的金額最高為三萬英鎊時，獲得生活品質調整後預期存活一年，通常會被視為符合成本效益，而來自於病患和製藥公司的壓力讓臨終治療以及罕見疾病治療藥物，以採用更高的金額作為標準。

無法通過英國國家健康與照護卓越研究院評估的藥物，將被視為不符合成本效益，除非製藥公司提供的折扣能夠讓藥價符合該單位提出的金額，否則會遭到拒絕。用價值評估一個人的生命聽起來可能很冷血，但是，這種指標已經是許多範疇的決策基礎，從設置時速限制到環保規範。無論如何，只要一個藥物的價格過於昂貴，讓人無法取得，那個人的生命就已經被貼上了價格。

除了申請上市許可的資料之外，英國國家健康與照護卓越研究院要求製藥公司提供額外的資訊，其中包括以經濟模型說明藥物的價值。由於該單位執行嚴格的審核，在國際上受到廣泛的尊重。因此，英國國家健康與照護卓越研究院的核可是非常珍貴的獎勵，製藥公司可以用於在其他市場協商，藉此說明其藥品已經被視為符合成本效益。從另外一方面來說，如果藥物遭到拒絕，或者是有附帶條件的接受，就有可能傷害該藥品在其他許多市場獲得給付的機會。

從理論上來說，這種途徑可以設置嚴格的價格上限，也應該有助於全球共同抵抗過度昂貴的藥價，但在現實中，英國國家健康與照護卓越研究院核可的所有藥物只會在同意提供相當龐大的定價機密折扣之後，才能獲得核可。折扣數字不會公開，所以對於藥品在其他市場的價格只有有限的影響。

醫療科技評估（health technology assessment; HTA）——用於評價醫療介入措施，例如藥物或醫療設備的益處、成本，以及更廣泛的影響力——正如英國國家健康與照護卓越研究院使用的其他指標，作為限制藥物價格持續飆漲的方法，但這個指標也有其侷限。這種評估途徑有著數據膨脹的本質，每種證明其治療益處的新型藥物都會設定下一個新型藥物的定價起點。在英國，由於醫療科技評估在過去不曾用於所有的新型藥物，所以用於評估不同疾病的藥物是否可以採納更高價格的基礎，純粹仰賴於過去支付該疾病藥物的金額。

數據膨脹的情況出現在一個藥物找到新的適應症。二〇〇一年，健贊推出阿侖單亢（alemtuzumab），原廠藥名為坎帕斯（Campath；音譯），用途是治療白血病。坎帕斯還在市場上時，醫師發現可以用於治療某些多發性硬化症的病患，也開始因為這個並未獲得核可的標示外用途，將該藥物納入處方。二〇一二年，健贊被賽諾菲收購的一年之後，坎帕斯下市，並且以治療多發性硬化症的核可執照重新上市。重新上市的原廠藥名為任力達（Lemtrada），價格也不同。坎帕斯的完整療程價格大約是二千五百英鎊，而任力達的價格大約為五萬六千英鎊[54]。新的價格反應出健贊相信任力達與其他多發性硬化症治療藥物相比的價值，而且也獲得英國國家健康與照護卓越研究院的完整核可。由於新型藥物價格的判斷基礎是市場上的現有藥物，英國國家健康與照護卓越研究院的評估途徑導致藥物價格的持續增加，因為這種途徑預設了所有更好的新型藥物價格都會高於過去的藥物[55]。

政治壓力也代表英國國家健康與照護卓越研究院不必然有能力設定強硬的價格上限。安德魯．史帝文斯（Andrew Stevens）現在是伯明翰大學公共衛生教授，曾經擔任英國國家健康與照護卓越研究院其中一個估價委員會的主席十三年。二〇〇五年，英國衛生大臣曾經為了乳癌初期的病患介入，推動羅氏製藥的賀癌平（Herceptin）在英國獲得乳癌適應症的核可之前，先讓病患可以取得藥物。因此，英國國家健康與照護卓越研究院認為自己有義務核可賀癌平，史帝文斯說道。「英國國家健康與照護卓越研究院成立估價委員會時，對於製藥公司提出的經濟分析模式，總是會有許多討論的空間。因此，如果一個估價委員會完全沒有壓力，可能就會對於製藥公司提出的經濟分析模式懷著高度的懷疑。」他解釋道[56]。「但是，如果有了政治壓力，例如賀癌平的情況……委員會的主席會傳達一種強烈的認知，答案必須是同意，而最簡單的方法就是不要仔細分析製藥公司提出的經濟分析模型。」因此，雖然這次的審查看似並未違反生活品質調整後預期存活年數的評鑑標準，「但事實上，如果更為仔細地檢閱製藥公司提出的經濟分析模型，可能就會違反標準。」

整體而言，英國支付的藥物價格，相較於其他大型的歐洲經濟體，通常處於比較便宜的一方。英國透過藥局銷售的零售處方藥支出，低於義大利、法國，以及德國，但是高於荷蘭、葡萄牙，以及波蘭[57]。吉立亞評估其C型肝炎藥物的價格規格時認為，英國醫療系統的議價力道會比其他大型歐洲經濟體更為強硬。美國參議院金融委員會的報告認為，英國被預期會「設定歐洲的價格下限，而德國則是設定價格上限」，該藥物在德國的預期批發價格為六萬三千一百九十八．七美元，而英國的價格是五萬七千一百．二美元[58]。

然而，藥物的價格是英國醫療體系的重大財務負擔。正如其他的富裕國家，英國也在辛苦地支付吉立亞的C型肝炎藥物。英國國家健康與照護卓越研究院一開始不認為吉立亞提出的數據資料能夠證明十二個星期分量的索華迪價格應該是三萬五千英鎊。在二〇一四年的夏天，該單位表示他們「傾向於不推薦」索華迪，但是他們隔年終究還是核可了，隨後也將夏奉寧視為符合成本效益的藥物。英國國家健康與照護卓越研究院的核可，依法可以要求國民保健署向病患提供藥物，但是，在這個情況中有一個疑慮，由於英國國內有超過二十萬名C型肝炎患者，昂貴的藥物可能會讓國民保健署沒有辦法資助其他病患需要的藥物，導致成千名病患承受毫無必要的死亡[59]。藉由實施每年可以獲得治療的病患人數配額，英格蘭的醫療系統迴避了這個規則。直到數年之後，C型肝炎的競爭藥物上市，讓吉立亞的藥物價格調降至每位病患的費用為一萬英鎊時，才能更大規模地治療英格蘭的病患[60]。

雖然努力減少藥物的價格，但英國和其他國家的醫療系統一樣，都要承受美國市場造成的扭曲效應。如果一個國家過於成功地協商降低藥物價格，製藥公司可以簡單地拒絕提供他們所需的藥物，藉此保護美國市場的營收。美國市場在全球藥物銷售中占超過四〇％，遠遠高於排名第二的中國，中國市場為一一％。即使大型歐洲國家也相形見絀，法國和德國的銷售數據總和低於全球銷售額度的五分之一[61]。各種改變導致美國市場藥物價格產生巨大通膨現象，也會推高製藥公司高層對於自家產品在其他地區售價的期待。

對於某些藥物而言，特別是只有極少病患人數的極端罕見疾病藥物，製藥公司通常會希望該藥物在全球各地保持一致的售價。至於其他藥物，製藥公司可以接受美國的藥物價格較高，但依然傾向於在其他市場制定可能範圍之內的最高價格。英國的醫療系統和其他國家相同，成功地限制了藥物上市之後的漲價行為，但是，英國國家健康與照護卓越研究院的價格審核機制讓上市售價持續增加，即使他們限制了售價增加的比例。

問題在於藥物在美國市場上市的獎勵如此豐厚，即使大型歐洲國家的營收都不足以迫使製藥公司繼續協商價格。如果一個國家的醫療系統願意提供的給付金額過低，製藥公司寧願結束協商或者保留藥物數年，藉此保護他們在美國以及其他國家的營收。德國的新型藥物價格由中央組織的保險業者代表進行協商，自從二〇一一年開始，一共有二十八種藥物的製藥公司因為不滿價格而決定保留，在所有申請上市藥物中大約是微幅超過一二%的比例[62]。美國向來也願意發揮其影響力，向其他想要強迫製藥公司提供較低售價的國家施壓。

「在某些情況下，在外國只需要幾美元就能買到的藥物，在美國卻要數百美元，相同的藥丸，相同的成分，相同的包裝，而且是在相同的工廠製造。」時任美國總統的唐納．川普於二〇一八年在白宮草坪上的演說中表示。「這是不能接受的。」他指控外國搭上美國研究發展成果的「便車」。川普揚言要用貿易協商強迫其他國家用更高的價格購買新型藥物，而不是直接降低美國的藥物售價。川普表示，他已經直接要求政府官員將這個問題視為首要任務，而且那些官員「將會對於貿易夥伴有著巨大的權力，你們已經看見這個情況了……美國不會再被詐欺，特別是不會受到外國詐欺」[63]。

不被視為價格參考目標的小型國家，有時候可以獲得新型藥物在其他地方沒有的龐大折扣，像紐西蘭經常能夠成功。但是，對於大多數的國家，即使努力控制價格，製藥公司依然占了上風。專利是最終極的王牌，代表其他人都不能提供這個藥物，而這個藥物可能是某種疾病唯一的治療方法。在這種情況中，政府有權推翻專利，但是，正如我們所見，政府鮮少行使這個權力。

製藥公司已經利用身為特定藥物唯一供應商的權力，強勢地處理所有藥物的價格問題。

二〇〇九年，南非製藥公司亞斯本和葛蘭素史克達成協議，向後者購買六種原廠癌症藥物，這些藥物已經失去專利保護多年，但是沒有學名藥與其競爭。幾年之後，亞斯本決定進行大幅的漲價，但是這些藥物多年來都沒有調整過價格。亞斯本主張，這些藥物造成虧損，雖然義大利的市場競爭監管機關在後來的調查中提出反駁，他們表示查閱亞斯本的內部財務文件之後足以否認這個主張。無論如何，亞斯本想要在歐洲提高藥物價格，而且不接受任何拒絕。數個國家想要反抗時，亞斯本威脅讓藥物完全停產。義大利的市場競爭監管機構宣稱，亞斯本在價格協商期間操弄供應量，導致某些必要藥物陷入短缺。義大利的醫療主管機關同意亞斯本調整藥物價格，導致藥物支出從一年不到二百萬歐元提高至七百萬歐元[64]。西班牙的主管機關拒絕接受其中一種藥物的價格從一包二歐元提高至一百歐元時，面對亞斯本威脅讓藥物陷入半停產狀態，依然堅持其立場[65]。根據電子郵件紀錄，亞斯本就像福泰製藥一樣，寧願讓藥品存貨過期，也堅決不以低於該公司目標的價格進行銷售。

正如加拿大病患難以取得福泰製藥的囊狀纖維化藥物，英國的病患也有相同的困境。國民保健署同意支付其中一種早期治療藥物克萊德可，這個藥物只能幫助大約五％的囊狀纖維化病患，雖然克萊德可尚未接受英國國家健康與照護卓越研究院的評估。最終國民保健署的決策立刻造成悔恨，一位資深官員後來告訴國會委員會，由於那次判斷錯誤的五年交易，比起「公平合理的價格」，英國醫療系統支付了超過二億英鎊，而且只照顧了幾百位病患[66]。

福泰製藥的下一個藥物歐坎比準備上市時，英國國家健康與照護卓越研究院提出了明確的評論。該獨立機構認為，歐坎比對於病患雖有明確的益處，但是價格嚴重過高。生活品質調整後預期存活一年的價格大約是三十五萬英鎊，比當時囊狀纖維化其他許可藥物的最高價格還要高出十倍[67]。美國後來有一份成本效益獨立評估報告也抱持相同的觀點，認為該藥物必須減少超過七〇％的價格[68]。然而，由於美國的保險業者同意給付，福泰製藥在英國的建議售價是每位病患每年十萬四千英鎊，而且拒絕進行足額的減價，所以國民保健署也不同意向病患提供歐坎比。

隨後的僵局持續幾乎四年。在那段期間，福泰製藥銷毀將近八千包過期的歐坎比，根據一個運動團體的資料，當時有二百名囊狀纖維化的病患過世[69]。福泰製藥也拒絕向英國國家健康與照護卓越研究院提供囊狀纖維化下一個新型藥物辛維奇（Symkevi）的資料，並向時任英國首相的梅伊（Teresa May）寫了一封信，信中表示福泰正在重新思考在英國設置國際營運總部，聘請二百五十名員工的承諾。二〇一九年，福泰終於和英國醫療系統達成協議，就在英國內閣宣布提前選舉前夕。

如果一個國家干預一間製藥公司過去的藥物定價，這個國家未來在這間製藥公司的地位就很有可能下降。這種運作系統讓取得藥物以及願意支付研發創新成為雙重選擇。事實上，許多國家根本沒有機會做出選擇。製藥產業以分級制度處理全球市場，有些國家早已習慣只能取得有限數量的新型藥物，或者根本無法取得。大型製藥公司思考新藥品發行策略時，鮮少考慮中低收入的國家。在某些情況中，製藥產商根本不願意在那些國家註冊專利和尋求監管機關的核可，因為市場太小，該國的醫療系統也不太可能有足夠的能力，可以支付和符合製藥公司的利益能夠創造足夠營收的價格。

在最貧困的國家，只能仰賴企業慈善機構、非政府組織，以及人道慈善基金會運送疫苗以及其他有需求的藥物。唯有財力能夠自行完整支付者，能夠取得尖端科技的藥物，世界衛生組織已經承認這就是大多數專利保護癌症藥物的現況[70]。正如比較富裕的國家，如果其他國家的政府想要用其他方式取得售價過高導致無法取得的藥物時，美國也會願意發揮其影響力，保護製藥公司。

二〇一七年，對於吉立亞C型肝炎藥物價格感到不悅的馬來西亞政府和埃及的學名藥製藥公司達成協議，後者將會製造更便宜的替代藥物。這個協議的基礎是強制授權，來自一九九五年智慧財產權國際協議的條款，讓各國政府可以在不需要獲得專利持有人的同意下，核可專利保護藥物的製造。馬來西亞政府受到極大的壓力，必須撤回這個行動，因為吉立亞聯絡美國高層官員，其中包括美國貿易代表署（US Trade Representative），請求他們協助[71]。馬來西亞政府的立場堅定，但外交影響造成的威脅，確實導致各國政府鮮少執行強制授權。

全球藥物價格緊密交織的結果，導致不只是美國病患有理由抱怨藥物支出。全球各國都在對抗持續增加的藥物支出、緊張的預算，以及取得新型藥物的問題。在上一個十年，澳洲的藥品銷售額提高五〇％，而德國平均每人的藥品支出也增加超過四〇％[72]。在英國，政府官員已經和製藥公司達成協議，限制藥物支出的增加上限，但即便如此，在二〇一四年至二〇一九年間，英格蘭的原廠藥品支出金額依然提高了六分之一[73]。英國的醫療系統陷入掙扎，政策制定者必須被迫使用「預算影響測試」（budget impact test）機制，這個機制的意思是如果新型藥物通過英國國家健康與照護卓越研究院的成本效益核可，但是一年的支出有可能超過二千萬英鎊，國民保健署就可以延緩其正式通過流程。

即使醫療系統必須否決創新的新型藥物，可能是因為廠商要價過高，無法符合成本效益的評比標準，又或者是因為對於預算造成的影響過大，但藥物成本依然繼續增加。甚至是在某些最富裕的國家，單一藥品就有可能癱瘓整個醫療系統。二〇一五年，荷蘭政府必須停止新型藥物的自動給付系統，因為他們發現一種癌症藥物的支出是一年二億歐元，超過其年度預算的十分之一[74]。

多年來，全球各國的醫療系統都在辛苦面對藥物問題，然而，幾乎沒有改善這個問題的跡象。事實上，我們有理由相信，新型藥物的昂貴程度將會呈現指數型的成長。

第九章

# 我們得到的藥物

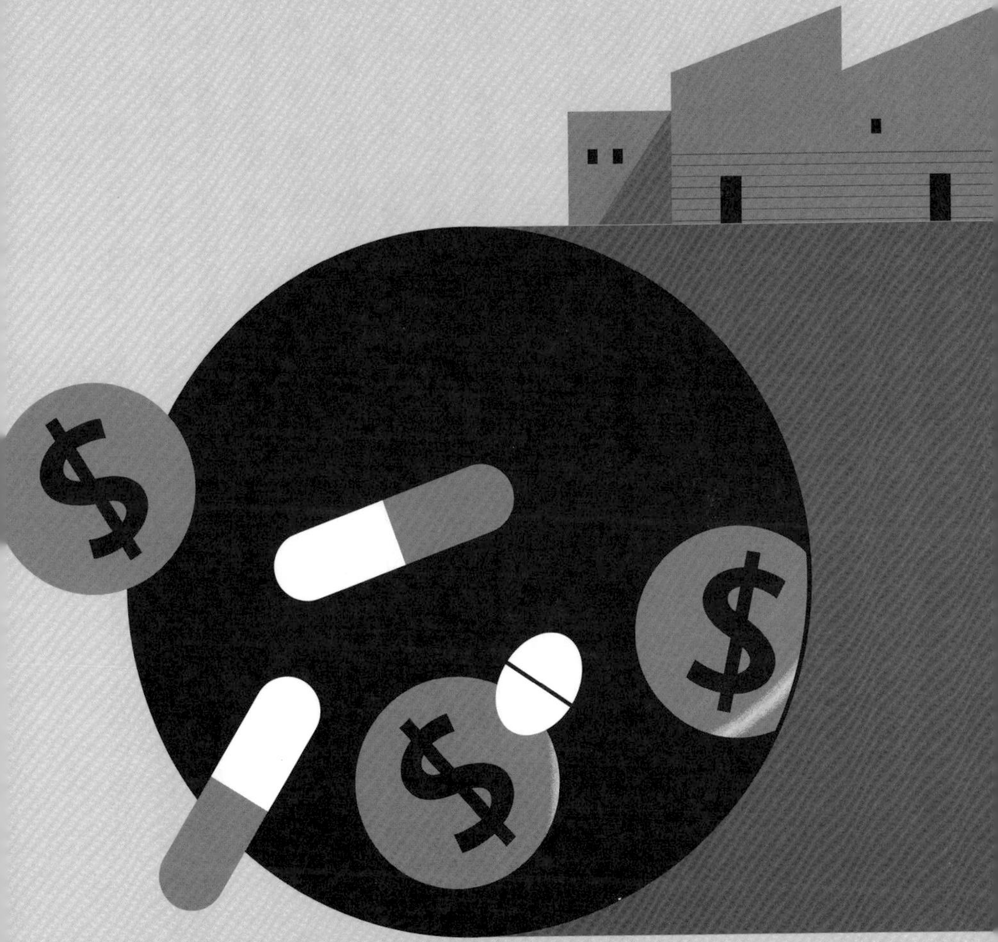

全球每年藥品支出高達上千億，其中有數百億用於藥品研究，確實值得思考這些錢讓我們獲得了什麼。出現在市場上的新型藥物不一定是臨床價值最高的，而是能夠制定最高價格並獲得最高利益的。就目前而言，這個現象代表癌症病患和特定罕見疾病的病患很幸運。思覺失調病患只能仰賴帶有嚴重副作用的老舊藥物，還有承受具抗藥性感染的病患，對於他們而言，製藥產業傳達了一個毫無同情心的訊息：這些藥物的財務報酬就是不夠好。

製藥並非永遠都是如此。在數十年前的製藥產業，各種治療領域都可以獲得程度接近的利潤。時至今日，製藥產業每年的研發支出超過一千三百億英鎊，資助數以千計的臨床試驗。藉由這種投入，每年大概會有四十種或五十種藥物進入市場。每一個新型藥物都是一路上無數選擇創造的產物。對於科學家而言，這些選擇通常是務實的：舉例而言，選擇藥物瞄準的生物目標，以及使用何種類型的試劑。對於製藥公司來說，則有不同的考量：這個前景看好的新型化合物有何商業潛力？特定的疾病或者治療領域，又要如何契合公司既有的優勢？

由於藥物開發的金額如此巨額，加上已經能夠辨識的人類疾病與病徵數量如此龐大，似乎可以很自然地假設，新型藥物可以治療廣泛的疾病。事實並非如此，所有選擇的最終結果是新型藥物只有非常驚人的狹小範疇。如果你隨機選擇在過去五年的其中一個上市藥物，很有可能會符合以下兩種類型之一：如果不是癌症治療藥物，就是治療罕見疾病病患的孤兒藥物。其中許多藥物同時符合兩種類型。二〇一八年，癌症和孤兒藥物在新型藥物中的比例接近三分之二[1]。這兩種領域的藥物主宰了另外一項清單也不是偶然，它們都是全球最高價格的藥物。

美國總統雷根在一九八三元旦正式簽署孤兒藥物法案，使其成為法律時，推動該次立法的艾比．梅耶斯，自稱「來自康乃狄克的家庭主婦」，她與美國衛生及公共服務部部長瑪格麗特．海克勒有著相同的觀點，海克勒曾經宣稱，孤兒藥物「不會讓任何人變得富有，但是可以治療一小群承受悲劇病況的人們」[2]。孤兒藥物法案通過時，藥物的平均價格大約等同於現在的一年一千六百美元[3]。現在上市的新型藥物平均價格大約是十五萬美元[4]。

在美國孤兒藥物法案開始實施之前的十年期間，只有少數的罕見疾病藥物得以獲得研發。法案實施之後，新型藥物的開發變成穩定的涓涓流水，而日本政府也在一九九三年時決定採取罕見疾病藥物開發激勵措施。一九九〇年代末期，歐盟開始效法，提供罕見疾病藥物更長的市場獨占時間，為期十年。自從二〇一〇年代中期之後，每年大約有二十種具備孤兒藥物資格的新型藥物上市[5]。

提供誘因鼓勵製藥公司開發這些藥物的目的，是為了確保在沒有相關誘因措施時，就會缺乏商業潛力的治療領域中，製藥公司依然可以獲得利潤。但是，已經成為孤兒藥物常態的高額定價扭曲了其本意，讓製藥公司即使是在只有少數病患能夠使用藥物的情況下，依然得以享受暢銷藥物的利潤。對於這些罕見疾病的病患來說，就算有其他的替代治療方式，選項也非常少，保險業者和醫療系統通常難以協商降低藥物價格，而英國國家健康與照護卓越研究院等成本效益評估單位，則針對高價格與低用量的藥物設置了更為寬鬆的評估門檻。

第一批成立的一些生物科技公司得以成功銷售定價昂貴的孤兒藥物，也建立了一種期待，藥物上市時可以設定高價以及隨後的價格曲線持續上揚。一項研究發現，在過去三十年來，以多年服用，而不是短期服用作為研發基礎的新上市孤兒藥物，每五年就會提高一倍價格[6]。在一九八〇年代末，大多數的孤兒藥物年度銷售額低於一百萬美元，只有三種孤兒藥物的銷售額超過一億美元[7]。到了二〇〇八年，一共有四十三種暢銷孤兒藥物的全球銷售額超過一百億美元。其中包括健贊的思而贊以及安進的依普定，兩種藥物上市二十年之後，銷售依然強勁[8]。

雖然過去的情況曾是罹患罕見疾病的病患因為缺乏藥物而無法獲得治療，但現在情況已經逆轉了，孤兒藥物確實存在，但病患卻因為價格而無法取得藥物。紐西蘭的藥物定價機關拒絕給付舒立瑞（Soliris），一種非常罕見的血液疾病患者必須藉由靜脈注射使用舒立瑞。雖然這個機構估計最多有二十名病患需要舒立瑞，但是他們認為支付「極高」的三十萬英鎊定價，意味著「可能會有成千上萬的紐西蘭病患無法獲得對整體健康效益更有潛力的新藥物」[9]。

飆升的藥物價格鼓勵了製藥公司將資源傾注在開發愈來愈多的孤兒藥物——並且尋找方法，儘可能讓更多藥物獲得孤兒藥物的地位。「一開始，孤兒藥物的本意是治療無法獲得醫療的病患需求。」唐納德·馬卡瑟是一位退休的英國製藥產業顧問，專長為孤兒藥物。「因為沒有其他的治療方式，決定藥物定價的時候，國家也沒有任何參考標準……所以製藥公司幾乎可以制定他們想要的任何價格。如果只有少數幾種孤兒藥物，以及少數幾間孤兒藥物的製造廠商，這個情況不會有問題。支付方樂於替少數人支付這個價格。但是現在有幾百種孤兒藥物，藥價快要突破天際，購買藥物的成本開始出現指數型的成長。[10]」

向製藥公司提供製造罕見疾病藥物的激勵措施，就是為了鼓勵他們開發有用的化合物，以純粹的商業考量來說，那些化合物可能會被束之高閣，沾滿灰塵。簡而言之，那些激勵措施的目標，就是瞄準只有小型潛在市場的低度開發藥物。但是，相關規則並未禁止已經在市場上的藥物，因為找到新的用途而獲得孤兒藥物資格——藉此，這種藥物就有了獲得龐大漲價空間的契機。我們曾經在前面章節中認識了最早期的其中一種孤兒藥物潘他密汀，原本在市場上以熱帶疾病的治療藥物進行銷售，後來科學家發現潘他密汀可以用於治療愛滋病病患常見的一種肺炎，這讓製藥公司得以將價格提高四倍。

在其他的情況中，原本以標示外使用方式治療少數罕見疾病病患的主流藥物，也可以藉此正式註冊其用途。醫師已經成功使用某個藥物的事實，有助於新的製藥公司成功獲得銷售許可，隨後也必然會有漲價。「如果那是一個老舊的藥物，在醫院的藥局就可以製作，舉例來說，價格可能是一個藥片五便士。」馬卡瑟解釋。「製藥公司可能會用工業化方式生產這個化學物質，以一個藥片五百英鎊的價格銷售。但雪上加霜的是，製藥公司會使用醫院藥局製造的藥品數據資料，以及病患確實使用這個化合物的事實，藉此獲得上市許可。對於藥物付款人而言，這是真正的落井下石。[11]」

由於孤兒藥物的商機持續成長，近年這種操作方式變得更為普遍。雙氯非那胺（dichlorphenamide）是一種白色的粉末，在一九五八年時首次以青光眼治療藥物的名義進行銷售。到了二〇〇〇年代初期，雙氯非那胺的原廠藥達拉尼德（Daranide；音譯）已經被更現代化的藥物取代，加上專利過期已久，一罐達拉尼德的定價只要五十美元[12]。由於看不見達拉尼德的商業未來，默克製藥決定在二〇〇二年時將達拉尼德撤出美國市場。這個消息打擊了一小群罹患罕見神經肌肉疾病「周期性麻痺症候群」的病患，這種疾病可能導致突如其來或者周期性發作的肌肉無力，患者必須臥床數日。周期性麻痺症候群的病患發現達拉尼德可以緩解症狀，由於默克製藥不再繼續製作，有些人開始付錢從歐洲或亞洲進口此藥至美國[13]。

二〇〇七年，紐約羅徹斯特大學的研究人員獲得美國政府成立的國家衛生院補助，開始檢驗達拉尼德作為罕見疾病治療藥物的用途。三期試驗最後成功了，他們認為達拉尼德可以有效治療周期性麻痺症候群的患者[14]。到了這個時候，向默克製藥買下達拉尼德的印度製藥公司太陽製藥（Sun Pharmaceutical Industries）旗下一間子公司使用臨床試驗的資料，以孤兒藥物身分在美國將達拉尼德重新上市。這個藥物的新原廠藥名為凱維伊斯（Keveyis；音譯），根據《華盛頓郵報》後來的報導，一瓶一百顆藥丸的凱維伊斯價格是一萬三千六百五十美元。凱維伊斯的美國銷售權後來以八百五十萬美元的價格賣給另外一間公司強橋生物製藥（Strongbridge Biopharma），藥物價格也持續提高至一萬五千零一美元[15]。同時，太陽製藥想要在歐洲以更高的價格重新上市，而英國的醫療系統同意一百個藥片的價格為四千一百一十英鎊，但在過去，這個藥物一年份的價格為四百英鎊[16]。

這種既有治療藥物的「重新定位」將會導致一種詭異的情況，相同藥物的不同形式價差極大。羥基脲（hydroxycarbamide）膠囊的學名藥是癌症病患的處方用藥，非常容易取得，在英格蘭的價格大約是十二英鎊可以買到一盒一百顆膠囊，代表兩個五百毫克劑量膠囊的價格是二十四便士。但是，相同劑量的藥片要價十六．六七英鎊，價格為膠囊型的大約七十倍，因為一間法國公司取得孤兒藥物資格，以鐮刀型紅血球疾病治療藥物的名義銷售[17]。有些醫師認為，在處方箋中納入標示外使用的藥物不符合醫學倫理——在這個例子中，就是使用比較便宜的膠囊版本——因為他們可以使用具備合法核可的藥物，所以昂貴的藥片得以繼續在英國創造一年幾十萬英鎊的銷售額。

除了讓已上市藥物獲得孤兒藥物資格，製藥公司也找到其他方法迴避市場規模的刻意限制。想要符合孤兒藥物資格，藥物治療的疾病必須有足夠的罕見程度，罹患比例不能超過一五〇〇分之一或者二五〇〇分之一，取決於不同國家的規定[18]。為了迴避這個規則，製藥公司將疾病區分為人數更少的病患團體。這種手法在一九八〇年代晚期已經非常普遍，美國的監管機關甚至曾經抱怨過「此種行為變得如此荒謬……有一間製藥公司曾經想要——最後失敗了——讓膝蓋止痛藥物獲得孤兒藥物資格，專門用於左膝蓋的止痛藥」[19]。安進的依普定獲得孤兒藥物資格，因為這個藥物可以治療與腎臟疾病末期有關的貧血。雖然藥物的行銷必須符合上市核可，但醫師可以自由地依照標示外使用的方式將藥物納入處方箋，只要他們認為該藥物能夠處理其他適應症，依普定的標示外使用處方情形很快就讓它「成為廣泛的處方藥物，可用於治療各種類型的貧血病患」[20]。

還有另外一種追求孤兒藥物資格的技巧，製藥公司開發研究團隊認為具備廣泛用途的藥物，但只會針對其中一種範圍狹小的適應症申請上市許可。這個技巧讓該藥物上市時可以符合孤兒藥物常見的高定價，而不是大範圍治療領域的低定價，製藥公司隨後才會申請大範圍治療領域的行銷許可。「製藥公司希望讓新藥物獲得治療特定罕見疾病的孤兒藥物資格。一旦成功讓藥物上市，就會增加其他適應症，其中一些藥物或許可以用於治療常見疾病，但是製藥公司得以保持高價，絕對能夠大發利市。」馬卡瑟解釋道。「許多孤兒藥物上市時只有一種罕見疾病適應症，現在則有六個或六個以上的適應症，有些則是非常、非常常見的疾病。[21]」

製藥公司也會從另外一個方向濫用孤兒藥物資格，讓市場上原本知名的暢銷藥物，藉由可以治療罕見疾病的新用途獲得孤兒藥物的資格。凱澤健康新聞（Kaiser Health News）近年來的一項調查，找到七十種擁有大型市場的治療藥物成功獲得孤兒藥物資格並創造龐大財富收益的例子。其中有一些是暢銷藥物，例如全球最暢銷的藥物復邁，以及膽固醇藥物冠脂妥。復邁原本就有數百萬名類風濕性關節炎的病患，再以治療孩童類風濕性關節炎為理由獲得孤兒藥物資格之後，又增加了其他四種罕見疾病作為其適應症[22]。二〇一七年，全球前十大暢銷藥物之中有一半獲得孤兒藥物資格[23]。現在孤兒藥物具備如此高的利潤，有些製藥公司甚至專為孤兒藥品而打造，其中一間是瑞頌製藥，阿斯特捷利康宣布在二〇二〇年底以三百九十億美元收購瑞頌。

醫療成本逐漸增加的另一個重要因素則是許多新型的癌症治療藥物誕生，而且拜科技進步所賜，這些藥物愈來愈能夠符合孤兒藥物的資格。癌症曾經採用大範圍的定義方式，根據其發生的人體部位作為基準，但近年來已經能夠分辨不同的基因突變可能都是相同癌症的起因[24]。非小細胞肺癌（non-small-cell lung cancer）大約占了肺癌中的八五％，過去分為三種主要的類型，現在則是可以細分至更小的病患團體。舉例而言，三種具備孤兒藥物資格的肺癌藥物只能治療特定基因突變的非小細胞肺癌患者，比例只有肺癌患者的五％[25]。這些對科學理解的進步使得製藥公司可以開發更針對性的藥物，這種藥物可能符合孤兒藥物資格，而且能夠要求更高的售價。

所有類型的癌症加總為全球第二大的死因，在某些國家，兩個人之中就有一人在一生中曾經受癌症影響[26]。癌症研究獲得鉅額的公共資金補助也是可以理解的——光是美國國家衛生院於二〇一九年就在腫瘤研究上投入超過六十五億美元的資金[27]——穩定發展的新科技與新研究途徑，加上腫瘤藥物的高價格也吸引私人企業的興趣。高額研究資金的投入已經帶來許多新型癌症藥物——在所有獲得核可的新型藥物中，有四分之一屬於癌症藥物——但是，在過去十年中的某段時間，腫瘤科醫師開始擔憂逐漸提高的藥物價格，卻不一定擁有更高的益處[28]。

在美國，癌症藥物的上市價格穩定提升，而且幾乎無關於藥物的創新程度或藥物提供的益處程度。「我可以告訴你下一個上市的癌症藥物價格，無論那個藥物的優秀程度。」癌症醫師李奧納多．薩爾斯説。「因為那個藥物的價格一定是最近三個上市藥物的價格總和再加上一〇％。」

「藥物唯一的定價基礎是市場的接受程度以及過去的藥物價格，在任何程度上，都與藥物實際的益處毫無關係。」他補充道。

學術分析也證明了這個觀點為真。一項研究檢閱了二〇〇九年至二〇一三年間上市的五十一種癌症藥物之後發現，新型藥物與創新程度較低的藥物比較時，兩者的定價幾乎沒有差別。癌症藥物的上市價格盤旋上升，即使它們帶來的益處非常微小，「通常只有幾個月的效果，而不是幾年的效果」[29]。經濟學家恩斯特．伯恩特（Ernst Berndt）提出的另外一項研究估計在一九九五年至二〇一三年間，癌症藥物的平均價格每年提高一〇％，等同於每年增加八千五百美元[30]。伯恩特認為，製藥公司只是單純地觀察市場上已有的同類癌症藥物，並藉此定出略高的價格，而不是權衡思考藥物的益處。

「這個系統鼓勵發展漸進型的藥物。」薩爾斯表示。「因為漸進型藥物的價格也可以和革命型的藥物一樣，而且製造漸進型的藥物更為容易。」

病患也被誤導，薩爾斯主張，他們相信藥物可以提供比實際情況更多的益處。「我們宣稱比實際情況更偉大的勝利。」他說[31]。「最簡單的誤導就是『顯著的存活益處』（significant survival advantage）。我說的是顯著，但你聽到的是『實質』（substantial）。」實際上，在統計學上的顯著益處，轉變為現實情況時，可能只是微小的提升。「市場上的某些藥物有著顯著的存活益處，為時兩個星期。」薩爾斯表示。「代價卻是每個月要付出數千美元。」

薩爾斯認為「疾病無惡化存活期」（progression-free survival；縮寫為PFS）是問題更多的詞彙。「病患認為疾病無惡化存活期就是存活，也相信存活就等於痊癒。」他曾經要求醫師同仁使用「即使聽起來比較不樂觀，但更為精準的詞彙『疾病無惡化間隔期』（progression-free interval）[32]」，因為這個詞的意思單純代表了「從你開始服用藥物到藥物停止發揮作用的時間長度」。「如果我們認真地和病患討論服用藥物的相關數據，他們通常都會非常驚訝於藥物只能提供如此微小的益處。」薩爾斯說。

在美國，電視廣告讓病患向他們的醫師主動要求獲得新型藥物，但是，即使是在禁止藥品廣告的國家，任何人只要在網路上搜尋他們罹患的疾病，就可以迅速知道最新的治療藥物。薩爾斯本人的專長是大腸癌，這個領域的最新藥物為大鵬製藥（Taiho Pharmaceutical）與施維亞（Servier）共同推出的朗斯弗（Lonsurf），以及拜耳的癌瑞格（Stivarga）。「在最理想的存活病患族群中，與安慰劑相比，這些藥物只能提供不到三個月的中位存活間隔期，而最理想的存活病患族群非常少見。這些藥物的價格範圍在每個月一萬七千至二萬美元之間。」薩爾斯解釋道。「它們不必非常優秀，只需要成功上市，就能夠隨心所欲地索價。」

由於美國市場決定了何種藥品得以開發，但高價癌症藥物只出現最小程度改善，則是一個全球性問題。早在二〇一一年，英國醫學期刊《刺胳針》的全球癌症手術腫瘤學委員會指出許多新型藥物只能有限度地改善治療選項，並要求癌症治療策略必須進行「根本轉變」（radical shift）。該委員會主張，腫瘤科的醫師與製藥產業「應該負起責任，不能接受次等的證據基礎，要拒絕用高價換取只獲得微小好處的態度[33]」。

美國與其他地區的癌症藥物價格飆升之所以是可能的，正如罕見疾病藥物，是因為醫療系統讓這些藥品擁有特殊的地位，相較於其他治療領域，其限制較少。對於癌症末期病患來說，即使只得到幾個星期的時間都是彌足珍貴，理解此點的醫療系統，例如以仰賴成本效益衡量標準的英國醫療系統，也會引進臨終照護的特殊規則。就像孤兒藥物有能力讓一位罹患罕見疾病且病況嚴重的孩子得到正常的人生，癌症類型的治療藥物也有巨大的情感重量，病患團體，通常會在製藥產業的資助下，藉此向政府和保險業者施加壓力，要求他們支付藥物費用。

相較於彼得．史塔利的愛滋病社會運動團體曾經在某個階段占領了伯洛夫．惠康的辦公室，腫瘤與罕見疾病的病患團體更有可能與製藥公司合作，而不是批評其定價行為。因為他們知道藥物索取的高價格可以激勵更多製藥公司研發這種疾病的藥物，而不是讓製藥公司選擇研發其他藥物，所以病患團體不想扼殺開發藥物的「金雞母」。在加拿大，香黛兒．琳賽的父親馬克繼續投身社會運動，要求獲得崔卡夫塔，就是為了讓其他囊狀纖維化的病患不需要承受他女兒最終的命運，而他的怒火主要針對加拿大政府當初改變了藥物定價規則以及似乎不願意支付藥物價格[34]。

在英國，自從二〇〇〇年代中期開始，媒體上有一種主流文章是探討英國國內病患無法取得在其他國家能夠取得的藥物。病患唯一的希望是新型治療藥物，無名且無情的政府官僚人員為了節省經費阻擋該藥物，這種故事經常出現在中型規模的報紙以及電視新聞節目。有鑑於此，在二〇一〇年時，新成立的英國聯合執政內閣設置了癌症藥物特別基金，讓製藥公司可以繞過英國國家健康與照護卓越研究院進行常態性的成本效益評估。

特別基金讓病患取得的藥物，正是薩爾斯博士批評的昂貴且只有些許效果的藥物。雖然這個特別基金只是暫時的措施，但是病患團體和製藥公司的遊說力道，導致該基金完全不可能縮減，即使已經嚴重超出預算。六年來，該特殊基金讓納稅人付出一百三十億英鎊，後來的一份報告指出，這筆錢「並未讓病患和社會獲得有意義的價值」[35]。這個特殊基金計畫給付的藥物並未延長病患的壽命，而它們提供的「疾病無惡化存活期」，就是癌症停止擴散的期間，也並未改善病患的生活品質，因為藥物毒性造成了難以忍受的副作用[36]。即使提高了臨終藥物的審核金額（代表更容易通過），英國國家健康與照護卓越研究院依然定期地受到病患團體、慈善組織，以及媒體的批評，認為他們阻擋或妨礙了癌症藥物通過審核，但那些藥物的高價本來就難以通過成本效益評估。

癌症與罕見疾病藥物吸引製藥公司的原因不只是高價。監管機關的處理方式以及要求完成的小型臨床試驗也提高了相關藥物的獲利空間，代表藥物上市時，製藥公司可以獲得更長久的專利保護時間。相較於其他新型藥物，癌症藥物證明效果的門檻較低。檢驗新型藥物效力的臨床試驗通常包括讓半數病患服用新型藥物，另外一半的病患服用既有的標準藥物——如果目前缺乏有效的治療藥物，就會服用安慰劑。研究人員在隨後幾年統計兩種病患團體的存活人數。這種方法可以有效確定藥物的效果，但也會花費許多時間。

在愛滋病危機期間，數千名病患面對實質上的死刑，因為沒有藥物，有潛力的藥物還在進行臨床試驗。因此，現在有些藥物能夠以「代理指標」（surrogate endpoint）作為基礎而獲得核可。這種核可基礎不會觀察整體的存活比例，而是採用更迅速的指標：某些可以檢驗，並被視為與疾病發展有相關性的指標，例如腫瘤的大小。採用這種代理指標的原因，則是希望藥物對於人體的效果能夠作為一個良好的指標，呈現藥物保持病患存活或者改善其生活品質的效果。製藥公司通常也會被要求執行核可後的臨床試驗，並且希望後來的試驗結果可以確認代理指標的判斷。

然而，一旦藥物上市之後，製藥公司可能會認為，出資進行昂貴的臨床試驗證明其藥物是否真實有效幾乎沒有收穫，可能也會導致鉅額的損失。

美國國家癌症研究院以及奈特癌症中心（Knight Cancer Center），檢閱了依照代理指標通過核可的三十六種癌症藥物上市後幾年的發展情況。其中十三種藥物獲得核可已經超過四年，尚未提出臨床試驗的結果。在提供臨床試驗結果的癌症藥物中，十八種藥物無法證明能夠改善病患的存活率，只有五種藥物成功證明確實有效[37]。

歐洲也有相同的問題。一項研究發現，在二〇〇九年至二〇一三年間，歐洲藥品管理局（European Medicines Agency）核可的六十八種癌症藥物，其中超過半數在未獲得上市核可前，就有明確可提高病患存活率或改善其生活品質的證明。在上市三年之後，其中只有六種能夠證明藥物對於病患的益處。在證明提高病患存活率的藥物之中，有一半藥物的益處非常微小——某些藥物甚至只能增加幾個星期的存活時間——因而沒有臨床上的實質意義[38]。「加速核可代表我們只能用有限的數據資料進行藥物核可，製藥公司索取最高額的藥物價格，如果後來的數據資料顯示製藥公司必須讓藥物下市，卻還是可以保留營收。」彼得·巴赫（Peter Bach）表示。他是薩爾斯博士在紐約的同仁，他和薩爾斯博士都會研究醫療成果[39]。

罕見疾病藥物也受益於使用代理指標，比起瞄準更大型病患團體的藥物，罕見疾病藥物的開發一般而言更為便宜，也更為快速[40]。由於罕見疾病影響的病患人數較少，就沒有必要進行大規模的三期試驗，對於瞄準大型病患人數的一般藥物而言，三期試驗已經是一種常態規範。加拿大的研究人員發現，由於孤兒藥物的成功機率較高，孤兒藥物的開發成本比非孤兒藥物低了四〇%[41]。

讓製藥公司專注於銷售癌症與罕見疾病藥物的最後一道利益，就是即使專利保護時間已經結束，依然缺乏競爭，因為大多數的癌症藥物都是生物製藥，而不是小分子藥物。一項近年來的調查發現，孤兒藥物只有一半必須面對競爭藥物[42]。

在製藥產業的社會契約中，傳統藥丸和藥片的學名藥扮演了重要角色。一旦藥物失去專利保護，競爭學名藥的上市應該可以引導價格下降至日常用品的水準。歷史最為悠久的老舊藥物競爭市場相當激烈，價格可能只會稍微高於製造成本。正如生物科技領域的創投人布魯斯·布斯（Bruce Booth）所說，製藥公司「送給社會一份永恆的禮物」，但是必須等到原始投資人獲得獎勵的良久之後，方能開始享受[43]。

製造傳統小分子藥物的學名藥很便宜，一旦原始藥物的專利過期之後，學名藥物想要完成藥物上市的監管要求，也是相對迅速的過程。然而，生物科技產業率先開發的注射型生物製藥，以活細胞進行製作，對於學名藥廠而言，則是完全不同的製造方式。生物製藥（biological medicines，也稱為biologics）涉及了一種更為昂貴與複雜的製造過程。立普妥是一種暢銷的小分子藥物，由七十六個原子構成；相較之下，生物製藥復邁包含超過二萬個原子[44]。這是一個特別重要的問題，因為生物製藥逐漸開始普及。市場上有超過兩百種生物製藥，在前十名暢銷藥物之中，有八種藥物屬於生物製藥，其中包括復邁，第一個年銷售額超過二百億美元的藥物[45]。

生物製藥使用活體器官的蛋白質製作，創造了一種自然的變化性質，也就是說不可能製造完全相同的仿製品——而完全相同的仿製品就是學名藥。取而代之的競爭藥品被稱為生物相似藥（biosimilar），生物相似藥不是完全相同的仿製品，但是能夠發揮相似的效果。在某段時間，生物相似藥沒有簡化的上市途徑，但學名藥有。學名藥只需要證明與既有藥物之間的生物相等性——意思是兩者在人體中發揮相同的效果——生物相似藥被視為完整的新藥，必須出資進行完整的臨床試驗，證明其安全性與效力。

歐洲在二〇〇四年時變更了這些規則，同意學名藥製藥公司可以使用比較研究成果證明其藥物在臨床上與既有生物製藥相似，並在二〇〇六年時核可了第一種生物相似藥。自此之後，生物相似藥的比例提高，但整體的數量依然偏低。到了二〇二〇年初，只有五十八種生物相似藥在歐洲獲得使用許可[46]。美國的步調則更為緩慢。在通過孤兒藥物法案時扮演要角的民主黨眾議員亨利·瓦克斯曼於二〇〇九年時推動了另外一項法案，想要追隨歐洲的腳步，引進生物相似藥的監管流程。卻屈服於生物製藥公司的壓力，該法案原本提議無論原始生物製藥的專利保護期限為何，至少都會獲得五年以上的獨家銷售時間，但在製藥產業進行大規模的遊說後，將獨家銷售時間提高至十二年。直到二〇一五年，美國才有第一種生物相似藥，在隨後的五年間，只有大約十餘種左右的生物相似藥上市[47]。由於全球的生物相似藥產業才剛開始起步，相較於更為競爭的學名藥市場，第一批上市的生物相似藥能夠節省的製造成本根本就很有限，生物相似藥的一般價格與原版藥物相比，也只低了一〇％或二〇％。這個現象是製藥產業社會契約的一大挑戰。沒有學名藥的競爭，銷售生物製藥的製藥公司能夠享受更長久的獨家銷售時間，而他們更可以提高價格，代表醫療系統應對相關支出的時間就會變得更長。

孤兒藥物和癌症藥物持續上漲的價格，讓製藥公司可以繼續尋找暢銷藥物帶來的利潤，即使大型市場新藥物已經枯竭。對於製藥產業某些既有的利潤提高方法，孤兒藥物和癌症藥物帶來了挑戰。例如高血壓或者高膽固醇藥物，遊說和行銷能夠擴展對於「不健康」的認知範圍，將藥物賣給數百萬名的健康民眾。這種方法沒有辦法應用至癌症藥物或者特定的罕見疾病藥物。無論在電視名人廣告或送給醫師的免費試用包上投入多少預算，高雪氏症或者非小細胞肺癌的病患人數都是一樣少。所以價格是製藥公司唯一能夠改變的選項。

對於製藥公司而言，幸運的是，只要價格夠高，少數病患也能創造數十億美元的營收。平均而言，孤兒藥物的價格是非孤兒藥物的五倍。孤兒藥物已經占全球藥物支出的六分之一，即使它們在處方藥物中占不到〇．五％，而孤兒藥物的銷售額在二〇二〇年至二〇二四年間預期將會增加五〇％[48]。

腫瘤與罕見疾病是珍貴的臨床需求領域，因為其新型藥物可能改變病患的人生。但是，在新型藥物之中，這些領域占了極高的比例，其中一些新型藥物甚至制定了最高的價格，讓有限的醫療系統預算承受極大的壓力。藥物的高價格不只影響病患獲得新型藥物，也更進一步扭曲市場的運作機制，決定哪些疾病治療領域可以吸引最優秀的人才並獲得最高額的研究資金。孤兒藥物和癌症藥物的高價已經創造了一種自我永恆實現的泡沫，藉由潛在的獲利吸引新的投資人。每一種新上市的藥物都會推高獲利獎勵的基準。

少數特定治療領域不成比例的高藥物價格，也產生一種趨勢，讓大型製藥公司縮減其研發的廣度。在二〇一七年接掌葛蘭素史克時，艾瑪．沃斯利（Emma Walmsley）提出的計畫準備將八〇％的研究經費著重在四個據信擁有最佳報酬的領域。她表示，葛蘭素史克的研發一直「過於分散且薄弱」，必須「確保我們的經費用於支持能夠在市場上獲勝的資產」[49]。法國的大型製藥公司賽諾菲也在二〇一九年暫停三十八種產品的研發，希望優先著重在腫瘤、免疫，以及罕見血液疾病，一年節省了十五億歐元的預算[50]。因為研究範疇縮減而付出代價的藥物包括 ALX-0171，一種前景看好的藥物，用於治療人類呼吸道合胞病毒，這種病毒可以引發肺炎以及支氣管炎。每年有將近六萬名五歲以下的兒童死於人類呼吸道合胞病毒引發的呼吸道感染[51]。

因為大型製藥公司策略性地縮減研究範疇，讓許多研究領域的資金遭到撤除，這也成為後來掠食者模式的基礎。達拉匹林原本一直都是葛蘭素史克的藥物，直到二〇一〇年，他們將藥物權賣給柯爾製藥。五年之後，達拉匹林遭到兩度轉賣，最後落入馬丁．希克瑞里以及他的圖靈製藥手中。

比起大型製藥公司，逐漸開始負責執行候選藥物早期研發階段的生物科技公司，更傾向於將資源用於相同的治療領域。其中一部分的原因是資助新興生物科技公司的創投人要求獲得龐大的利潤規模，還有一個原因則是生物科技公司背後的人物通常都在同一個人際關係圈中生活與工作。「從坊間的口耳相傳來看，趨勢似乎是有愈來愈多的創投人支持早期的創新，而這個趨勢導致人際關係更為群集，而不是減少群集程度。」喬許．克里格表示。他是哈佛商學院的助理教授，曾經研究過這個問題。同一群投資人參加相同的研討會，與同一群科學家交談，討論著「最新的熱門藥品是什麼」[52]。

與此同時，其他的臨床需求領域則不受喜愛，獲得的研究資金也減少了。「心臟病比癌症導致更多人死亡。」彼得．巴赫表示。「我不認為美國（在二〇一八年時）核可了任何一種心血管疾病藥物上市。」相較之下，腫瘤藥物則是推出了十五種新藥。「這個情況很驚人。」巴赫補充道[53]。「我認為，沒有辦法合理地主張生物醫學創新的最佳用途就是聚焦於罕見疾病以及與癌症有關的疾病，這種疾病確實可能致命，但能夠預防。」他說。「然而，這些疾病確實是現有醫療系統中獲利最高的領域。」

藥物的研發工作能夠獲得資金，背後的動力都是經濟誘因，而經濟誘因經常與社會最緊迫的臨床需求相互牴觸。製藥公司將金錢傾注在腫瘤和罕見疾病——現在所有藥物研發的資金有超過三分之一用於腫瘤藥物，進行中的免疫治療臨床試驗則超過一千個，由於試驗過多，甚至沒有足夠病患可以參加——其他治療領域卻缺乏資金，理由是因為該領域的財務回報不足[54]。

只會影響經濟低度開發國家的疾病，長久以來都遭到忽略，而相關的社運人士已經習慣只能仰賴全球型的醫療補助，以及製藥公司願意資助相關研究作為其企業社會責任的一環，而不是出自於商業誘因。任何一種成功的藥品，雖然不一定會造成虧損，但考慮到能夠受惠於這種藥物的病患相對財力，其賺錢程度不太可能符合製藥公司一般有興趣投入的標準。位於阿姆斯特丹的非營利組織「藥物取得基金會」（The Access to Medicine Foundation）製作了一份年度計分表，藉此評估在中低收入國家最需要的治療領域中，製藥公司的藥物與醫學研發差異程度。該組織最新的調查報告發現，在二百一十一個「已知的開發優先性差距」中，有一百四十九個「並未獲得妥善的處理」[55]。

加爾卡利大學（University of Calgary）的經濟學教授艾登・荷利斯（Aidan Hollis）研究了藥物開發資金與病患相對財力富足程度之間的關係。他的研究結果即使不是出乎意料，至少也非常驚人。

「我們發現了一種巨大的偏差，傾向於高收入民眾的疾病藥物開發，並疏遠於低收入民眾的疾病藥物開發。」他說。「這個情況不只出現在製藥公司出資進行的臨床試驗，也適用於政府出資進行的臨床試驗。因為高收入國家的政府，肯定將資金投入在影響本國民眾的疾病治療開發。[56]」

從全球的角度來說，糖尿病和瘧疾造成人類壽命損失的數據大致相同，「但是糖尿病藥物的臨床試驗次數是瘧疾的十倍。」荷利斯發現，在單一治療領域中也會有這種趨勢。相較於在貧困國家最盛行的癌症，例如子宮癌，在高收入人口區域最為盛行的癌症，只能夠獲得不成比例的研發資金。

一九二〇年代晚期與一九三〇年代初期發現盤尼西林以及磺胺，奠定了通往藥物新年代的基礎。在隨後的四十年，開發出許多的新型抗生素，其中包括十種嶄新獨特的藥物類型。這些藥物協助改變藥物科學，代表細菌感染疾病，例如肺炎、肺結核，或者傷寒都可以獲得治療，而且分娩與各種例常手術的安全性都有顯著的提升。然而，新型抗生素藥物的穩定發現終究乾涸了。自從一九六〇年代晚期開始，人類只發現了兩種新型的抗生素，但兩者都無法治療革蘭氏陰性菌（Gram-negative bacteria），革蘭氏陰性菌導致了具備最強抗藥性的病毒[57]。

同時，人類恣意在動物飼料中加入抗生素，並將抗生素作為日常疾病的治療藥物，例如感冒、喉嚨痛，以及耳朵感染等，也導致抗藥性強的細菌感染問題日漸流行。對於這種即將到來的全球危機，其警示經常出現，而且毋庸置疑。

抗藥疾病現在一年已經造成七十萬人喪生，英國政府委託進行的一項審查報告顯示，這個數字將會在二〇五〇年提高至一千萬人，超過目前因癌症身亡的人數。聯合國在二〇一九年四月的一項報告發現，「常見疾病開始變得無法治療。」、「我們已經沒有等待的時間。」這項報告呼籲。「除非全球開始採取緊急行動，抗微生物藥物的抗藥性將會在一個世代的時間內產生災難性的影響。[58]」儘管如此，只有少數幾間大型製藥公司積極地開發新的抗微生物藥物。

英國政府在二〇一四年委託進行為期兩年的「抗微生物藥物抗藥性審查計畫」（Review on Antimicrobial Resistance）由吉姆．歐尼爾（Jim O'Neill）負責領導。歐尼爾的父親是一位郵差，而他出生在英格蘭西北部的曼徹斯特，說話非常直率，後來成為高盛銀行的首席經濟學家，也被視為是英格蘭中央銀行總裁的候選人之一。歐尼爾雖然是一位自豪的資本主義者，但從來不會掩飾自己非常厭惡製藥產業不願意投資開發新型的抗生素藥物。

「關於這個議題的所有討論，讓我在涉足商業領域三十五年來的經驗都像是無足輕重的花園派對社交。」他說。自從歐尼爾在審查報告中提出急迫的警告之後，「（製藥產業）毫無動靜」他抱怨道[59]。大型製藥公司接連放棄抗微生物藥物領域，將相關領域的資產交給更小型的製藥公司，而小型製藥公司只能勉強維持運作。

從製藥產業的觀點來看，雖然新型抗生素確實有很大的需求，但開發新類型藥物不太可能會讓製藥公司獲得財富上的豐厚報酬。現有的抗生素非常便宜，作為學名藥，也很容易取得，病患通常只需要短期服用。即使是在收費極高的美國市場，抗生素藥物每次療程費用也不會超過幾千美元。從商業的觀點來說，讓事態更為惡劣的是，抗生藥物的價格過低，幾乎沒有空間用銷售數量彌補營收。由於任何一種新型藥物或多或少都有抗藥性，符合醫師和社會利益的處理方法，就是儘可能地不要將新型藥物納入處方箋，藉此保護新型藥物的「效力」。因此，投入龐大的研究發展金額之後，製藥公司自豪地揮舞炫耀新型抗生素藥物產品時，只會被視為最後的治療方式，只能用在情況最為險惡的病患案例。新型抗生素藥物的預估價值只有五千萬美元，遠遠比不上暢銷藥物能夠創造的數十億營收[60]。大型製藥公司在二〇二〇年時宣布投入十億美元的新資金，協助生物科技公司繼續開發有前景的新型抗生素，但是還需要額外的數十億美元，才能夠克服現有的障礙，讓這些藥物通過後期的臨床試驗並進入市場。同時，因為高抗藥性感染造成的死亡人數持續增加。

公共衛生與國家安全專家長久以來都在強調高抗藥性帶來的風險。還有另外一種持續受到關注的威脅：沒有解藥或治療藥物的新型感染疾病爆發。疫苗曾經是大型製藥公司的支柱，他們協助全世界消除小兒麻痺和天花，但疫苗已經被視為無法賺錢的死水。在一九六七年至二〇〇四年之間，疫苗製造廠商的數量從二十六降低至五間[61]。到了二〇〇〇年初期，流行性感冒，以及建議年幼孩童施打的幾種疫苗，包括麻疹、腮腺炎、德國麻疹、破傷風，還有水痘疫苗都出現短缺現象[62]。疫苗沒有吸引力，其中一部分原因是疫苗的主要客戶是政府，政府大規模購買疫苗，讓所有人口接種，而且「政府通常都是很強硬的議價人」，荷利斯表示[63]。疫苗的生產也會比藥物一般的製造過程更為昂貴，加上更難以應對的監管規範，也會要求進行大型的臨床試驗，理由在於，正如美國費城醫院的疫苗教育中心主任保羅．歐菲特（Paul Offit）醫師所說，「現在的社會文化不允許疫苗有任何嚴重的副作用，即使疫苗造福的人數，遠遠多於疫苗傷害的人數。[64]」在過去十五年來，疫苗部門的命運出現某種程度的扭轉，受益於開發中國家的疫苗需求持續增加——有很大一部分必須感謝比爾．蓋茲出資成立的全球疫苗免疫聯盟（Gavi Vaccine Alliance）承擔成本，為了成年人開發上市的幾種疫苗也成為了暢銷藥品。受到公共資金補助的澳洲與美國研究人員開發的子宮頸癌疫苗於二〇〇六年時在美國通過銷售許可，銷售廠商為默克製藥（默沙東）。到了二〇一八年，這個子宮頸癌疫苗的年度銷售額為三十億美元，同年，輝瑞的肺炎疫苗普雷夫納爾（Prevnar，音譯）的銷售額也將近六十億美元[65]。輝瑞一直都有方法在疫苗上市之後持續提高價格。輝瑞普雷夫納爾的現在版本稱為普雷夫納爾十三（Prevnar 13），上市時的價格為一劑一百零八美元，已經比前一代的疫苗高出三分之一，並持續漲價至一百八十八美元[66]。年長者接種的高劑量流行性感冒疫苗也提高了製藥公司的獲利，並有助於提高價格。

然而，直到新型冠狀病毒疫情爆發之前，疫苗依然是資源相對稀少的領域。疫苗的銷售金額只占全球藥品銷售金額的二%或三%，只有四間大型製藥公司——輝瑞、葛蘭素史克、默沙東，以及賽諾菲——擁有自己的疫苗開發大型部門。對於運作穩定的疫苗市場，例如流行性感冒，幾乎沒有誘因讓製藥公司願意冒險投入資金開發更有效的疫苗，因為每年進行的細微修改就能夠帶來穩定的長期獲利。由於大多數的疫苗開發都會接受政府資助，任何疫苗產品只要被視為比不上競爭者，就不會獲得市場空間，正如默沙東的人體乳突病毒疫苗取得巨大的成功時，葛蘭素史克決定將其自家產品保蓓（Cervarix）撤出美國市場[67]。

雖然有一些疫苗的開發是為了處理過去遭到忽略的疾病，例如賽諾菲的革命性產品登革熱疫苗，但大型製藥公司已經證明他們非常不願意投入資源開發正在醞釀的疾病威脅藥物，除非情況變得更為明確，讓他們知道投資可以帶來回報。如果大型製藥公司面對流行傳染疾病時，倉促地出資進行實驗性藥物的臨床試驗和提高產量，假如藥品太晚上市無法賣出，他們可能就會因此賠錢[68]。

伊波拉病毒在一九七六年時首次出現，取名於剛果民主共和國境內的一條河流，當時還稱為薩伊共和國（Zaire），也是伊波拉病毒兩處爆發地點之一。伊波拉是一種致命的病毒疾病，受感染者的死亡率高達九〇％，伊波拉病毒出現之後的數十年間曾經有過幾次小規模的爆發。但是，由於爆發地點都在貧困的非洲國家，也就沒有研發疫苗的商業利益。「伊波拉病毒的受害者是全世界最貧困的人民，他們生活在全世界最貧困的國家，那些國家與那些人民都沒有能力用高價購買疫苗，所以伊波拉疫苗從來不是有吸引力的市場。」荷利斯表示。

作為促進生物安全措施的一環，伊波拉病毒的研究取得了一些公共資金，在二〇〇〇年期間，加拿大的科學家研發並開始測試一種基因合成的伊波拉病毒候選疫苗。動物實驗的結果非常好，二〇一〇年時，加拿大公共衛生署以二十萬美元的價格將疫苗製造授權給一間小型的美國公司，名稱是紐琳基因（NewLink Genetics）[69]。外界預期紐琳將會出資進行人體臨床試驗，在藥物開發的過程中，到了這階段，成本將會提高至數千萬美元，還要通過監管機關的繁瑣規範，才能上市銷售。但是，根據《紐約時報》後來的報導，由於投資幾乎沒有獲得回報的可能性，疫苗反而被束之高閣多年，沒有進行更進一步的試驗[70]。

直到二〇一四年，西非地區出現伊波拉病毒的大型爆發浪潮，並可能威脅至其他地區時，西方世界的政府和製藥公司才開始將重要的資源投入在伊波拉病毒的研究。在爆發的近一年左右，紐琳終於開始啟動一期臨床試驗，隨後就以五千萬美元的價格，將技術授權給默沙東[71]。等到五年之後，默沙東將疫苗上市時，西非地區的伊波拉傳染已經結束許久。

伊波拉病毒、茲卡病毒，以及其他傳染疾病爆發之後，幾間製藥公司表示他們不願意繼續用相同的方式處理。「我們不希望在自家公司的研究計畫中，完成相關的研發行動。」葛蘭素史克的全球疫苗研究長瑞普．巴盧（Rip Ballou）博士如此告訴記者。「我們從伊波拉病毒、流行性感冒，以及過去的嚴重急性呼吸道症候群（SARS；非典型性肺炎）學到的教訓，就是這種應對方式極具破壞性，也不是我們往後想要的運作方式。[72]」

世界衛生組織有一張「首要疾病」（priority diseases）清單，記載對於公共衛生最嚴重，卻沒有充足藥物的威脅。X疾病（Disease X）名列其中，這個名字代表「人類知道可能會出現一種嚴重的國際級流行傳染疾病，起因是目前無法得知的病原體導致人類的疾病」[73]。二〇一九年年底，這種新型的致命感染疾病出現在中國武漢，由一種新型的冠狀病毒引起，該病毒被取名為嚴重急性呼吸道症候群冠狀病毒。

冠狀病毒過去曾經造成流行病威脅，世界衛生組織的清單包括二〇〇二年時於中國爆發的嚴重急性呼吸道症候群，以及更為致命，但傳染力較低的中東呼吸症候群（Middle East respiratory syndrome；縮寫為MERS），曾經在二〇一二年時造成數百人身亡。兩種流行疾病都逐漸消失，尋找治療藥物的商業努力也就因此終止。經歷過伊波拉病毒、中東呼吸症候群，以及其他傳染疾病的爆發經驗之後，大型製藥公司「極為抗拒」第一時間參與嚴重特殊傳染性肺炎（Covid-19）的應對，彼得．海爾（Peter Hale）表示，他是華盛頓特區倡議組織「疫苗研究基金會」（the Foundation for Vaccine Research）的創辦人。「某些大公司因為研發熱帶疾病或被忽略疾病的疫苗，但沒有成果，或發現市場非常小，獲利空間很小，甚至可以忽視，所以承受了嚴重的損失。[74]」因此，「他們不願意承擔風險」將資源投入在剛出現的病原體。

海爾的年紀是七十六歲，他曾是廣告公司的高層，在一九八〇年代的愛滋病傳染期間投入洛杉磯的社會運動，投入運動的契機是他本人感染了人類免疫缺乏病毒，當時的伴侶更是因此過世。他曾經在「尋求聯盟」（Search Alliance）組織擔任通訊主任，這個組織的宗旨是嘗試開發愛滋病治療藥物，後來，海爾在巴黎與斯德哥爾摩從事相同領域的工作。二〇〇〇年代初期，他參與協助成立「全球對抗愛滋病、肺結核，以及瘧疾基金會」（the Global Fund to Fight AIDS, Tuberculosis, and Malaria），這個基金會使用各國政府以及捐贈人提供的數十億美金，對抗三種致命傳染疾病的散播。隨後，海爾在非洲待了幾年，協助當地國家申請該基金會的資助。

「每次旅程結束回來，我都會變得更憂傷，非洲的那些國家需要疫苗，但是他們沒有疫苗。」他說。這種擔憂讓他在二〇一一年設立了一個基金會，想要推動更多的疫苗研究。

「從大局來看，製藥公司透過開發藥物以及慢性持續疾病治療藥物賺錢，例如糖尿病以及心血管疾病，人們每天都必須服用相關藥物。」海爾表示。「癌症的生物治療和其他疾病，特別是自體免疫系統疾病，甚至有更高的利潤。疫苗的研發傳統確實沒有辦法帶來巨額的利潤。」職是之故，新型疫苗的研究大多留給大學學院，資金來源則是政府或非營利組織提供的所有可能補助。對於可能會在未來爆發的疾病，研發新疫苗以及疫苗技術的商業誘因甚至更低。例如默沙東等製藥公司曾經挺身而出，面對過去的公共衛生危機時，卻發現在他們完成潛在治療藥物或疫苗臨床試驗並且成功上市之前，其他的方法已經能夠控制疾病爆發。他們投入資源，動員其他研究計畫的科學家，卻沒有辦法獲得營收。

幸運的是，公部門以及私部門都願意投身。在無法即時生產伊波拉病毒和茲卡病毒的疫苗之後，二〇一七年初，流行病預防創新聯盟（Coalition for Epidemic Preparedness Innovations; CEPI）成立，透過政府與私人捐贈者提供的資金，想要完成製藥產業的未竟之業，資助可能爆發的傳染疾病之疫苗研發。

數間大學的科學家留心注意世界衛生組織提出的X疾病警告。其中包括牛津大學的兩位教授莎拉．吉爾伯特（Sarah Gilbert）以及亞德理安．希爾（Adrian Hill），他們持續開發一種技術，能夠迅速用於製造過去未知的病毒疫苗。武漢新型冠狀病毒的基因編碼在二〇二〇年一月首次公開時，吉爾伯特與她的研究團隊立刻開始行動。他們將嚴重急性呼吸道症候群冠狀病毒的棘蛋白基因序列插入至對於人體無害的修改型腮病毒。注射至病患體內之後，腮病毒將影響細胞，並插入DNA，指引細胞產生在冠狀病毒表面出現的棘蛋白。這個過程會引發免疫反應，生產保護性的抗體。到了二月中，疫苗已經可以進行動物實驗，但募資過程非常艱辛。「直到四月之前，我最主要的工作是尋找資金，只希望說服人們願意立刻投入資金。」吉爾伯特教授後來表示[75]。牛津大學最後必須承擔在義大利生產特定數量疫苗的成本，直到英國政府和流行病預防創新聯盟提供數百萬英鎊之前[76]。

同時，某些大型公司依然不願意表明是否願意投入資源。「其中一間最大型的製藥公司持續反對爭論長達兩個月，最後才同意參與。」海爾表示。「該間製藥公司的情況甚至出現幾位中階主管揚言……不惜辭職，除非該公司願意投入生產疫苗。」

到最後，各國政府帶著龐大的投資金額與經費承諾，讓疫苗開發可以真的開始運作。公資金減少了開發肺炎疫苗的整體風險，包括支付相關成本，並在一期臨床試驗結果出爐之前，先行購買大量的風險疫苗。「如果沒有公共資金的投入，不可能達成這些目標。」海爾表示。美國政府的「曲速行動」（Operation Warp Speed）向疫苗製造廠商提供了超過一百二十億美元，其中包括十二億美元用於資助三期臨床試驗以及協助牛津大學研究團隊加速疫苗開發。

各界投入的數十億美金最後帶來重大的結果，數種疫苗得以開發、獲得核可，準備在一年之內就能夠讓民眾施打，比起一九六〇年代以四年時間開發腮腺炎疫苗的紀錄更為迅速。其中包括兩種嶄新類型的革命性疫苗。輝瑞與拜恩泰克（BioNTech；縮寫為BNT）開發的信使RNA（mRNA）疫苗，以及莫德納開發的相同類型疫苗，都是將需要的基因指令注入人體，誘使細胞產生冠狀病毒身上出現的相同棘蛋白，可以促使人體產生抗體，避免未來遭到感染。新型疫苗的效力——最高可達九五%——讓科學家感到驚訝，也對於這種技術在疫苗領域掀起革命進展的潛能懷抱著樂觀的態度。

公共資金與大學研究人員的參與也讓某些疫苗的定價有了施力空間，因為製藥公司害怕被視為利用公共衛生危機賺錢。在新冠肺炎流行初期，吉立亞就因為處理瑞德西韋（remdesivir）的方式遭到抨擊，瑞德西韋是開發失敗的伊波拉病毒藥物，在二〇二〇年三月時依照緊急授權方式成為第一種獲得核可的新冠肺炎藥物。在此之前兩個月，吉立亞曾經想要替瑞德西韋申請孤兒藥物資格，引起一個消費者團體指控他們的行為是「毫無良知地濫用孤兒藥物計畫，該計畫的宗旨應該是鼓勵罕見疾病治療藥物的研究與開發」[77]。經歷這次強烈的反彈，在瑞德西韋獲得孤兒藥物資格的兩天之後，吉立亞要求監管機關撤銷其孤兒藥物資格[78]。吉立亞對於保險病患提出的瑞德西韋定價超過三千美元，對於政府則是提出五天療程二千三百四十美元，即使相關研究的最終結論認為，這個藥物只有相對輕微的益處，能夠讓新冠肺炎病患入院接受治療的時間縮短五天[79]。光是在二〇二〇年第四季，瑞德西韋就創造將近二十億美元的營收，讓吉立亞的整體銷售額提高了二六%[80]。

相形之下，有些疫苗製造廠商同意在新冠肺炎流行期間以非營利方式銷售其產品。對於任何想要尋求合作製造疫苗的廠商，牛津大學的科學家都是以此作為協商條件。新冠肺炎疫情爆發時，牛津大學的詹納研究所（Jenner Institution）正在「針對十二種可能的不同爆發感染情況進行研究，其中沒有一種研究計畫符合商業研發規模。」約翰．貝爾（John Bell）爵士表示，他是牛津大學的欽定醫學教授，被邀請參加這個計畫，協助牛津大學與大型製藥公司建立合作關係。「牛津大學只能仰賴慈善捐款進行小規模的研究。[81]」

作為牛津大學研究機構的一環，科學家「專注的不是賺錢，而是達成裨益全球民眾的科學成就」，他們「並非致力於利用傳染疫情獲得財富」，並且堅持其研究成果的授權必須以非營利作為基礎[82]。他們也希望確保開發中國家可以獲得疫苗。

要求大型製藥公司以成本價格銷售疫苗可能是一個艱鉅的挑戰。「如果你是一間擁有股東的製藥公司，在內部討論這個話題可能非常複雜。」約翰爵士表示，但是阿斯特捷利康「完全不逃避這個議題」[83]。阿斯特捷利康的執行長蘇博科（Pascal Soriot）告訴約翰爵士：「如果我不這麼做，我的孩子會殺了我。[84]」該公司同意以成本價格供應數十億劑的疫苗，也會無限期向收入較低的製藥公司以成本價格提供疫苗。嬌生公司的製藥部門楊森製藥（Janssen）獲得美國政府提供的十億美元疫苗開發資金，也宣布在疫情肆虐期間，將會以非營利基礎提供疫苗。

然而，美國政府提供的資金補助沒有任何疫苗定價的附帶條件，也不是每個人都願意以成本價格銷售，放棄可觀的利潤。美國生物科技公司莫德納得到將近十億美元的研發資金，也從曲速行動接獲價值三十二億美元的疫苗訂單，但他們堅決採取獲利手法。阿斯特捷利康一劑疫苗的銷售價格為幾美元，莫德納表示，針對規模較小的疫苗訂單，將會採取兩劑六十四美元至七十四美元的價格[85]。莫德納也因此成為最昂貴的疫苗，即使該公司向大型訂單提供顯著的折扣，針對美國和歐盟訂購的數億劑疫苗，莫德納的收費大約為上述價格的一半[86]。即便如此，莫德納表示這是「疫情定價」，只要莫德納公司認為這場危機過去，價格還會進一步提高[87]。莫德納疫苗尚在測試階段時，分析師預期光是在二〇二一年，疫苗就可以讓該公司的銷售額達到一百三十億美元，莫德納的高層已經藉由賣出手中持股而獲得好處[88]。除此之外，政府補助發展的mRNA疫苗也協助確認了相關技術的可行性，莫德納現在可以將該技術用於其他疾病。

輝瑞將兩劑疫苗的美國價格定為三十九美元，歐洲價格則是低於三十美元，但也同樣預期在二〇二一年獲得更高的銷售額，至少為一百五十億美元，稅前利潤可能高達四十億美元[89]。輝瑞是少數並未接受曲速行動補助的製藥公司，但是，他們受益於稍早與美國達成的協議，只要輝瑞的疫苗獲得上市許可，美國政府就會支付二十億美元購買一億劑疫苗，還有額外五億劑疫苗的購買選擇權。輝瑞的生物科技合作公司拜恩泰克獲得德國政府的四億四千五百萬美元協助開發疫苗，以及提高當地的生產能力。

對於所有參與疫苗生產的製藥公司，包括在疫情肆虐期間以非營利基礎銷售者，未來依然有重大財富收穫的可能性，如果新冠肺炎的疫情符合預期，成為類似流行性感冒的季節性疾病，一般民眾必須定期施打追加劑。

新冠肺炎可以被視為製藥產業創新能力的勝利，而參與疫苗開發的科學家，也值得一路上得到的掌聲；但是，這個事件也展現製藥產業現有商業模式的缺失。製藥公司獲得的啟示很明確：沒有必要在公共衛生緊急危機時期冒險投資，因為政府已經證明他們將會介入並且支付成本。「事情已經發展至這個地步，製藥產業希望政府資助疫苗的研發。」海爾表示：「就是這麼簡單。[90]」

疫苗商業利益的減少，導致想要提高疫苗產量時遭逢巨大的製造挑戰，而數種疫苗的成功開發，也因為無法處理疫苗取得不平等的問題而黯然失色，正如新型藥物和治療方式常有的情況。

疫情在二〇二〇年的春天和夏天癱瘓了經濟，讓全球各地的醫院人滿為患時，世界上最富裕的幾個國家迅速地確保自己能夠取得大量的不同類型疫苗，通常是藉由多方下注的方式，並且同意購買等同於該國人口數倍的疫苗數量。

英國在二〇二〇年十二月開始施打第一種獲得核可的疫苗，美國與其他主要歐洲國家迅速跟進。與此同時，經濟能力較差的國家必須等待一年，才能獲得足夠公民施打的疫苗。雖然有些疫苗開發商與製藥商做出令人讚賞的行動——阿斯特捷利康和一間印度製藥公司達成協議，生產十億劑低價疫苗，提供給中低收入國家，而倫敦帝國學院（Imperial College London）則是希望完全避開製藥產業，創辦社會企業，想要將疫苗送往開發中世界——在富裕國家壟斷疫苗初始製造的產量之後，無法獲得充足的疫苗劑量阻礙他們追求更為公平的疫苗分配。嚴重特殊傳染性肺炎疫苗實施計畫（COVAX）是流行病預防創新聯盟、世界衛生組織，以及全球疫苗免疫聯盟共同運作的一項計畫，目標是在二〇二一年年底獲得二十億劑疫苗，並公平地分配給會員國家，包括數十個中低收入國家。這個計畫雖然得到大量的資金，卻難以取得製藥公司的供貨，因為製藥公司已經將大多數的產量賣給更富裕的競標者。整體而言，在疫苗獲得核可之前，高收入國家已經同意購買超過半數疫苗，即使這些國家的人口數只占全球人口總數不到一五％[91]。到了二〇二一年一月，世界衛生組織提出警告，「全球正處於道德崩潰危機的邊緣——如果我們失敗了，代價將是全球最貧困國家的民眾生命與生活。[92]」

避免這個危機，並且緩解疫苗供應壓力的其中一種方法就是提高製造能力，但是製藥公司已經明確表達他們不願意廣泛分享其製造專業。世界衛生組織在二〇二〇年五月設置了「技術取用池」（technology access pool），鼓勵製藥公司分享對於新冠肺炎治療藥物和疫苗的智慧財產與知識。但是，將近一年之後，全球已經有數間大型工廠表示他們可以開始製造冠狀病毒疫苗，只要製藥公司願意分享製造方法，並放棄專利保護，但世界衛生組織的技術取用池依然乏人問津[93]。二〇二〇年十月，印度和南非在世界貿易組織中表達另外一項提議，主張在疫情期間暫停與新冠肺炎有關的藥物和疫苗專利。這個提議獲得超過一百個國家的支持，但遭到美國、英國，以及歐盟阻擋，後者主張許多國家缺乏製造疫苗的能力，即使只是暫時停止保護智慧財產權，都可能會妨礙疫苗創新開發，包括讓疫苗能夠處理冠狀病毒的變體[94]。美國採取堅定的反對立場長達六個月以上，但是，到了二〇二一年五月，印度遭遇了第二波疫情浪潮的摧殘，而富裕的西方國家正安然地讓全體人口接種疫苗時，美國總統拜登決定扭轉這個立場。印度面臨人道危機，公共衛生官員也警告無法控制的疫情爆發可能會導致能夠抵抗疫苗的冠狀病毒株出現，拜登政府支持暫時放棄新冠肺炎疫苗專利的提議，想要提高疫苗生產量，終結全球疫苗供應短缺問題。這項行動遭到製藥公司的堅決反對，但是美國貿易代表戴琪（Katherine Tai）表示「在非常時刻……需要非常手段」[95]。

藥物取得基金會的執行主任潔亞舒莉．艾爾（Jayasree Iyer）批評幾個國家簽署購買疫苗的協議時，將國內人口的優先度放在全球團結之前。她認為「疫苗民族主義」以及製藥公司願意優先處理富裕國家早期提出的高額競標「破壞了嚴重特殊傳染性肺炎疫苗實施計畫募得足夠資金購買疫苗，並向製藥公司協商爭取更大產量的能力」[96]。

> 「正如大多數的治療藥物……生活在中低收入國家的民眾，特別是當地沒有製藥公司的國家，他們最後才會獲得疫苗。」

新冠肺炎傳染疾病對於製藥公司的營利造成打擊，也挑戰了製藥公司對於社會的道德責任；畢竟，如果在封城中的城市，能夠前往醫院接受醫師診斷的病患大幅減少，就難以銷售昂貴的癌症藥物。然而，正如製藥產業意興闌珊地看待正在浮現的抗生素抗藥性問題，下一次的流行傳染疾病威脅仍在。雖然新冠肺炎對於西方世界可能造成的結果變得明確時，科學家開始急於尋找治療方式與研發疫苗，但對於其他新興感染疾病，例如嚴重急性呼吸道症候群以及茲卡病毒，依然沒有太多努力投入在研發潛在的應對方式，令人感到憂心。

新冠肺炎出現第一號病例的一年之後，藥物取得基金會檢閱了世界衛生組織列出可能造成嚴重感染風險的十六種疾病獲得的研發投入。他們發現，在這些病原體中，有十種並未成為最大型製藥公司的研發計畫，正如最大型的製藥公司在二〇一八年的時候也沒有任何冠狀病毒的研發計畫。

「這十六種明確定義的病原體已經在全球各地造成生命和經濟的損失。」艾爾表示。「我們必須了解，這些威脅是明確存在的威脅。」裂谷熱（Rift Valley fever）或拉薩熱（Lassa fever）已經影響特定地區的病患，但製藥公司不願意投入資源。「我認為他們的想法是『這種疾病真的會變成傳染疾病嗎？這種疾病真的會影響有能力負擔藥物且願意支付藥物費用的病患嗎？』[97]」

如果擁有大規模生產藥物和疫苗能力的製藥公司不願意持續投入，正如相關報告警示的，全球民眾「受到全球傳染疾病以及流行病的影響程度依然令人擔憂，特別是主要影響低收入國家的相關疾病」[98]。

第十章

# 艱難的科學

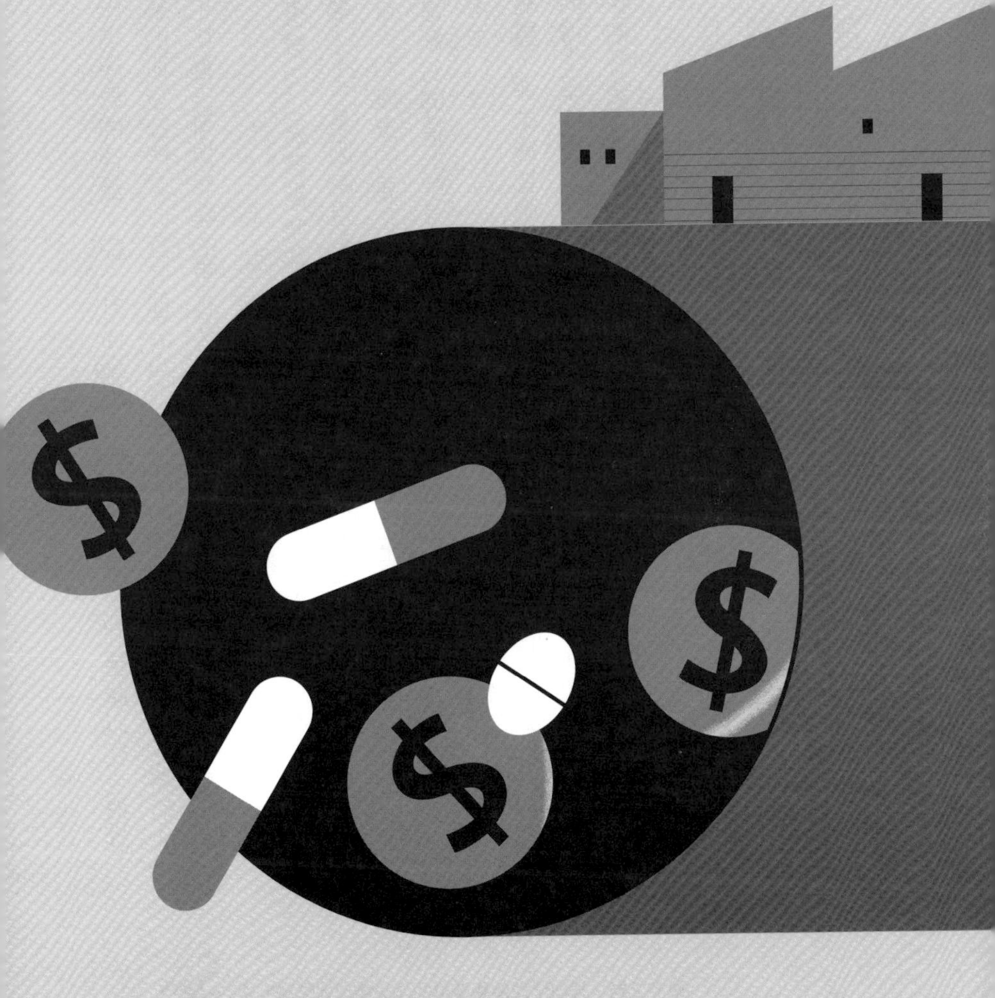

現代製藥產業的核心是一場矛盾的悖論。從一方面來說，製藥公司的營利更勝以往。但許多製藥公司卻又撤除公司內部的研發部門，收割其他公司成果帶來的好處，同時索取更高額的價格，享受的獨家銷售期間也比過去可以想見的更長久。然而，製藥產業可以說是金玉其外，敗絮其中。

即使擁有史無前例的定價權力，製藥產業卻有一個長年以來的問題，一種令人無法安寧的弱點，可能會顛覆整個產業。不只是因為現有的商業經營模式已不再是為了服務病患及醫療體系，它更因為難以滿足投資人和股東的要求，就像被支配的奴隸。正如傑克．史坎諾（Jack Scannell）所說：「一個產業最惡劣的情況就是股東認為他們的收益很差，而顧客認為自己付了太多錢。[1]」

史坎諾五十出頭，身材結實，非常機智聰明，他的職業生涯跨足科學和商業。他的起點是醫學訓練，在完成神經科學的博士學位後，前往山佛德．伯恩斯坦（Sanford Bernstein）資產管理公司擔任資產分析師，工作內容是實際觀察製藥公司和生物科技公司的產品線，預測他們未來的獲利。

史坎諾現在和妻子與孩子住在愛丁堡，閒暇時間多用於登上凱恩戈姆山脈（Cairngorms），他看起來不太像一位傳達末日訊息的使者。但在史坎諾的分析中，製藥產業已多年呈現了產業衰退。

史坎諾表示，前十年，或前二十年的價格上漲遠遠超過製藥產業的預期。「你在過去開始了某個藥物的研究開發計畫，十五年後，藥物上市，你實際獲得的利潤是當初評估的二倍、三倍，或四倍。」他說。

這種定價的權力讓製藥公司高層能夠安撫股東，否則股東可能會對這個觸及產業核心目標的問題做出反應。儘管過去七十年來，科學理解有了長足的發展，開發新型藥物卻變得愈發艱困，開發成本也更為昂貴。

二〇一二年三月，史坎諾在專業期刊《自然綜述：藥物發現》（*Nature Reviews: Drug Discovery*）的一篇短文中提出這個問題。這篇文章包括一張小型圖表，標題是「研發效率整體趨勢」，內容則是每十億美元的研發資金（經過通貨膨脹調整後）在每年創造的新型藥物核可數量，數據取自於數間最大型製藥公司的法律財務文件。

這張圖表的資料一路追溯至一九五〇年代，呈現凌亂的鋸齒狀折線，彷彿像是坐在移動的交通工具上以手繪製成。但是，急速下降的斜率描繪出一種清晰明確的趨勢：藥物研究成果的長期衰退顯示，即使科技發展與科學理解增加，開發新型藥物的成本持續上漲，且似乎無法扭轉。

特別是史坎諾與在山福德・伯恩斯坦的同仁發現相同研發金額帶來的新上市藥物數量每九年就會減少一半。這種發展趨勢被稱為反摩爾定律（Eroom's Law），這個名字來自於將摩爾定律（Moore's Law）倒過來寫，摩爾定律來自於英特爾（Intel）的其中一位共同創辦人高登・摩爾（Gordon Moore），他認為相同價格的電腦晶片，每兩年就會增加一倍的計算能力。

史坎諾的圖表成為威朗製藥公司高層的最愛，他們藉此支持自己的論述，主張製藥公司將經費用於研究發展是不智的，而這張圖表發現的趨勢也可以用於辯護在二〇一〇年代初期，投資資本迅速流向採用相似經營模式的公司。畢竟，在這個脈絡下，威朗的經營方式是合乎理性的回應。

史坎諾發現的趨勢特別令人費解，因為科技進步過去曾經讓製藥產業得以使用工業化的方式進行藥物開發。在製藥產業最初的幾個十年，對於分子生物學的有限理解代表藥物開發仰賴於觀察潛在藥物在動物和人類身上的影響。成功的藥物往往是偶然的發現，藥物上市時，也沒有科學家知道為什麼那些藥物會成功。研究人員逐漸將重心轉向特定的生物體（biological entity），過去已經發現這些生物體與藥物想要處理的疾病有關。藥物測試，也就是檢驗的內容，也發展為判斷藥物的化合物能不能連結至疾病目標並產生預期的結果。

那是一種緩慢而勞動密集的過程，受限於一位科學家每天能夠處理的化合物與培養皿數量。然而，從一九九〇年代開始，科技的進步改變了對潛在藥物靶點的篩選過程。組合化學的發展，讓化學家可以透過電腦軟體的輔助縮短合成數萬個新的分子化合物的時間，在過去這時間只能用於製造數百個分子化合物。「高速藥物篩選」（high throughput screening；又稱為高通量篩選）技術可以使用大量化合物測試藥物靶點，這種技術使用機器自動化運作，所以每天都可以進行大規模的測試。

同時，另外一個重大的科學突破——基因組學革命（genomic revolution）——承諾能夠解開許多常見疾病的起因，增加與改善現有的藥物標靶。人類基因組計畫（the Human Genome Project）在二〇〇〇年時已經大致完成，提出三十億組左右鹼基對的序列，鹼基對是DNA分子的基礎構成單位，而基因就是由DNA分子構成。正如醫師和醫學歷史學家詹姆斯．勒法努

（James Le Fanu）提出的解釋：「基因構成了蛋白質，只要理解在癌症或多發性硬化症等疾病中，蛋白質出現了何種問題，就可以找到修復的方式。[2]」

製藥公司獲得測驗數百萬種化合物應對數百萬個目標的能力，遠遠超過以往可能測試的範疇，他們期待能夠找到許多具備臨床重要性的新型藥物。然而，到了二〇〇〇年代晚期，情況已經變得明確，結果不如預期。所有的投入方式都變得極為便宜。預計在十年之內，序列分析一個人的基因組——辨識可能基因目標的關鍵步驟——價格從一千萬美元下降至大約一千美元[3]。但是產出的結果，也就是新型藥物的平均成本，卻變得更為昂貴。這種結果似乎完全不合理。

身為一位資本分析師，史坎諾定期向經營製藥公司以及負責研發部門的人們交談。但是，史坎諾只要詢問問題出在哪裡，「最常獲得的答案是聳聳肩膀，表示他們已經找到最有可能實現的結果。」提出這種回應的人每年支付數十億美元的研發經費。「倘若那是真正的答案，好吧，不會再有更容易實現的成果了。」史坎諾說道。

他們的回應意思是，已經完成研發的藥物是容易實現的成果，還沒有實現的藥物則是高懸於樹上的果實，想要觸及的難度更高，成本更為昂貴。有些製藥公司的執行長依然會提出這種解釋。「開發新型藥物的難度愈來愈高。」楊森製藥的珍妮佛·陶伯特（Jennifer Taubert）在二〇一九年的一場國會聽證會上表示。「容易處理的疾病大多數已經解決了。」她說。「我們尋找新的治療方式與新型的治癒方法，想要治療更棘手的疾病時，也會變得愈來愈難。[4]」

史坎諾還是一位分析師時，許多製藥產業人士似乎不願提出這個問題。「如果你經營一間生物醫學慈善基金會，想要獲得政府的資金，你不希望宣傳的時候必須告訴人們，創新的速度出現大幅的下降。」史坎諾說道。「相似的道理，製藥公司也不希望在宣傳的時候告訴股東，事實上，想要從我們投入在研發的資金中獲得成果，似乎變得愈來愈難了。」

史坎諾想要在二〇一二年的論文找出導致製藥產業出現生產力問題的其他原因。即使過去的藥物發現不一定是容易實現的成果，但「容易實現的成果」問題似乎有些道理。藥物種類稀少的治療領域毫無疑問地反應了巨大的科學挑戰。其中最顯著的包括神經退化疾病，例如阿茲海默症以及帕金森氏症，兩種疾病都有龐大的資金投入，但其結果頑強地抵抗科學突破。這些治療領域的失敗程度，已經導致某些製藥公司徹底放棄相關的投入。二〇一八年，輝瑞宣布不再尋找治療阿茲海默症和帕金森氏症的治療藥物，裁撤三百個工作職位。相關的資金將會重新分配至可以更為迅速創造利潤的領域[5]。另外一個未開發領域則是缺乏任何一種藥物可以治療所謂的「思覺失調負性症狀」（negative symptoms of schizophrenia）——例如長期的冷漠以及難以建立社交關係，可能會對於一個人的生活品質產生重大的不利影響。

但是，史坎諾也表示，在已經有許多藥物的治療領域中，依然有另外一個問題，是由過去數十年努力帶來的成功導致的。學名藥市場的運作符合預期，便宜而且有效的藥物能夠治療許多常見疾病，醫師樂於繼續將它們納入處方箋。史坎諾將這個問題稱為「比披頭四更好」（better than the Beatles）。

「想像一下，如果以下的因素存在，會有多少新音樂可以問世。」他說。「第一，每張新專輯都要比披頭四更好。第二，人們可以（低價）下載披頭四的老專輯。第三，人們永遠不會厭倦於聆聽披頭四的歌曲。」

「如果以上三個因素都存在，就會很難、很難商業化發行新的音樂。[6]」

對於尋求真正創新的製藥公司而言，這就是他們面對的挑戰。每種新型藥物都會提高該治療領域中其他藥物若想要被視為可改善現有療效時，必須達到的門檻。「比披頭四更好」問題將藥物開發活動推向「在過去五十年來，製藥產業沒有太多收穫的領域」。史坎諾表示。「開發另外一種胃潰瘍治療藥物沒有意義，因為我們已經有很多治療胃潰瘍的優秀藥物，而且都是學名藥。」

藥物的水準提高，監管機關也更有可能提出更多要求，想要透過臨床實驗滿足這些要求，也會變得愈來愈昂貴。「在一個治療領域中，優秀的藥物愈來愈多，監管機關也會更為謹慎處理新型藥物。」他說。隨著時間推移，新型藥物想要獲得管制許可時必須滿足的條件愈來愈高、也愈來愈多，在藥物成功上市的道路上造成更進一步的阻礙與成本。

史坎諾提出的科學挑戰確實存在，而且妨礙了藥物研發的生產力。但是，在研發的挫敗之中，製藥公司本身也扮演重要角色。事後證明，採用高速藥物篩選的基礎建立在一個錯誤的預設前提之上。藥物開發過程工業化的結果造就一場數字遊戲。這個結果創造出一種心態，認為「我們需要找到更多目標，我們需要生產更多化合物，我們需要篩選更多結果」，史坎諾表示。

強調數量，因而忽略了在藥物開發中一個更為重要的因素：「檢驗化合物是不是一個前景看好的藥物候選」與「該化合物能不能實際治療人體特定疾病」之間，有沒有實際的相關性。科學家開始開發一種新型藥物時，有很多種方式測試與疾病有關的潛在生物目標，隨後則是測試不同化合物與假設目標的互動。範圍從以細胞為基礎的測試，可能是檢驗某個化合物能不能與蛋白質結合，到動物實驗，以及使用電腦模型分析。無論使用何種測試方法，測試方法能不能找出良好候選藥物，都更取決於這個方法能不能妥善地表現藥物最後在人體內產生的效果，而不是該方法在處理大規模化合物時的成本低廉程度與效率。

史坎諾將測試方法判斷藥物成效的能力，比喻為羅盤在駕船時的角色。如果你的方向錯誤，即使用更快的速度前進，也沒有辦法幫助你更迅速地抵達目的地。正如羅盤，微小的改變也能產生巨大的影響。製藥公司相信，只要單純地測試大量的化合物，就能夠創造更好的結果，完全不知道不可靠的測試將會讓他們走上錯誤的方向。「大多數的科學家會認為那種檢驗模型的可信程度很低，或視為無法預測（unknowable），而那種檢驗模型中的數據改變，對於研發生產力的效果，就像進行一百次或者一千次蠻攻（brute force）＊的效率。」史坎諾表示。針對特定疾病的良好測驗方法，例如在犬隻身上測試可能的胃酸藥物，一旦該疾病問題的藥物開發成功，就不會繼續使用這個方法。現有的最佳檢驗方法被視為多餘，專注在提高進行蠻攻檢驗的分析效率，代表新型檢驗方式的品質沒有獲得足夠的投資。

二〇一一年，英瑞公司阿斯特捷利意識到自家公司的研發生產力低於已經不高的產業平均水準，因此啟動了全面審查以找出到底出了什麼問題。三年之後，在一篇由幾位阿斯特捷利康的科學家與高層共同發表的文章中，他們也列入轉向工業化研發方式造成的傷害。不只是因為以數量為基礎的研發途徑並未帶來公司希望從加速藥物開發過程中獲得的益處。他們主張，以數量為基礎的研發途徑主動傷害了研發文化，以及研發部門工作人員「最基礎重要的科學好奇心」。該公司的科學家不再想深刻地理解疾病以及潛在的治療機會，他們「只想要滿足以數量為基礎的要求，以及找到過去沒有發現的備用方案和『同質候選藥物』」[7]。他們獲得獎勵的標準是進行臨床試驗的新型化合物數量，還有大量製造過於相似的候選藥物。在其中一個例子中，主要的候選藥物與七個備用化學分子的毒性完全相同。其中一個無法通過臨床試驗，其他化學分子也全都失敗了。

採用工業化目標導向基礎的研發途徑，也讓醫師沒有機會在內心沒有特定生物目標時，可以自由實驗，創造偶然的發現。

一九九〇年代晚期，長期擔任禮來製藥高層的伯納德．穆諾斯決定研究創新是如何發生的。「我們一年花費數百億美元，想要創造創新，而我們根本不知道創新從何而來。」他說：「對我來說，這個情況就是一種大規模的管理不當。[8]」

將近十年之後，穆諾斯的結論認為，特定一種疾病或生物目標的基礎研究出現重大突破，而且能夠轉變為新型藥物的連續開發時，創新就會接連到來。一九五〇年代出現了精神疾病病症的革命型藥物，其中包括苯二氮平類藥物、鋰鹽藥物（lithium）、抗憂鬱藥物，以及抗精神疾病藥物，這些藥物「清空了精神病院」，讓精神不適的人們可以回到家中。一九七〇年代晚期和一九八〇年代則是出現了讓高血壓和心臟疾病病患服用的β受體阻斷劑和血管張力素轉化

＊譯註：brute force，蠻攻，也翻譯為蠻力攻擊，在這個脈絡中的意思並非字面上的蠻力攻擊某個目標，而是在例如破解密碼等過程中，從0開始使用所有數字的組合，藉由累積嘗試次數，提高成功的機會。

酵素抑制劑。一九九〇年代帶來選擇性血清素回收抑制劑和其他神經調節藥物。隨著科學突破地爆發，該領域的藥物開發終於乾涸，科學重心也移往其他領域。「基本上，這就是藥物研發必須的進行方式。」穆諾斯表示。「你必須搭上浪潮，你的反應必須敏銳靈巧，才能從一個浪潮轉換至另外一個浪潮。」

那些著重商業利益的製藥公司高層，想要藉由限制公司科學家的工作方式，使他們致力於目標並指導他們應該專注的確切治療領域，以減少風險並提高研發效率。。但是，製藥公司的高層忽略一個事實，「你沒有辦法事先安排科學的『發現時刻』（eureka）」穆諾斯說。「科學用自己的步調前進，科學往往會帶著你前往出乎意料的方向。」藥物開發是一種充滿創造力的行動，想要使用在其他產業鼓勵的組織系統運作方式，就像商學院的課程教育一般，終究只會降低藥物開發的生產力。穆諾斯本人過去任職的公司禮來製藥，並未了解這個道理，導致在十年之間只在市場上推出一種新藥物——而且也在商業上失敗了[9]。製藥公司過度投資在自己擅長的領域，沒有發現他們「只是在挖掘已經資源耗盡的土地」。

「我們過去曾經在還沒有做好準備的領域投資大量的金錢，想要追求創新。」穆諾斯說。同時，禮來製藥對於其他領域的投資不足，延誤了「探索並利用新契機的時機，而這些新契機剛好出現在不熟悉的領域」。羅氏藥廠前全球研發主任尤根．德魯斯也回應了這種批判，他在二〇〇三年曾經責難尋找暢銷藥物讓製藥產業縮小了研發的範疇，雖然「過去的暢銷藥物成就往往違背了行銷部門的預測」[10]。想要在開發階段，判斷某個藥物會不會成為暢銷藥物，只是一種癡人說夢。暢銷藥物通常出乎預料，可能是在降膽固醇新型藥物之中的第五個產品，也可能是心臟病藥物意外成為創造十億美元營收的勃起功能障礙治療藥物。

一位大型製藥公司的前任執行長也有相同的主張，認為每位科學家面對高速藥物篩選創造了令人失望的結果時，應該都要有探索的自由，高速藥物篩選想要讓數百萬種化合物處理數百萬種生物目標，藉此創造藥物，最後反而無法展現最基礎的成效。

「我們學會的教訓是，想要開發藥物，那位領導的科學家必須擁有熱情和投入，他相信科學，克服萬難，找到了一種化合物，可以抵擋他當初發現的生物目標，並且藉此開發藥物。」這位執行長表示。「比起高速藥物篩選的規模以及非常大型的研究，這件事情更為重要。[11]」

用財務獎勵主導研發著重的方向，可能會導致極為低劣的生產力，因為潛在的獎勵可能阻礙對成功機會的清醒評估。特別是當潛在藥物的商業前景在藥物研發的早期階段就被判斷出來，那是在藥物上市數年之前，以及在臨床上的實用性和可能受益患者數真正被了解之前，這一問題尤為重要。「根據我們在各間公司的經驗，藥物研發計畫可能會受到過度強調商業潛在價值的錯誤引導。」二〇一八年，阿斯特捷利康的研究人員在一篇文章中寫道，這篇文章的內容是仔細思考該公司從變更研發策略中學到的啟示。他們表示，藥物研發計畫的前進方向「以商業信心為基礎，而不是科學信心推進，並且顯然在中期和晚期開發階段出現失敗」[12]。

科學的艱困挑戰以及製藥公司自身造成的錯誤，都導致藥物研發成本的提高。同時，無論臨床價值如何，所有的藥物都可以獲得相同的二十年專利保護，新藥物更能夠享受由相同領域過往藥品設定的定價基礎，所以製藥公司被鼓勵追求漸進式的藥品改善，而不是開發改變局面的治療方法。以上兩種壓力讓製藥產業整體在推出上市藥物時更厭惡承擔風險。

在製藥公司開發的新型藥物中，真正的突破性藥物往往只占相對微小的比例。美國的監管機關能夠自主裁量「突破性藥物」認證，通常一年只有五分之一到四分之一的新藥物可以獲得該認證。當然，這個比例絕對不是來自於製藥公司的刻意為之。製藥公司會持續尋找前景看好的新型化合物或生物製藥，卻在出資進行臨床試驗之後發現，該藥物的革命性質低於預期。事實上，許多藥物的真實效果都是在上市許久之後才變得明確，因為醫師能夠多年觀察病患的反應。然而，在藥物的開發過程中，還是必須做出選擇，判斷藥物開發途徑的創新程度，以及在更為實驗性質的候選藥物中，能夠允許何種程度的風險。

法國的一個獨立科學委員會評鑑所有的新核可藥物，評估其臨床益處，一共有五種評比選項，從「卓越」到「不足以合理獲得給付」，也會比較新核可藥物與既有的治療藥物。這個評估判斷結果將會用於決定法國全民醫保給付製藥公司的價格，在製藥產業的眼中，這種評鑑方法導致了一種不公平的批評方式。

瑪格麗特．凱爾（Margaret Kyle）是一位住在巴黎的美國經濟學教授，她仔細閱讀這些評鑑報告，探討藥物效果與其索價之間的關聯。由於兩者之間無法找到有意義的連結，她認為「對於無法帶來大量附加價值的藥物，我們付了太多錢」[13]。

這種情況反過來鼓勵製藥公司追求效果更低的藥物。「如果獲得四分或五分的評鑑結果比較容易，因為只需要針對已經存在的藥物進行小幅度的修改，我們就是在本質上鼓勵製藥公司開發更多同質藥物，而不是追求重大的突破。」她表示。

在凱爾探討的幾個國家，這個問題持續存在，包括澳洲、加拿大，以及英國。這個問題在美國尤其明顯，也是可以預期的。雖然少數幾種被視為最具重要性的藥物在上市的十年之後可以創造更高的營收，但獲得二分至五分評鑑結果的許多藥物之間幾乎沒有差別。

在二〇〇〇年至二〇一六年上市的二百二十個全新開發藥物之中，有九十二種藥物被法國國家衛生局（National Authority of Health；這個單位成立的宗旨就是評估藥物的臨床價值，而不受價格影響）評估為對於現有藥物來說毫無優點。另外五十四種藥物只有小幅改善，而「小幅改善」就是在採用五分制度的評比系統中最差的選項[14]。

「我擔心的問題是製藥公司沒有將研發資源投入在能夠創造最佳社會利益的領域。他們反而將資源放在他們認為能夠帶來最大私人報酬的領域。」凱爾表示。

哈佛大學商學院助理教授喬許．克里格研究了新型藥物與過去上市藥品的相似程度之後，發現一個相似的模式。「隨著時間推移，同質藥物的比例提高了。」他說。「我們用分子的相似性判斷同質藥物。所以，同質藥物的意思不是藥物治療相同的疾病，也不是藥物的效果是處理相似的分子目標。我們發現藥物的實際化學成分，平均而言，隨著時間推移，其創新程度減少了。」從歷史的角度來說，在新型藥物類型的領域中，最成功的藥物不一定是市場首見藥物，正如立普妥在史達汀類藥物市場的情況，所以克里格認為，醫療系統獎勵「迅速的追隨者」，而不是開發市場首見藥物的「開拓者」。

這加劇了一個一直存在的問題，即創新激勵制度的方式。由於製藥公司的研發努力主要集中在特定高價值的疾病領域，往往是相同的可藥物化目標，因此它們重複了在其他地方進行的相同研究工作，或者可能已經嘗試過並以失敗告終。製藥公司將研發資源密集地投入在特定高價值疾病領域，通常也是可藥物治療的相同疾病目標，所以製藥公司實際上都只是在重複他處進行的相同研究工作——或者是已經有人嘗試研究，但以失敗作終的研究目標。有些複製的動力來自於智慧財產法律的運作。隨著我們對於如何處理複雜疾病的知識增長，也愈來愈清楚單一藥品的介入不太可能足以治療疾病，答案可能藏在組合藥物之中。這個情況鼓勵製藥公司在新類型藥物中開發自己的版本，才能避免必須與競爭公司的藥物簽署授權協議並分享成功藥品的利潤。

授權費在研發成本提高中扮演了重要的角色。傑米．勒夫（Jamie Love）是一位經濟學家與非政府組織的領導者，他的職業生涯都專注在分析智慧財產議題，而他相信，特別是對於新型治療藥物來說，向各間大學和其他製藥公司支付專利授權的費用，在被認列為研發成本的資金中占了很大的比例。購買智慧財產權的成本與「你認為其他人願意支付的產品費用有直接的關係，所以智慧財產權變得昂貴」，勒夫表示[15]。在追求藥物開發的過程中，因為缺乏效率與錯誤浪費的數百億美元，終究還是要支付藥物費用的付款人負責買單。

反摩爾定律和衰退的研發效率導致製藥產業在過去二十年來出現許多重大改變。在已經有許多學名藥物的此時此刻，想要尋找創新藥物的難度，也鼓勵了製藥公司轉向著重於腫瘤藥物的開發，因為腫瘤藥物即使只有微小的改善，也可以創造商業上的成功，而罕見疾病藥物通常沒有必須改善的既有藥物。

這個現象也能解釋其他趨勢。股票回購與分紅讓投資人高興，但是，這些手段也是對於公司內部研發效率低落的理性經濟回應。由於新型暢銷藥物的數量減少，既有藥物的價格提高彌補缺乏大型市場吸引力的新型治療藥物。

最重要的是，在關鍵的美國市場，製藥產業將研發生產力下降用於反對價格控制和監管的論述：藥物不只是開發昂貴，而且愈來愈昂貴，製藥產業主張，想要擠壓製藥產業的獲利空間，都會對於藥物創新產生毀滅性的影響。研發生產力下降讓製藥產業可以主張，即使整體藥品支出提高，製藥產業依然沒有餘裕承受更低的藥物價格。

塔夫斯大學的經濟學家喬瑟夫．狄馬西（Joseph DiMasi），每十年左右就會提出新型藥物上市的預估成本。在二〇一六年刊登的一篇文章，預估金額已經從二〇〇七年的十二億美元，提高至二〇一六年的二十六億美元，而這個數字在二〇〇三年時大約是八億美元[16]。正如製藥公司提出的研發經費，狄馬西的預估金額同樣遭到質疑。這些數字仰賴於一小群藥物的機密資料，其中包含失敗的研發計畫成本，還有將資金投入在長期計畫中的機會成本，有一些學術研究人員認為狄馬西計算的資本率高於平均。一篇二〇二〇年的研究報告使用美國政府的金融法律文件，而不是機密資料，其估計的平均成本為十三億美元，估計方法同樣納入了失敗計畫的成本，以及和狄馬西相同的資本率成本[17]。這些文章和研究報告無法改變製藥產業將其研發經費支出的細節視為國家機密，各間製藥公司也恣意選擇他們想要揭露資訊的不同途徑。大多數的製藥公司會刻意抬高研發經費支出，例如納入藥物獲得上市許可之後進行的四期試驗成本——在製藥公司公開的支出中，四期試驗成本至少占了八分之一——以及追蹤監控不良反應的成本[18]。有些製藥公司將收購其他公司藥物的部分成本納入研發支出，製藥產業的美國貿易體現在有超過二一%的研發支出認列為「無分類」，在十年之前，「無分類」的比例只有〇．五%[19]。

然而，無論關於特定藥物開發方法有何爭議，幾乎沒有專家會反對藥物開發是非常昂貴的過程，並隨著時間推移變得愈昂貴。開發成本的持續增加，每年獲得核可的新藥物數量並未隨之增加，導致藥物研發生產力的長期衰退，研發投資的收益亦是如此。由於情況惡化嚴重，有一些預估甚至推測現在的情況已經是藥物研發的投資收入只能等同於，甚至低於資本成本的程度。

權衡潛在的投資時，投資人和製藥公司不只是單純地計算可能的回報以及可能的成本。他們也會計算投入資金被綁於計畫進行時間造成的成本，比較將資金用於其他投資的可能成果，或者是放在銀行作為儲蓄獲得的利息。倘若回報無法超過資本成本，就不值得進行該筆投資。

早在二〇〇九年，顧問公司麥肯錫計算小分子藥物研究的投資回報，其結果已經跌落至七．五%，而麥肯錫公司認為這個數字低於平均資本化比例八．五%至一一%。二〇一九年，在對最大型製藥公司研發回報的年度評估報告中，德勤顧問公司提出的內部回報比例從一〇．一%降低至一．八%[20]。平均數字可能會掩飾相互競爭的製藥公司之間的重要差異，但是在該報告檢閱的十二間製藥公司中，只有一間的回報率高於五%。小型製藥公司的情況較好，但投資回報也出現相同的衰退情況。有了這些數字，正如前一年的報告所說，製藥產業的「研發進行方式需要改革性的轉變」。

「使用暢銷藥物等級的成本，但沒有暢銷藥物等級的銷售額或資產數量，這種情況無法從創新投資中獲得可維持的收益。」二〇一八年年度報告的作者群寫道，他們警告，即使考量到目前的高藥價，製藥產業依然必須讓開發新藥物的成本減少三分之二，才能維持未來的營運[21]。

「很容易就會發現，即使藥物如此昂貴，導致已開發國家的醫療系統都只能勉強支付，製藥產業依然無法藉此賺到足夠的金錢。」史坎諾表示。「對於持有大型製藥公司的退休基金、避險基金，或主權財富基金來說，高獲利空間不一定代表該公司的研發投入就能獲得良好的財務回報。」他解釋道。

「研發資金會被捆綁多年，甚至數十年，投資人希望這筆錢創造的回報，至少可以等同於投資在其他產業時能夠獲得的『複利』成果。由於製藥公司的研發必須花費許多年，這筆複利成果相當龐大。光是適中的回報就需要高額的獲利空間。」

「我們現在處於一個難堪的局面，醫療系統害怕新藥物的價格，製藥產業的獲利空間很高，但研發成本如此昂貴，許多投資人認為自己正在賠錢。」

幸運的是，關鍵轉變的開端已經在近幾年出現：反摩爾定律失效了。二〇二〇年四月，史坎諾和幾位同仁發表了一篇新文章，刊登該篇文章的期刊，就是史坎諾在二〇一二年發表那篇文章的期刊。二〇二〇年四月的文章認為，研發晚期的高失敗機率已經恢復平穩，並在二〇一五年時開始改善，「帶動研發生產力的提高」[22]。美國和歐洲核可新藥物的數量也從二〇〇〇年年底的谷底開始回升。在美國，二〇一八年通過核可的藥物數量是破紀錄的五十九種，相較於二〇〇九年的低點只有二十二種。

這個現象究竟是研發生產力確實出現了可持續改善的指標，還是因為製藥公司目前有動力推出的孤兒藥物和癌症藥物造成的短期走勢，依然有待觀察。「不幸的是，沒有辦法就此預測造成過往衰退的原因，例如『比披頭四更好』等問題是否已經完全消失。」史坎諾與其他作者寫道。「我們認為這些問題依然頑固地存在，一旦近年來對於疾病生物學的認識增加以及決策方針造成的效果消失之後，又會捲土重來。[23]」

即使反摩爾定律已經永久失效，研發生產力的提高對於病患依然沒有太多幫助，因為在這個系統中，製藥公司的整體商業模式依然限於前所未有的高價藥物，製藥公司沒有動機將效率提高的益處傳遞給消費者。為了符合金融化模式挾帶的期待，製藥公司需要藥物價格持續提高，上個世代仰賴大市場的暢銷藥物，倘若現在沒有高價藥物，製藥公司沒有方法從市場更為渺小的藥物中，獲得相同程度的營收。

這個問題尤其顯著，因為即將到來的世代屬於標靶以及個人化藥物，而這個趨勢會讓造成現有困境的壓力更為嚴重，市場將會更小，藥物價格更高。

對於疾病的科學理解進步，以及嶄新的科技，兩者結合之後可以創造新世代的高度特別化藥物，其中某些藥物有可能治療過去無法治療的病症。這種藥物讓罹患嚴重疾病的病患有了巨大的希望，但是，如果大多數的病患無法取得這種藥物，新發展趨勢的用處就會受到限制。近年來製藥產業著重於孤兒藥物和腫瘤藥物，已經大幅提高醫療支出，然而這種藥物的六位數字價格，與製藥公司要求的次世代藥物相比，依然相形見絀。由於大市場暢銷藥物的營收衰退，製藥公司想要從人數愈來愈少的病患團體中持續提高獲利比例，而他們使用的方法，對於製藥公司和病患來說，都是無法長久的。

新型的治療方式包括基因治療，藉由控制基因物質，修正人體基因造成的疾患。以目前而言，這種治療方式通常是透過修改的病毒，將有問題的基因送入人體細胞。然而，基因編碼技術，例如CRISPR-Cas9，可修改人類胚胎中的DNA，創造了一種引發道德疑慮的可能性。目前只有少數的基因治療方法上市，但基因定序的價格大幅崩盤，也讓我們更接近個人化藥物的年代。

如果不考慮其他因素，每種特別化的藥物或治療方法，如果與其他已經存在的高價低效選項相比，對於病患的一生來說，可能都是符合成本效益的。但是，這些藥物或治療方法通常都只是製藥公司創造的過度高價環境，以及在美國的手術和住院費用高度膨脹造成的結果。兩個因素的加總，讓無比昂貴的藥物數量持續增加，可能會導致醫療系統破產，特別是因為許多藥物都是生物製藥，沒有辦法迅速生產學名藥，在原廠藥的專利保護到期時，協助降低藥物價格。公共資金付款人無法配合治療藥物要求的龐大支出，而保險業者不願意為了病患給付高額價格是可以理解的，因為病患可能會在一、兩年之後向其他公司投保。

即使醫療系統願意支付藥物價格，可能是在獲得定價的大幅折扣之後，但預付成本通常會導致醫療系統必須限制能夠獲得藥物的病患人數。二〇一九年，脊髓性肌肉萎縮症（spinal muscular atrophy）的革命性基因治療藥物上市，名稱是諾健生（Zolgensma）。孤兒藥物諾健生的定價是二百一十萬美元，取代了要價八十五萬美元的罕見遺傳眼疾治療藥物樂喜達（Luxturna），成為世上最昂貴的藥物。諾健生的製造商是諾華擁有的艾維西斯（AveXis），艾維西斯否決了原本預計最高達五百萬美元的定價之後，讓諾健生剛好符合美國一間獨立機構評鑑標準的上限[24]。艾維西斯擔心高藥價可能會嚇走保險公司和醫療系統，曾經提議可以用五年時間分攤藥物價格。即使製藥公司讓步，但藥物費用的規模依然讓幾個富裕國家的醫療系統必須採取配額限制，在經濟較差的國家，則是完全無法取得諾健生[25]。

在其他的情況中，問題不只是金額，而是藥物提供的效果能不能符合其要求的天價。癌症治療的最大科學突破之一就是癌症免疫療法（immuno-oncology），藉由增強人體的免疫系統攻擊癌細胞。這種治療方法（IO therapy）包括使用免疫檢查點抑制劑（checkpoint inhibitor），這種類型的藥劑能夠停止人體對於免疫系統的限制，也會使用嵌合抗原受體T細胞治療（chimeric antigen receptor T cell therapy; 縮寫為 CAR-T cell therapy），蒐集病患的免疫細胞，在重新導回人體之前，進行基因工程編寫，藉此攻擊並且殺死癌細胞。

「我們完成的分析，以及我讀過所有由其他人完成的分析，都顯示這些治療的成本幾乎高於其益處。」彼得．巴哈表示，他研究癌症治療藥物的邊際效益遞減現象。「所以，你可以對於藥物帶來的益處感到驚奇，對我個人而言確實是如此，但是如果每分益處需要花費的金錢，都比過往的益處更昂貴，那你已經受到邊際效應遞減曲線的影響。這個現象很重要，因為那些金錢無法用於其他用途。」

其中一種癌症免疫治療藥物耶斯卡特，就是吉立亞公司收購凱特製藥時獲得的藥物，英國國家健康與照護卓越研究院認為耶斯卡特提供的益處過於昂貴，直到製造廠商與英國國民保健服務簽訂祕密協議之後方能上市。在美國，醫療保險系統決定只會給付該藥物的部分價格。

對於銷售的公司來說，個人化藥物的定價也證明是有問題的。歐洲第一個核可的基因治療藥物是葛來貝拉（Glybera，音譯），用於治療極為罕見的血液疾病。葛來貝拉的開發商是位於荷蘭阿姆斯特丹的優尼庫爾（UniQure），在二〇一二年十月推出這個價格一百萬歐元的藥物。此藥在五年之後因為銷售不佳退出市場對葛來貝拉來說是商業上的失敗[26]。另外一個基因治療藥物史俊維爾（Strimveils，音譯）於二〇一六年在歐洲獲得上市核可後，三年之間只有四位服用病患[27]。

許多個人化藥物都是痊癒型藥物或者一次性的藥物，也在現有的醫療體系中，對於其製造廠商帶來另外一個問題。投資人重視長期成長，而製藥產業的黃金年代建立在慢性病徵的藥丸之上，創造了一個封閉壟斷的市場，病患必須終生服用藥物，也可以藉由推廣和行銷，讓更多人服用藥物。如果藥物是痊癒型藥物，就會創造不同的收入金流。

二〇一八年四月，高盛發表一篇報告，標題是〈讓病患痊癒是能夠長久維持的經營模式嗎？〉（Is Curing Patients a Sustainable Business Model?）只要一位病患痊癒，該藥物的成功反而減少了未來的病患人數，因此「雖然藥物的成功對於病患和社會創造龐大的價值，但對於尋求穩定收入金流的基因藥物開發者來說，反而是一種難題」，投資銀行高盛警告道[28]。華爾街強烈偏愛臨床價值較低的藥物，人數大量的病患團體必須長期服用，而不是突破性的痊癒治療，即使痊癒型藥物本身也有龐大的市場。吉立亞推出其高價C型肝炎藥物時，也用慘痛的代價學會這個道理。索華迪和夏奉寧都是龐大的賺錢機器，剛上市時讓吉立亞的股價站上新高點。兩種藥物帶來的營收改變吉立亞的規模，在五年之間帶來五百八十億美元的銷售額[29]。但是，在索華迪和夏奉寧上市的幾年之內，吉立亞的股價開始迅速下跌，因為他們無法創造投資人預期的成長規模。藥物的高價導致被嚴苛關注，艾伯維製造的競爭藥物也比預期時間更快上市——雖然艾伯維的藥物成效較差——迫使吉立亞必須提供平均高達四六%的折扣[30]。於是吉立亞的高層只能開始轉而吹噓其人類免疫缺乏病毒藥物的銷售優勢。「那間公司藉由公共資金和私人投資創造了那種革命型的藥物，但是到頭來，他們希望人類免疫缺乏病毒藥物可以成為中程發展的救世主，因為病患終生都要服用這種藥物。」維克托．羅伊表示[31]。

充滿科學可能性的新年代還有最後一個問題。由於藥物研發的場所產生巨變，讓社會比從前更容易受到投資人撤資的影響，撤資理由可能是因為藥物價格管制或市場動盪。基因療法和癌症免疫療法得以進步，生物科技居功甚偉，而大型製藥公司減少進行早期研發以及公司內部的研究計畫，藉由收購擁有研發晚期藥品的生物科技公司，降低研發風險。生物科技公司沒有大型製藥公司的傳統基礎設備。生物科技公司沒有龐大的研究中心，也沒有數千位受薪的科學家，或是造價昂貴的龐大工廠，必須保持工廠的運作。如果製藥產業預期提出的獎勵落空，提供資金的創投人沒有理由不中止投資，撤回資金，將資金投入到其他領域——例如新的約會應用程式或者社群交流平台，無論矽谷最新的當月喜愛項目是什麼。

對於社會而言，重要的是繼續推動科技前線發展，並針對影響人類的病徵或疾病，開發更好的治療。確保所有人可以取得並負擔藥物，也同樣重要。貫穿整個製藥產業的各種力量，從金融化經營，到研發生產力的衰退，已經讓兩者變得相互對立。製藥產業害怕出現一種巨大的改變，影響他們索取高價的能力，尤其是在美國。「我認為大多數製藥產業的人都知道他們用盡所有力氣在拉扯定價的槓桿，他們也擔心這種經營方式無法長久。」史坎諾說道。「創投人資助小型公司，股東願意寬容大型製藥公司相對高額的研發支出，完全取決於他們認為藥物價格能不能保持在相對的高點。」

如果沒有繼續提高價格的能力，史坎諾認為製藥產業將會進入相對的衰退。凱文．史達特（Kelvin Stott）觀察了一間瑞士製藥廠商的藥品開發產線，而他相信「製藥產業確實沒有選擇」，只能追尋目前的經營手法。

「製藥產業持續推高價格至支付人願意承受的程度；不只是因為他們有能力如此，也是因為他們不得不如此。否則製藥產業就會因為投資的邊際效應遞減問題，產生迅速的衰退，投資人還是會離開。[32]」然而，清算的時刻終究會到來。

多年來，製藥產業享受著醫療體系的其他參與者缺乏有力的反擊方法。醫師不太可能知道藥物的成本，無論他如何回應充滿活力的業務代表，以及製藥公司為了增加藥物納入處方箋而精心製作的臨床試驗結果，都比起藥物的價格更為重要。同時，保險公司和藥品福利管理公司也樂於參與這場遊戲，並獲得自己的利潤。

這個充滿巨大矛盾的年代已經軋然而止。隨著藥物價格提高，美國的保險業者想要將更多藥物成本，用更高的自負額、共付額，以及保費，轉嫁至病患身上，對於病患的影響以及醫療預算的負擔逐漸增加，從醫師到政治人物的所有參與者已經不可能繼續忽視。如果藥品的年度漲價以及大型製藥公司持續提高的新藥物上市價格只是緩慢地吸引外界注意，馬丁．希克瑞里以及他所體現的掠食者製藥公司經營模式，已經完全捕捉到鎂光燈，也讓人毫無疑問地相信，藥物定價出現非常嚴重的問題。

為了滿足股東，製藥產業想要一再推高藥物價格，已經讓他們離社會大眾越來越遠。數十年來，製藥公司主張，藥物價格是一種縝密計算的方法，用於補償製造以及研發的成本，而這種辯護方法早已瓦解。製藥產業以「以價值為基礎」的定價途徑提出讓病患無法接受治療的高額成本，藉此辯護其昂貴的藥價，也不會成功了。製藥產業宣稱節省的資源通常只是一種幻覺，製藥公司想要試圖利用醫療系統中的其他部分過高的成本，藉此證明其藥物價格的合理性。

這些發展最後導致的藥物價格，其過高的原因不只是藥物為生物科技投資人或製藥公司高層帶來的龐大個人財富。藥物價格之所以被視為過高，最關鍵的原因是即使是最富裕的國家，也沒有能力負擔了。

藥物的價格和成本終究不能無限提高。人口老化和預期壽命提高，代表人口的分布情形已經是西方醫療預算的沉重負擔，在新冠肺炎全球傳染疾病的餘波中，對於公共支出的要求只會持續提高。國內生產毛額用於醫療的比例——藥品的比例即使已經高達一〇％或二〇％——還持續出現顯著的提高，而每次提高，都是以犧牲其他服務作為代價[33]。

多年來，華盛頓特區也在累積政治上的壓力，共和黨與民主黨都同意藥物的昂貴價格已經到了荒謬的程度。數間製藥公司在新冠肺炎流行期間承諾以成本價格銷售有潛力完成的疫苗，或許可以替他們爭取到一些支持，但是結構上的壓力不會消失。改革必將到來。

同時，數百萬名需要藥物，但沒有能力負擔的病患，還在等待政治界和商業界的領袖採取行動時，少數幾位有勇氣的人物已經開始身體力行。他們多半必須承擔嚴重的個人風險，他們準備反擊藥物高價造成的禍害。

第十一章

# 反擊

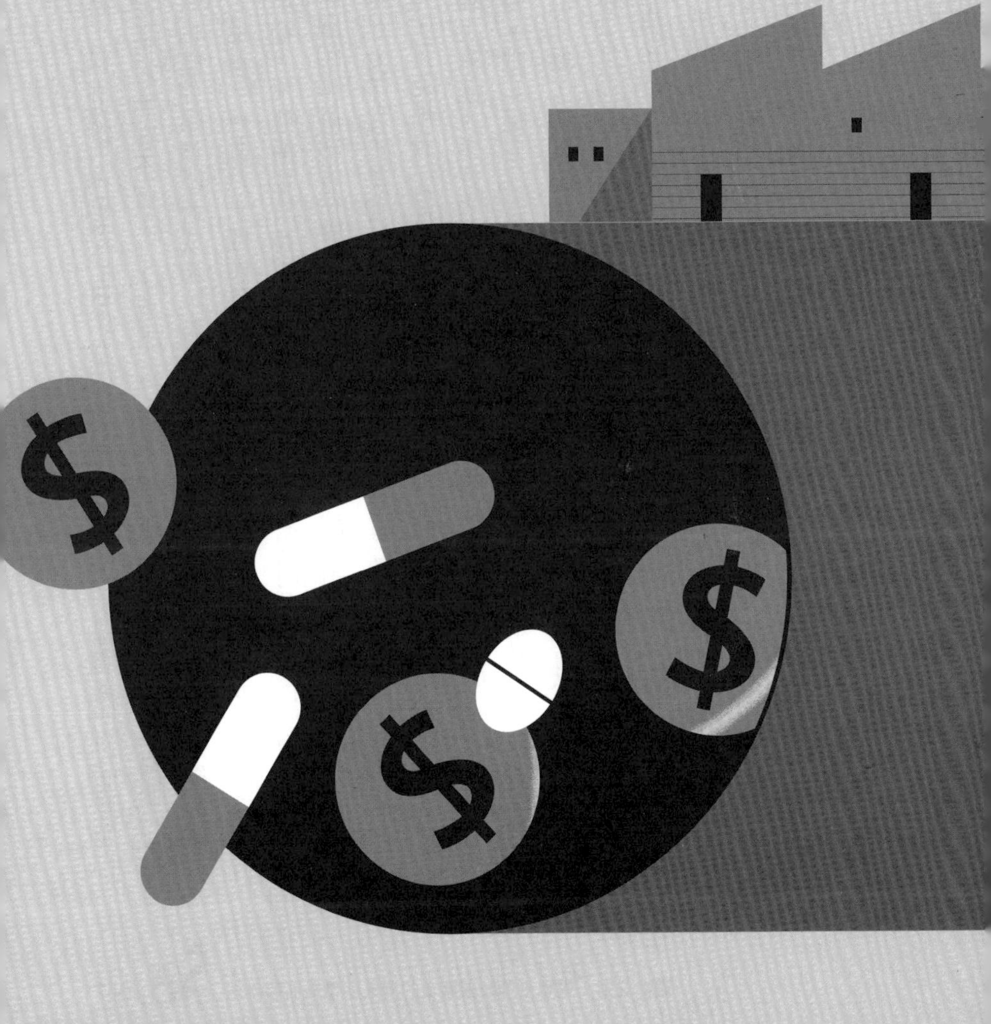

二〇一五年五月。葛瑞格．傑佛瑞斯（Greg Jeffreys）一邊吃著咖哩，一邊看著門，想要壓抑內心的不安和惶恐。傑佛瑞斯擔心訪客不會來了，或者，訪客不會帶來他承諾的「那個東西」。逐漸膨脹的恐懼，傑佛瑞斯害怕這件事情不會成功，來回五千六百英里的旅途最後只是徒勞無功。他到了印度，想要購買三瓶藥，一共八十四顆藥丸。其中一瓶藥現在安全地放在旅館樓上的房間，但如果沒有其他的藥物，那瓶藥也沒有辦法發揮療效，現在距離回家班機的啟程時間不到四十八小時。餐廳牆上時鐘的指針滴答作響。也許，傑佛瑞斯的訪客根本不會來了。

二〇一八年八月。兩位中年女子接近美加邊境，她們謹慎地將藥品放在後車廂冷藏箱的冰塊上方。坐在副駕駛座的迪卓．瓦克斯曼（Deidre Waxman）猜想她們會有麻煩。她很清楚，她想要攜帶的盒裝藥劑，從法律上來說，最好的情況也只能說是遊走在「灰色地帶」。瓦克斯曼和她的朋友擔心自己會被攔阻。她知道自己應該主動申報，但邊境警衛詢問她是否將任何物品帶回國內時，頂著一頭烏黑的頭髮，擦著紅色口紅的社工瓦克斯曼卻刻意地保持模糊。她微笑地說，「我確實帶了一些小東西要給孫子，沒有其他東西了。[1]」第二句是謊言，但她不敢冒險讓邊境警衛沒收放在後車廂的胰島素。

二〇一九年九月。艾蓮．迪邁爾（Ellen De Meyer）開始執著於數字。每一次登入，按下「重新整理」，螢幕上就會跳出小小的計數器。剛剛的數字是幾百。現在則是一千。想要說服將近一百萬人送出一則必須花費數歐元的簡訊，似乎是不太可能成功的目標。但是他們已經走投無路。為了讓九個月大的女兒皮亞（Pia）可以過著正常的人生，他們必須儘快募資近二百萬歐元。也不知為什麼，即使機會渺茫，他們的計畫似乎成功了。

三個人，分別在三大洲上等待。所有人都絕望地期盼他們可以成功獲得某個東西，某個對於他們自身、他們的寶貝女兒，或者一位陌生人而言，能夠導致生死之別的東西。

一般來說，製藥公司必然會全力保護自家公司的藥品，並且捍衛其索取高價的能力，即使會讓某個有需要的人沒有辦法取得藥物。製藥公司揮舞著龐大的權力，還有高價聘請的律師、企業遊說專家，以及政府願意發揮外交影響力，保護製藥公司制定藥品價格的權力以及合法執行的壟斷獨占地位。

但是，即使面對這種權力，在人命關天的時刻，還是會有勇敢且具備同情心的人物，準備付出一切，獲得自己或其他人需要的藥物。他們拒絕接受一個看似不可動搖的藥品系統，也不願意接受自己的無能為力。他們是想要反擊的人物。

葛瑞格．傑佛瑞斯原本希望自己的六十歲可以平靜地生活在澳洲南方的塔斯馬尼亞（Tasmania）島州，將時間用於研究殖民歷史，與狗玩耍，在宏恩河（Huon River）釣鱒魚。然而，他到了千里之外的一座忙碌大都市，在攝氏四十度的高溫中汗如雨下。傑佛瑞斯的身材高䠷精瘦，留著中長白鬍，因為過去的職業是農夫，皮膚留下了風吹雨打的痕跡。九個月前，傑佛瑞斯收到診斷報告，決定了這次前往印度清奈（Chennai）的旅程。當時，他前往澳洲本州昆士蘭度假，短暫地得了流行性感冒。回家之後，他發現自己虛弱疲倦，有一天甚至沒有辦法下床。他還發現尿液出現了警訊，顏色比平常更深，還有一股讓他想起腐肉的不悅氣味[2]。

傑佛瑞斯隨後去看了醫生，檢驗結果找到原因：他感染了C型肝炎。如果不接受治療，C

型肝炎可能會導致肝衰竭或癌症，許多患者多年來沒有症狀，卻在不知情的情況下成為帶原者。在青少年的晚期，傑佛瑞斯住在雪梨北部，曾經是數千名海洛因成隱者的其中之一。一九七五年時一次近乎致命的過度用藥，讓他決定戒除惡習，但共用針頭是C型肝炎最常見的傳染途徑，病毒可以潛伏在人體血液長達數十年。

醫師告訴傑佛瑞斯，澳洲唯一提供的治療藥物仰賴干擾素，這種治療方式非常嚴苛，成功的機率也不超過五〇%。傑佛瑞斯開始研究C型肝炎的資訊，他發現了一種新藥索華迪，也就是吉立亞推出的第一種突破性C型肝炎藥物，已經在美國上市，價格等同於十萬元澳幣。顯然地，他沒有辦法負擔這個藥物。「我沒有積蓄或者其他錢，我不想賣掉房子來治療。」傑佛瑞斯說[3]。

他體內的酵素指數提高，雖然超音波沒有在肝臟上面發現腫瘤存在的跡象，但醫師催促傑佛瑞斯必須開始進行干擾素治療。傑佛瑞斯知道這種治療的折磨程度，他決定藉由改變生活方式應對，他戒酒，大幅減少攝取咖啡與吃紅肉。同時，他開始尋找取得索華迪的其他方法。在雪梨即將開始進行索華迪的臨床試驗，讓傑佛瑞斯有了希望。然而，他搭機前往雪梨與負責處理臨床試驗的醫師討論之後，傑佛瑞斯被拒絕了。索華迪的要求很高，傑佛瑞斯的病況不足以獲得藥物。雪上加霜的是，負責臨床試驗的醫師表示，由於藥物費用的關係，他認為澳洲政府會在核可索華迪之後，限制取用人數。

二〇一三年十二月，索華迪，也就是所謂的索非布韋，在美國取得首次的管制核可之後，逐步在全球各地上市。吉立亞公司在印度遇到了問題，該國向來有著不願遵守西方專利規定的歷史。直到二〇〇五年之前，印度政府依然不同意藥物專利，還有一間位於美國的非營利組織從法律上挑戰吉立亞在印度申請索華迪的專利，雖然這個情況現在有所改變。二〇一四年九月，吉立亞決定處理這個問題，方法則是與數間印度的學名藥廠商簽署協議。學名藥廠商支付吉立亞授權費用之後，可以製造便宜的索華迪，但只能銷售至指定清單上的國家，大多是低收入國家。然而，沒有任何規定禁止他們將學名藥賣給任何願意前往印度購買藥物的人。

幾個月之後，朋友向傑佛瑞斯通知這個消息。傑佛瑞斯發現印度的學名藥廠商已經開始銷售索華迪。十二個星期分量的學名藥價格大約一千美元，是索華迪在西方售價的九牛一毛。傑佛瑞斯立刻買了一張前往清奈的機票，他害怕吉立亞可能會想要修補這個漏洞。二〇一五年一月，印度專利局駁回吉立亞的專利申請，主張索華迪的創新程度不足以獲得專利，吉立亞決定提出上訴，澳洲人傑佛瑞斯無法想像，如果吉立亞勝訴，事情會變得如何。

二〇一五年五月，傑佛瑞斯踏上印度，但他沒有明確的計畫。第一天早上，他很早就起床了，他在飯店附近的街道散步，發現附近有幾間藥局和診所。沒有任何一間藥局或診所已經開門，他只好稍後繞回來敲門，詢問他們是否知道何處可以購買C型肝炎的學名藥。沒有人知道。傑佛瑞斯只能悻悻然地回到飯店房間，嘗試其他方法。搭機的時候，他傳訊給一個人。傑佛瑞斯確診罹患C型肝炎之後，一直在部落格上記錄自己的經驗，那個人是他的讀者。對方提議可以向傑佛瑞斯介紹一位住在清奈的友人，那個人正在服用索華迪的學名藥。隔天，傑佛瑞斯與那些人見面，他們表示可以詢問當地的一位腸胃科醫師。

於是，在旅途的第三天，傑佛瑞斯前往阿波羅醫院，一座現代化的醫療設施，位於看起來非常富裕的郊區。傑佛瑞斯使用了醫院的指引系統，在幾個不同的櫃檯掛號，每個櫃檯都需要支付一小筆費用以及填寫更多的文件，最後終於成功見到那位醫師。與傑佛瑞斯見面的醫師正要前往希臘度假，在澳洲人傑佛瑞斯回家之前，不會回到印度。然而，傑佛瑞斯解釋自己的情況之後，醫師同意替他開立處方箋，但傑佛瑞斯隔天必須到醫院完成一項指定的檢驗。

傑佛瑞斯終於拿到關鍵的處方箋，但是他很快就發現，想要用處方箋換取他需要的藥物並不簡單。隨後的幾天，他試著打電話給幾間學名藥的經銷商，無法順利溝通。最後，他準備向跨國學名藥廠商邁蘭的一位業務購買藥物。這位業務應該在傑佛瑞旅途倒數第二天的早上十一點將藥物送達，業務晚了幾個小時才到，而且只帶來一瓶藥物，若想要發揮療效，必須要使用三瓶不同的藥物。經過幾通電話與爭執之後，業務承諾當天晚上會帶來剩下的兩瓶藥物。

傑佛瑞斯吃著咖哩等待，一邊看著時針過了六點。終於，一位負責送藥的人出現。傑佛瑞斯向送藥人使了眼色，迅速從旅館的餐廳衝上樓，從房間中取出幾疊盧布。交易完成之後，他回到房間看著他購買的藥物。

「荒謬。」他寫在旅行日誌中。「三瓶小小的塑膠罐子，每個罐子裝著二十八個小小的藥片。我飛過半個地球，用了將近一個星期，穿越在似乎永遠不會結束的火焰，只為了這三個小瓶子。在澳洲，我必須付出九萬美元。太荒謬了。這三個小瓶子裝著健康與疾病的差別，裝著生與死的差別，裝著多年美好生活與多年痛苦的差別。[4]」

傑佛瑞斯回家之後開始服藥。很快地，醫師檢驗的肝功能和血液病毒量測試都顯示藥物有效，到了八月中，距離傑佛瑞斯開始用藥過了三個月，檢驗結果顯示他已經痊癒了。

在傑佛瑞斯開始撰寫部落格之後，全球各地的人們寄來大量的電子郵件，他們想要知道如何在印度買到藥物，而他決定要幫助其他人。澳洲政府終究會和吉立亞簽署一項新的協議，讓所有罹患C型肝炎的成年人都能夠取得藥物。但是，其他國家的公民就沒有這麼幸運了，因為其他國家的醫療服務依照病患人數作為支付吉立亞藥物費用的計算基礎，必須擴展配額限制。傑佛瑞斯架設了一個網站，讓其他人知道如何購買學名藥。時間一久，他也與印度藥廠建立了關係，讓他可以善用澳洲的私人進口規則，以非營利為基礎，向世界各地的任何人寄送藥物。一開始，傑佛瑞斯與一位澳洲醫師詹姆斯·弗利曼（James Freeman）合作，弗利曼也創辦了自己的買家俱樂部，取名為「治療C肝」（FixHepC），用意是提供相同的服務。他們兩個人一起協助了全球各地上千人。

其中一位是狄米爾（Demir），他住在波士尼亞的一座小鎮。狄米爾不想使用他的本名，因為罹患C型肝炎依然被視為一種「羞恥的印記」。「人們不了解C型肝炎。」他說。「他們認為C型肝炎是一種瘟疫，他們以為如果和患者待在同一個房間，呼吸相同的空氣，就會罹患C型肝炎。[5]」狄米爾出生於一九七三年，在一九九〇年代初期一場撕裂族群的慘惡內戰期間感染了C型肝炎病毒。「那個時候在戰爭，我們嗑藥，沒有未來。」他說：「我對海洛因上癮。」戰爭之後，「人生重新開始」，他前往鄰近克羅埃西亞國境的梅久戈耶（Medjugorje）小鎮接受藥物成癮治療，那個小鎮後來成為受到天主教徒歡迎的朝聖景點。在梅久戈耶時，血液檢驗顯示狄米爾感染了C型肝炎。「他們說我還是可以繼續生活，也沒有真正的痊癒方法，所以我沒有放在心上。」

狄米爾開始了新的人生。他做了幾份不同的工作，結婚又離婚，找到新的伴侶，也有了一個女兒。在確定罹患C型肝炎將近二十年之後，他才和醫師討論治療。狄米爾詢問吉立亞的新藥時，醫師表示不太可能有方法取得。「醫生告訴我，我們住在波士尼亞，所以要等很多年，我們才會拿到那種藥物。」他們可以使用干擾素，但是狄米爾曾經在成癮治療中心看過其他人服用干擾素之後承受的可怕副作用。他決定放棄，直到兩年之後，他覺得肝臟疼痛，認為這是一個訊號，他必須有所行動。

狄米爾很積極參與臉書上面的C型肝炎病患社團，他注意到一個名字一直在回答其他人的問題——那個人就是葛瑞格．傑佛瑞斯。於是狄米爾連上網路，找到傑佛瑞斯的網站，寫了一封電子郵件給他。傑佛瑞斯向狄米爾仔細解釋自己如何拿到藥物。首先，狄米爾必須接受檢驗，確定他的遺傳基因類型以及他需要服用多久的藥物。

狄米爾住家附近就有一間實驗室，但是費用很昂貴。「我沒有很多錢。」狄米爾說：「我一個月賺三百五十歐元，檢驗費用要兩百歐元，超過我一半的月收入，所以那個月的生活會很辛苦。」狄米爾沒有辦法負擔藥物的費用，但傑佛瑞斯表示他可以支付費用，並安排將藥物送到狄米爾一位住在克羅埃西亞的朋友，藉此避免與波士尼亞當局發生任何問題。服用藥物十二個星期之後，檢驗結果確認狄米爾的血液中已經沒有任何C型肝炎病毒的殘量。

「那是一段情緒起伏很大的過程。」狄米爾說。「沉重的負擔。感染了那種疾病，你永遠都要擔心發生什麼事情。你可能會遇到大問題。無論你有什麼計畫，你都會擔心『如果真的有問題了，該怎麼辦？』、『如果我真的罹患肝癌了，該怎麼辦？』」

「我原本以為C型肝炎會跟著我一生。」

迪卓．瓦克斯曼是一位住在美國麻州的母親，她有兩位孩子。二〇一一年，瓦克斯曼六十歲的時候被診斷罹患了第一型糖尿病，自此以後都要面對胰島素持續上漲的價格。

一開始，能夠讓瓦克斯曼繼續活著的胰島素注射劑價格不會引起任何注意；她有健康保險，每次處方箋的個人支付金額都很輕鬆。但是，她不知道美國的胰島素價格正在劇烈上漲。二〇一六年，瓦克斯曼迎接六十五歲生日，開始使用醫療保險計畫，也就是美國向長者提供的健康保險計畫。忽然之間，瓦克斯曼發現自己必須更為直接地面對藥物的費用。瓦克斯曼支付需要的兩種類型胰島素金額提高至將近二百美元，瓦克斯曼用了很多時間幫助社工個案長者，所以她很敏銳地發現了潛藏的危機。多年來，美國的醫療保險計畫都設置了一個分水嶺，如果金額超過這個分水嶺，病患必須支付藥物的全額費用，除非超過更高的第二層分水嶺，也就是所謂的「巨災限額」（catastrophe limit）時，保險才會全額給付。兩個分水嶺之間的差額被稱為「甜甜圈漏洞」（doughnut hole），到了二〇一九年，醫療保險系統改變，差額將近一千三百美元[6]。

瓦克斯曼只是兼任的社工，如果她的醫藥費用真的超過第一層分水嶺，她沒有足夠的金錢支付，所以她決定採取備用方案。她有朋友住在加拿大，而且對方也罹患了糖尿病。「我詢問他們藥物的費用，發現兩地的差異極大。」她說。對於美國公民來說，在加拿大可以用十分之一的價格買到普及的糖尿病相關藥物。

第一趟的旅程，瓦克斯曼從美國的牛頓市驅車六個小時前往加拿大的蒙特婁，穿過國境的檢查站時非常緊張，邊境警衛並未檢查後車廂，她鬆了一口氣。瓦克斯曼這次只帶了幾個月分量的藥物。後來的旅程，她運送的藥物量更大了，因為她也會幫其他朋友購買胰島素。在美國，一盒五劑裝的胰島素可能要價將近一千美元，在加拿大的藥局只需要六十七美元。後來，瓦克斯曼的先生因為工作的關係必須住在加拿大半年，每次回家時，他都會將更多的胰島素藥劑塞入公事包，希望需要冷藏保存的胰島素藥物能夠維持足夠的低溫。

每年都有成千上萬的美國人駕車穿過北方國境，用可以負擔的價格取得能夠挽救其生命的胰島素。雖然嚴格來說，大多數的處方藥物都是不能用這個方式進口的，但是，對於攜帶三個月個人用分量的民眾，檢查人員傾向於睜一隻眼，閉一隻眼。在加拿大，不需要處方箋也能購買胰島素。

對於住在加拿大附近的美國人來說，駕車二十分鐘或三十分鐘前往加拿大一直都是節省數百美元的簡單方法，他們在加拿大購買關節炎、高膽固醇，或者其他常見病痛的藥物。二〇〇〇年初期，密西根州甚至有三座城鎮向居民提供免費前往加拿大的機會，讓他們可以購買更便宜的加拿大藥物[7]。近年來，政治人物和社會運動者也組織了幾次胰島素「車隊」，他們駕駛巴士穿過國境，藉此凸顯美國胰島素的高價位。左翼政治老將伯尼·桑德斯（Bernie Sanders）在二〇一九年爭取民主黨的總統候選人提名期間也曾經率領一次胰島素車隊遊行，藉此表示美國與加拿大的藥物價格差異是「國家恥辱」[8]。

瓦克斯曼相信藥物定價是「純粹的貪婪」，製造成本只需要六美元至八美元的藥劑，售價是成本的二十倍或三十倍。她也懷疑美國境內唯三的胰島素製藥公司「同步提高價格」。近年來，因為自身的情況以及朋友的困境，瓦克斯曼開始透過非營利組織「正確照護聯盟」（Right Care Alliance）參與社會運動。「我認識很多人因為胰島素配額使用而失去了已經成年的孩子。」她說。

二〇一八年十一月中旬一個酷寒的日子，瓦克斯曼和數十人參加了在美國麻州劍橋的賽諾菲公司門口的「裝死」示威抗議，仿效當年挑戰愛滋病藥物齊多夫定價格的社運行動。兩位因為配額使用胰島素身亡的病患骨灰，由其家長帶往抗議現場。其中一位死者病患的母親是安東妮特．沃森（Antoinette Worsham），她告訴一家波士頓電台的記者，她的女兒安提薇亞（Antavia）只有二十二歲，一直沒有辦法負擔每個月要價一千美元的所需胰島素。「付房租、付汽車貸款，或者付錢買藥，你只能選擇其中之一。」她說[9]。一年之後，在一場抗議活動中，示威者將血液倒在禮來製藥公司研究大樓外的人行道上時，瓦克斯曼拿起了麥克風。

「我們要求禮來製藥以及共同壟斷胰島素的另外兩間製藥公司，立刻停止用駭人聽聞的貪婪殺害我們的糖尿病同胞。」她說。「我們要求他們將病患放在利潤之上，我們要求他們立刻行動。[10]」

除了加入示威抗議，瓦克斯曼也會實際協助其他糖尿病患者取得生存所需的藥物。透過一連串的臉書社團以及網路論壇，瓦克斯曼與多達六十位熱心公益的志工協調運作近似地下胰島素運輸網絡的工作，讓擁有胰島素藥劑的人可以將資源分給有急需的病患。「我們傳遞消息給網路上的糖尿病患者社群。」她說。這個運作網絡完全建立在公益善行之上，沒有任何的金錢往來。

直到年滿六十五歲之前，瓦克斯曼的私人健康保險以及低共付額，讓她可以累積胰島素的存貨，而她將胰島素寄送給在其他地區有需要的糖尿病病患，例如南卡羅萊納以及加州。「在我開始使用政府的醫療保險之前，我免費送出價值數千美元的胰島素，那些人如果沒有胰島素就會死。」她說。

現在，瓦克斯曼的行動就像一個管道，幫助有迫切需要的糖尿病患者，有時甚至違法才能達成目標。從每天早上開始，瓦克斯曼整天都會定期打開筆記型電腦，或檢查手機有沒有新訊息。「除非睡覺，否則我都會處理。」她說。

「我遇到一個人正在面對非常棘手的離婚，而且是殘障人士，兩年來，她都沒有辦法使用政府的協助計畫。在這裡，你很難獲得政府協助，即使你符合資格。所以她無法負擔胰島素，她絕對願意從任何人手中得到任何藥物。我的意思是說過期的藥品，或是她過去從未使用過的胰島素類型，甚至是胰島素注射筆，任何類型的藥劑，什麼都可以。看見她的情況會讓人心碎。」瓦克斯曼說。於是她向對方郵寄了價值兩千美元的胰島素。

另外一個情況，瓦克斯曼的朋友可以提供尚未使用的胰島素，因為那個人的女兒突然過世了。「我收到消息，科羅拉多有一個人快要用完胰島素了，我到郵局，將價值六千美元的胰島素寄給她……但是，這個行為很嚇人。」瓦克斯曼說。「到美國郵局寄送胰島素是違法行為，除非你有美國緝毒局的許可證明，而你的名字會放在退件地址上。你知道嗎，每一次我寄送胰島素，我都會咬著指甲，心裡想著：『我的天啊，我希望對方可以收到，而且郵局的工作人員不會檢查裡面的物品。』但是我已經做了很多次……因為你不能束手旁觀，見死不救。」她說。

有好一陣子，臉書社團完成了許多胰島素的協調配送工作，但是到了二〇一九年，社群媒體巨擘認為這個行為違反了使用者條款之後，情況變得更為艱難。「到了這個時候，臉書關閉了社團，所以最近想要在網路上幫助其他人更難了。有時候，在臉書上寫現有物資或需求時，我們會刻意打亂拼字，讓臉書無法判斷關鍵字，但我們所有人都看得懂。」瓦克斯曼表示。志工也開始使用其他加密性質更高的通訊軟體。

媽媽發現皮亞不太對勁的時候，皮亞只有幾個月大。

「一開始，什麼都很好，皮亞只是一個普通的嬰兒。」艾蓮．迪邁爾說。「但是，到了三個半月大的時候，我發現她不會抬頭。我讓她肚子朝下躺著，她的身體完全不會動。[11]」皮亞變得異常安靜，即使哭泣時，也只是發出微弱的聲音，於是三十三歲的迪邁爾帶著皮亞去找附近的一位當地醫師。迪邁爾和三十七歲的丈夫提姆．伯恩克（Tim Boehnke）住在比利時的安特衛普。

迪邁爾還有一位年幼的兒子布里克（Briek）。布里克只有三歲。醫師告訴迪邁爾不用擔心，有些嬰兒的發展成長速度比其他嬰兒更慢。但是，迪邁爾知道情況更為嚴重，而且迪邁爾非常堅持這個觀點。第二位醫師認為皮亞罹患了趴趴熊寶寶症候群（floppy baby syndrome），將迪邁爾轉介至另外一位專科醫師尋找病因。經過幾次的檢驗之後，那位神經科醫師找到原因了。

「好吧，皮亞可能是SMA。」她告訴皮亞的家長。「我們束手無策。」

SMA是脊髓性肌肉萎縮症，一種遺傳性的肌肉病變，起因是基因。直到最近，罹患第一型脊髓性肌肉萎縮症等同於被宣判了死刑，大多數的嬰兒甚至因此無法開口說話或走路，也鮮少有人可以撐過第二次的生日。

迪邁爾一家人回家之後，絕望地在網路上搜尋這個疾病的資訊，他們發現一種最近上市的藥物似乎有希望，那個藥物的名字是脊瑞拉（Spinraza）。脊瑞拉在二〇一七年五月獲得歐洲藥品管理局的核可上市，也是全球第一種標靶治療脊髓性肌肉萎縮症的藥物，臨床試驗結果顯示脊瑞拉可以減緩，甚至停止脊髓性肌肉萎縮症的病情惡化。脊瑞拉一劑要價八萬八千歐元——一開始需要使用四劑，隨後，病患終生都要每年使用三劑——這個藥物極為昂貴，但是帶來了希望，即使定期進行脊髓注射會讓皮亞覺得非常不舒服。

脊瑞拉上市時，歐洲有幾個國家認為其價格昂貴程度不合理，所以不願意向病患提供。幸運的是，皮亞的家長在隨後的那個星期前往醫院聆聽DNA檢驗報告，報告內容確認皮亞確實罹患了脊髓性肌肉萎縮症，而比利時的國家醫療系統在二〇一八年時與脊瑞拉的製造廠商達成協議，至少在皮亞年滿兩歲之前，醫療系統都會給付藥物價格。皮亞明天就可以開始接受治療。

那位神經科醫師也提到另外一種突破性藥物，基因治療藥物諾健生。「我以前不太容易看到知名科學家會說某個藥品是奇蹟。」她說。「除了諾健生。」諾健生還不能說是一種痊癒藥物——這個藥品很新，沒有足夠的長期效果證據——但是在臨床試驗中展現了高度的成效。諾健生只需要一次性的注射，藥劑的內容是一種病毒，這個病毒會在人體內加入成功運作的運動神經元存活基因1（SMN1）。在罹患脊髓性肌肉萎縮症的嬰兒體內，原本的運動神經元存活基因1出現缺陷。諾健生藉由這個方式停止病情繼續惡化。諾健生似乎比脊瑞拉更有效，或許可以讓皮亞有朝一日能夠順利走路，而且只要注射一劑，不用擔心比利時的醫療系統能不能在皮亞的有生之年繼續給付脊瑞拉的費用。

正如許多創新藥物，基因療法的起源也來自於公共資助的研究成果，在諾健生這個例子，則是美國的學院研究以及法國的一間慈善基金會。在諾健生研究期間，數間美國的慈善基金會募款數百萬美元，讓研究得以進行[12]。艾維西斯取得了授權，一間位於芝加哥的公司，其中一位共同創辦人是醫學研究者布萊恩·卡斯培（Brian Kaspar）。二〇一八年，瑞士藥廠諾華以九十億美元的價格收購艾維西斯，時間就在諾健生準備上市的不久之前。突破性藥物諾健生，也有突破性的價格，定價超過二百一十萬美元，使其成為全球最昂貴的藥物[13]。

由於諾健生尚未在歐洲取得上市核可，比利時政府不會給付藥物價格。然而，迪邁爾一家人似乎受到了好運的眷顧，諾健生將在幾個星期之後，於比利時開始進行臨床試驗。皮亞的神經科醫師承諾會用全力讓皮亞參與試驗，但為時已晚，臨床受試者已經額滿。迪邁爾和丈夫決定尋求製藥公司諾華的協助，他們向該公司的高層發送電子郵件，詢問是否有其他方法可以取得諾健生。他們獲得的答案是必須支付完整的市價。

「我們第一時間的反應是，『好吧，沒有其他方法了。』」迪邁爾說。「但是，你不想放棄。我每天晚上睡覺時，心裡都想著，我們必須不惜一切代價。知道這個世界上有藥，我們只需要錢，真的很煎熬。」他們決定進入「戰鬥模式」。如果醫療系統和製藥公司不願意提供協助，他們必須靠著自己的力量找到足夠的金錢。

迪邁爾是一位法律文書人員，她的先生從事銷售業工作。兩人都沒有如此高額的募款經驗，但是在親人的協助之下，他們開啟了社群專頁，以及「皮亞隊」網站。朋友舉行了紅酒義賣與起司品嚐活動，藉由群眾募資網站「資助我」（GoFundMe）獲得捐贈。在兩個月之內，他們一共募得十萬歐元，雖然金額相當可觀，但完全無法支付諾健生的費用。時間已經到了七月，迪邁爾等人知道愈早服用諾健生，治療效果愈好，每一天過去，都是讓皮亞永久地失去體內的運動神經元。

後來，一位朋友提出了新的想法。他們應該開始一個活動，讓人們可以傳送簡訊並自動捐款。捐款金額很小——只需要二歐元——只要有足夠的支持者，他們就能獲得需要的金錢。

二〇一九年九月的一個星期三傍晚，這個活動開始了。「一開始，只有我們的朋友，還有他們的朋友與家人分享了這個活動資訊。我們發現，在安特衛普，活動開始獲得少少的關注。」迪邁爾定期檢查數字。到了星期天晚上，他們獲得了兩萬則支持簡訊。隔天，一位在電子音樂嘉年華活動工作的朋友，請求兩位知名音樂家迪米崔和麥克（DJ Dimitri Vegas and Like Mike）在臉書上分享這個活動。消息迅速擴散。迪邁爾在午餐時間接受廣播電台的專訪，也會回答紙本媒體記者的問題。迪邁爾將網站的登入資料交給比利時最暢銷報紙《最新訊息報》（*Het Laatste Nieuws*）的記者，讓報社可以查詢最新的簡訊數量，很快地，報社的官方網站就出現了一個醒目的計數器，提供即時數據。

比利時全國上下開始緊密關注此事。「我每隔幾秒鐘重新整理一次，就會看見另外五百則或一千則簡訊，很瘋狂。」迪邁爾說。那天傍晚，他們一共獲得三十萬則簡訊，到了星期二下午，數字加倍了。這個活動受到關注的程度，也讓社會大眾留意電信公司提高了每筆捐贈收取的手續費，但社群網站使用者的憤怒很快地讓電信公司撤回這項決定，確保皮亞的醫療資金能夠從每則簡訊中獲得完整的二歐元。

計數器超過八十五萬的那天傍晚，兩位新聞工作人員加入了迪邁爾一家人的行列，他們想捕捉達成目標的那個時刻。過去的兩天，迪邁爾很擔心他們可能會得到一大筆捐款——一百萬歐元，甚至是一百五十萬歐元——但還是差了數十萬歐元，才能實際地購買藥物。直到後來，她才會明白，這個計畫終將成功。

電視台的新聞工作人員想要徹夜留守，到了晚上十一點，迪邁爾受不了了，她說她要去睡覺，將兩位工作人員趕出去，但是承諾他們兩個人明天早上可以立刻過來。凌晨三點，迪邁爾起身替皮亞準備奶瓶時，她檢查數字，發現他們成功了。他們收到超過九十五萬則簡訊——等同於每十位比利時人，就有一位傳送簡訊支持。

三個星期之後，一個天色灰暗的秋天，迪邁爾與伯恩克陪著皮亞從安特衛普大學醫院的小兒科大樓轉至加護病房。

他們進入了醫院的其中一間淨潔室（clean room；無菌室），在一個小時之內，緊張地看著穿著刷手服（scrub；手術時使用的衣服）以及口罩的醫師，將六個小瓶子中的藥劑，注入插在皮亞靜脈上的一個管子。清澈的藥劑液體容量只有略為超過五十毫升，價格是一百九十四萬五千歐元，以電匯方式支付給諾華[14]。

十一月上旬，接受基因療法注射的幾個星期之後，迪邁爾發現皮亞的情況改善了。皮亞可以用手撿起東西，控制頭部的能力也變好了。「她哭的時候，就像一個真正的嬰兒。」迪邁爾說。再過一、兩個星期，皮亞開始可以自己翻身。「那是一個很重要的里程碑，如果沒有諾健生，她永遠沒有辦法自己翻身。」

皮亞躺在迪邁爾身後，媽媽說話時，皮亞就在後方的嬰兒床上噥噥咿咿。物理治療師也回報皮亞的肌肉運動增加了，她的家長更是希望，拜諾健生所賜，皮亞以後可以過著獨立自主的人生，即使必須坐在輪椅上。

迪邁爾很感謝諾健生為皮亞創造的人生新契機，但是她對於價格提出嚴正的批評。百健（Biogen）的脊瑞拉是第一種可以治療脊髓性肌肉萎縮症的藥物，如果沒有藥物，這個罕見疾病會帶來致命的結果，但是百健也恣意利用其定價權力。諾華則是反過來利用百健的定價標準，辯護諾健生的價格。諾華主張，諾健生的價值很高，因為諾健生只需要脊瑞拉十年分量價格的一半。「我不認為那個價格從任何層面來說是公平的。」迪邁爾說。「我知道他們必須創造利潤，但是，製造一種藥物，幫助承受可怕疾病之苦的孩子，藉此要價二百一十二萬五千美元，就我看來，完全站不住腳。」

如果皮亞的案例可以同時展現製藥產業的前景與失敗——極為美好的科學發展結果，但許多能夠從中受益的人根本難以企及——葛瑞格．傑佛瑞斯與迪卓．瓦克斯曼則是證明了無論製藥公司有何能耐，終究不能阻止個人的反擊。即使政府無法提出充分的應對方式，少數足智多謀的人確實可以阻止製藥公司以犧牲病患取得藥物作為代價，換取最大的利潤。

隨著病患開始協助其他病患獲得需要的藥物，正如傑佛瑞斯創辦的買家俱樂部，高價突破性藥物的買家俱樂部開始如雨後春筍出現。買家俱樂部努力創造的效果，已經遠遠超過直接受惠的病患，而是向製藥公司施加壓力，迫使他們必須簽署新的協議，用更能負擔的基礎銷售藥物，才能讓該國的病患不需要上網自行取得藥物，進而損失未來的銷售金額。英國醫療系統無法和福泰針對囊腫性纖維化的新藥物達成協議時，病患團結一致，彼此分享訊息，前往阿根廷購買藥物。在漫長的僵局之後，福泰終於答應降價，讓英國國民保健署同意給付藥物金額。

病患可以對於特定藥物的定價產生影響，正如彼得．史塔利以及他的社會運動同袍在一九八〇年代晚期達成的目標，在挑戰現狀的過程中，醫師也逐漸承擔重要的角色。過去二十年來的諸多定價行為，其實來自於醫療系統各方參與者的默許，然而，還是有些製藥公司敏銳地避免造成不良的公共形象。

二〇一二年，紐約斯隆．凱特琳紀念癌症中心的腸胃科專家李奧納多．薩爾斯醫師準備在醫院核可使用新型癌症藥物柔癌補（Zaltrap）。「我當時正在處理文書工作，將柔癌補加入院方用藥清單，因為柔癌補是剛通過聯邦食品藥物管制局核可的藥物，一位與我合作的藥劑師用電子郵件問我：『你知道柔癌補的價格嗎？』[15]」雖然柔癌補一開始代表了治療技術取得大幅進步的希望，臨床研究發現柔癌補的效力並未超過另外一個已經存在於市場上的藥物癌思停（Avastin）[16]。薩爾斯閱讀電子郵件之後非常驚訝。「柔癌補的價格超過癌思停的兩倍。」他說。「兩種藥物的月分量價格差異高達數千美元。」

薩爾斯寫信給醫院的另外十七位醫師。「你們都知道柔癌補的醫療成效。」他寫道。「我剛剛才曉得價格上的問題。有鑑於此，我不打算使用柔癌補。各位之中是否有人想要使用柔癌補？」所有的同仁都回信表示他們不想使用柔癌補，薩爾斯採取了史無前例的決定：基於柔癌補的價格，將柔癌補排除在院方用藥清單之外。薩爾斯和辦公室位於樓上的彼得．巴赫討論之後，決定採取另外一個行動，他們在《紐約時報》的專欄上發表一篇文章譴責柔癌補的價格。「藥物支出的持續增加讓醫療社群有了新的義務。」他們寫道。「為了病患選擇藥物時，除了藥物可能帶來的益處，我們必須思考藥物可能造成的財務負擔。[17]」

巴赫相信，想要限制藥價的唯一方法，就是在藥物價格過高時批評製藥公司。果不其然，三個星期之後，受到外界強烈抗議的影響，賽諾菲將柔癌補的價格減半[18]。「這個結果證明了他們只是恣意地制定藥物價格。製藥公司提出一個價格，並在幾個星期之內，決定用半價銷售藥物。」薩爾斯說道。

藉由協助其他人順利符合私人進口相關的法律規定，買家俱樂部開始減少或操弄專利給予製藥公司的壟斷權力。社會運動者也提倡更直接的挑戰，批評製藥公司區分全球藥品市場，並且著重於最富裕國家的手法。如果情況有需要，有些社運人士甚至直接要求處理智慧財產權給予的法律保護。

一九九〇年代晚期，美國人得以服用組合式反轉錄藥物，讓過去致命的疾病成為可以控制的慢性病徵時，非洲的下撒哈拉（撒哈拉沙漠以南）地區則是因為愛滋病而陷入水深火熱。光是在南非，每年就有五十萬人遭到人類免疫缺乏病毒的感染，在整個非洲大陸，人類免疫缺乏病毒檢驗為陽性的人數總數已經達到二千萬人。西方製藥公司依照美國境內的價格在非洲銷售相關藥物，等同於每個月要價一千美元[19]。對於南非當地有專職工作的中產階級白人來說，這個價格剛好可以負擔，但是對於人口平均年收入為二千六百美元的國家來說，這個價格簡直難以想像。與此同時，南非政府經營的公共醫療系統甚至沒有辦法支付製藥公司在折價之後要求的金額。

一九九七年十二月，南非政府通過法案，允許政府從國外購買更便宜的反轉錄藥物。南非政府方面堅持這項法案不是為了挑戰國際上對於專利法案的協議，因為這些協議並未禁止進口更便宜的藥物，但製藥產業將此解讀為對於其專利權的直接威脅，並且在一九九八年二月提出法律訴訟。這個案件將會演變為國際事件。

在製藥產業的強力貿易組織催促之下，美國政府支持製藥公司提出的法律訴訟，希望迫使南非政府撤除法案。美國駐南非大使向南非官員提出一封措辭強烈的公開信，而南非也被列入了觀察名單，威脅實施貿易制裁。法律戰膠著時，社運人士繼續努力爭取能夠挽救生命的藥物。其中一個社運團體在同志因為愛滋病身亡之後，自稱「克里斯多福·摩拉卡反抗運動」（Christopher Moraka Defiance Campaign），他們成功購買三千顆輝瑞愛滋病藥物的學名藥[20]。他們從泰國將藥物帶回南非，泰國的藥物價格只有輝瑞向南非政府開價的七%。但是，在運輸過程中，警方以走私為由沒收了藥物。

這個時候已經到了二〇〇〇年，美國政策改變，柯林頓總統承諾不會妨礙發展中國家取得愛滋病藥物。製藥公司提出的法律訴訟遭到擱置，一年之後，則是撤銷告訴，參與的三十九間製藥公司同意支付南非政府的訴訟費用[21]。然而，南非的愛滋病病患處境並未產生多大的改變。政府依然認為被稱為「愛滋病雞尾酒」的複合藥物即使在國外更便宜的價格下仍然太昂貴，而在一九九九年當選南非總統的塔博．姆貝基（Thabo Mbeki）也是一位愛滋病否認者，這也沒有幫助[22]。二〇〇〇年七月，愛滋病年度國際研討會首次在南非舉行。恩科西．強森（Nkosi Johnson）進行開場演說，他只有十一歲，出生時就被感染了人類免疫缺乏病毒。他講述參加母親葬禮的經驗，呼籲南非政府向懷孕女性提供齊多夫定，才能「阻止病毒蔓延至體內的嬰兒」。「我認為政府必須開始提供藥物，因為我不想要嬰兒死亡。」他補充道[23]。在強森演講的時候，姆貝基離開研討會大廳[24]。

這場僵局迎來了尤瑟夫．哈米德（Yusuf Hamied）挺身而出。他是一位印度的化學家，經營父親創辦的學名藥藥廠西普拉（Cipla）。從一九七〇年代初期以來，作為對過高藥物價格的回應，印度政府拒絕承認藥物的專利，讓哈米德和其他人可以製造低價學名暢銷藥品[25]。印度政府終究妥協，他們在一九九五年簽署了一項關於專利權的國際貿易協議，但是協議的條款包括十年的轉型期，在這段期間，印度可以繼續製造在其他地方受到專利保護的學名藥。

二〇〇〇年八月的一個晚上，幾個男人聚集在哈米德位於倫敦的公寓進行祕密會議。其中兩位是美國人，一位是比爾．哈達德（Bill Haddad），他曾經是一位調查報導記者，後來成為學名藥社會運動者，另外一位是智慧財產社會運動者傑米．勒夫。勒夫與一位同仁率先抵達，勒夫與哈米德幾乎是一拍即合。「我喜歡哈米德博士，因為他有點像牛仔。」勒夫表示。「我習慣和大企業打交道，大企業的風格是退而求其次。至於哈米德博士，你可以直接坐下來，與他一起解決事情。[26]」

勒夫提出了一個問題。「我說，『讓我們開誠布公』，我們真的想要知道，如果不需要擔心專利或者任何授權費用，究竟需要多少金額。製造藥物的成本到底是多少？」哈米德早已思考過這個問題，他認為結合奈韋拉平（Nevirapine）、3TC，以及D4T的崔繆恩（Triomune；音譯，字面意義是三重免疫），可以用最便宜的活性物質製造愛滋病雞尾酒療法。哈米德告訴勒夫，考慮配送經銷與其他成本之後，他可以用每位病患一年八百美元的價格，將藥物銷售給政府。

「所以，我告訴他，『假設我開了一輛卡車到你的工廠，把卡車裝滿藥物，用現金支付，價格是多少？』」勒夫回憶道。哈米德表示，如果是這種情況，一天分量的奈韋拉平是六十五分錢，3TC是三十五分錢，而D4T很便宜，他願意免費贈送——一天的藥物總價是一美元。

一個月之後，歐洲執行委員會舉辦了一場研討會，邀請哈米德到場演講。哈米德在研討會上，對著各國的衛生部長以及製藥公司的老闆們宣布自己的計畫，他將會以八百美元的價格提供其中一種三合一雞尾酒藥物，比各間跨國製藥公司的費用低了超過一〇%。他呼籲其他製藥公司跟隨他的腳步，降低藥物售價。「國際社群中的各位可以自行決定要不要把握這次機會……我們可以減輕數百萬名感染人類免疫缺乏病毒與愛滋病同胞承受的痛苦。」他公開表達自己的觀點[27]。

幾個月之後，二〇〇一年二月，勒夫寫信給哈米德，繼續針對價格施力。勒夫想要知道，哈米德能不能依照上次的說法，以一天一美元的價格提供藥物。這個價格只是藥物活性物質本身的成本，代表西普拉沒有辦法回收其他成本，哈米德一開始不願意接受。「他拒絕了，因為那個時候，每個人都需要這個藥，一天一美元的價格是因為他不需要處理經銷配送，而且收取現金，但這種情況不會發生在任何地方。」勒夫表示。勒夫建議哈米德可以將此描述為純粹向非營利組織無國界醫師（Médecins Sans Frontières）提供的義舉。在這個階段，重點不是藥物可以立刻依照這個價格進行大規模生產，而是證明大幅度的降價是可能的，治療非洲病患的費用不必是一天數千美金，可以是幾百美金。「我說，『我不要循序漸進的緩慢改變，我需要捕捉人們的注意。』所以他決定相信我。」勒夫表示。哈米德同意了。「我們認為，既然我們會製造很多種藥物，其中一、兩種藥物虧損，也不會有差別。」後來，哈米德在接受採訪時表示。「那是一種志業，一種人道主義的追求。[28]」

哈米德決定向無國界醫師提供一年三百五十美元的價格，略低於一天一美元，也成為隔天《紐約時報》的頭版新聞。「這件事情很戲劇化，令人驚訝，而且徹底改變了一切。」勒夫說道。「造成的效應遠遠超過我的預期。」製藥公司曾經主張，愛滋病藥物永遠無法用便宜的價格銷售，但哈米德提供的價格徹底摧毀了他們的主張。

除了降低藥物售價之外，這個指標性的定價也有助於從基本面改變政策辯論的範疇。如果三千萬人可以用一人一天一美元的價格維生，就能夠創造一種必須採取行動的道德義務。直到這個事件之前，處理西方愛滋病傳染危機的其中一些方法都是著重於說服大型製藥公司降低原廠藥物的價格。現在情況已經很明確了，學名藥才是答案。勒夫說學名藥「改變局勢」，徹底轉變布希政府的處理方式，也促使聯合國祕書長科菲・安南（Kofi Annan）要求成立對抗愛滋病的全球基金。柯林頓基金會也鼎力協助使用反轉錄雞尾酒學名藥，幫忙發展中國家能夠確保獲取藥物，最終的價格甚至低於一年一百美元。這些計畫拯救了數百萬人的生命。

因為南非政府明確表示允許「平行輸入」便宜愛滋病藥物而引發的法律爭論，其焦點著重於一九九五年的一項協議，該協議同意採用全球專利保護的最低標準。這個協議稱為「與貿易有關的智慧財產權協議」（Agreement on Trade-Related Aspects of Intellectual Property Rights；縮寫為 TRIPS agreement），該協議的意義在於製藥公司大獲全勝，他們可以在十年之後，於印度取得藥物專利。但是，發展中國家依然擔憂自己沒有能力負擔新型藥物，所以該協議還有一個措施是讓各國可以在特殊情況下，不需要獲得專利擁有者的同意，就可以生產專利藥物。強制授權的本意是作為緊急情況時的選項，允許在國內市場生產藥物的學名藥版本，並且向專利擁有人支付權利金。

雖然南非政府向來堅持他們沒有計畫使用強制授權機制取得愛滋病藥物，但其他國家已經使用過這個機制製造便宜的反轉錄藥物。強制授權起初要求各個國家只能在國內製造相關藥物，導致這個條款對於沒有製藥工廠或專業技術的國家而言毫無用處。但是，二〇〇一年的多哈宣言（Doha declaration）承認了這個問題，移除相關的限制，並且於二〇〇六年開始生效，讓發展中國家可以用自身名義授權其他國家製造藥物。這個條款自此以後的運作非常成功，雖然只有實施過幾次。二〇〇七年，巴西使用強制授權方式取得幾種愛滋病的學名藥，隔年，盧安達政府向一間加拿大的製藥公司提供強制授權，製造三批反轉錄藥物[29]。近年來，俄羅斯政府在二〇一八年針對癌症藥物來那度納（lenalidomide）首次使用強制授權，兩年之後，以色列政府也使用強制授權方式，讓一種正在檢驗是否能夠治療新冠肺炎的藥物，以學名藥方式從印度進口，即使該藥物依舊處於專利保護狀態[30]。

製藥公司迅速地尋求西方各國政府的協助，想要勸阻其他國家使用強制授權。然而，光是威脅即將提出強制授權就是協商公平藥物價格的重要工具。美國政府已經示範過這個方法，在二〇〇一年時曾經威脅要使用強制授權方式取得一種治療炭疽病的藥物。當時，美國政府希望大量儲備環丙沙星（ciprofloxacin）抗生素，而該藥物受到一間德國製藥公司的專利保護，於是美國政府提出警告，如果該德國製藥公司不願意降低價格，美國就會發出強制授權，自行製造學名藥。該間製藥公司為拜耳，拜耳也迅速地調降價格[31]。

強制授權讓各國有機會自行製造藥物，數個非政府組織也強力支持使用強制授權機制，他們認為，強制授權機制是挑戰製藥公司壟斷地位的關鍵。然而，除了偶爾使用之外，強制授權機制無法取代急需進行的全球改革，因為經常使用強制授權機制將會嚴重地影響製藥公司出資進行創新研究的動機。現在，我們即將開始討論全球醫療需要解決的難題。

第十二章

# 省思

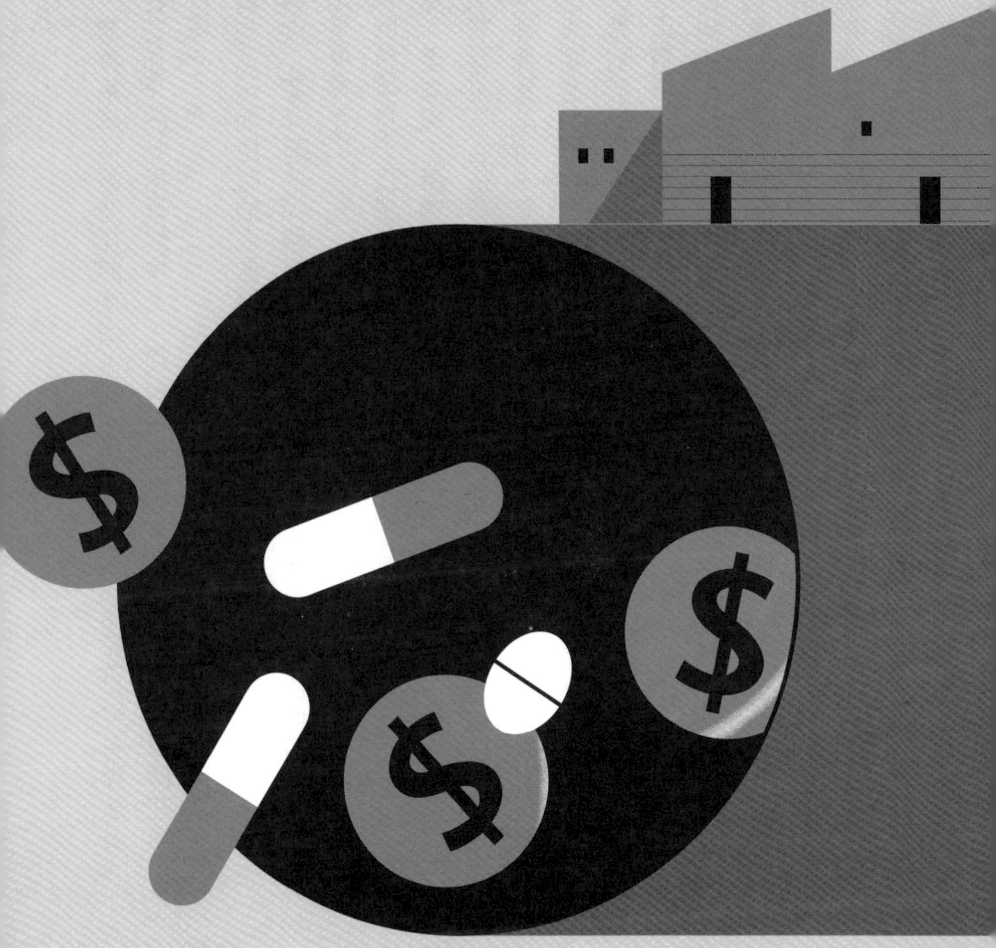

「我認為每個人都同意，醫療系統持續增加的支出，特別是藥物費用的提高是沒有辦法長久維持的。」二〇一五年，在芝加哥的一場研討會上，腫瘤科專家李奧納多．薩爾斯醫師在演講台上敲響癌症藥物價格的警鐘。

「沒錯，藥物價格是一種泡沫，而所有的泡沫最終都會崩潰。無論是荷蘭的鬱金香泡沫、南非的鴕鳥羽毛泡沫，還是轉向千禧年時的網路經濟泡沫，如果沒有人找到一種合理的方法，排除泡沫中的空氣，泡沫一定會破滅。[1]」

過去四十年來，製藥產業的轉變留下一種商業經營模式，其建立的基礎前提是更高的營收，無可避免地，還有更高的價格。全球處方藥物的支出金額，扣除折扣和回扣之後，每年預期成長為五%，到了二〇二四年將會接近一．二兆美元[2]。

但是，醫療預算和保費已經達到前所未有的高點，藥品支出提高的比例也超過通貨膨脹指數，代表其他應該優先照顧的事項必定遭到犧牲。社會終究會到達那個臨界點，不再願意支付藥品要求的金額，加上社會大眾對於藥物價格的不滿持續提高，以及新冠肺炎全球大流行引發的龐大經濟動盪，有很好的理由相信，時間會加速接近那個臨界點。

事實是過去數十年來盛行的運作結構已經失敗了。製藥公司一直都在鑽漏洞，而且受到失敗的機制、立法，以及政府監管措施創造的錯誤動機影響，他們隱匿老舊藥物的價格，在利潤最高但不一定是在臨床上最有用的治療領域中，大量推出昂貴的新藥物。我們必須進行改革，解放公共資金，向真正創新的新藥支付公平的價格，並防堵近年來在富裕國家盛行的濫用抬價行為。藥物支出必須更為貼近臨床價值——而且不是依照製藥產業的角度，那是他們用於辯護高價的方法，而是符合裨益廣泛社會大眾的標準。在這個過程中，改革措施必須開始處理藥物研發現有的激勵方式瑕疵，還有著重專利權與交易機密的系統所導致的研發效率低落。

奠定製藥產業的社會契約——向製藥產商提供一段期間的壟斷權力，壟斷結束之後，便宜的學名藥物可以迅速地進入市場——經過數十年的不當行為運作之後，已經遭到扭曲，初衷已盪然無存，這個社會契約必須恢復至最原初的模樣。想要達成這個目標，以及處理全球藥物取用的問題，其核心關鍵在於藥物專利失效時，適當競爭的重要性，無論競爭來自於傳統的學名藥，或者生物製藥的生物相似藥。

如果製藥公司能透過使用欺詐和訴訟方法，享有比二十年專利保護期更長久的獨家壟斷地位，藥品創造的額外營收，除了提高收入外，無法提高製藥公司的生產力。在過去，製藥公司已經有足夠的動機，進行高風險的研發，將藥物帶入市場。政府必須善用現有的競爭法或制定新法，破解現有的專利「常青」現象，以及其他延長藥物壟斷定價時間的手法，例如製藥公司刻意限制學名藥藥廠取得必須用於證明學名藥生物相似性的樣本，或者封閉某個藥物中活性物質的唯一取得來源。這種行為斲傷了消費者和病患，讓以研發為導向的製藥公司得以繼續用不合理的價格以及更長的獨家壟斷時間銷售其藥品，倘若沒有這些行為，不可能有如此漫長的獨家銷售期。

除此之外，孤兒藥物資格獲得獎勵的方式也應該有所改變，讓相關獎勵帶來的益處——包括實質的研發支出抵稅額度，以及額外的獨家銷售時間——不只提高暢銷藥物的利潤。目前已經有太多的孤兒藥物，其中許多藥物早已背離初衷，當初制定孤兒藥物法案的目的是獎勵開發新藥避免因為上市之後沒有回收成本的可能性，而被被束之高閣。至少，孤兒藥物資格應該限於真正的創新藥物，排除已經藉由其他適應症而上市的藥物，正如其他人所提出的建議，孤兒藥物資格提供的獨家時間，應該在藥物達到特定的營收門檻之後縮短——例如十億美金的年度銷售額[3]。

這些改變有助於限制藥品壟斷時間，以及與之產生的定價權力。競爭的製藥公司推出新的藥物時，如果臨床價值並未勝過原廠藥，但至少與原廠藥相同，而且選擇在價格上進行競爭時，或是在學名藥藥廠推出原廠藥的學名藥版本時，原廠藥製藥公司的定價權力就會消失。老舊藥物失去專利保護，進入學名藥市場是減少藥品支出以及改善藥品取用難度的關鍵。學名藥市場妥善運作時，就是製藥產業對於人類最好的禮物，讓上個世代的新創藥物可以宛如便宜商品一般普及。但是，正如我們已經看見的，事實證明一群製藥公司的高層人士嫻熟幹練地利用市場的失敗機制，在專利以及其他法律保護已經過期許久之後，依然可以提高藥品的價格。

罰款和其他監管措施可以幫助懲罰違反競爭法的人，但基本做法實際上是在利用市場失敗，而不是任何非法行為。老舊藥物的濫用定價權力，通常仰賴於一間製藥公司擁有近似壟斷的地位。因此，為了解決這個問題，必須改善競爭，倘若市場機制失靈，而老舊藥物價格失控，監管機構應該向製藥公司提出一個有說服力的威脅，尋求其他的學名藥來源。想要達成這個目標，就有充分的理由支持成立由政府出資經營的非營利學名藥藥廠。

鼓勵一個國家的醫療系統生產藥物，讓人想起在更古老的年代，醫院的藥劑師會替病患合成藥物。事實上，荷蘭政府近來也支持重新使用這個方法，作為減少昂貴新型藥物支出的部分措施。荷蘭在二〇一九年修法，允許藥劑師製作受到專利保護的藥物，條件是該藥物只有少數病患服用。

英國醫療系統已經擁有一間在某種程度上可以稱為學名藥製造廠的設施。在臨海小鎮的郊區，托貝藥品（Torbay Pharmaceuticals）的員工製造數十種注射液劑，工廠於二〇一七年啟用，造價則是二千六百萬英鎊。在美國，數家醫院的擁有人再也無法忍受藥物短缺以及價格高漲，他們在二〇一八年結盟成立一間新的非營利學名藥藥廠，名稱是希偉卡RX（Civica RX；音譯）。

即使依照非營利基礎經營，這些可能的解決方案永遠無法製造和大型學名藥藥廠一樣便宜的藥物。但是，非營利藥廠是備用方案，而不是取代現有的藥廠；在正常的市場力量失靈時作為緊急手段。

非營利藥廠也可以幫助解決另一個相反的問題。就是當學名藥市場運作良好且競爭充分時，有些情況下，大型採購機構，特別是國家醫療系統的採購能力已將價格壓到過低，使製造商難以盈利。在某些例子中，結果是製藥公司撤出該藥物的市場，造成供應問題，並為採用掠食者哄抬價格模式打下蓄意的條件。在這種情況下，即使只是暫時方案，國營藥品製造設施可以介入，並且允許適度提高藥品價格，恢復私營學名藥藥廠的經營動機。正如新冠肺炎全球傳染疾病的情況所示，國內能夠製造藥物的能力，也是重要的國家戰略資產。

學名藥的使用情況依然隨著不同的國家而有所差別，在使用學名藥程度最高的國家中，美國的表現最好，每十份處方箋大約會有九份使用學名藥，程度最低的國家是瑞士，學名藥的比例只有一七%[4]。生物相似藥物——生物製藥競爭者的情況則相反，正如我們已經看見的，美國鼓勵生物相似藥物的步調很慢。消除生物相似藥物的障礙很關鍵，尤其是製藥產業著重於將資源用在開發愈來愈多的生物製藥。原因不只是因為生物製藥是最昂貴的藥物，也是因為缺乏競爭代表醫療系統承受高漲支出的時間，將會遠遠超過於一般的專利藥物保護期限。如果鼓勵製藥公司推出足量的生物相似藥物，無法成功創造價格競爭，彼得．巴赫提出的想法具有價值。他建議，只要美國市場原本向生物製藥提供的十二年獨家銷售時間結束後，就要進行強制性的減價。到了這個階段，生物製藥的價格必須降低至一個程度，扣除製造和經銷成本之後，只能獲得一〇%的利潤，藉此確保消費者可顯著節省的金額，而不需要仰賴生物相似藥物的上市[5]。

重新設定藥物的獨家銷售期限，以及鼓勵使用便宜的學名藥與生物相似藥是加強社會向製藥產業議價能力的重要步驟。如果沒有競爭，也沒有在學名藥競爭之後出現的顯著價格下降，就無法將醫療系統的資金用於支付新型藥物，導致社會契約完全無法運作。

處理新藥物的高價格，並讓私人擁有的製藥公司有動力傾注數十億美元至藥品開發達到平衡，則是一個更為複雜的問題。關鍵的問題——一個價值數兆美元的謎題——則要問現有的系統還有多少空間？如果製藥公司的銷售營收受到擠壓，他們多快就會需要或想要裁撤藥品開發的投資金額？倘若他們真的裁撤了，又會損失多少潛在的新藥？

這個問題直指製藥產業高層人士、學院研究人員，以及社運人士之間一場長期辯論的核心。一方面，製藥公司的老闆與遊說專家主張，即使只是最輕微地暗示針對美國藥物價格進行管控，或用其他方法導致藥品銷售金額顯著減少，都會對研發創新造成毀滅性的影響。他們希望你相信，現有的系統已經不存在任何餘裕。用於支持這個觀點——研發成本非常巨大且持續增加，藥物開發相當艱難的論述是確實存在的問題，即使如此也不應該是「只要減少現有的藥品利潤水準，就立刻導致大幅度減少研發支出」。

在另外一方面，許多批評者相信，製藥產業提出的研發經費數字不只是誇大，而且是非常誇大。真相藏在這兩種極端觀點之中。毫無疑問地，開發藥物的成本必定相當昂貴，而且漲幅愈來愈高，至少直到最近的確是如此。但是，生物科技投資人和大型製藥公司對於利潤的期待已經達到一種危險的高度，因此可以減少回報並重新調整期望。

無論如何，藥物開發費用的持續增加不是醫療系統每次支付新型藥物價格都會顯著增加的唯一理由。其他產業不能因為生產價格昂貴，就要消費者支付生產成本，這種行為實際上等同於要求社會大眾提供一張空白支票，支付研發過程中的所有失敗、計算錯誤，以及浪費的金錢。製藥公司決定是否想要生產具備重大臨床價值的藥品——關鍵的是，製藥公司也要向購買人分享藥品創造的經濟價值——所以製藥公司能夠賺到足夠的金錢，承擔過去失敗的研究計畫成本，並創造利潤。

即使製藥產業的訴求是對的，我們現在已經沒有選擇的餘地：藥物的高價在全球各地造成嚴重的取用與不平等問題。

「我是共和黨的支持者，也是製藥產業的支持者，我要說的話可能會違反這個立場。但是，我真的相信，我們必須明白，我們將這些專利作為社會賦予；它們不是不可剝奪的權利，我們是在授予這項權利。作為回報，我們期望負責任的行為。」前分析師大衛．馬里斯說道[6]。

「如果你從更廣的經濟角度思考，向生病的人索取金錢，藉此支付股票回購金額與股息，這件事情令人作嘔。我想，在某個階段，你必須明白，有些人前往藥局，聽到自己必須支付的金額後只能黯然離開，放棄自己需要的藥物。他們離開，因為他們沒有能力負擔費用。」

「我不是天真善良的自由派，我真的不是，但我認為，既然社會大眾提供專利保護，製藥產業的行為就要負責任。如果你們的行為不打算負責，我們就要採取更多行動。」

真相已經愈來愈清楚，藥物價格如此昂貴，不是出自於必須，而是製藥公司相信他們可以安然地索取高價。吉立亞的高層縝密地爭論C型肝炎藥物的上市價格就是明證。也沒有太多證據可以證明製藥公司已經徹底節省不必要的支出。製藥公司的高層依然可以因為自己的工作而獲得豐厚的獎勵。大型製藥公司的總部必定是幅員廣大設備完善的園區。多年來，製藥公司繳納金額龐大的法律訴訟和解金與罰金。鴉片類藥物氾濫問題就是最新的例證，光是普渡製藥就在二〇二〇年年底同意支付超過八十億美元的和解金[7]。

即使是禮來製藥的前任執行長，曾在川普執政期間被提名為美國衛生及公共服務部部長的亞利克斯．阿札爾，對於製藥公司已經完全沒有彈性空間可以在不進行大規模裁撤的情況下降低利潤的觀點，持懷疑的態度。

「製藥公司向來主張，我們可以擁有新型藥物，或可以負擔的價格，但是無法兩者兼得。」二〇一八年時，阿札爾表示：「我曾經是一間製藥公司的執行長——我知道什麼是陳腔濫調，他們主張如果藥品利潤空間少了一分錢，美國藥品的創新就會停滯。我沒興趣再聽這種陳腔濫調。[8]」

如果我們同意，在研發經費必須以有害的方式進行消減研發之前，確實還有一些空間，關鍵的問題就在於改變行為——必須逐漸讓製藥公司擺脫以下的想法，例如所有新藥物都必須比其替代品更為昂貴，以及股票回購和其他現金支付方式是公司最好的長期成長方法等等，以及在實際操作中向藥品價格和利潤施加下行壓力的實際方法。

藥物價格持續提高的最大影響來自於美國市場，美國政府不願意協商價格，美國的保險公司面對癌症以及其他昂貴的藥物時採取硬談判的方式，若他們能夠退出談判桌並拒絕提供被視為過於昂貴的藥物，這倒是有可能的。因此，校正全球藥物價格必須著重於改變美國的系統。美國的新型藥物價格不能繼續爭相提高，無論藥品的相對臨床價值為何。在某些只有相對微小進展的治療領域中，由於缺乏價格反制方式，創造了一種環境，讓真正的突破性藥物可以要求六位數字甚至七位數字的價格。對於現代經濟體應該投入到醫療支出的最高GDP百分比並無硬性規定，但考慮到已經存在的藥物取得問題，現在的發展軌跡顯然是走不下去的。

一個簡單的初步方法就是終結製藥公司的習慣，不能繼續定期提高已經在美國市場銷售的專利保護原廠藥物價格。這種價格永遠沒有辦法用研發支出或製造成本突然提高作為辯護理由；製藥公司只是單純地利用其市場權力。他們已經成癮於提高藥物價格。一份近來發表的藥物價格研究探討了美國市場的九種常見處方藥物，發現其中七種藥物的漲價毫無理由，而這七種藥物在過去兩年來一共導致醫療支出提高了四十八億美元[9]。

另外一種相對直接的改革方法，則是讓醫療保險計畫具備直接協商的權力，處理D型「非醫院專用藥物」給付的藥物價格。美國退伍軍人事務部也證明了節省醫療支出的可能性，針對醫療保險D型給付的藥物，退伍軍人事務部可以固定節省最高五〇%的支出[10]。

在美國的醫療系統中，已經有一些參與者能夠非常有效率地降低藥品價格。吉立亞的C型肝炎藥物面對競爭者的時候，也證明保險公司如果有強勢的手段，就能夠要求大幅度的降價。但是，在其他的疾病領域，尤其是癌症藥物以及罕見疾病藥物，正如我們所見，在新型藥物中占很大的比例，但反制價格的能力幾乎完全不存在。藥物價格提高反而有一部分轉嫁至病患身上，呈現在共付額在藥物定價中的比例提高，保險業者給付藥物之前，病患必須按藥物的限制取用清單（保險公司列出願意給付的範圍）先支付高額自付金額。正是因為成本轉嫁回病患身上——一九九〇年代時，曾經藉由提高保費，藉此促進藥品支出增加，現在則是完全相反地情況才會導致美國社會大眾的強烈不滿，因為高價藥物讓更多人無法負擔處方箋。

藥物定價，以及計算折扣與回扣之後的淨價格之間的差異逐漸提高，也呈現在特定治療領域中可以節省降低的藥品支出程度，但是經銷商、保險業者，以及藥品管理者編織的複雜網絡，代表節省降低的藥品金額無法一致性地讓病患受益。胰島素就是這種問題的典型例子。經過多年的高談闊論之後，胰島素的製藥公司終於降低價格，但是大多數節省的支出都被中間人吸收了。想要修正這個問題，需要建立透明度——所有醫療系統的參與者可以看見流動的金額以及讓病患受益於節省金額的規定。

有鑑於藥物市場已經變得如此膨脹，以及許多美國病患承受的毀滅性結果，必須向美國藥物施加降低價格的壓力，但是這個問題也與其他富裕國家的危機息息相關。從製藥產業的觀點來說，歐洲國家受益於美國支付更高的藥物價格，美國為了其他人支付研發費用。但事實上，過熱的藥品價格環境迄今為止已讓所有人都要支付更高的藥物價格，即使歐洲各國醫療系統支付的藥品金額低於美國的醫療系統，也仍然掙扎於控制藥品支出。世上所有地方的藥品價格泡沫，都必須安全地排除其中的空氣。

在過去十年受到美國政治圈青睞的提議，則很有可能促使製藥公司嘗試在其他地方尋求更高價，藉此降低並且彌補美國價格的降低。如果只是單純要求美國的藥價必須和全球其他地區相同，這個觀點也受到美國兩黨的支持，則很有可能造成國際藥價上漲，反而抵消了降低美國藥品成本的好處。相似的道理，開放從加拿大進口藥物確實有幫助，條件是必須限制在少數的例外，如果大規模採用進口，可能會引發一場危機，讓製藥公司有理由進一步提高美國的藥物價格。

從短期而言，美國藥價改革將會迫使其他國家必須善用手上所有的「武器」，阻止製藥產業想要彌補原本從美國市場獲得的利潤。但是，只要能有效地減少美國醫療系統中最昂貴的藥品，終究可以裨益所有人。這個目標可以重新設定製藥產業對於新型藥物的預期定價，也能夠結束所謂的「流水線效應」（the conveyor belt；字面意義是輸送帶效應），意思是新藥物依照相同治療領域過去上市的藥物，制定相同或更高的價格，無視於新藥物是否更為有效。只要美國願意身先士卒，其他國家就會有更好的立場使用協商方式降低藥物價格。

只要全球確實願意共同努力，就可以結束目前製藥公司的「挑食」危機，製藥公司刻意選擇利潤最高的市場，並迴避藥物價格更低的市場。這是英國支付新藥價格最大的問題之一，倘若沒有這個問題，英國的系統可以說是相對成功。除了要求新藥必須通過成本效益評估，英國醫療系統現在和製藥公司達成協議，限制原廠藥物的支出成長。在這個協議計畫的持續期間，也就是二〇二四年之前，英國的藥物支出成長不會超過二%。如果成長額度超過，製藥公司必須將部分銷售額繳回英國政府[11]。這個計畫能有效地限制藥品支出的增加——即使這個國家的醫療系統處於巨大的財務壓力之下，無疑會從更有雄心的目標中受益——但卻無力阻止製藥公司如果對英國願意支付的價格不滿意的話，他們就選擇不供應其藥物。

從長期來看，這種處理方法還有其他問題，而這些問題已經出現在法國和其他國家，除非美國的改革有助於降低全球藥物價格。為了通過英國的成本效益評鑑，愈來愈多的藥物必須針對公開的定價提出大量的折扣，但藥品支出金額的龐大壓力，代表英國必須實施預算影響測試，即使某些藥品已經被視為合乎成本效益，英國政府依然可以延後給付。除此之外，與製藥公司協商新的五年協議，其難度也很有可能提高，因為有更多新型藥物是高價的癌症與罕見疾病疾病藥物，英國政府官員已經同意，在判斷藥品價格是否合宜時，必須使用更寬鬆的生活品質調整後預期存活年數標準。評鑑系統只要接受一種高價藥物，就是對於該藥物競爭對手的財務打擊，而隨著支付金額提高，增加支出上限的壓力也隨之提高。

過去幾年曾經有一些初步跡象顯示，製藥公司已經開始願意聆聽民眾對於美國藥物價格的強烈不滿。截至二〇二〇年，原廠藥物的定價成長，已在五年之間從一三%以上降低至大約四%呈現顯著放緩。藥物的淨價——也就是製藥公司實際索取的金額——成長更是低於這個數字，從二〇一八年至二〇二〇年呈現連續三年的降低，介於二・二%至二・六%之間，統計數據涵蓋九〇%的美國原廠藥銷售額[12]。這些跡象令人欣慰且鼓舞人心。但是，想要修復多年來的藥物價格飆升，必須採取更激烈的行動。

有些製藥觀察家希望改革可以來自製藥公司內部：由投資人推動製藥公司超越股東價值最大化以及追求最大可能利潤的箴言，鼓勵製藥公司轉而採取一種更寬闊的長久觀點，關照妥善照顧病患以及更廣大社會的需求。也許肆虐全球的新冠肺炎可以作為警鐘，讓製藥公司的高層想起製藥產業的真實使命。

潔亞舒莉・艾爾經營荷蘭的藥物取得基金會，她相信新冠肺炎傳染病已經鼓勵了投資人要求製藥公司必須承擔社會責任。她主張，想要說服製藥公司投資在開發重要但不一定是利潤最高的疾病藥物，需要投資人「開始表示我們只會投資……願意處理全球最嚴重問題的公司。製藥公司必須認真看待這個轉變，為了更重要的良善目標，其獲利空間可能也要妥協」[13]。她認為，製藥產業的員工在此也發揮一定的作用，因為越來越多的員工越來越重視「為一家真正具有強烈社會影響力的公司工作」。

與此同時，政策制定者還有另外一種工具可以協助降低藥價，也能塑造我們可以得到的藥物：這是一個重要的政策槓桿，政府卻令人費解地沒有加以運用。即使公共資金在藥物開發扮演了重要的資助地位，政府依然無法負擔藥物。美國一年傾注將近四百億美元的稅金在藥品研究，英國的支出則是超過三十億英鎊。這筆金錢讓科學家得以推動科學發展，探索疾病之中的基礎運作機制，以及尋找治療干預的可能目標。這筆錢可以讓研究人員創造新的科技、製藥公司用於開發新類型的藥物。重組基因能夠用於修改基因物質，藉此創造蛋白質，而重組基因技術開創了生物科技革命，其開創者是兩位學院研究人員，分別是來自史丹佛大學的史坦利·柯恩（Stanley Cohen）以及任職於加州大學舊金山分校的赫伯特·伯耶爾。公共資金用於開發新型的小分子化合物以及生物製劑，並讓成果從實驗室進入市場。多達四分之一的新型藥物在開發的過程中至少有一部分來自公部門研究機構。創新程度最高的藥物中，接受公共補助者更是高的不成比例[14]。十分之九的創新藥物受益於公共資金補助的基礎研究，而基礎研究奠定藥物開發的基礎[15]。

然而，即使有這種程度的影響力，公共資金主要的用途依然只是作為製藥公司的金庫。刺激藥物開發新方法的觀念沒有辦法註冊專利，而政府無法利用投入實際運作的發現結果，例如新型的小分子化合物，向製藥公司要求更公平的分享利益，以及讓病患可以負擔的定價。

在齊多夫定定價醜聞的餘波中，美國的國家衛生院開始採用「合理定價」條款，如果藥物的化合物由國家衛生院開發，那當藥物上市時，若製藥公司設定的價格被視為過於昂貴時，國家衛生院就能夠收回授權。但是，幾年之後，這個條款受到製藥商遊說的壓力而撤除，製藥產業聘請的遊說專家主張，這個條款讓製藥公司不願意與政府科學家合作開發藥物。當時擔任國家衛生院院長的哈洛·瓦穆斯（Harold Varmus）認為，藥物的定價和取得不應該是科學家擔心的問題，即使科學家曾經貢獻藥物開發[16]。

自此以後，這個論述一直占主導地位，也讓負責協商新藥物價格的人失去了一個重要的潛在武器。這個論述不會妨礙國家衛生院獲得藥物銷售的權利金，但是，權利金不會超過一年一億四千萬，只是國家衛生院年度預算的九牛一毛[17]。國家衛生院達成的協議也很少被視為能夠確保納稅人的益處。二〇〇三年，國家衛生院因為一項與癌症藥物汰癌（Taxol）有關的交易遭到譴責，因為國家衛生院同意獲得的回報非常少。汰癌使用了將近五億美元的公共資金進行開發，授權給必治妥施貴寶製藥公司，該公司在一九九三年將汰癌上市。在隨後的十年，該製藥公司支付三千五百萬美元的權利金，而藥品的銷售額超過九十億美元[18]。

如果大學院校在藥品開發中扮演要角，他們一直都能夠獲得利潤分紅，但是這筆龐大的金額只有一部分會回到科學研究。國家衛生院定出十五萬美元的分紅上限，大學院校並未限制個人研究者能夠得到的金額限制，所以他們可以得到龐大的獎勵——例如埃默里大學在二〇〇五年以五億二千五百萬美元賣出人類免疫缺乏病毒藥物FTC時，三名科學家總計分得二億一千萬美元。在另外一個龐大的交易中，加州大學洛杉磯分校於二〇一六年時以五億二千萬美元的價格售出前列腺癌藥物安可坦（Xtandi）的未來授權費用[19]。該大學的化學系以及醫學研究所是其中的交易受益人，但加州大學洛杉磯分校的校方表示，半數的交易金額將會用於投資組合，藉此資助未來的獎學金計畫——這種處理方式雖然值得讚揚，但對於未來藥物的開發或者降低藥物價格而言沒有幫助。

與此同時，許多國家都沒有辦法負擔自己曾經資助開發的藥物。美國製藥公司楊森製藥是嬌生的藥品分公司，他們在二〇一一年時推出前列腺癌藥物澤珂釘（Zytiga），很快就成為暢銷藥物。澤珂錠的運作方式是干擾睪酮素的生成，藉此減緩癌症的發展速度，臨床實驗發現澤珂錠可以讓罹患晚期前列腺癌的病患平均延長四個月的壽命。澤珂錠起源於一九九〇年代在倫敦南部由公共資金運作的癌症研究所（Institute of Cancer Research）科學家完成的結果。麥克．賈曼（Mike Jarman）教授率領的研究團隊想要尋找一種方式壓抑生成睪酮素的酵素，這個酵素的名字是細胞色素P17（cytochrome P17），當時既有的藥物無法影響該酵素。他們發現酮康唑有助於抑制這個酵素，開始尋找相似但更有效的藥物[20]。他們最後發現的化合物稱為醋酸艾比瑞特隆（abiraterone acetate）。癌症研究院的團隊彙整了申請專利的檔案，但是該機構接受政府補助的條件是必須將智慧財產權交給英國技術團體（British Technology Group）。英國曾經設置兩個國家單位協助公共資助的創新產品商業化，英國技術團體是這兩個國家單位的後繼者。二〇〇四年，醋酸艾比瑞特隆藥物由英國技術團體授權給一間美國新創公司美洲獅生物科技（Cougar Biotechnology）。後續進行的臨床試驗則是得到數間癌症研究慈善基金會與英國醫學研究委員會的鼎力資助，也獲得了政府的直接補助[21]。二〇〇九年，當三期臨床試驗正在進行，而且結果非常有潛力時，嬌生公司竟以十億美元收購了美洲獅生物科技公司。

雖然公共資金用於鋪設醋酸艾比瑞特隆所有開發階段的基礎道路，藥物定價卻完全取於其新擁有者嬌生公司的決定。藥品巨擘嬌生選擇了極高的定價，一開始甚至無法通過英國國家健康與照護卓越研究院的成本效益評鑑，所以不建議英國醫療系統使用該藥物[22]。直到重返談判桌，針對定價達成又一次的龐大機密折扣時，才在二〇一二年獲得核可。即便如此，該藥物還是有使用限制，病患必須先接受化學治療。必須再等四年，雙方進一步討論定價，而英國政府要求更多臨床證據之後，才會改變這個限制。

讓癌症研究所感到氣餒的是，英格蘭與威爾斯地區被診斷罹患晚期前列腺癌的病患依然無法使用醋酸艾比瑞特隆，因為製藥公司提出的價格還是不被視為符合這個病患群的用藥成本效益。癌症研究所同時批評陷入僵局的英國政府和製藥公司，並且表示他們確實相信「新癌症藥物的價格普遍過高，但臨床試驗的龐大支出代表根本沒有其他選擇，只能與商業機構合作」。

國家的公共資金用於開發某個藥物，但該國因為財務原因無法使用該藥物，醋酸艾比瑞特隆不是唯一一個例子。癌症藥物吉舒達（Keytruda）在開發期間獲得荷蘭政府的大量資金支持，但該藥物上市之後，荷蘭衛生部一開始因為藥價過高而不願讓病患使用。直到經過三個月的協商，荷蘭政府針對一年十萬歐元的定價取得大量折扣，病患才能取得藥物[23]。這些例子凸顯了一個問題，納稅人支付的金錢已經超過醫療系統協商的藥品價格，因為納稅人實際上付了兩次錢：第一次是資助藥物開發，第二次則是支付實際的藥丸或者注射溶液。

相同的情況也發生在製藥公司爭相生產新冠肺炎疫苗的過程。政府將大量的資金傾注在想要開發藥物終結此次全球傳染疾病的各種努力。正如我們稍早所見，在美國的富裕城市劍橋，許多生物科技公司群集在哈佛大學和麻省理工學院周圍，其中一間是莫德納，而莫德納就是最大的贏家，他們獲得十億美元的研發資助，後來又得到三十二億美元的預付款。國家衛生院疫苗研究中心的科學家在開發疫苗的過程中扮演重要角色，莫德納公司也同意支付金額保密的授權費用，但是疫苗的定價沒有任何限制，而莫德納的執行長明確地向投資人表示，他的目標就是營收的最大化。

無法將定價條款附加至公共資金開發的藥物之中，這個責任終究歸咎於政治人物身上。長久以來，美國政府都有介入的權力。一九八〇年代通過的法案中就有一個條款，如果聯邦資助研究創造的藥品，並未依照「合理的方式」讓社會大眾可以取用，政府就可以將製造權利授予另外一間製藥公司。社運人士認為「合理的方式」包括藥物定價，所以這個條款可以適用於政府授權的藥物並未依照合理的價格提供民眾取得。但是，美國政府從未使用過這個條款，其他資助科學研究的國家，也無法讓自身提供的資金具備附帶條件。無論這個條款採用何種明確的文字描述或形式，都代表了一個強大的契機，可以要求製藥公司開誠布公，針對藥品價格或利潤定立合理的限制，甚至可用於啟動更為根本基進的改革。

有些社會運動者和學院研究人員提出一種新的模式，用公共資金取代私募，並且承擔藥品開發的所有成本。他們引述公共資金用於基礎研究的高額支出為證，主張政府經營的藥品研發沒有獲利動機，可以用比私部門更低的成本開發藥物。但是，至少就目前而言，要求製藥產業交出「從提出想法到製造藥品」的開發角色是不切實際且不值得追求的。只要臨床試驗的成本以及失敗的風險依然如現況一樣險峻，就沒有任何一個政府能夠投入數百億美元的公共資金作為賭注，最後可能沒有辦法向納稅人提出任何成果，而且也沒有證據可以顯示，像醫療系統中只有寥寥可數的幾位參與者，還能夠創造重大的成效收益。雖然公共資金確實還有更多空間可以介入承擔特定藥品市場的失敗——例如抗生素的開發，或是新冠肺炎規模的全球緊急危機。整體而言，符合社會利益的方法依然是讓私人製藥公司有動力在藥品研發中投入大量資金。

但是，大幅提高公共資金對於例如美國國家衛生院等機構的挹注，因為國家衛生院進行基礎的科學研究，最終創造了臨床突破，則還有許多討論空間。基礎研究不像製藥產業資助的研究，不必過度著重於直接的臨床用途，正如歷史所示，必須等到科學進展協助促進對於疾病的理解以及找到可行的藥物標靶目標，才會創造創新的藥物與其他的治療介入方法。公共資金讓政府可以制定研究的優先順序，有了這順序就能夠反過來確保社會大眾獲得需要的藥物。

美國藥物價格獲得更好的協商結果，以及公共研究資助設置附帶條件，都有助於降低藥物支出，而嚴格限制濫用專利法和老舊學名藥，也可以幫助節省開銷。但是，我們不應該只關注降低支出金額；醫療系統也可以更聰明地分配資金的支出。

從全球的層級來看，目前的醫療系統已經產生偏差，藥物的高價與銷售量脫離了實際的臨床價值。解決方法則是創造一個明確且合理的架構，讓製藥公司明白何者是社會認為有效且願意支付的藥物，何者不是。如果醫療系統可以更聰明地使用有限的資源，選擇哪些藥物在何種條件下能夠獲得資助，應該就會擁有充裕的資金得以獎勵製藥公司生產社會真正需要的藥物，即使每年製造的新藥物將會變得更少。

「有一種概念，認為每個藥物都是非常有用的，我們無法承受失去。」李奧納多．薩爾斯醫師說道[24]。必須終結這個迷思。現存的醫療系統有著毫無差別的昂貴定價，鼓勵製藥公司基於其認知的商業價值，而非臨床價值，建立穩定的新型藥物連續供應。所謂的「新」藥物，經常只是針對老舊藥品化學結構的細微修改，但是，這種「新」藥物也能和真正的革命性創新藥物一樣獲得二十年的專利保護期。這個現象導致沒有必要的大量藥品支出，尤其是在美國。「我們已經創造了一種不自然的環境，允許花招百出的平庸藥物進入市場，並制定荒謬的價格。」

薩爾斯說道。「如果你想將預算用於開發（在臨床上）最有前景的藥物，就會在早期開發階段中止許多藥物研發計畫，節省研發成本，用於可以創造更有實質進展的藥物。」薩爾斯主張，只有細微進步程度的藥物開發成本更高，因為必須用龐大的臨床試驗方能證明在統計學上產生有意義的效果。「如果你開發了一個真正的好藥，你可以使用不到一百名病患得到關鍵性的臨床試驗結果。」他說。藉由採取歐洲的方法，鑑別藥物的臨床價值，並依照臨床價值決定合理的支付價格，美國的醫療系統可以更有選擇性地決定支付何種藥物。幸而我們已經擁有進行這種改革的工具。

史帝夫・皮爾森（Steve Pearson）成立名號非常響亮的臨床與經濟評估研究所（Institute for Clinical and Economic Review; ICER）時，這個研究所的規模只有微幅超過信頭上的名字。「其實有點好笑。」他說：「所謂的『研究所』只有我一個人。[25]」

完成醫師的訓練之後，皮爾森獲得擔任訪問學人的機會，讓他可以在英國的成本效益評估機構國家健康與照護卓越研究院工作一年。回到美國之後，皮爾森下定決心創辦一座採用相似途徑的獨立機構——希望建立醫學藥物的公平價格。在歐洲，醫療系統應該如何以最佳方法使用有限資源是日常的爭論議題，但皮爾森知道，美國對此議題的態度截然不同。「我們尚未擁有那種能夠在政治上可行的……誠實的系統。」皮爾斯說道。美國的醫療系統也沒有像公共預算那樣的東西，「但是，美國確實也有關於如何分配資源以及探討事實證據的相同壓力，肯定存在。」

臨床與經濟評估研究所一開始是在哈佛大學接受經費補助的研究計畫，皮爾森任職於哈佛大學。「我希望……分析探討事實證據的各種審查方法，採納所有更廣泛的脈絡和倫理議題，探討成本和成本效益，但是必須找到一個方法，可以促進美國國內對於這些議題的公共討論。」他說。十五年之後，臨床與經濟評估研究所在波士頓的金融區有了自己的辦公室，聘請三十名員工，並且在美國藥物定價的討論中扮演重要角色。

臨床與經濟評估研究所的起點是檢視一般醫療費用，而最初推出的報告則是探討放射治療和醫療用機器人。吉立亞的C型肝炎藥物引發公共辯論時，臨床與經濟評估研究所將焦點放在藥物價格，他們對於夏奉寧的報告吸引了大量的注意，讓美國各州決定對抗這種新型藥物的龐大支出。吉立亞的藥物讓臨床與經濟評估研究所，一直以來想要提倡的議題終於獲得社會關注。

「吉立亞的藥物導致美國醫療系統的嚴重緊張，因為美國醫療系統完全沒有能力面對配額使用。」皮爾森說道。「為了解決對於醫療預算的影響，我們應該選擇病情最嚴重的病患，優先醫治他們，保護醫療系統的其他部分不受傷害嗎？……從法律上，（以及）從文化上來說，我們很難認真討論配額使用制度。」

臨床與經濟評估研究所的運作方式是檢閱藥物成效的相關事實證據，並尋找臨床試驗數據資料無法捕捉的額外優點或缺點——例如疾病嚴重程度引發的議題，或藥物是不是特定病徵或病患團體中首次提供的藥物。

臨床與經濟評估研究所的標準認為，如果一個藥物的益處勝過既有的治療選項，平均一年良好健康的支出必須介於五萬美元至十五萬美元的範圍，才會被視為符合成本效益。這個金額標準明顯高於英國國家健康與照護卓越研究院，後者通常要求藥物提供生活品質調整後預期存活一年的價格介於二萬英鎊至三萬英鎊。即使採用較為寬鬆的門檻，臨床與經濟評估研究所審查的美國藥物只有四分之一屬於合理價格。在夏奉寧的案例中，臨床與經濟評估研究所認為，相對於使用干擾素的現有藥物，夏奉寧提供的益處符合成本效益，但由於藥物價格產生的預算影響，對於醫療系統而言只有「低價值」。臨床與經濟評估研究所建議，夏奉寧的價格應該降低超過五〇％，一次療程介於三萬四千美元至四萬二千美元，才能讓保險公司願意向所有需要的病患提供藥物[26]。

臨床與經濟評估研究所現在會在所有的報告中納入該機構推薦的價格，皮爾森表示，保險業者以及其他支付人，包括美國退伍軍人事務部都已經開始在與製藥公司的協商談判中使用這些數字。「我最喜歡的其中一種說法是『這些數字讓我可以挺直腰桿，堅決地走進會議室協商藥物價格。』」他說。

成立臨床與經濟評估研究所的時候，皮爾森沒有天真的幻想，他很清楚自己要面對何種難題。這個機構想要挑戰強大的企業。「哪一種產業可以欣然接受一個外界機構表示，如果你們擁有獨占地位，這就是公平的價格？他們沒有理由接受。」皮爾森表示。「我們立刻變成某種程度的頭號公敵。」病患團體也質疑臨床與經濟評估研究所。因為，如果治療一種特定病症的藥價很高，就能夠吸引更多製藥公司的投資研發。這其中有一些爭論非常激烈。「我們可能會遭受人身攻擊。」皮爾森說。他曾經被批評是一位優生學家，也被指控希望老年人和殘疾人士死去。皮爾森的其中一位同仁曾經參加一場激烈的公共會議，主題是討論癌症藥物的價值，但他們反而變成被社群網路批評的對象，社群網路甚至表示「我希望你們的孩子都會得到這種病」。就像紐約的癌症醫師彼得·巴赫，皮爾森也經常成為製藥產業出資成立的「病患崛起」（Patients Rising）組織的攻擊目標。這個組織主張其宗旨是為了「與慢性疾病和威脅生命疾病共存的病患」發聲，而皮爾森與巴赫被描述為是藥物創新與取用的威脅。這個非營利組織主張「所有的病患都應該獲得最好的醫療」，但暗自隱藏的立場則是無論藥物的成本為何都要如此，毫不意外地，這個組織背後的金主就是大型製藥公司[27]。

然而，皮爾森了解病患的擔憂。「成本效益可能會被用在錯誤的方向，藉此主張如果我們只有有限的醫療資源，應該將資源提供給健步如飛的人，不是提供給坐在輪椅的人。」皮爾森認為，社會必須判斷其價值，正如英國的國家健康與照護卓越研究院，決定罕見疾病藥物和臨終照顧藥物採用的不同成本效益標準。

臨床與經濟評估研究所的方法有助於恢復醫療支出的理性思考，能夠立刻節省金錢。如果美國最常使用的藥物依照臨床與經濟評估研究所定義的公平價格進行重新定價，光是如此，就能夠節省數十億美元，皮爾森說道。鼓勵保險公司和其他支付人拒絕過度高價或者低成效的藥物，也可以釋放資金，同時為所認為有價值的創新建立明確的框架，引導製藥公司將研發焦點放在最有益處的領域上。

醫療科技評估也可以協助判斷藥物是否值得使用。藉由採取不同的生活品質調整後預期存活年數標準，醫療科技評估有助於控制醫療支出，確保醫療支出可以配合預算壓力。有些人主張，評鑑的標準門檻不應該高於醫療系統其他部分的實質支出。醫療經濟學家卡爾·克萊克斯頓（Karl Claxton）率領約克大學研究團隊提出的研究成果已經證明，同意生活品質調整後預期存活一年支出超過一萬五千英鎊的藥物上市，將會因為醫療系統的資金必須重新分配，造成弊大於利的結果。因此，正確的分水嶺門檻應該是經常用於評估新型藥物的半數金額。

「英國國家健康與照護卓越研究院核可生活品質調整後預期存活一年價格為三萬英鎊的藥物時，該藥物造成的傷害，將會是該藥物創造醫療益處的兩倍，所以益處被抵銷了，因為醫療系統的其他部分會損失生活品質調整後預期存活年限。」他說[28]。

克萊克斯頓教授的年紀為五十歲出頭，留著一頭整齊修剪的短髮，左耳上帶著龐克風格的耳環，他認為英國國家健康與照護卓越研究院與製藥產業的關係太過於緊密，決定一個藥物是否符合成本效益時，也太容易受到政治壓力影響。「他們最重要的使命是照顧國民保健署的所有病患，但他們並未實現這個目標，而是認為自己的首要職責是確保我們能夠讓下一種腫瘤藥物獲得核可。」他說。研究結果顯示，英國國家健康與照護卓越研究院同意核可的某些藥物，其成本效益評估其實不符合這個監管機關設定的門檻[29]。

克萊克斯頓教授曾親身參與一九九九年英國國家健康與照護卓越研究院的成立過程，並且在該單位的成本效益評鑑委員會中服務超過十年，而他也質疑為什麼社會大眾認為臨終藥物和治療罕見疾病的藥物，可以擁有更寬鬆的生活品質調整後預期存活年數評估門檻。

「幾乎沒有證據可以從經驗上證明，應該讓罕見疾病藥物的醫療效果獲得更高的權重……相較於更為常見的疾病治療藥物的醫療效果。」他說。

由於評估門檻更寬鬆，鼓勵製藥產業投資罕見疾病藥物，並且細分常見疾病，使其符合罕見疾病標準，導致一連串的高價藥物出現。部分嚴格限定特定類型藥物獲得的生活品質調整後預期存活年數門檻，有助於讓醫療系統重新恢復平衡。正如克萊克斯頓的主張，醫療系統必須「停止向新型腫瘤藥物支付超過負擔能力的價格，只要可以做到這個目標，忽然之間，其他治療領域看起來就會變得風險更少，而且利潤更高……就目前而言，如果你可以成功投資新的腫瘤藥物，獲得回報——即使沒有實際的整體生存益處證據，並獲得聯邦食品藥物管制局的核可，你為什麼不投資腫瘤藥物？[30]」

採用成本效益審查的醫療系統，必須在決策時考量疾病的替代治療方法，包括任何一種可得的學名藥物。如果只和受到專利保護的高價藥物相互比較，藥物很有可能被刻意營造為符合成本效益，即使事實並非如此。如果藥物價格過高，支付人必須有勇氣拒絕協商，也是重要的層面；而且支付人必須堅持底線，即使來自遊說和病患團體的壓力可能會對決策有影響。

在藥物價格協商中，我們應該儘可能地讓醫療系統擁有足夠的資源，可以主動積極應對製藥公司。想要達成這個目標，實際上代表我們應該使用新的工具，例如在公共資金補助的研究中實施附帶條款，也應該儘可能了解藥物之間的差異比較。正如傑克．史坎諾和其他人的主張，支付人可以大幅受益於競爭藥品之間的直接比較試驗，然而製藥公司處心積慮地想要避免這種結果[31]。如果競爭藥品之間具備足夠的相似度，就可以進行投標，將合約提供給條件最好的競標者，許多疫苗的價格就是因此下降。進一步的改革措施也有助於消除製藥公司想要影響醫師的雜訊噪音，在美國，製藥公司的方法則是採取電視廣告。忙碌的醫學從業人員確實有需要接受關於藥品相對優點以及新型藥物的教育資訊，但不能由製藥商進行，或可以建立一個新的獨立組織，要求製藥公司提供運作資金，作為藥物獲得醫療系統給付的條件。

除此之外，為了協商藥物價格，也有相關論述認為應該提高藥品市場的公開透明程度。在現有的系統中，基於協商能力的相對差異，各個國家針對相同藥物支付的價格可能會有很大的不同。這種祕密制價手法，讓製藥公司獲得的好處等同於取得最大折扣的國家，因為製藥公司不必向其他國家提供相同的折扣。製藥公司能夠以公開定價作為參考價格，與各個國家祕密協商重大的折扣額度。世界衛生組織一直都在提倡藥品定價的公開透明，而公開透明可以為所有人創造更公平的解決方法。但是，公開透明也可能會有一種風險，反而導致更高的藥物價格，尤其是因為如果美國對此的政治反應是不願意繼續支付比其他西方國家更高的價格。我們需要更多關於相關潛在影響的研究，任何的政策改變也必須了解現在需要一種全球的分級制度，中收入和低收入國家支付的藥品價格必須比富裕國家更低。

另外一種更明確有用的改革，則是探索建構支付結構的新方法，讓支付人可以對於其購買藥品的臨床價值有更多的資訊——對於創造真正有用且創新藥物的製藥公司來說，也能夠從中受益。藥品通常都銷售給大型病患團體，而病患團體對於藥品的治療價值只有有限的資料。直到經過幾年的定期使用之後，醫師對於新型藥物才有更多的了解，也更清楚對於病患而言最有益處的方法。「現有醫療系統的問題在於，我們預先支付了一種藥物的費用，而這個藥物對於任何一位特定的病患來說，只有三〇%的成功機會，由於這個藥物向所有病患都收取高價，我們浪費了許多金錢。」研究藥品定價的巴黎經濟學教授瑪格麗特．凱爾表示[32]。

如果在藥物上市之前，只有一次性的價格協商，醫療系統以及評估成本效益的組織單位，例如臨床與經濟評估研究所，就會因為可使用資訊的有限性而遭到阻礙。因此，定期評估藥品的成本效益是合理的方法——臨床與經濟評估研究所在藥品上市一年後重新評估，藥品上市的兩年之後進行最重要的評估——但是，醫療系統確實還有空間與廠商達成更創新的支付方法，更為平均分擔風險和獎勵。「如果醫療系統改變為藥物在病患身上成功發揮效果時，製藥公司才能獲得支付，製藥公司就會有動機開發在多數病患身上都能成功的藥物，他們也會有動機設計評估哪些病患最有可能受益的測試方法。」凱爾表示。「關於如何重新調整製藥公司的動機，使其有助於創新和有助於社會，這是我的想法。」

創新的支付方法也有助於減少藥物的支出。在吉立亞的C型肝炎藥物剛上市時，許多國家必須實施嚴格的配額制度，澳洲就是其中之一。但是澳洲隨後與吉立亞達成協議，澳洲支付一次性的費用，價格為數百萬美元，讓所有需要藥物的澳洲病患能夠無限制取得吉立亞的藥物。這就是所謂的「網飛模式」，讓澳洲得以支付正常購買預期金額的大約七分之一[33]。吉立亞公司獲得的好處是能夠取得預付款項，消除了商業或者競爭藥品即將上市的風險，也沒有必要在這個藥品中支出行銷費用。許多製造成本低的藥物都傾向於採用訂閱支付模式，讓醫療系統能夠完全發揮大量購買的力量，也讓醫療系統和製藥公司雙方都能夠對於支出或營收了然於心。對於病患而言，這種付款方式可以解決取用限制，確保藥品支出是被臨床醫療需求決定，而不是預算需求。

對於要求龐大預付金額的個人化藥品而言，以醫療結果作為基礎的付款標準，並分多年支付，可能是唯一能夠說服醫療系統使用此種類型藥物的方法。藉由分散支付費用，這個方法可以避免數百萬英鎊金額造成的現金流問題，也能夠確保藥品支出與藥品實際的成效有關。當然，正如所有的藥品定價交易問題，這種支付方法必須完全符合醫療系統的要求，例如常態的成本效益評估以及採用強硬的協商立場，避免製藥公司藉由同意多年支付，利用這個方法索取過高的金額。

從更為根本的角度來說，醫療改革也可以設定單一藥品的營收上限——即使該藥品已經通過成本效益評估，藉此避免製藥公司獲得過度大量的利潤。智慧財產權社運人士傑米．勒夫提倡藥物創造大量的銷售額之後減少專利保護時間。至於曾經獲得公共補助的藥品，勒夫建議「該藥品的全球營收達到第一個十億美元之後，每次創造五億美元的營收，就要減少一年的獨家銷售權」[34]。

「我們的意思是，藥品營收達到第一個十億美元之前，你可以隨便定價。如果你從來不曾達到十億美元，我們也不會找你麻煩。但是，只要你達到十億美元，我們就會開始注意你。」藉由創造一種實際上等同於收益上限的機制，能夠鼓勵製藥公司透過內部效率控管以及減少行銷成本，提高獲利空間。如果有需要，為了增加低度開發治療領域的研究投資，這種方法也可以針對不同治療領域設定不同的營收上限。雖然這個方法可能會迫使製藥公司必須向政府揭露帳目，並同意分配整體的研發支出，或將研發支出分配至不同的計畫，但這個方法不是不可行。

有一些想法的目標是讓投資藥物開發的動機不再連結至藥品價格以及專利代表的壟斷獨家地位，勒夫的提議就是其中之一。這種想法的另外一種實現方式，就像現在鼓勵開發新型抗生素時提議的獎金。這個想法不是用獨家銷售時間獎勵製藥公司，而是用政府和慈善捐贈人提供的款項作為獎勵，並將專利權提供給社會大眾。「網飛」模式在此也有幫助。英國政府已經提議採用訂閱制支付新型抗生素——為了「取用」而付款，而不是基於使用的分量——就是為了鼓勵製藥公司將新型抗生素帶到市場上，而且不會影響處理抗藥性日漸增加而減少使用抗生素的需求。然而，正如製藥領域中的許多議題，只有一個國家孤掌難鳴。這種方法想要成功，提供足夠的財務動力，各國都必須願意採納。

迄今為止概略描述的改革方法，能夠創造更理性的藥品市場：讓有限的資源可以用於最有效率之處，鼓勵製藥公司開發最有用的藥品，並懲罰只有微小益處的高價藥品。改革代表了既有模式的重新平衡。製藥公司可能必須忍受比現在更低的利潤空間，但依然可以獲得作為獎勵的專利保護獨家銷售期限，在這段期間，藥品必須保持足夠的高價，才能鼓勵其他藥物開發計畫獲得持續的投資。然而，這些改革無法解決藥品開發費用持續上升的挑戰，只能在找到解答之前，爭取更多時間。

「收益的邊際效應遞減是經濟學的核心信條。在藥品領域中，投入額外的資源進行創新，必然只能獲得更少的重要突破。」二〇一七年，兩位卓越的美國公共衛生經濟學家寫道。「到了某個階段，也許我們已經處於這個階段，投入（藥品）研發的額外資源，其收益已經不足以證明社會大眾應該以高藥價的形式進行支持。[35]」換言之，「如果我們沒有方法用符合成本效益的方式開發新型藥物，我們的金錢一定有更好的用處，例如支付現有的藥物。」紐約的流行病學專家巴赫說道。巴赫相信，對於政策制定者來說，關鍵的問題在於公共資金應該如何進行最佳的使用，方能符合社會的共享目標。如果醫療支出必須犧牲教育、國防，或社會安全，這種代價是值得的嗎？這些判斷很艱難，但巴赫本人已經太過於熟悉在現實的情況中，這些選擇對於臨終的病患或者被診斷罹患目前無法醫治病症的患者來說，究竟有什麼意義；二〇一二年時，因為移轉性乳癌，他失去了自己的妻子。

「我們已經有很多非常有效的藥物，但人們沒有辦法取用，而我們在藥品上花費了將近半兆美元的價格（依照美國境內的發票價格為準）。」巴赫說道。「我願意打賭，如果我們必須停止新型藥物開發五年，藉此交換全面取用現有的藥物，我們獲得的醫療益處會更好，而且我們可以將節省的金錢投入其他同樣有助於改善醫療健康的事物。[36]」

製藥產業的結構核心是圍繞著發現新的化學分子或者生物製藥，因為商業動機而開發能夠註冊專利並高價銷售的藥品。但是，正如前資本分析師傑克・史坎諾以及其他人所說，代價就是犧牲其他有潛在用處的創新。「人們希望科技進步可以讓他們更健康、更長壽，而且更快樂。」他說。「但我認為，在某個程度上，研發投資已經偏向於只開發新的化學藥品，因為這是最容易商業化的創新類型。[37]」

與英國國家健康與照護卓越研究院密切合作多年的英國醫療經濟學教授克萊克斯頓也主張，「有一種對於科技的盲目崇拜，主張改善疾病的重要性高過於其他事物，而這些事物能夠用於改善人類福祉、生活品質、尊嚴，以及讓人們覺得社會中確實有關懷和同情。」他說。「能夠對疾病產生生物效果的原廠藥物，不是社會關懷他人的唯一方法。我個人認為，可能還有其他更好的方法，能夠確保人們受到關懷與照顧，也可以感受關懷和同情……而且不需要花錢在藥品上。[38]」

其他在醫學上有用處的發展，難體現於現有體制中並創造收益。「認知行為治療很難創造和藥物治療相同的營收。」史坎諾說道。相同的問題也適用於學名藥物想要尋找新的用處，因為學名藥物很有可能早已失去專利保護。證明老舊藥物能夠治療新疾病，需要進行昂貴的臨床試驗，但由於缺乏專利保護，能夠獲得的獎勵非常少，任何一間製藥公司都不會願意出資進行。

如果我們終究必須接受的未來發展情況是因為社會負擔能力的限制，導致新型藥物逐漸減少，就要準備接受替代性的資金來源扮演更重要的角色，包括慈善資金或依照非營利模式進行慈善募款，以及採取替代性的新型藥物開發方法。

在現有的模式之下，主張公共資金可以承擔私人製藥公司面對的高風險，確實是不切實際的，但是藥品開發也不必是大型製藥公司的專屬職責。一九九九年，諾貝爾和平獎頒發給「無國界醫師」，這個人道援助組織聘請醫師和護理師前往戰爭以及需要救援的地區。無國界醫師決定將獎金用於處理因為缺乏商業潛力而遭到忽視的疾病。幾年之後，這筆資金推動「被忽視疾病藥物計畫」（Drugs for Neglected Diseases initiative; DNDi）的成立。

被忽視疾病藥物計畫組織的宗旨不是完整地開發新型藥物，而是善用被中止的研究計畫，改善既有的無專利化合物。該組織和製藥公司簽訂協議，製藥公司同意製造該組織完成的藥品，並以成本價進行銷售。該組織努力的結果一共推出六種藥物，每種藥物的開發費用都只是大型製藥公司宣稱開發成本的九牛一毛。

被忽視疾病藥物計畫組織最成功的結果可能是菲欣達唑（fexinidazole；音譯），這個藥物一直被德國公司霍伊斯特（Hoechst）束之高閣，直到這組織重新啟動研發。菲欣達唑用於治療嗜睡症，一種可能造成致命結果的流行疾病，盛行於南撒哈拉地區。二〇〇三年成立被忽視疾病藥物計畫組織的伯納德．貝古爾（Bernard Pécoul）醫師，過去二十年來都與無國界醫師合作，而他回憶當初別無選擇，只能使用一種砒霜的衍生物治療病患，「我們知道使用這種藥物，由於其毒性強烈，在二十名病患中將會造成一個人死亡。[39]」近年來的科技發展已經改善了藥物效果，但病患必須入院接受治療。菲欣達唑可以用十天量的藥物進行簡單的治療，而且已經獲得歐盟藥物監管機構的核可，也在剛果民主共和國開始使用。除了其他藥物開發之外，這組織正在研發可負擔的C型肝炎藥物，挑戰由吉立亞和艾伯維主導的市場。

如果各國的醫療系統認為，他們已經不能繼續讓罕見疾病藥物擁有特殊地位——以及索取高價的能力——也就是放棄現有的立場，這種轉變無可避免地會導致製藥產業減少在罕見疾病的研發投資，但還是會有其他的資金來源。二十年前，由於製藥產業對於投資研發標靶治療囊腫性纖維化成因藥物興趣缺缺，囊腫性纖維化基金會非常氣餒，決定尋找合作的製藥公司。該基金會最後向福泰公司提供超過七千五百萬美元的研發資金，二〇一二年福泰成功推出此種新型藥物之後，基金會也協助通知病患[40]。基金會獲得了藥物授權費用，但他們犯了一個錯誤，並未確保自己可以干預營利公司福泰對於藥品的定價。這個事件最後導致二十多位參與藥品開發的科學家，向福泰公司的執行長表達他們對於新藥「毫無良知的定價」感到「不滿與失望」。

商業藥品的開發仰賴於智慧財產權以及商業機密，但是解決最艱難的科學問題或許只能依靠一種開放與集體合作的方法。「就目前來說，由於專利保護運作的方式，研發藥品會有法律上的障礙。」勒夫說道。「這個情況提高了藥品研發的成本，也在法律上排除可以投入研發的許多人。」失智症及其最常見的形式阿茲海默症是實驗藥品的墳場，藥品在臨床試驗失敗的機率為九九．六%[41]。只有少數藥物獲得核可，而且沒有任何藥物能夠暫時停止，甚至是對於失智症產生有意義的效果。這種失敗機率，加上臨床試驗的高成本——臨床試驗必須持續多年，才能準確捕捉失智症造成的緩慢惡化，讓製藥公司非常謹慎地看待將資金投入於失智症領域的研究。即使藥物只有輕微的效果，也可以創造龐大的財務收益，即便如此，依然只有少數幾間大型製藥公司持續在神經科學領域中投入龐大的研究金額[42]。在這種情況中，來自不同機構以及不同學門的科學家集體合作，可能是唯一的成功之道。

以上提出的改革希望藉由改變獎勵藥品開發與支付的方式，修正現有的醫療系統，但絕對不是唯一的選項，無論我們選擇何種方法，都必須接受藥品取用和藥品創新之間的取捨，讓醫療系統，以及病患和社會大眾，決定其參與方式——決定哪些藥品得以獲得開發，以及我們願意支付的金額。更為平均分散權力以及利潤，這種的未來才有希望。

除非我們願意接受一種反烏托邦式的社會，讓藥品取用的不平等更為嚴重，否則毫無作為不是一個選項。二〇一九年十二月，或許是因為知道諾健生藥價造成的紛亂，諾華藥廠宣布了一種解決方法：他們開始了一項新計畫，向一百名孩童提供免費的藥物，依照樂透方式從參與者中隨機遴選[43]。

「我的第一個反應是，哇，太好了，因為今年就會有其他孩子可以免費獲得藥物。」嬰兒皮亞的母親艾蓮．迪邁爾說。「當然，你會有更多想法，就像我們說的，那只是杯水車薪。」

「全球有數萬名孩子實際需要那個藥物，一百只是非常、非常小的數字。[44]」

迪邁爾表示，她後來發現這種樂透抽獎令人無法接受。「每兩個星期，你就會燃起希望，但只能再度明白你的孩子並未獲選，時間又過了一個月，或者是兩個月；我認為，比起知道自己沒有辦法獲得藥物，樂透更令人心碎。」

結語

# 康格迪亞的隕落

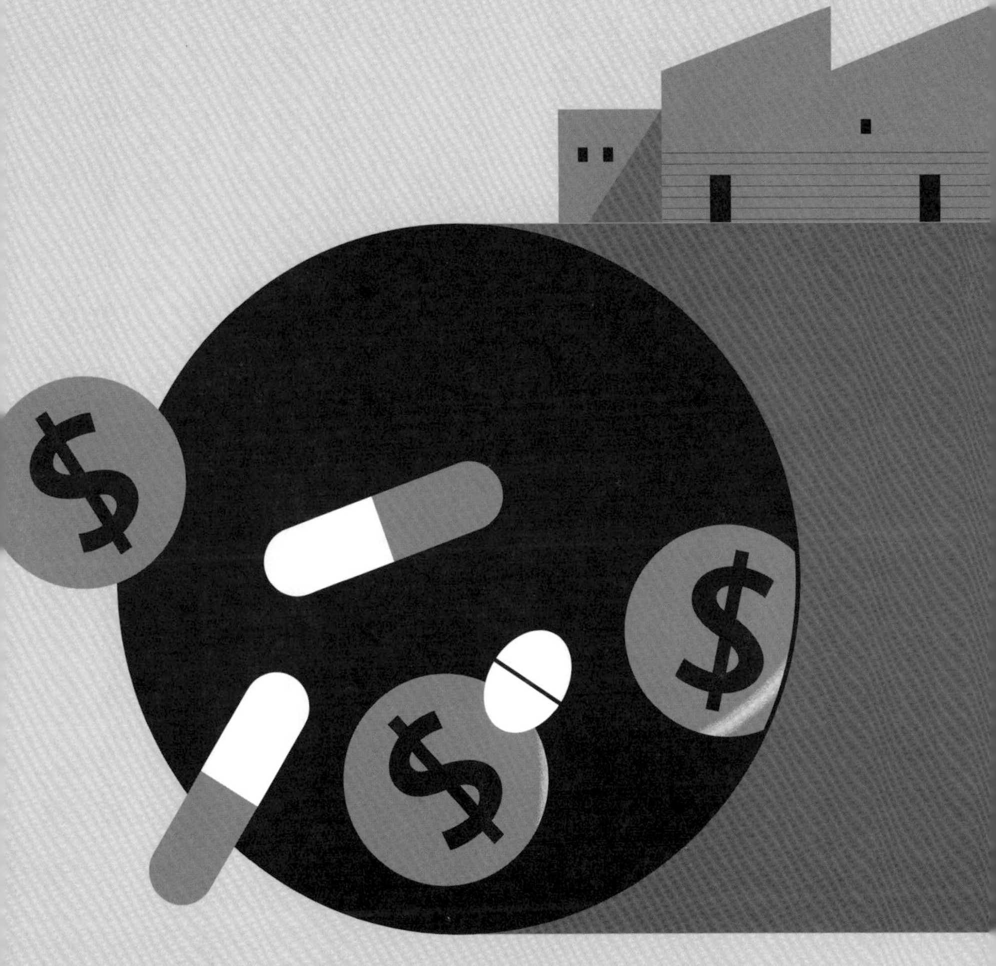

康格迪亞的隕落甚至比崛起時更迅速且更壯觀。康格迪亞在二〇一五年九月收購安迪法姆．水星時，老舊藥物去品牌與哄抬價格的快速致富手法，已經快要不合時宜了。

三年前，在輝瑞與弗林製藥達成協議，導致癲癇藥物苯妥英膠囊的價格大幅上漲時，英國衛生部的官員已經向市場競爭的監管機構針對此事提出申訴❶。這次漲價讓醫師們非常關注，因為他們擔心服用苯妥英可以保持穩定的病患如果被迫改用其他藥物，可能會無法控制癲癇。公開宣布安迪法姆．水星交易案時，也有理由相信英國政府已經開始知道去品牌化是一個更嚴重的問題。英國衛生大臣在同月稍早悄悄提出的一份諮詢文件中，提到過去依照原廠品牌名稱銷售的藥物以學名藥方式重新上市，「由於缺乏監管以及該藥品市場沒有競爭，導致價格大幅度上漲。❷」這份文件詢問政府是否應該介入。安迪法姆．水星交易案公開宣布時，投資人並未察覺此事的發展。

二〇一六年四月時看似充滿希望的私募收購康格迪亞一事，從來沒有實現。相反地，在六個星期之後，《泰晤士報》刊登了一系列的調查報導，闡述安迪法姆．水星和其他幾間公司如何使用去品牌化的詭計作為其商業經營模式，讓他們可以大幅提高數十種藥物的價格，導致大西洋兩岸對於康格迪亞定價策略的關注持續增加。這個問題的影響範圍已經無法否認，一系列的頭版報導文章，內容提到與醫療相關的政府官員如何放任價格上漲且並未提出反對，也迫使政府必須採取行動。

此時，康格迪亞在北美的幾項收購計畫也逐漸走入失敗。該公司獲得腸賴泰時，認為「沒有任何競爭新藥物能夠進入市場，所以可以維持永久的獨家供應地位」❸。但是，腸賴泰在二〇一六年時意外受到學名藥的競爭，康格迪亞向監管機關提出禁止上市的訴求，並未獲准。與此同時，保險業者開始意識到其他藥物價格上漲的問題，並且拒絕給付。美國處方用藥採用康格迪亞公司產品的次數減少，迫使該公司愈來愈依賴收購安迪法姆．水星時獲得的產品組合，但他們現在受到嚴格的檢視，未來繼續提高藥品價格已經是不可能的。二〇一六年八月，康格迪亞發布一則新聞稿，承認該公司的幾項藥品在北美市場遭逢問題，以及因為英國公投脫歐導致兌匯損失。該則新聞稿向投資人警示今年的營收將會低於過去的預期數字。

二〇一六年九月，英國政府宣布一項新法已經排入議程，該法的目標是打擊造成老舊藥物價格上漲的浮濫定價問題。英國國會成員明確地批判幾間公司，康格迪亞就是其中之一。站在英國下議會的綠色長椅前，國會議員批評康格迪亞「以不尋常的方式提高價格」，剝奪英國國民保健署急需的資金。時任衛生大臣的傑瑞米．杭特（Jeremy Hunt）痛斥「各間製藥公司的商業經營模式似乎就是收購沒有競爭的無專利保護藥物，隨後利用壟斷地位哄抬價格。」他說。「這種行為不應該繼續受到放任。」反對黨（工黨）成員也加入杭特的行列，批評製藥公司「利用法規漏洞，掠食脆弱的病患，從醫療系統中榨取令人厭惡的利潤，讓自己變得極為富裕」[4]。

二〇一六年六月初，康格迪亞的股價維持在二十六美元左右，遠遠低於投資人開始批評安迪法姆．水星合併交易案以及希拉蕊．柯林頓在社群媒體上發文導致股市開始拋售特殊藥物股票之前的高峰時期，但依然處在合理的價位。到了同年十月，康格迪亞的股價已經低於五美元，而且還在下跌。在那個月，康格迪亞宣布創辦人兼執行長馬克．湯普森辭職下台。一年之後，康格迪亞聲請債務重組。債務重組可以讓康格迪亞減少超過二十億美元的債務，但也意味著購買康格迪亞股票的投資人將會血本無歸。對於一路看著康格迪亞股價下跌的賣空人馬克．柯霍斯來說，這個結果代表他的判斷是對的——而且他可以購買新的勝利紀念獎品了。他將自己的馬命名為康格迪亞，並且用康格迪亞的前任執行長馬克．湯普森作為一隻雄雞的名字，雖然馬和雄雞都沒有長久待在柯霍斯的農場。「我把馬賣了，賺了一點錢……那隻雞宰來吃了。」他說[5]。

在大西洋的兩岸，製藥產業的「派對」已經快要結束了，曲終人散時，幾家歡樂幾家愁。藥品福利管理公司正在開始嚴格審查老舊藥物，從哄抬價格的藥品中找出情況最嚴重者，移出藥品清單之外，代表保險業者不會繼續給付。有一些製藥公司太晚參與派對了。二〇一五年期間，諾馮藥品（Novum Pharma），一間由幾位赫萊森製藥前員工成立的新公司，收購了幾種沒有學名藥競爭品的皮膚藥物權利，將價格提高十倍。在隨後的幾個月，該公司還進行了另外兩次的價格調漲。雖然其中一個皮膚藥品只是兩種便宜原料的組合，但根據相關報導指出，其定價從一劑二百二十六美元提高至大約九千五百美元[6]。對於有保險給付的病患，諾馮藥品提供共付額折價券，所以病患不需要自行付款，但是該公司很快就要承受衝擊掠食者經營模式的逆風。二〇一六年，健康保險業者 CVS 將諾馮公司的藥品排除在清單之外，幾年之後，諾馮公司決定放棄，聲請破產。在法律文件中，一位諾馮公司的高層表示，藥品價格「導致社會大眾嚴格檢視諾馮的商業模式，進一步提高藥品遭到處方箋拒用的次數」[7]。事後的債權人中，其中一位是某間製藥公司的高層，他表示自己向諾馮公司介紹收購皮膚藥品的製藥公司，諾馮積欠他五百萬美元的介紹費，還有一張應付帳款的金額超過五萬美元，對象則是巴黎的五星級飯店喬治五世四季酒店[8]。

英美的監管機構和其他政府單位開始進行大範圍的不當行為調查，從藥品定價到行銷手法。一位來自丹麥的政治人物瑪格瑞特・維斯塔格（Margrethe Vestager）被提名為歐盟的反壟斷委員，而她的視線牢牢盯著製藥公司。她的目標包括亞斯本藥物保健公司，這間公司因為明確藉由癌症藥物價格威脅數個歐洲國家而遭到調查。作為回應，亞斯本在和解協議中同意降低六種癌症藥物的價格，平均降幅將近七五%[9]。

離開康格迪亞之後，馬克・湯普森成立了一間新的製藥公司。渴望獲得重生，所以他將新公司的名字取名為在聖經故事中起死回生的拉撒路（Lazarus）。拉撒路製藥製造了一種腸燥症藥品。這個藥品與康格迪亞的腸賴泰非常相似，事實上，甚至導致湯普森和拉撒路的其他高層遭到老東家指控他們竊取商業機密，就是為了製造腸賴泰的仿製藥物[10]。

避險基金專家比爾・艾克曼在二〇一七年三月收回對於威朗製藥的投資。艾克曼的公司潘興廣場在兩年之間虧損了將近四十億美元。推動威朗製藥採用哄抬價格策略的執行長麥克・皮爾森在二〇一六年三月辭職，最後一次曝光是抱怨前任雇主虧欠他甚多[11]。四間製藥公司，其中包括威朗，以及馬丁・希克瑞里經營的兩間製藥公司，在美國參議院於二〇一六年公開的一份報告中，被徹底批評為採用「避險基金式的藥物定價策略」[12]。希克瑞里在二〇一七年時因為另外一件獨立的證券詐欺案入獄，直到二〇二〇年初，達拉匹林的價格一夜之間從十七・五美元飆漲至七百五十美元的事件，終於讓希克瑞里和他過去的製藥公司圖靈付出代價。聯邦貿易委員會提出正式的法律文件指控圖靈製藥（已改名為維也拉製藥）策劃「一齣精心設計的反競爭計畫，藉此保護他們對於拯救生命藥物的壟斷地位」⓭。起訴內容主張圖靈製藥違法阻止學名藥藥廠獲得申請藥物上市核可所需要的達拉匹林樣本。圖靈製藥也禁止數據公司販售關於達拉匹林銷售額的資訊，顯然就是為了阻止學名藥藥廠進入市場。希克瑞里成為被告，數個美國州政府則是共同原告。

成為老舊藥物哄抬價格同義詞的許多製藥公司大名都已經消失了。有些製藥公司進行品牌更名，希望可以擺脫造成傷害的新聞頭條以及網路搜尋結果。其他製藥公司則是被更大型的製藥公司吸收，或者徹底關門倒閉。製藥產業想要證明他們已經完全改過自新。二〇一七年，製藥產業的美國主要商會組織「美國藥品研究與製造商協會」更改了會員守則，要求所有的成員必須將至少一〇%的營收用於研發。兩間哄抬價格的製藥公司，馬林克羅特製藥公司和馬拉松製藥則是遭到剔除會籍。

經過重組之後，康格迪亞採用了新的名字——亞德維斯製藥——以及新的商業經營模式。桑吉斯．派（Sanjeeth Pai）在二〇一七年八月成為康格迪亞北美事業的執行長，他表示一間債台高築的公司「過去的經營模式只是提高價格，終究無法長久維持」，他說「我希望改變這個情況，讓康格迪亞更像一間製藥公司，不只是提高價格。⓮」

威朗也改變品牌名稱，於二〇一八年更名為「波許保健」（Bausch Health），並且開始投資研究和發展。然而，事後的餘波依然混亂，氣急敗壞的投資人和保險公司提出一系列的訴訟，加上監管機構的調查。二〇一九年，針對該公司股價過去大幅崩盤的集體訴訟案，波許保健支付超過一百二十億美元的和解金額[15]。

亞德維斯製藥在債務重組之後，針對幾項集體訴訟達成和解，支付更低的和解金，大約是二千三百萬美元[16]。伊利諾州芝加哥市鄰近的洛克福德市針對ACTH凝膠藥物價格控告馬林克羅特製藥公司。洛克福德市政府支付員工和員工家屬的醫療費用。二〇一五年，兩名員工的嬰兒被診斷罹患罕見疾病時，洛克福德市政府必須用將近五十萬美元的價格購買九劑ACTH凝膠藥物，因為該藥物是最好的治療方式。洛克福德市在二〇一七年提起訴訟，並且控告中間人藥品福利管理公司快捷藥方失職，並未降低藥品價格，並且簽署藥品獨家供應合約，協助維持ACTH凝膠藥物保護其壟斷地位[17]。

在英國政府官員的催促之下，英國的市場競爭監管機構針對藥品市場啟動一系列的調查。光是康格迪亞一間公司就捲入九項獨立的調查案件[18]。到了這個階段，有些製藥公司的老闆已經出售公司，在事態出現問題之前一走了之，讓其他人成為代罪羔羊。信文親眼看著安迪法姆·水星實施漲價策略，並在事態惡化前將安迪法姆·水星賣給康格迪亞，交易金額超過三十億美元，是信文當初組成安迪法姆·水星成本的數倍[19]。ACTH凝膠藥物漲價的元兇是位於美國加州的奎思柯製藥，他們在二〇一四年以五十六億美元的價格被位於都柏林的馬林克羅特製藥公司收購。奧登·麥肯錫的創辦人阿密特·佩特爾以及他的妹妹米塔在二〇一五年時以超過三億英鎊的價格賣出其公司。

這筆交易讓阿密特．佩特爾可以實現在四十歲之前發家致富的野心，他與妻子開始享受財富，買下一座十八世紀的英國城堡、英格蘭東南地區高爾夫球場旁的大宅，以及位於杜拜海岸人造島嶼上的五臥室別墅[20]。其中一些房產出現在奢華室內設計雜誌上，而佩特爾本人更是成為《亞洲財富雜誌》（*Asian Wealth Magazine*）的封面人物，他在城堡的土地上擺著拍照姿勢，該期雜誌的文章稱讚他創造了「卓越驚人的成功」[21]。

佩特爾售出了公司，代表在隨後的幾年，大多數時候都是收購該公司的阿特維斯以及梯瓦要面對奧登．麥肯錫數次遭到監管機構調查的結果——調查案的代號是「銀計畫」（Project Silver）。然而，佩特爾最後還是發現自己被捲入餘波之中，其中一件調查案將佩特爾視為當事人，而將安迪法姆．水星賣給康格迪亞獲得高額報酬的信文，在至少兩起競爭與市場管理局的調查案中成為當事人。

即使已經家財萬貫，佩特爾依然尚未從製藥產業完全退休。賣掉奧登．麥肯錫的股份之後，佩特爾創立了一間顧問公司阿米爾柯（Amilco）。這間公司沒有網站，也沒有公開紀錄，但是競爭與市場管理局還是揭露了其活動細節。二〇一六年時，阿米爾柯藉由居中協助南非製藥公司亞斯本和荷蘭製藥公司提歐法馬（Tiofarma）達成交易而獲得數百萬英鎊。在這個交易中，提歐法馬和佩特爾的公司不會干預英國的愛迪生氏症藥物市場，這個藥物的名稱是富能錠（fludrocortisone acetate）。亞斯本在沒有競爭的情況之下可以恣意提高價格，作為交易條件，漲價獲利的三〇％將會交給阿米爾柯。該藥物的漲價幅度為十八倍[22]。二〇二〇年六月，由於富能錠案件以及另外一個與抗憂鬱藥物有關的市場操弄案件，佩特爾同意接受禁令，在五年之內不得擔任公司領導人[23]。調查結果也發現佩特爾在經營奧登．麥肯錫期間，為了提高自己的收入，讓公司在不存在的「研發」經費中支出數百萬。英國的稅務調查官員收到稅務詐欺消息之後，佩特爾與女王陛下稅務海關總署（HM Revenue & Customs；現稱國王陛下稅務海關總署）達成保密和解，並支付將近一千五百萬英鎊的和解金[24]。

監管機構悉心調查哄抬價格的商業經營模式如何運作，他們突襲製藥公司辦公室，詢問製藥公司的員工和吹哨人時，發現有些製藥公司似乎合作壟斷市場，藉此避免競爭。競爭與市場管理局主張，在康格迪亞收購英國的安迪法姆．水星之前，後者曾經和另外一間製藥公司晨邊（Morningside）達成協議，瓜分抗生素藥物硝基呋喃妥因的市場[25]。兩間公司同意，向一間大型經銷商銷售藥品時，不會在價格上競爭，在這段期間，一包劑量為五十毫克的膠囊藥物價格提高了五倍。在另外一起調查案中，競爭與市場管理局暫時裁定四間製藥公司串通，強迫癌症病患使用的一種藥物提高價格，從一包大約六．五英鎊提高至五十一英鎊[26]。奧登．麥肯錫也被監管機關指控違反競爭法，藉此來保護氫羥腎上腺皮質素價格膨脹的獲利。二〇一一年，奧登．麥肯錫同意付錢給競爭公司，要求該公司不要參與市場競爭，而該競爭公司的擁有人就是將安迪法姆賣給信文的兩兄弟，此時氫羥腎上腺皮質素的價格已經從一英鎊提高至四十五英鎊[27]。兩兄弟的其中一人後來甚至因為對於商業和慈善事業的奉獻，獲得英國官佐勳章殊榮。

為了追求利潤，製藥產業反覆推向極限的，不只是藥品定價。在美國，有一些製藥公司因為涉嫌賄賂醫師，要求醫師不要使用便宜的替代藥品，將該公司的昂貴藥品納入處方箋而遭到控告。由吹哨人引發的兩起法律訴訟指控奎思柯製藥和馬林克羅特製藥公司用水療和拉斯維加斯旅程獎勵一小群醫師大量將ACTH凝膠藥物納入處方箋[28]。馬林克羅特製藥公司向美國司法部支付一千五百四十萬美元的和解金，但否認過失，迄今依然與美國的一間健康保險業者進行法律訴訟[29]。其他製藥公司則是被指控違法透過應該保持獨立的慈善機構，支付由政府醫療計畫給付的病患藥物共付額，最後支付超過一億二千萬美元達成和解[30]。

二〇一七年四月，英國通過處理藥物浮濫定價的法案[31]。但是，四年過去了，政治人物依然沒有使用過該法案賦予的權力降低藥品價格[32]。如果政治人物認為這個法案本身就足以發揮嚇阻的效果，製藥公司早已用行為表示，他們認為政治人物是在虛張聲勢。大約七十個左右的學名藥物受到大規模的哄抬價格影響，其中價格顯著下降者不到三分之一[33]。在許多藥品中，市場依然沒有發揮效果，即使學名藥藥廠推出競爭藥品，他們也選擇不要用更低的價格上市。三碘甲狀腺胺酸錠被特定甲狀腺疾病的病患視為改變生命的藥品，在二〇二一年初，國民保健署必須支付五英鎊的價格才能買到一錠——在幾年之前，只需要十六便士——即使另外兩間公司已經取得英國的上市許可，並在安迪法姆．水星將價格哄抬至一錠超過九英鎊的價格高峰之後才推出競爭藥品[34]。

競爭與市場管理局已經確定支付給國民保健署約一千萬英鎊，還有幾件案件正在進行中，但沒有辦法確定英國政府會不會利用訴訟案以及其他調查案件的最終結果採取法律行動，讓國民保健署可以收回在哄抬價格藥品上支出的額外金額[35]。與此同時，製藥公司尚未停止從老舊藥物的漲價中獲利。二〇二〇年中，就在新冠肺炎全球傳染疾病的高峰時期，本質藥品（Essential

Pharma）宣布該公司不再繼續銷售普雷戴爾（Priadel，音譯），在治療雙相情緒障礙症的藥物碳酸鋰中，普雷戴爾是銷售最好的原廠藥。這個決策發生在該公司被一間瑞士私人股權投資公司收購之後的幾個月，迫使病患必須選擇同樣由本質藥品銷售的昂貴替代藥物。替代藥物之所以更為昂貴，則是因為幾年前，該藥物的價格從一包三・二三英鎊——與普雷戴爾相似的價格——提高至一包八十七英鎊。在這個案例中，精神健康專業人士表達了強烈的不滿，迅速尋求競爭監管機構的協助，後者啟動了調查，促使本質藥品公司宣布將會重新考慮該決策。

雖然政治人物爭相譴責美國的藥品定價策略，但經過價格哄抬的藥品，在美國依然保持高價。在二〇一六年初的一場眾議院聽證會上，威朗公司當時的執行長為過度激進的定價策略道歉，該公司也承諾會調降兩種心臟藥物的價格。經過幾個月之後，兩種心臟藥物的價格終於調降，但是威朗公司其他藥品的價格，依然遠遠超過價格哄抬浪潮之前的情況。二〇一八年，梯瓦推出西普林（Syprine，音譯）的競爭學名藥物，根據定價資料，西普林的價格已經從大約六百五十美元提高至超過二萬一千美元。以色列藥廠梯瓦的學名藥一瓶裝有一百顆藥丸，定價超過一萬八千三百美元，依然遠遠高於西普林幾年之前的價格[36]。其他藥品，例如赫萊森製藥的骨適恩（Vimovo）則是數年來持續哄抬價格[37]。

過去曾經哄抬價格，但在更多製藥公司進入市場之後，變得更為便宜的藥物包括迪皮質醇（dexamethasone），一種常見的類固醇，以二毫克劑量或五百微克劑量銷售。迪皮質醇變得更為便宜是很幸運的事情，因為在二〇二〇年夏天，該藥物是第一種能夠對於新冠肺炎病患產生顯著益處的藥物。對於某些病況最為嚴重，必須住進加護病房使用呼吸設備的病患來說，一天服用六毫克的迪皮質醇，可以減少三分之一的死亡機率[38]。

即使努力地改變情況，老舊藥物的哄抬價格情況依然沒有完全消失，雖然製藥公司已經不敢執行超過十倍以上的漲價幅度。但前分析師大衛．馬里斯認為，哄抬價格模式捲土重來的機會是「一〇〇％」。「每個市場都會有騙徒，但看起來也沒有更好的執法行動用在發現並驅趕騙徒，所以，哄抬價格當然會再度發生。」他說。「有人把所有的退休金都放在威朗、康格迪亞那些股票裡面，但是哄抬價格的參與者，幾乎沒有人的財富就此消失。可人們的生活被毀了，製藥公司的高層卻可全身而退，令人感到悲傷。[39]」

即使某些哄抬價格情況最惡劣的製藥公司已經被阻止了，但製藥產業商業經營模式的深刻問題依然存在——對於老舊藥物以及新型藥物來說，都是如此。

從許多層面來說，威朗、康格迪亞，以及其他追求相似策略的製藥公司，都是製藥產業本應追求的目標之對立面。所以，為什麼這些公司受到歡迎，成長迅速，而且能夠讓股價飆漲至如此之高？答案藏在文化的改變，以及轉變製藥產業的基礎力量。這些製藥公司和喬治．默克等人宣揚的願景背道而馳，這是因為它們是許多製藥公司和投資者所闡述的理念極端版本：他們厭惡研究發展，因為整體製藥產業的研發投資回報率降低，這是非常符合理性的回應，而且他們都願意提高價格，他們之間的唯一不同在於提高價格的規模，全球最大型的製藥公司高層都「心懷感激地」採納了這種經營手法，因為他們想要彌補缺乏新型藥物或沒有能力賣出更多藥品。

將藥物視為與其社會重要性脫鉤的金融資產之觀點，是製藥產業金融化的結果，正如其他金融化的產業，製藥產業也採用了股東利益最大化的原則：竭盡所能地用最快的速度，賺最多錢，所以公司會被視為成長，最重要的數字——每股盈餘——也會持續增加。

相同的動力導致了鴉片類藥物氾濫問題。渴望獲利的製藥公司、管理諮詢顧問公司，以及沒有倫理操守的醫師組成了一支部隊，他們共謀讓數百萬人大量使用會高度成癮的藥物，導致肆虐蹂躪美國和其他國家的成癮、濫用及悲劇。鴉片類藥物氾濫問題等同於製藥產業惡形惡狀的紀事錄，其長遠影響，將遠遠超過製藥公司為了承擔此次公共衛生危機中的角色而支付的數十億和解金。

當然，不是每間製藥公司都是如此。有些製藥公司，例如瑞士的羅氏以及美國的默克製藥（默沙東），依然堅決採用研究發展途徑，也得以享受一系列創新產品帶來的獎勵，雖然尖端技術創造的藥物也會因為價格產生可負擔性的問題。每一次全球最昂貴的藥物價格紀錄被取代時，就會替其他藥品創下先例，諾華的諾健生定價為二百一十萬美元，拜瑪琳公司在二〇二〇年一月時表示，該公司正在考慮將一種有望治療血友病的基因療法定價在二百萬美元至三百萬美元之間[40]。

威朗和康格迪亞現在都有了新的名字，並放棄過去的哄抬價格策略，但無論這些個別的公司承受了何種懲罰，他們所暴露的製藥產業商業模式裂縫依然存在。藥品價格依然恣意決定，而且是不可承受之高。藥品依然被視為必須善用的金融資產，無論會對病患造成何種影響。醫療系統和保險業者仍舊被迫在有限預算中做出攸關生死的決定。與此同時，努力回應股東期待以及開發成本上漲的製藥公司高層，也有自己必須面對的挑戰。

只有正視這一切，應對接下來必須進行的艱難公共政策辯論和決策，我們才能避免未來出現我們需要的藥物不可用的情況；要嘛因為價格昂貴，要嘛因為商業藥物開發徹底遭到放棄。為了在困境中找到生存之道，這些討論必須從現在開始。

# 致謝

正如所有的辛勤付出，如果沒有許多人的協助和支持，無法撰寫此書，我也不能一一細數他們的名字，但有些人，我想要特別致謝。我要特別感謝摯愛親人因為無法取得藥物而死的人，願意和我分享他們的故事：馬克・林賽以及明迪・派特森。其他人，包括葛瑞格・傑佛瑞斯、艾蓮・迪邁爾、迪卓・瓦克斯曼、蘿芮・凱希爾、梅蘭尼・伍德考克，以及「狄米爾」分享其醫療歷史的細節——以艾蓮的情況來說，則是分享女兒皮亞的故事，希望可以幫助其他人。

為了這本書，我訪談超過一百人，所以我必須向那些名字並未出現在最終定稿，但其觀點依然傳遞珍貴資訊而且指引本書方向的人致歉。我要特別感謝傑克・史坎諾，除了本書引用的訪談內容之外，他願意忍耐與我的漫長對話，討論製藥產業面對的議題，協助我反覆推敲在本書表達的特定論點，以及填補我個人在相關知識上的諸多不足之處。我還要感謝其他人，彼得・史塔利、伯納德・穆諾斯、李奧納多・薩爾斯、史帝夫・皮爾森、艾比・梅耶斯、維克托・羅伊、米克・柯拉薩、夏瑞・阿哈里、傑米・勒夫、迪米崔・赫梅爾斯基、馬克・柯霍斯、大衛・馬里斯、威廉・拉佐尼克、卡爾・克萊克斯頓、瑪格麗特・凱爾、吉姆・歐尼爾、潔亞舒莉・艾爾，以及彼得・海爾都樂於分享他們的時間。我也要感謝法蘭・奎利（Fran Quigley）幫助我訪談法蘭・里斯，亞倫・托利歐斯（Aaron Toleos）介紹我聯絡迪卓・瓦克斯曼，以及馬克・哈靈頓向我分享與愛滋病解放力量聯盟有關的文件，讓我閱讀尚未出版回憶錄中關於該團體行動的章節。

有些人接受訪談的唯一條件是保持匿名，通常是因為他們任職於涉及可疑漲價行為的製藥公司；我也感謝他們，雖然因為明確的原因，無法提到他們的名字。正如我在本書註腳提到的，馬克・湯普森本人不願意接受訪談，所以我特別感謝曾經與他共事的人對於本書的貢獻。大英帝國圖書館的員工以及惠康圖書館的員工協助我進行研究，許多記者撰寫了我引用的報章雜誌報導，我也受益於他們。

幾個人看過本書的草稿之後，提供非常有幫助的回應。我的親兄弟查理・肯伯是一位非常寬容的草稿讀者，我也要感謝麥克・史威尼（Mike Sweeney）對於後期草稿的意見。傑克・史坎諾、安德魯・希爾（Andrew Hill），以及吉姆・富尼斯（Jim Furniss）檢閱本章的不同章節，我要感謝他們。當然，所有的錯誤都是我的責任。其他人以各種方式協助我，我要在此表達謝意，其中包括彼得・查佩爾（Peter Chappell）、愛麗絲・霍爾（Alice Hall）、艾蕾特拉・史克里沃（Elettra Scrivo）、喬綺娜・特納（Georgina Turner）、哈莉特・懷海德（Harriet Whitehead）、歐里・萊特（Oli Wright）、法蘭西斯・艾利略特（Francis Elliott）、西蒙・哈克（Simon Harker）、一起構思書名的哈瑞・布萊德威爾（Harry Bradwell）、安德魯・諾福克（Andrew Norfolk）、班・梅瑞曼（Ben Merriman）、奈娜・麥肯（Naina McCann）、蕭亞・羅卡迪亞（Shoaib Rokadiya），以及湯姆・惠波（Tom Whipple）。有些人協助查核本書使用的數據，其中包括「連結公司」（Connecture）的歐納・土魯姆（Öner Tulum）、吉姆・尤肯（Jim Yocum）、愛思唯爾的安德魯・戴維斯，以及英國製藥業協會的艾蓮・湯威爾（Elaine Towell）。

這本書的起源可以追溯至我在二〇一六年時於《泰晤士報》刊登的一系列調查報導（我迄今依然在《泰晤士報》服務）。艾利克西・蒙斯特斯（Alexi Mostrous）建議我可以調查「向對手支付現金，換取競爭藥品延遲上市」的交易，最後讓我走上藥品寫作的道路。如果沒有報社同仁的協助，這些報導不會有後來的影響力——推動一項立法，以及將近十多件的監管機關調查案。我要特別感謝傑瑞米・葛瑞芬（Jeremy Griffin）以及費・施萊辛格（Fay Schelsinger）編輯並且為了這些報導而奮鬥，布里德・喬登（Brid Jordan）、皮亞・雪馬（Pia Sharma）、佩特・伯格（Pat Burge），以及大衛・赫斯特（David Hirst）在面對文章提到的某些人物提出的法律威脅時，依然堅持出版。我也要在此感謝報社編輯約翰・威瑟羅（John Witherow）讓我有充裕的時間完成調查報導，以及後來的本書寫作計畫。

完成專注探討英國去品牌學名藥物的價格哄抬現象的報社文章之後，我發現還有一個更重要而且範圍更大的故事必須被述說，關於橫掃整個製藥產業的改變，還有這些改變與已經成為全球新聞報導固定主題的藥價不滿之間的關係。尋找一間願意出版此書的出版社，這個旅程並非如此平順，我要感謝不屈不撓的經紀人海瑟・霍登—布朗（Heather Holden-Brown），在這段過程中給我的幫助和指引。

我要感謝修士門（Canongate）出版社讓我的書找到快樂的家園，他們是一間自由思考的獨立出版社，還有一群聰穎和充滿活力的團隊。這本書的編輯西蒙・托羅古德（Simon

Thorogood），非常有耐心而且冷靜，即使是因為新冠肺炎疫情導致計畫多次修改，萊拉·克魯克蕭克（Leila Cruickshank）是一位盡心盡力的審稿人，協助我的寫作更為精鍊。

一位記者和一位律師之間的關係不一定總是非常平順，所以我必須特別感謝亞利克斯·韋德（Alex Wade），他是一位律師和作家，可以協助這本書順利完成。我非常感謝他的細心以及他所花費的時間。

最後，從個人的層面來說，我想感謝我的朋友和家人，謝謝他們在這段漫長寫作期間的鼓勵。最重要的是，這本書大部分的內容都是在週末時完成，如果沒有我的未婚妻珊（Sam）的付出，是不可能實現的。如果沒有她的愛、支持，以及犧牲，早在交稿之前，我就會放棄這次的寫作。這本書要獻給她。

作為一位記者，我永遠樂於傾聽讀者的聲音。如果你想要聯絡我，可以在推特上面標記我，@billykenber，或者用電子郵件聯絡我 billy@billykenber.com。

# 全書註釋

## 導論

1 Pollack, A., "Drug Goes From $13.50 a Tablet to $750, Overnight", New York Time, (September 20, 2015)。雖然該篇報導指出達拉匹林（Daraprim）的價格從十三．五美金提高至七百五十美金，但聯邦交易委員會後來提出的法律文件顯示，在施克雷利提高價格之前，價格已經漲到了十七．五美元。

2 作者對傑克．史坎諾進行的訪談。

## 序曲 安大略湖的小屋

1 Mark Thompson appearance on Business News Network (March 10, 2015).

2 Ibid.

3 Concordia Healthcare 2013 annual information form.

4 Ibid.

5 Transcript of Concordia Healthcare Corp. at CIBC Whistler Institutional Investor Conference (January 20, 2016)。馬克．湯普森並未回應本書作者的訪談邀請。本章以及隨後章節使用的資料來自於訪談超過二十個人的內容，其中包括曾經在康格迪亞工作的員工、投資人、分析師，與康格迪亞關係緊密的第三方，以及康格迪亞的公司文件、季度電話會議與投資人會議的逐字稿、聽證會和其他相關文件。

6 "M & A Machine; Mark Thompson has Concordia Healthcare on the verge of something big", Financial Post Business (October 1, 2015).

7 Cross-examination of Mark Thompson in Mark Thompson v. Marc Cohodes, Ontario Superior Court of Justice (January 10, 2017).

8 "Amended and Restaated Preliminary Prospectus – Initial Public Offering", Legacy Pharma Income Fund (August 15, 2005).

9 Willis, A., Reguly, E., Stewart, S., Robertson, G., "Ottawa's move on income trusts throws sector into disarray", Globe and Mail (September 28, 2005).

10 "PLIVA Terminates Agreements with Legacy Pharma", press release on pliva.com (October 3, 2005).

11 Cross-examination of Mark Thompson in Mark Thompson v. Marc Cohodes, Ontario Superior Court of Justice (January 10, 2017).

12 Ibid.

13 Filing statement for Mercari Acquisition Corp. (December 13, 2013).

14 Concordia Healthcare 2013 annual information form.

15 Concordia Healthcare presentation at RBC Capital Markets Healthcare Conference (February 24, 2015).

16 Federal Trade Commission press release and associated documents, "Pharmaceutical Companies Settle FTC Charges of an Illegal Agreement not to Compete, which Resulted in Higher Prices for Generic Version of ADHD Drug," ftc.gov (August 18, 2015).

17 Pfannenstiel, B., "Lenexa health company owners ordered to pay $12M settlement", Kansas City Business Journal (October 23, 2013).

18 Concordia Healthcare 2013 annual information form.

19 Ibid.

20 作者對凱文・康柏斯進行的訪談。

21 作者對蘿芮・凱希爾進行的訪談。

22 Ibid.

23 產品公告目錄價（Wholesale Acquisition Cost; WAC）數字取自於愛思唯爾公司黃金標準藥物資料庫。產品公告目錄價是製藥公司將藥物賣給批發商的建議售價，但沒有計算回扣或者其他並未列記在發票中的折扣。比較小型的製藥公司，例如康格迪亞，就曾經抱怨作為中間人的藥品管理者在這個過程中從他們身上榨取利潤，方法是藉由提高從銷售額抽取的金額以及藥品售價提高時，必須向中間人繳交的最低金額。

24 "Business acquisition report – Donnatal", Concordia Healthcare (June 9, 2014).

25 作者對凱文・康柏斯進行的訪談。

26 根據愛思唯爾黃金標準藥物資料庫的資料，該藥品的產品公告目錄價在二〇一五年二月提高了一〇%，一瓶百顆藥丸裝要價八百六十五美元。

27 Ibid.

28 Concordia Healthcare Corporation FY 2013 Earnings Call (March 31, 2014).

29 Moylan, T., "2 Drug Makers To Pay $214.5 Million For Off-Label Marketing Of Zonegran", Lexis Nexis Legal News Room (December 16, 2010).

30 建議售價數字取自於愛思唯爾黃金標準藥物資料庫記載的產品公告目錄價。根據史密斯—薩克曼—瑞德保健諮詢公司的數字，該藥物的實價，減掉回扣與折扣之後的成本價格，在衛采持有期間，大約是建議售價的七〇%至八〇%。康格迪亞持有該藥物的實價並未公開，但是馬克・湯普森曾經告訴分析師，價格提高二五%，相較於建議售價紀錄的五〇%提高價格，低於湯普森表示的漲幅。

31 Shufelt, T., "Little-known drug company offers powerful antidote to Big Pharma's patent headache", Global and Mail (September 12, 2014).

32 在歐巴馬政府通過新的法規，讓企業難以藉由稅負倒轉的方式獲利之後，輝瑞與愛力根高達一千六百億美金的交易，也在二〇一六年四月告吹。

33 Mark Thompson appearance on Business News Network (March 10, 2015).

34 作者對尼亞爾．麥吉進行的訪談(September, 2019)。

35 Batcho-Lino, S. and Lam, E., "Valeant Clone Concordia Top Canada Stock as CEO Eyes Deal", Bloomberg News (April 7, 2015).

36 Mark Thompson appearance on Business New Network (March 10, 2015).

37 McGee, N., "Concordia Healthcare "not done yet" with deals, Global and Mail (March 9, 2015).

38 Langreth, R., "Dealmarkers Behind Soaring Drug Prices Hit the Jackpot", Bloomberg News (November 2, 2016) and "Moody's Reviews Covis Pharma's ratings, direction uncertain", Moody's Investors Service (March 10, 2015).

39 "Business acquisition report – Covis", Concordia Healthcare (July 3, 2015).

40 Plieth, J., "After Turning, the industry's biggest price gougers", evaluate.com (September, 23, 2015). 這張清單的基礎是國家平均藥物購買成本（the national average drug acquisition cost; NADAC），國家平均藥物購買成本的資料來自美國藥局每周提出的藥物購買價格，但是並未包括可能的回扣。

41 價格資料來自於根據愛思唯爾黃金標準藥物資料庫的利平寧得十毫克藥錠。

42 Analyst's research note on Concordia Healthcare by David Martin at Bloom Burton & Co. (May 19, 2015).

43 "Report: Heightened Risk at Concordia", Pacific Square Research (March 11, 2016). 隆我心是地高辛（digoxin）的原廠藥名。在這段期間，另外兩間製藥公司銷售的無品牌學名藥也出現顯著的價格提高。參考 "Why are some generic drugs skyrocketing in price", hearing before the subcommittee of Primary Health and Aging of the Committee on Health, Education, Labor and Pensions, United States Senate (November 20, 2014).

44 Taibbi, M., "The Great American Bubble Machine", Rolling Stone (April 5, 2010).

45 In the Matter of Concordia Pharmaceuticals Inc.; Concordia Healthcare Corp.; Par Pharmaceutical, Inc.; Par Pharmaceutical Holdings, Inc.; and TPG Parnters VI, L.P. , "Analysis to Aid Public Comment", US Federal Trade Commission (August 18, 2015).

46 Management information circular filed by Concordia Healthcare (March 24, 2016).

47 作者對大衛．馬里斯進行的訪談。

48 "Acquisition of Amdipharm Mercury Limited – Creating A Global, Diversified Platform For Growth", corporate presentation by Concordia Healthcare (September 8, 2015).

49 Cotterill, J., "Cinven to sell AMCo to Concordia in £2.3 bn deal", Financial Times (September 8, 2015).

50 二〇一五年九月，湯普森擁有康格迪亞超過一百一十萬股，而該公司股價在當月創下八十九．一美元的新高點。他還有十二萬五千股的選擇權與限制性股票單位，資料來源為SEDI (System for Electronic Disclosure by Insiders).

51 McGee, N., "How Concordia Healthcare got caught in a

stock market storm", Global and Mail (October 2, 2015).

52 Pollack, A., "Drug Goes From $13.50 a Tablet to $750, Overnight", New York Times (September 20, 2015). 在二〇一五年六月，由益邦實驗室（Impax Laboratories）持有時，達拉匹林的價格從每錠十三．五美元提高至十七．五美元，兩個月之後，維也拉（Vyera）製藥收購達拉匹林，價格提高至每錠七百五十美金。

53 Tweet sent by Hillary Clinton @HillaryClinton (September 21, 2015).

## 第一章 藥劑師、藥丸與槍砲

1 Le Fanu, J. The Rise and Fall of Modern Medicine (Little, Brown, 1999; Abacus, 2011), p. 17.

2 Gaynes, R., "The Discovery of Penicillin—New Insights After More Than 75 Years of Clinical Use", Emerging Infectious Diseases (May 2017).

3 Chain, E., Florey, H.W. et al., "Penicillin as a chemotherapeutic agent", The Lancet (August 24, 1940).

4 Heatley, N.G., "In Memoriam, H.W. Florey: an Episode", Journal of General Microbiology (July 22, 1970).

5 科學家過去曾經在幾位病患身上實驗不同的盤尼西林給藥方法。第一位自願受試者是罹患乳癌末期的五十歲女性，在來自牛津的警察受試之前，這位女性病患大約每個月接受一次盤尼西林注射。參考 Fletcher, C., "First Clinical Use of Penicillin", British Medical Journal (December 22, 1984).

6 Abraham, E.P., Chain, E. et al., "Further Observations on Penicillin", The Lancet (August 16, 1941).

7 Wells, P.A., "Some Aspects of Early History of Penicillin in the United States", Journal of Washington Academy of Sciences (September 1975).

8 Ibid.

9 Neushul, P., "Science, Government, and the Mass Production of Penicillin", Journal of the History of Medicine and Allied Sciences. (October 1, 1993).

10 Ibid.

11 Aldridge, S., Parascandola, J., Sturchio, J.L, "International Historical Chemical Landmark: The Discovery and Development of Penicillin", American Chemical Society (November 19, 1999).

12 Neushul, P., "Science, Government, and the Mass Production of Penicillin", Journal of the History Medicine and Allied Sciences (Ocotober 1, 1993).

13 Federal Trade Commission, "Economic Report on Antibiotics Manufacture", US Government Printing Office (June, 1958).

14 Ginsberg, J., "Development of Deep-Tank Fermentation: Pfizer Inc.", American Chemical Society (June 12, 2008).

15 Quinn, R., "Rethinking Antibiotic Research and Development: World War II and the Penicillin Collaborative", American Journal of Public Health (March 2013).

16 Ibid.

17 Corley, T.A.B., "The British Pharmaceutical Industrial since 1851" in Richmond, L., Stevenson, J. and Turton, A. (eds),

The Pharmaceutical Industry (Routledge, 2003).

18 Wertheimer, A., Santella, T., "The History and Economics of Pharmaceutical Patents" in Farquhar, I., Summers, K.K. and Sorkin, A. (eds), The Value of Innovative: Impact on Health, Life Quality, Safety and Regulatory Research (Emerald Group Publishing, 2007).

19 對於誰發現阿斯匹靈一事，一直有著爭議。霍夫曼當時為亞瑟·艾希格倫（Arthur Eichengrün）工作，也很有可能接受艾希格倫的指導。請參考 Desborough, M.J., Keeling, D.M., "The Aspirin Story – from Willow to Wonder Drug", British Journal of Haemotology (January 20, 2017).

20 Gaudillière, J-P., "How Pharmaceuticals Became Patentable: the Production and Appropriation of Drugs in the Twentieth Century", History and Technology (March 7, 2008).

21 Brown, H.T., "Chairman's Address: Patents in Pharmacy and Medicine", British Pharmaceutical Conference Bournemouth (December 1, 1959).

22 直到一九六八年之前，德國並未同意申請藥物產品的專利——比起英國，德國同意的時間晚將近二十年。但是，從二十世紀初期開始，德國的製藥公司就會用「大量使用製造過程專利」保護製藥化學過程。參考 Gaudillière, J-P., "How Pharmaceuticals Became Patentable: the Production and Appropriation of Drugs in the Twentieth Century", History and Technology (March 7, 2008).

23 Corley, T.A.B., "The British Pharmaceutical Industry since 1851" in Richmond, L, Stevenson, J. and Turton, A. (eds), The Pharmaceutical Industry (Routeledge, 2005).

24 Ibid.

25 Brown, H.T., "Chairman's Address: Patents in Pharmacy and Medicine", British Pharmaceutical Conference Bournemouth (December 1, 1959).

26 Ballentine, C., "Sulfanilamide Disaster", FDA Consumer Magazine (June 1981).

27 Lee, J., "Innovaction and Strategic Divergence", Management Science (February 2003).

28 Corely, T.A.B., "The British Pharmaceutical Industry since 1851" in Richmond, L, Stevenson, J. and Turton, A. (eds), The Pharmaceutical Industry (Routledge, 2003).

29 Engs, R.C. (ed.), Health and Medicine Through History: From Ancient Practices to 21st-Century Innovations (Greenwood Publishing, 2019) p. 332.

30 Clark, R.W., The Life of Ernst Chain (St Martin's Press, 1985) pp. 55-59.

31 Ibid.

32 一九七〇年代，國家研究發展中心將會重蹈覆轍，因為政府官員的反應太慢，導致無法申請專利保護複製單株抗體（monoclonal anitibody）的技術。這個技術事後也證明有助於推動生物科技產業的誕生，全球幾個最暢銷的藥物也是採用單株抗體。

33 Merck, G.W., "Medicine Is For the Patient, Not For the Profits", Speech at Medical College of Virginia at Richmond (December 1, 1950).

34 美國製藥公司默克在美國之外的常見名稱是默沙東，理由是默克原本位於德國的母公司默克集團（Merck KGaA）一直存在。自從在第一次世界大戰期間，美國政府徵收位於美國的子公司之後，美國的默克與德國的默克集團就一直是彼此獨立的商業體。

35 Johnson & Johnson, “Our Credo”, jnj.com/credo

36 “Administered Prices: Drugs”, Report of the Subcommittee on Antitrust and Monopoly, the Committee on Judiciary, United States Senate, US Government Printing Office (1961).

37 瓦克斯曼本人的動機也不是完全單純的。他曾經被指控強迫參與鏈黴素過程的研究生亞伯特．夏茲（Albert Schatz）將專利使用費交給信託基金。瓦克斯曼藉此隱匿他與羅格斯大學達成協議，他本人可以獲得默克支付專利使用費的二〇%。參考Rawlins, M., “The Disputed Discovery of Streptomycin”, The Lancet (July 21, 2012).

38 Temin, P., “The Evolution of the Modern Pharmaceutical Industry”, Working Paper, Department of Economics, Massachusetts Institute of Technology (September, 1978).

39 後來將會揭露美國國家小兒麻痺基金會（National Foundation for Infantile Paralysis）的律師曾經資助該疫苗的研發，並且考量過申請疫苗專利的可能性，但該位律師認為，在當時專利申請的創新性規定之下，不會獲得專利許可，雖然「沒有跡象顯示，該基金會意圖藉由小兒麻痺疫苗獲利」。請參考 Palmer, B., “Jonas Salk: Good at Virology, Bad at Economics”, slate.com (April 13, 2014) 以及 Smith, J., Patenting the Sun: Polio and the Salk Vaccine (William Morrow & Co., 1990).

40 Temin, P., “Technology, Regulation, Market Structure in the Modern Pharmaceutical Industry”, The Bell Journal of Economics (1979).

41 Federal Trade Commission, “Economic Report on Antibiotics Manufacture”, US Government Printing Office (June, 1958).

42 Temin, P., “Technology, Regulation, Market Structure in the Modern Pharmaceutical Industry”, The Bell Journal of Economics (1979).

43 Federal Trade Commission, “Economic Report on Antibiotics Manufacture”, US Government Printing Office (June, 1958).

44 在一九四八年，十一種抗生素藥物中只有四種藥物由單一公司銷售。到一九五八年，在二十九種抗生素藥物中，有十七種由單一公司銷售。Ibid, p. 90.

45 Temin, P., “Technology, Regulation, Market Structure in the Modern Pharmaceutical Industry”, The Bell Journal of Economics (1979).

46 Ibid. 相關數字取自於藥品製造協會（Pharmaceutical Manufacturers Association）的研究結果。

47 Slinn, J., “Patents and the UK Pharmaceutical Industry between 1945 and the 1970s”, History and Technology (March, 7, 2008).

48 Bud, R., “Antibiotics, Big Business, and Consumers: The Context of Government Investigation into the Postwar American Drug Industry”, Technology and Culture (April, 2005).

49 在一個長達十年的法律戰爭之後，價格終究調降了，而輝瑞必須更廣泛地授權其他廠商製造四環黴素。

50 Greene, J.A., Podolsky, S.H., “Reform, Regulation, and Pharmaceuticals – The Kefauver-Harris Amendments at 50”, New England Journal of Medicine (October 18, 2012).

51 Slinn, J., “Patents and the UK Pharmaceutical Industry between 1945 and the 1970s”, History and Technology (March, 7, 2008).

52 這段「自由時期」起初為三年，在一九六四年時延長至四年。 Ibid.

53 這個計畫的用意也是獎勵投資英國的製藥，後來計畫內容因為違反歐盟對於國家補助的法規而修改。

54 英國迄今依然保有政府使用條款，但在鮑爾的立法行動完成之後，就不曾援引過該條款。

55 Greene, J.A., Podolsky, S.H., “Reform, Regulation, and Pharmaceuticals – The Kefauver-Harris Amendments at 50”, New England Journal of Medicine (October 18, 2012).

56 Teff, H., “Regulation under Medicine Act 1968: A Continuing Prescription for Health”, The Modern Law Review (May, 1984).

57 Goozner, M., The $800 Million Pill (University of California Press, 2005) p. 170.

58 Ibid, p.100.

59 Lee, J., “Innovation and Strategic Divergence: An Empirical Study of the US Pharmaceutical Industry from 1920 to 1960”, Management Science (February 2003).

60 Morgan, D.C., Allison, S.E., “The Kefauver Drug Hearings in Perspective”, The Southwestern Social Science Quarterly (June, 1964).

61 Green, J.A., Generic: The Unbranding of Modern Medicine (Johns Hopkins University Press, 2014) p.85.

62 Wertheimer, A., Santella, T., “The History and Economics of Pharmaceutical Patents” in Farquhar, I., Summers, K.H. and Sorkin, A., (eds), The Value of Innovation Impact on Health, Life Quality, Saftey and Regulatory Research (Emerald Group Publishing, 2007).

63 Taylor, D., “The Pharmaceutical Industry and the Future of Drug Development” in Hester, R.E. and Harrison, R.M. (eds), Pharmaceuticals in the Environment (Royal Society of Chemistry, 2016), and Le Faun, J., The Rise and Fall of Modern Medicine (Little, Brown, 1999; Abacus, 2011).

64 Vagelos, P.R., The Moral Coporation: Merck Experiences (Cambridge University Press, 2006) p. 128.

65 Hawthorne, F., The Merck Druggernaut: The Inside Story of a Pharmaceutical Giant (John Wiley & Sons, 2003) pp.16-7.

66 “Over 30 Years: The Mectizan Donation Program”, Merck.com (Jaunuary 6, 2021).

67 McCarthy, J., “Big Pharma Sinks to the Bottom of US Industry Rankings”, Gallup.com (September 3, 2019).

## 第二章 齊多夫定（AZT）——第一種愛滋藥物

1 作者對彼得・史坦利進行的訪談。

2 Blumenstyk, G., “Missed Chances”, Chronicle of Higher Education (August, 12, 2005).

3 Ibid.

4 Naussbaum, B., Good Intentions (The Atlantic Monthly Press, 1990: Penguin Books, 1991) p. 177.

5 Holt, N., “Remembering Dr. Jerome Horwitz and AZT”, blogs.scientficamerican.com/guest-blog/remembering-dr-jerome-horwitz-and-azt/ (September 2012).

6 Horwitz, J.P. et al., "Nucleosides. V. The Monomesylates of 1-(2'-Deoxy-β-D-lyxofuranosyl)thymine 1, 2", Journal of Organic Chemistry (July, 1964).

7 Naussbaum, B., Good Intentions (The Atlantic Monthly Press, 1990; Pengiun Books, 1991) p. 178.

8 "HIV/AIDS: Snapshots of an Epidemic", amfAR, The Foundation for AIDS Research, amfar.org/thirty-year-of-hiv/aids-snapshots-of-an-epidemic/

9 Harden, V., Hannaway, C., "In Their Own Words: NIH Researchers Recall the Early Years of AIDS", 口述歷史訪問 Dr. Sam Broder, history.nih.gov/display/history/Samuel+Broder+Interview (February 2, 1997).

10 Harden, V., Hannaway, C., "In Their Own Words: NIH Researchers Recall the Early Years of AIDS", 口述歷史訪問 Dr. Robert Yarchoan history.nih.gov/display/Dr+Robert-Yarchoan+Interview (April 30, 1998).

11 Interview with Dr. David Barry, ex-director of global research, Burroughs Wellcome Oral History project, Wellcome Library (April 30, 2001).

12 Interview with Dr. David Barry, ex-director of global research, Burroughs Wellcome Oral History project, Wellcome Library (January 24, 2002).

13 Ibid.

14 Interview with Dr. David Barry, ex-director of global research, Burroughs Wellcome Oral History project, Wellcome Library (April 30, 2001).

15 Leary, W.E., "Outspoken and Impatient Scientist Takes Charge of War on Cancer", New York Times (February 7, 1989).

16 Harden, V., Hannaway, C., "In Their Own Words: NIH Researchers Recall the Early Years of AIDS", 口述歷史訪問 Dr. Sam Broder, history.nih.gov/display/history/Samuel+Broder+Interview (February, 2, 1997).

17 Interview with Dr. David Barry, ex-director of global research, Burroughs Wellcome Oral History project, Wellcome Library (January 24, 2002).

18 Crawford, A., "I Thought I Had Made a Mistake", BBC News (December 1, 2007).

19 Interview with Dr. David Barry, ex-director of global research, Burroughs Wellcome Oral History project, Wellcome Library (January 24, 2002).

20 Ibid.

21 Interview with Pedro Cuatrecasas. ex-head of research and development, Burroughs Wellcome Oral History Project, Wellcome Library (March 21, 2002).

22 Testimony of David Barry before Human Resources and Intergovernmental Relations Subcommittee of the Committee on Government Operations, US House of Representatives (July 1, 1986).

23 Naussbaum, B., Good Intentions (The Atlantic Monthly Press, 1990: Pengiun Books, 1991) p. 41.

24 Ruling in Burroughs WEllcome Co. v. Barr Laboratories, Inc. and Novopharm, Inc, United States Court of Appeals, Federal Circuit (November 22, 1994; rehearing denied December 15, 1994).

25 Naussbaum, B., Good Intentions (The Atlantic Monthly Press, 1990; Pengiun Book, 1991) p.46.

26 Arno, P. and Feiden, K., Against the Odds: The Story of AIDS, Drug, Development, Politics & Profits (HarperCollins, 1992) p.40.

27 Ibid, p. 42.

28 Harden, V., Hannaway, C., “In Their Own Words: NIH Researchers Recall the Early Years of AIDS”, 口述歷史訪問 Dr. Robert Yarchoan, history.nih.gov/display/history/Dr+Robert+Yarchoan+Interview (April 30, 1998).

29 Ibid.

30 Ibid.

31 Ibid.

32 A. Kaletsky, “Treatment for AIDS Victims To Be Distributed Free”, Financial Times (September 23, 1986).

33 Interview with Tom Kennedy, VP Production Engineering, Burroughs Wellcome Oral History project, Wellcome Library (April 19, 2001).

34 Harden, V., Hannaway, C., “In Their Own Words: NIH Researchers Recall the Early Years of AIDS”, 口述歷史訪問 Dr. Robert Yarchoan, history.nih.gov/display/history/Dr+Robert+Yarchoan+Interview (April 30, 1998).

35 作者對珍・馬奎爾進行的訪談。

36 Interview with Bill Sullivan, ex-president of Burroughs Wellcome USA, Burroughs Wellcome Oral History project, Wellcome Library (April 23, 2001).

37 Ibid.

38 Lohr, S., “Market Place: Wellcome’s Bet on AIDS drug”, New York Times (January 12, 1987).

39 Testimony of Ted Haigler before the Subcommittee of Health and the Environment of the Committee on Energy and Commerce, US House of Representatives (March 10, 1987).

40 Naussbaum, B., Good Intentions (The Atlantic Monthly Press, 1990; Penguin Books, 1991) p. 176.

41 齊多夫定經常被描述為世界上最昂貴的藥物，但生物科技公司基因泰克曾經在一九八五年十月獲得合成成長激素普羅楚平（Protropin）的銷售許可，該藥用於治療缺乏荷爾蒙的孩童。普羅楚平的使用劑量取決於病患的體重，一般的藥物成本範圍是一年八千美元至一萬六千美元之間。第八凝血因子（Factor VIII）必須從他人捐贈的血漿中抽取，功能是凝聚血液，必須注射至血友病患者的體內，而每位病患使用第八凝血因子的每年支出，也比齊多夫定更昂貴。

42 Interview with Tom Kennedy, VP Production Engineering, Burroughs Wellcome Oral History project, Wellcome Library (April 19, 2001).

43 “Cost and Availability of AZT”, Hearing of the House of Representatives, Committee on Energy and Commerce, Subcommittee on Health and the Environment, Washington, DC (March 10, 1987).

44 作者對珍・馬奎爾進行的訪談。

45 Penslar, R. and Lamm, R., “Case Studies: Who Pays for AZT?”, The Hastings Center Report (1989).

46 作者對馬克・哈靈頓進行的訪談。

47 France, D., How to Survive a Plague (Picador, 2016) p. 253. 本書對於愛滋病的社會運動提出詮釋，並且報導許多著名的社運人士，包括彼得．史塔利。

48 作者對彼得．史塔利進行的訪談。

49 Ibid.

50 Kramer, L., "The F.D.A.'s Callous Response to AIDS", New York Times (March, 23, 1987).

51 作者對彼得．史坦利進行的訪談。

52 Harden, V., Hannaway, C., "In Their Own Words: NIH Researchers Recall the Early Years of AIDS", 口述歷史訪問 Dr. Robert Yarchoan, history.nih.gov/display/history/Dr+Robert+Yarchoan+Interview (April 30, 1998).

53 泰德．海勒（Ted Hailer）在美國眾議院能源和商務委員會衛生與環保分委會之前的證詞 (March, 10, 1987)。

54 Chase, M., "Pricing Battle: Burroughs Wellcome Reaps Profits, Outrage From Its AIDS Drug", Wall Street Journal (September 15, 1989).

55 O'Reilly, B., "The Inside Story of the AIDS Drug", Fortune (November 5, 1990).

56 Chase, M., "Wellcome PLC Sets Price of AIDS Drug at $8,000 a year, Higher than Expected", Wall Street Journal (February, 17, 1987).

57 "Study Assesses AZT Profits", 抗病毒藥物公告，生物技術資訊研究所(August 1, 1993)。

58 Chase, M., "Pricing Battle: Burroughs Wellcom Reaps Profits, Outrage From Its AIDS Drug", Wall Street Journal (September, 15, 1989).

59 Interview with Bill Sullivan, ex-president of Burroughs Wellcome USA, Burroughs Wellcome Oral History project, Wellcome Library (April 23, 2001).

60 Interview with Fred Coe, ex-president of Burroughs Wellcome, USA, Burroughs Wellcome Oral History project, Wellcome Library (undated).

61 O'Reilly, B., "The Inside Story of the AIDS Drug", Fortune (November 5, 1990).

62 Interview with Sir Alfred Shepperd, ex-chairman of Burroughs Wellcome USA, Burroughs Wellcome Oral History project, Wellcome Library (November 24, 2001).

63 Testimony of Ted Haigler before the Subcommittee of Health and the Environment of the Committee on Energy and Commerce, US House of Representatives (March 10, 1987).

64 Ibid.

65 作者對彼得．史坦利進行的訪談。

66 Ibid.

67 Ibid.

68 Taken from Mark Harrington's unpublished memoir.

69 Transcript of meeting between ACT UP and Burroughs Wellcome (January 23, 1989). Courtesy of Mark Harrington and Peter Staley.

70 Ibid.

71 Interview with Dr. David Barry, ex-director of global research, Burroughs Wellcome Oral History project, Wellcome Library (January 24, 2002).

72 Transcript of meeting between ACT UP and Burroughs Wellcome (January 23, 1989). Courtesy of Mark Harrington and Peter Staley.

73 Taken from Mark Harrington's unpublished memoir.

74 Zonana, V., "AIDS Groups Urge Firm to Lower AZT Price", Los Angeles Times (August 31, 1989).

75 "Editorial: AZT's Inhuman Cost", New York Times (August 29, 1989).

76 "Pressure grows for Wellcome to cut price for AIDS drug ACT", The Guardian (September 1, 1989).

77 Hilts, Philip J., "Wave of Protests Developing On Profits From AIDS Drug", New York Times (September 18, 1989).

78 Cimons, M., Zonana, V., "Manufacturer Reduces Price of AZT by 20%", Los Angeles Times (September 19, 1989).

79 作者對彼得．史坦利進行的訪談。

80 Ibid.

81 Naussbaum, B., Good Intentions (The Atlantic Monthly Press, 1990: Penguin Books, 1991), p. 320.

82 "Decision in People v. James McGrath", published in the New York Law Journal (May 25, 1990).

83 Interview with Dr David Barry, ex-director of global research, Burroughs Wellcome Oral History project, Wellcome Library (April 30, 2001).

84 Kolata, G., "US Halves Dosage for AIDS Drug", New York Times (January 17, 1990).

85 Haigler, T., "Opinion: Reduced Dosage Cuts Cost of AIDS Drug", New York Times (September 16, 1989).

86 Mitsuya, H. et al., "Opinion: Credit Government Scientists With Developing Anti-AIDS Drug", New York Times (September 28, 1989).

87 Zonana, V., "White House Urges Pricing Restraint", Los Angeles Times (October 14, 1989).

88 Fabbri A., Parker L., Colombo, C., et al., "Industry funding of patient and health consumer organizations: systematic review with meta-analysis", BMJ (January 22, 2020).

89 Mesce, D., "FDA Approves Second AIDS Drug", Associated Press (October 9, 1991).

90 Recer, P., "FDA Approves Third AID Anti-Viral Drug", Associated Press (June 22, 1992).

91 Naussbaum, B., Good Intentions (The Atlantic Monthly Press, 1990: Penguin Books, 1991) p. 321.

92 "AZT Patent Expires", Raleigh News and Observer (September 18, 2005).

## 第三章 獵尋暢銷藥品

1 "Blockbuster Drugs 2006", R&D Pipeline New special report (July 6, 2007).

2 一九七〇年代晚期針對大型製藥公司的抽樣調查顯示，他們五%產品的銷售額，平均為二十八種不同的藥物，微幅超過所有銷售額度的一半。請參考 Reekie, W.D., The Economics of Pharmaceutical Industry (Macmillan, 1975). p. 127. 在一九九〇年代至二〇〇〇年代之間，單一的暢銷商品，例如輝瑞的立普妥，其營收是更高的二五%。

3 Angell, M., The Truth About Drug Companies (Randon House, 2004), p. 11.

4 Morgan, S.G., Basset, K. et al., "'Breakthrough' drugs and growth in expenditure on prescription drugs in Canada", BMJ (September 2, 2005).

5 According to the European Federation of Pharmaceutical Industries and Associations.

6 O' Reilly, B., "Drugmaker under attack", Fortune (July 29, 1991).

7 作者對夏瑞．阿哈里進行的訪談。阿哈里本人也將自己的經驗撰寫為一篇文章，請參考 "Following the Script: How Drugs Reps Make Friends and Influence Doctors" published by PLoS Medicine in April 2007.

8 Ahari, S. Testimony to Special Committee on Aging, United States Senate (March 12 2008).

9 Saul, S., "Gimme an Rx! Cheerleaders Pep Up Drug Sales", New York Times (November 28, 2005).

10 Turner, W., "'Detail men' Push Companies' Drugs in Doctors' Prescriptions", New York Times (June 13, 1966).

11 Elliott, C., "The Drug Pushers", The Atlantic (April 2006).

12 神經元是大腦在溝通時使用的細胞。

13 Singer, N., "No Mug? Drug Makers Cut Out Goodies for Doctors", New York Times (December 30, 2008).

14 製藥公司每年花費數十億美元促進他們與醫師之間的關係，而這種方法依然有效。二〇一六年的一項研究發現，如果醫師曾經參加製藥產業贊助的晚宴，主題是促銷特定的抗憂鬱藥物，這些醫師將相關藥物納入處方箋的比例為其他醫師的兩倍。請參考 DeJong, C., Aguilar T., Tseng, C-W., "Pharmaceutical Industry Sponsored Meals and Physician Prescribing Patterns for Medicare Beneficiaries", JAMA Internal Medicine (June 20, 2016).

15 作者對夏瑞．阿哈里進行的訪談。

16 Swiatek, J., "Indiannapolis-Based Eli Lilly Adds On to $1 Billion Expansion Plan", Indianapolis Star (July 16, 2000).

17 Goldberg, M., Davenport, B., Mortellito, T., "P.E.'s annual sales and marketing employment survey: The big squeeze", Pharmaceutical Executives, cited in Fugh-Berman, A., Ahari, S., "Following the Script: How Drug Reps Makes Friends and Influence Doctors", PLoS Medicine (April 2007).

18 Munos, B., "Lessons from 60 years of pharmaceutical innovation", Nature Reviews Drug Discovery (December 2009).

19 Gagnon, M-A., Lexchin, J., "The Cost of Pushing Pills: A New Estimate of Pharmaceutical Promotion Expenditures in the United States", PLoS Medicine (January 2008).

20 Lewis, A., "Shoud drug firms make payment to doctors?", BBC News (April 17, 2014).

21 Smith, C., "Retail Prescription Drug Spending in The National Health Account", Health Affairs (January 1, 2004).

22 Ventola, C.L., "Director-to-Consumer Pharmaceutical Advertising: Therapeutic or Toxic?", Pharmacy & Therapeutics (October 2011).

23 這個金額的統計時間為二〇一六年。Kaufman, J., "Think You're Seeing More Drug Ads on TV? You are, and Here's Why", New York Times (December 24, 2017).

24 Lantiher, M., Miller, K.L., Nardinelli, C., Woodcock, J., "An Improved Approach To Measuring Drug Innovation Finds Steady Rates of First-In-Class Pharmaceuticals, 1987-2011", Health Affairs (August 1, 2013). 這篇研究論文將新藥物區分為市場首見藥物、進步型藥物，以及「沒有實質醫學新效果」的附加藥物。在一九八七年至二〇一一年間，四六%的藥物屬於最後一個類型。

25 這個比例數字來自於聯邦食品藥物管制局在一九九二年至二〇〇二年提出的優先性評估藥物。「優先性」評估用於決定新型藥物「相對於已經上市的藥物產品，在治療、診斷，或者預防疾病上是否有顯著的改善」。「標準」評估藥物則是被視為「在治療的品質上，與一個以上的已上市藥物相似」。數字取自於 fda.gov。

26 作者對夏瑞・阿哈里進行的訪談。

27 DiMasi, J.A., Faden, L.B., "Competitiveness in follow-on drug R&D: a race or imitation?", Nature Reviews Drug Discovery (December 10, 2010).

28 Hollis, A., "Me-too drugs: is there a problem?" WHO.int (December 13, 2004).

29 Ibid.

30 Prokesch, S., "Glaxo's Search: Son of Zantac", New York Times (October 11, 1989).

31 多年來，立普妥都被相信是優秀的史達汀類藥物，但是德國的醫療品質與效率研究所（Institute for Quality and Efficiency in Healthcare）在二〇〇五年時反駁輝瑞「主張該公司的阿托伐他汀藥物（即立普妥）比其他史達汀類藥物更優秀」。

32 Johnson, L.A., "Pfizer's Lipitor: The Blockbuster Drug that Almost Wasn't", Associated Press (December, 30, 2011).

33 Jack, A., "The fall of the world's best-selling drug", Financial Times (November 28, 2009).

34 Simons, J., "The $10 Billion Pill", Fortune (January 20, 2003).

35 Schmit, J., "A winded FDA races to keep up with drug ads that go too far", USA Today (May 31, 2005).

36 Moynihan, R.N., Cooke, G.P.E., Doust, J.A. et al., "Expanding Disease Definitions in Guidelines and Expert Panel Ties to Industry: A Cross-sectional Study of Common Conditions in the United States", PLoS Medicine (August 13, 2013).

37 Abramson, J., Starfield B., "The Effect of conflict of interest on biomedical research and clinical practice guideline: can we trust the evidence in evidence-based medicine?", Journal of the American Board of Family Practice (September 1, 2005).

38 已經有數本著作探討這個議題，其中包括 Moynihan R., Cassels, A., Selling Sickness (Allen & Urwin, 2005).

39 Deer, B., "Sex Drugs & rock 'n' roll", Sunday Times Magazine (September 6, 1998).

40 Lexchin, J., "Bigger and Better: How Pfizer Redefined Erectile Dysfunction", PLoS Medicine (April 11, 2006).

41 Ibid.

42 Atkinson, T., "Lifestyle drug market booming", Nature Medicine (September 2002).

43 Hawthorne, F., "Merck's Fall from Grace", The Scientist (May 1, 2006).

44 Drews, J., "Strategic trends in the drugs industry", Nature Medicine (September, 2002).

45 作者對伯納德．穆諾斯進行的訪談。

46 Psaty, B.M., Kronmal, R.A., "Reporting Morality Findings in Trials of Rofecoxib for Alzheimer Disease or Cognitive Impairment", Journal of the American Medical Association (July 17, 2008).

47 Testimony of David J. Graham to the US Senate Committee on Finance (November 18, 2004).

## 第四章 如何定價藥物

1 eyers, A.S., Orphan Drugs: A Global Crusade (self-published, 2016).

2 對艾比．梅耶斯進行的訪談。

3 Ibid.

4 kami, K., "Orphans in the Market: The History of Orphan Drug Policy", Social History of Medicine (August 2019).

5 Ibid.

6 Seligman, A.W, Hilkevich, J.S. (eds), Don't Think About Monkeys: Extraordinary Stories by People with Tourette Syndrome (Hope Press, 1992) p. 45.

7 Waxman, H., Green, J., The Waxman Report: How Congress Really Works (Twelve, 2009) p. 53.

8 Ibid, p.56.

9 Testimony of Melvin H. Van Woert, M.D., "Drug Regulation Reform – Oversight: Orphan Drugs", House of Representatives, Subcommittee on Health and the Environment (June 26, 1980).

10 Testimony of Sharon Roubeck Dobkin and Melvin H. Van Woert, M.D., "Drug Regulation Reform – Oversight: Orphan Drugs", House of Representatives, Subcommittee on Health and the Environment (June 26, 1980).

11 Series 6, Episode 14: "Seldom Seen, Never Heard", Quincy, M. E (1981).

12 作者對艾比．梅耶斯進行的訪談。

13 二〇一七年時，這個數字已經降低為二五%。

14 這個情況的起點是一九八五年的一項修法，擴展孤兒藥物資格的七年獨家銷售權利，使其可以涵蓋依然受到專利保護的藥物。

15 Sarpatwari, A., Kesselheim, A.S., "Reforming the Orphan Drug Act for the 21st Century", New England Journal of Medicine (July 2019).

16 Waxman, H., Green, J., The Waxman Report: How Congress Really Works (Twelve, 2009). p. 67.

17 Rosin, J., Quincy M.E., The Television Series (BearManor Media, 2014), and Waxman, H., Green, J., The Waxman Report: How Congress Really Works (Twelve, 2009), p. 67.

18 Russell, C., "Victims of Rare Disorder Get New Relief – 'Orphan Drug' wins US Approval', Washington Post (August 8, 1984).

19 Letter from Thomas G. Wiggans, president, Serono, Hearing before the Subcommittee on Health and the Environment of the Committee on Energy and Commerce, US House of Representatives (February 7, 1990).

20 基因泰克後來否認，請參考Testimony of John McLaughlin, general counsel, Genentech, Hearing before the Subcommittee on Health and the Environment of the Committee on Energy and Commerce, US House of Representatives (February 7, 1990).

21 Holt, R.I.G., Erotokritou-Mulligan, I., Sönksen, P.H., 'The history of doping and growth hormone abuse in sport', Growth Hormone & IGF Research (May 24, 2009).

22 Picard, A., 'The Durbin Inquiry: Francis blames slower performances for speedup in athletes' use of drugs', Globe and Mail (March 7, 1989).

23 Okie, S., 'New Drug Approved For Anemia; Medicare to Cover Costly Treatment For Kidney Patients', Washington Post (June 2, 1989).

24 Testimony of Abbey Meyers before the Subcommittee on Health and the Environment of the Committee on Energy and Commerce, US House of Representatives (February 7, 1990).

25 'Federal and Private Roles in the Development and Provision of Alglucerase Therapy for Gaucher Disease', United States Congress Office of Technology Assessment (October 1992). 健贊公司方面主張真實的數字接近五千萬美元，但這個金額包括該公司從投資人手中買回藥物權。

26 Judgment in Genzyme Limited v. The Office of Fair Trading, Competition Appeal Tribunal, case number 1016/1/1/03 (March 11, 2004).

27 Anand, G., 'Why Genzyme Can Charge So Much for Cerezyme', Wall Street Journal (November 16, 2005).

28 Anand, G., 'How Drugs for Rare Diseases Became Lifeline for Companies', Wall Street Journal (November 15, 2005).

29 Tanouye, E., 'What Ails Us – What's Fair?', Wall Street Journal (May 20, 1994).

30 作者對艾比．梅耶斯進行的訪談。莉莎．萊恩斯本人在九一一的恐怖攻擊事件中喪生。

31 Ibid. 健贊現在由賽諾菲持有，而賽諾菲拒絕評論賽瑞戴斯和思而贊的定價問題。

32 'Editorial: Sacrificing the cash cow', Nature Biotechnology (April 2007).

33 作者對米克．柯拉薩進行的訪談。

34 Reekie, W.D., 'Price and Quality Competition in the United States Drug Industry', Journal of Industrial Economics (March 1978).

35 Ibid.

36 Interview with Sir Alfred Shepperd, ex-chairman, Burroughs Wellcome Oral History project, Wellcome Library (November 24, 2001).

37 作者對米克．柯拉薩進行的訪談。

38 即使隨著時間推移，相關技術的主要改進提高了藥物產量，能夠大幅度減少製造生物製藥的成本，但藥物價格依然居高不下。

39 Transcript of BioMarin Pharmaceutical Inc. at SG Cowen Securities 24th Annual Healthcare Conference (March 9, 2004).

40 作者對艾比．梅耶斯進行的訪談。

41 Danzon, P.M., Pauly, M.V., 'Health Insurance and the Growth in Pharmaceutical Expenditures', The Journal of Law and Economics (October 2002).

42 Smith, G., 'Remembering Dan Nimer', the Pricing Advisor newsletter (January 2015).

43 定價策略學家丹．尼默的領英個人資料。

44 Schmookler, A.B., 'Prescription for Reform', Baltimore Sun (July 21, 1993).

45 Kronholm, 'Cyclosporine: A Drug With Vast Promise Will Succeed', Associated Press (May 12, 1986).

46 Langreth, R., Tracer, Z., 'The Blues Singer Who Created America's Hated Drug-Pricing Model', Bloomberg News (May 3, 2016).

47 作者對法蘭．里斯進行的訪談。Leath first described this incident in an interview with Fran Quigley for CommonDreams.org.

48 Ibid.

49 Frieswick, K., 'Clinical trials: A new kind of pricing pressure puts pharmaceutical FOS in an unfamiliar role: Evangelist', CFO (March 1, 2002). 該公司並未回應關於除栓素定價的評論要求。

50 Burton, T.A., 'Why Cheap Drugs That Appear To Halt Fatal Sepsis Go Unused', Wall Street Journal (May 17, 2002).

51 Krauskopf, L., Pierson, R., 'Lilly pulls sepsis drug Xigris, no benefit found', Reuters (October 25, 2011).

52 作者對某位大型製藥公司前任執行長進行的訪談。

53 近來的一篇研究訪談了四位匿名的製藥公司高層，他們提出這個擔憂，而他們曾經負責處理多發性硬化症藥物定價的決策。請參考Hartung, D.M., Alley, L. et al., 'Qualitative study on the price of drugs for multiple sclerosis', American Academy of Neurology (November 25, 2019).

54 Rockoff, J.D., 'Drugmakers Find Competition Doesn't Keep a Lid on Prices', Wall Street Journal (November 27, 2016).

55 Kolassa, M., The Strategic Pricing of Pharmaceuticals (The PondHouse Press, 2009) p.7.

56 作者訪談一位匿名的大型製藥公司前任執行長。

57 我們將會在往後的篇幅討論，有些國家採取協商決定策略，近期以來，在決定製藥公司可以獲得補償的最高價格額度時，成本效益評估扮演關鍵的角色。

58 'Pricing Products for Success in the Pharmaceutical Industry: Interview with Mick Kolassa', ACN Newswire (April 17, 2012).

59 See Loftus, P., 'Backlash Against Drug Prices Hits Manufacturers and Middlemen', Wall Street Journal (October 28, 2016) and Werble, C., 'Health Policy Brief: Pharmacy Benefit Managers', Health Affairs (September 14, 2017).

60 貝可在一九九七年上市，雖然比其他史達汀類藥物更便宜，但始終無法在市場有所斬獲。二〇〇一年時，貝可因為有可能的致命副作用而下市。

## 第五章 骯髒的製藥業


1 Berenson, A., 'A Long Shot Becomes Pfizer's Latest Chief Executive', New York Times (July 29, 2006).

2 Alumni Focus: Former CEO of Pfizer Jeff Kindler offers insights from a career in law and business', Harvard Law Today (June 8, 2016).

3 Jimenez, J., 'The CEO of Novartis on Growing After a Patent Cliff', Harvard Business Review (December 2012).

4 Rockoff, J.D., 'Merck Names Frazier as CEO', Wall Street Journal (December 1, 2010).


5 作者對威廉・拉佐尼克、歐納・土魯姆和蘿西・柯林頓進行的訪談。

6 二〇一九年八月，該組織改變了新的企業定義，反應了全球開始關注的觀念：企業應該具備社會目標，創造長期價值，而不是專注於利潤的最大化。該組織主張，企業應該服務所有的利害關係人（stakeholders），其中包括員工、供應商，以及消費者，而不只是照顧股東（shareholders）。


7 Drews, J., 'Strategic trends in the drug industry', Drug Discovery Today (May 2003).

8 Drews, J., In Quest Of Tomorrow's Medicines (Springer-Verlag, 1999) p.234.


9 作者對米克・柯拉薩進行的訪談。

10 美國的專利法在一九九五年時進行修正，符合其他國家的規範，在此之前，美國的專利可以保持十七年，起算的時間點是獲得專利的當天，而不是申請的當天。


11 Berger, J., Dunn, J.D., Johnson, M.M. et al., 'How drug life-cycle management patent strategies may impact formulary management', American Journal of Managed Care (January 20, 2017) and Feldman, R., 'May your drug price be evergreen', Journal of Law and the Biosciences (December 7, 2018).

12 Aitken, M., Berndt, E.R., Cutler, D.M., 'Prescription Drug Spending Trends In The United States: Looking Beyond The Turning Point', Health Affairs (December 16, 2008) and Aitken, M., Kleinrock, M., 'Medicine Use and Spending in the US', IQVIA Institute for Human Data Science (April 2018).

13 Harris, G., 'Fast Relief: As a Patent Expires, Drug Firm Lines Up Pricey Alternative', Wall Street Journal (June 6, 2002).

14 Otto, M.A., 'Ads promote Clarinex as a new, improved Claritin, but some doctors aren't so sure', Seattle Times (April 16, 2002).

15 Harris, G., 'Fast Relief: As a Patent Expires, Drug Firm Lines Up Pricey Alternative', Wall Street Journal (June 6, 2002).


16 作者對喬許・克里格進行的訪談。


17 Templeton, S-K., 'The money pharm', Sunday Herald (August 10, 2003).

18 Jain, D.C., Conley, J.G., 'Patent Expiry and Pharmaceutical Market Opportunities at the Nexus of Pricing and Innovation Policy', INSEAD Faculty & Research

Working Paper (2012).

19 作者對法蘭・里斯進行的訪談。

20 Armstrong, D., 'FDA Investigating Lilly's Zyprexa Injection After Two Die', Bloomberg News (June 18, 2013).

21 Feldman, R., 'May your drug price be evergreen', Journal of Law and the Biosciences (December 7, 2018).

22 'An Unwarranted Patent Stretch', New York Times (August 7, 1982).

23 作者對塔希爾・阿敏進行的訪談。

24 「藥物、取得藥物，以及知識促進計畫」組織推出了一些關於這個主題的報告，其中包括'Imbruvica's Patent Wall'（於二〇二〇年七月修訂）以及'Overpatented, Overpriced Special Edition: Humira'（於二〇二〇年十月修訂）。

25 作者對大衛・馬里斯進行的訪談。

26 Hemphill, C.S., Lemley, M.A., 'Earning Exclusivity: Generic Drug Incentives and the Hatch–Waxman Act', Antitrust Law Journal (2011).

27 其他的學名藥藥廠如果想要申請其自家藥物的管制銷售許可，必須等待至第一間提出申請的學名藥藥廠產品上市之後的一百八十天。如果競爭的學名藥藥廠在專利訴訟中獲勝，可以迴避這個規定，但以研究為導向的大型製藥公司也可以在學名藥藥廠提出藥物許可申請時不提出侵權專利，代表其他學名藥藥廠就會陷入一百八十天的等候瓶頸期，請參考Ibid。

28 Carrier, M., 'FTC v. Actavis: Where We Stand After 5 Years', ipwatchdog.com (June 18, 2018) and 'Agreements Filed with the Federal Trade Commission Under the Medicare Prescription Drug, Improvement, and Modernization Act of 2003 – Overview of Agreements Filed in FY 2015', Report by the Bureau of Competition (November 2017).

29 Jones, G.H, Carrier, M.A., Silver, R.T., Kantarjian, H., 'Strategies that delay or prevent the timely availability of affordable generic drugs in the United States', Blood (January 27, 2016).

30 梯瓦與其子公司瑟法隆也被歐盟執行委員會罰款超過六千萬歐元，理由是共謀操弄普衛醒的價格。該公司表示他們預定會提出上訴。請參考Rudge, D., 'Teva Plans To Appeal EU Provigil Fine', Generics Bulletin, Informa Pharma Intelligence (November 27, 2020).

31 Feldman, R.C., Misra, P., 'The Fatal Attraction of Pay-for-Delay', Chicago-Kent Journal of Intellectual Property (February 8, 2019).

32 艾伯維強烈地反對包括兩位美國參議員在內的批評者將「支付延遲上市費用」的標籤貼在該公司與其他公司針對復邁的生物相仿製品上市問題達成的協議。艾伯維主張，他們並未同意支付其他生物製藥公司費用，相反地，其他生物製藥公司的產品在約定日期上市之後，艾伯維反而會收到授權費用。

33 Graham, S., 'How AbbVie and Humira Avoided "Pay for Delay" Finding', National Law Journal (June 8, 2020).

34 Feldman, R., Wang, C., 'A Citizen's Pathway Gone Astray – Delaying Com-petition from Generic Drugs', New England Journal of Medicine (April 20, 2017).

35 Ibid.

36 Citizen Petition from AstraZeneca Pharmaceuticals LP to the Food and Drug Administration (dated May 31, 2016, revised June 21, 2016).

37 Staton, T., 'AstraZeneca's bid to protect Crestor fails as judge refuses to block new generics', FiercePharma.com (July 20, 2016).

38 Silverman, E., 'AstraZeneca loses court battle to prevent generic versions of Crestor', Stat News (July 20, 2016).

39 Davidson, A., 'Why is Allergan partnering with the St. Regis Mohawk Tribe?', New Yorker (November 20, 2017).

40 Hurley, L., 'US Supreme Court rejects Allergan bid to use tribe to shield drug patents', Reuters (April 15, 2019).

41 Almashat, S., Lang, R. et al., 'Twenty-Seven Years of Pharmaceutical Industry Criminal and Civil Penalties: 1991 Through 2017', Public Citizen (March 14, 2018).

42 Martina, M., 'GSK used travel agencies for China bribes: police', Reuters (July 15, 2013).

43 Hirschler, B., 'GSK faces new corruption allegations, this time in Romania', Reuters (July 29, 2015).

44 原告提出的訴訟文件收錄在US Securities and Exchange Commission v. Johnson & Johnson, United States District Court of Columbia (April 8, 2011).

45 'Teva Pharmaceutical Industries Ltd. Agrees to Pay More Than $283 Million to Resolve Foreign Corrupt Practices Act Charges', Press release from the US Department of Justice (December 22, 2016).

46 作者對唐納德・馬卡瑟進行的訪談。

47 Wouters, J.O., 'Lobbying Expenditures and Campaign Contributions by the Pharmaceutical and Health Product Industry in the United States, 1999–2018', JAMA Internal Medicine (March 3, 2020).

48 Ibid.

49 McCoy, M.S., Carniol, M., Chockley, K. et al., 'Conflicts of Interest for Patient-Advocacy Organizations', New England Journal of Medicine (March 2, 2017).

50 O'Donnell, J., 'Patient groups funded by drugmakers are largely mum on high drug prices', USA Today (January 22, 2016).

51 Cohen, D., Raftery, J., 'Paying twice: the "charitable" drug with a high price tag', BMJ (February 15, 2014).

52 如果一個藥物與另外一個藥物都能夠治療相同的疾病，慈善團體不得將特定藥物列為優先選擇對象。在美國，向慈善團體提供的捐款，最多只能抵扣一間公司一〇%的公司稅。

53 Frerick, A., 'The Cloak of Social Responsibility: Pharmaceutical Corporate Charity', Tax Notes (November 28, 2016).

## 第六章 詭計

1 作者對馬克・柯霍斯進行的訪談。

2 Ibid.

3 作者對迪米崔・赫梅爾斯基進行的訪談。

4 這位分析師以匿名條件接受本書作者的訪談。

5 作者對迪米崔・赫梅爾斯基進行的訪談。

6 英國藥物銷售的分析數據每年都要獲得英國製藥業協會（the Association of the British Pharmaceutical Industry; ABPI）

以及英國衛生與社會關懷部（the Department of Health and Social Care; DHSC）的核可。本書引用的數據代表英國在原廠品牌藥物的淨支出額度，已經扣除製藥產業在自願計畫中提供的減價。

7 'AMCo Acquisition Investor Presentation', Concordia Healthcare (September 8, 2015).

8 Concordia Healthcare M&A call (September 8, 2015).

9 Ibid.

10 當時，如果製藥公司參與了自願計畫，英國的監管系統就會在該公司的原廠藥產品組合中施加獲利上限；如果製藥公司並未參與自願計畫，就會用另外一項法規計畫要求特定的藥物降價。

11 Patel, S., 'Making £300m before turning 40', Asian Wealth Magazine (Autumn 2017).

12 政府律師團認為，在許多情況中，英國衛生部干預學名藥價格的能力受限於幾項規則，這些規則讓同意參與原廠藥價格管制計畫的製藥公司，不會受到其他的藥物價格管制。二〇一七年時，英國國會制定新法修補了這個漏洞。既有政策的細節詳見Barber, S., Harker, R., Rhodes, C., 'Briefing Paper: The Health Service Medical Supplies (Costs) Bill (Bill 72 of 2016–17)', House of Commons Library (October 21, 2016).

13 Auden Mckenzie (Pharma Division) Limited annual accounts, Companies House.

14 Lewis, J., 'NHS doesn't care what drugs cost', Mail on Sunday (July 18, 2010).

15 奧登．麥肯錫的創辦人阿密特．佩特爾曾經表示英國衛生部接受了藥物價格改變，並未提出異議，雖然氫羥腎上腺皮質素藥錠的藥物價格問題後來被送交競爭與市場管理局（the Competition and Markets Authority），後者啟動了藥物價格過高的調查。

二〇一四年，更受歡迎的十毫克藥物也進行重新包裝，成為國民保健署定價規則中的M型藥物。這種藥物的定價基礎是製造廠商本身提出的價格，也會包含藥劑師的利潤空間，代表供應商無法完全控制國民保健署支付的價格。從二〇一五年開始，奧登．麥肯錫已經不是英國氫羥腎上腺皮質素藥錠的唯一供應廠商，雖然另外一間製藥公司製作的替代藥物獲得了孤兒藥物認證，導致奧登的競爭對手不能用腎上腺機能不全作為產品行銷，而這個症狀是該藥物的主要適應症。

16 Oral evidence from Professor Karim Meeran, Deputy Director of Medical Education, Imperial College, to the Commons Public Accounts Committee (July 4, 2018).

17 起訴的內容與一九九〇年代的幾種抗生素以及抗凝血劑邁化寧（warfarin）有關。金盾支付四百萬英鎊與衛生部提出的民事訴訟達成和解，並未承認過失。重大詐欺調查辦公室（Serious Fruad Office）針對五間公司以及九位高層提出的刑事起訴遭到撤銷，因為一項裁決主張意圖詐欺不能用於價格壟斷案件。就在這個案件開始之後，價格壟斷才在二〇〇三年成為特殊刑事犯罪。

18 John Beighton evidence on day five of a Competition Appeal Tribunal hearing in the cases between Flynn Pharma and the Competition and Markets Authority (CMA) and Pfizer and the CMA (November 7, 2017).

19 Slides from presentation by John Beighton and Guy Clark (November 13, 2012). 相關投影片的內容由本書作者在以下書籍中首次揭露，請參考 Kenber, B., 'Lessons in exploiting a loophole to make millions out of the NHS', The Times (June 4, 2016).

20 貝頓並未回覆本書作者數次的訪談邀約。

21 信文曾經表示「去品牌化」不是一種詭計，而是一種因為英國政府允許市場力量決定價格並且確保學名藥供應充足所以必然產生的「途徑」。信文主張，價格提高反應藥品的價值，而衛生部的官員知情，如果他們認為不妥，可以提出關切。

22 這些藥物是卡比馬索藥錠（carbimazole tablets：音譯），以及十毫克劑量的狄匹潘濃（dipipanone）與三十毫克的賽克辛藥錠（cyclizine tablets：音譯）。國民保健署的給付價格記載於每月價格表。

23 Kenber, B., '"Extortionate" prices add £260m to NHS drug bill', The Times (June 3, 2016).

24 McGee, N., 'How Concordia Healthcare got caught in a stock market storm', Globe and Mail (October 2, 2015).

25 McGee, N., 'Concordia Healthcare CEO says pricing controls unlikely', Globe and Mail (October 27, 2015).

26 Concordia Healthcare Q3 2015 Earnings Call (November 13, 2015).

27 Concordia Healthcare at CIBC Whistler Institutional Investor Conference (January 20, 2016).

28 本書作者依照資訊自由法案取得電子郵件。當時擁有安迪法姆．水星的信文否認任何的漲價行為與康格迪亞交易案有關。

29 康格迪亞現在的公司名稱是亞德維斯製藥（Advanz Pharma），他們當時主張明文提出漲價，而且獲得英國衛生部官員的許可。依照資訊自由法案獲得的電子郵件內容顯示，英國國民保健署的官員在同意許可之前，並要求康格迪亞提出任何漲價的理由。請參考 Kenber, B., 'NHS failure on medicine prices costs public £125m', The Times (August 16, 2016). 亞德維斯製藥表示，如果衛生部反對漲價，衛生部有權介入，但是衛生部並未採取行動。亞德維斯製藥也認為，他們採取「產品組合定價」模式，意思是「雖然有些藥品的價格提高（因為各種理由，包括進行重大投資，藉此確保連續供應，讓病患可以取得藥物；原物料價格上漲；以及監管措施和品質要求），大多數的藥物每年都會降價，大約有二五%的藥物銷售沒有任何利潤，或者造成公司損失」。亞德維斯製藥指出，他們向英國病患每個月供應的藥品平均單價大約是四英鎊，這個數字代表國民保健署可以大幅度節省成果。

30 Kenber, B., 'Patients pay price as drug soars to £9 a pill', The Times (October 31, 2017).

31 Taylor, P.N. et al., 'Liothyronine cost and prescriptions in England', The Lancet Diabetes & Endocrinology (January 1, 2019).

32 作者對梅蘭尼．伍德考克進行的訪談。

33 Celarier, M., 'Hacked Printers. Fake Emails. Questionable Friends. Fahmi Quadir Was Up 24% Last Year, But It Came at a Price', Institutional Investor (January 9, 2019).

34 Eisinger, J., 'For One Whistle-Blower, No Good Deed Goes Unpunished', ProPublica (June 1, 2011).

35 作者對大衛．馬里斯進行的訪談。

36 Khmelnitsky, D., 'Concordia Healthcare Corp.: Changing Strategy, Risky Bet', Veritas Investment Research (March 11, 2016).

37 'Report: Heightened Risk at Concordia', Pacific Square Research (March 11, 2016).

38 Consolidated financial statements of Concordia Healthcare (December 31, 2015).

39 Shmuel, J., 'Rough ride for Concordia in Valeant's wake', Financial Post (March 30, 2016).

40 作者對克里斯．克朗進行的訪談。

41 二〇一六年八月，由於康格迪亞的股價崩盤，導致湯普森接獲追繳保證金的通知，迫使他必須賣出五十萬五千股。

42 Balgorri, M., Banerjee, D., Porter, K., 'Blackstone reportedly eyeing Concordia Healthcare', Bloomberg News (April 22, 2016).

43 作者對大衛．馬里斯進行的訪談。

44 Figures from the Prime Institute, University of Minnesota, presented at a hearing before the Joint Economic Committee, Congress of the United States (July 24, 2008).

45 US Senate Special Committee on Aging, 'Sudden Price Spikes in Off-Patent Prescription Drugs: The Monopoly Business Model that Harms Patients, Taxpayers, and the US Health Care System', US Government Publishing Office (December 2016) pp.44–5.

46 Burnham, T.C., Huang, S., Lo, A.W., 'Pricing for Survival in the Biopharma Industry: A Case Study of Acthar Gel and Questcor Pharmaceuticals', Journal of Investment Management (September 22, 2017).

47 奎思柯提供一種病患協助計畫，每年以藥物原價向有保險與無保險的病患捐贈價值五千萬美元的藥物供應。

48 Prepared statement of Danielle Foltz at a hearing before the Joint Economic Committee, Congress of the United States (July 24, 2008).

49 Ibid.

50 Burnham, T.C., Huang, S., Lo, A.W., 'Pricing for Survival in the Biopharma Industry: A Case Study of Acthar Gel and Questcor Pharmaceuticals', Journal of Investment Management (September 22, 2017).

51 Questcor Pharmaceuticals, Inc., Annual Report on Form 10-K (December 31, 2007 and December 31, 2013).

52 Drash, W., 'Whistleblowers: Company at heart of 97,000% drug price hike bribed doctors to boost sales', CNN (April 30, 2019).

53 'Questcor Pharmaceuticals Acquires Rights to Synacthen', press release from Questcor Pharmaceuticals (June 11, 2013).

54 Deutsch, B., 'Company Profile: Ovation Pharmaceuticals, Inc.', Pharmacogenomics (November 2002).

55 Berenson, A., 'A Cancer Drug's Big Price Rise Disturbs Doctors and Patients', New York Times (March 12, 2006) and prepared statement of Alan L. Goldbloom, president and CEO of Children's Hospitals and Clinics of Minnesota, at a hearing before the Joint Economic Committee, Congress of the United States (July 24, 2008).

56 Berenson, A., 'A Cancer Drug's Big Price Rise Disturbs Doctors and Patients', New York Times (March 12, 2006). 歐維森製藥主張，投資生產設備之後必須漲價。

57 Walker, J., 'Marathon Pharmaceuticals to Charge $89,000 for Muscular Dystrophy Drug After 70-Fold Increase', Wall Street Journal (February 10, 2017). 馬拉松製藥讓藥物順利通過食品藥物管制局核可，但是這個過程只需要非常有限的付出，因為馬拉松製藥公司大幅使用數十年以前的藥物有效性數據資料，根據《華爾街日報》的報導，他們用三十五萬美金購買了相關資料。馬拉松製藥表示，雖然定價為八萬九千美元，在經過計算回扣、免費處方箋，以及某些病患服用的藥丸數量低於建議數量的考量之後，預期的平均售價為五萬四千美元。

58 Letter from Representative Elijah E. Cummings and Senator Bernard Sanders to Jeffrey S. Aronin, Chairman and Chief Executive Officer, Marathon Pharmaceuticals, LLC (October 2, 2014).

59 Khot, U.M., Vogan, E.D., Militello, M.A., 'Nitroprusside and Isoproterenol Use After Major Price Increases', New England Journal of Medicine (August 9, 2017).

60 El Akkad, O., 'Pharmaceuticals industry puts Valeant's strategy under micro—scope', Globe and Mail (November 5, 2015).

61 US Senate Special Committee on Aging, 'Sudden Price Spikes in Off-Patent Prescription Drugs: The Monopoly Business Model that Harms Patients, Taxpayers, and the US Health Care System', US Government Publishing Office (December 2016).

62 Deutsch, B., 'Company Profile: Ovation Pharmaceuticals, Inc.', Pharmacogenomics (November 2002).

63 Crow, D., 'Irish drugmaker Horizon Pharma raises painkiller price to $3,000 in US', Financial Times (February 15, 2018) and 'Horizon Pharma Files for IPO', Venture Capital Journal (August 4, 2010).

64 Crow, D., 'Valeant – the Harder They Fall', Financial Times (March 28, 2016).

65 Forsythe, M., Bogdanich, W., Hickey, B., 'As McKinsey Sells Advice, Its Hedge Fund May Have a Stake in the Outcome', New York Times (February 19, 2019).

66 麥肯錫的阿米爾・馬利克在二〇一四年十二月二十九日寄給威朗的麥克・皮爾森以及安德魯・戴維斯的電子郵件。美國監督與政府改造國會委員會的工作人員取得電子郵件，並且在並未透露顧問公司或麥肯錫名稱的情況下公布。二〇一六年時的集體法律訴訟揭露相關人物的名字。

67 Bogdanich, W., 'McKinsey Advised Johnson & Johnson on Increasing Opioid Sales', New York Times (July 25, 2019). 麥肯錫方面向《紐約時報》表示，他們為嬌生工作的目的是「支持一個貼片藥物的合法使用，當時，社會大眾比較不認為該藥物貼片有濫用的情況」。

68 Ibid.

69 這個計畫似乎沒有受到採用，因為經銷商告訴《紐約時報》，他們從來沒有因為顧客過度用藥而收到嬌生公司提供的回扣。麥肯錫在二〇一九年時不再向客戶提供關於鴉片類藥物的商業建議，並且主張該公司「完全配合與鴉片藥物有關的調查」。請參考 'McKinsey Proposed Paying Pharmacy Companies Rebates for OxyContin Overdoses', New York Times (November 27, 2020).

70 Open letter from Kevin Sneader, McKinsey's global managing partner, 'Today's settlement on opioids and setting a higher standard' (February 4, 2021).

71 Alpern, J.D., Stauffer, W.M., Kesselheim, A.S., 'High-Cost Generic Drugs – Implications for Patients and Policymakers', New England Journal of Medicine (November 13, 2014). 醫療補助計畫支付阿苯達唑的支出從二〇〇八年的每份處方箋平均三十六・一美元，提高至二〇一三年的二百四十一・三美元。定價的漲幅更高，從一天份五・九二美元提高至一百一十九・五八美元。

72 Rockoff, J.D., 'An Old Gout Drug Gets New Life and a New Price, Riling Patients', Wall Street Journal (April 12, 2010).

73 Complaint for Injunctive and Other Equitable Relief, Federal Trade Commission and the State of New York v. Vyera Pharmaceuticals, LLC, Phoenixus AG, Martin Shkreli and Kevin Mulleady, in the United States District Court for the Southern District of New York (January 2, 2020).

74 Lowe, D., 'The Most Unconscionable Drug Price Hike I Have Yet Seen', blog on sciencemag.org (September 11, 2014).

75 US Senate Special Committee on Aging, 'Sudden Price Spikes in Off-Patent Prescription Drugs: The Monopoly Business Model that Harms Patients, Taxpayers, and the US Health Care System', US Government Publishing Office (December 2016).

76 Ibid.

77 Ibid.

78 'Martin Shkreli: "I Would've Raised Prices Higher",' Forbes video (December 3, 2015).

79 Conti, R.M., Nguyen, K.H., Rosenthal, M.B., 'Generic drug price increases: which products will be affected by proposed anti-gouging legislation?', Journal of Pharmaceutical Policy and Practice (November 21, 2018).

80 Data from Connecture, cited in O'Brien, E., 'Why drug prices remain insanely high and 6 things you can do to save', MarketWatch (September 21, 2015)

81 Langreth, R., 'Dealmakers Behind Soaring Drug Prices Hit the Jackpot', Bloomberg News (November 2, 2016).

82 'Valeant Pharmaceuticals International Inc. is becoming the 800-pound gorilla of the TSX – and that should worry index investors', Financial Post (May 12, 2015) and Alexander, D., Lam E., 'Valeant passes RBC as Canada's largest company by market value', Globe and Mail (July 23, 2015).

83 Khot, U.N., Vogan, E.D., Militello, M.A., 'Nitroprusside and Isoproterenol Use After Major Price Increases', New England Journal of Medicine (August 9, 2017).

84 光是在二〇一四年，漲價幅度至少為一倍的藥物，在醫療保健計畫的D部門就造成四十五億美元的支出，請參考'Generic Drugs Under Medicare: Part D Generic Drug Prices Declined Overall, but Some Had Extraordinary Price Increases', United States Government Accountability Office (August 2016).

85 Kenber, B. 'Drug companies' price rises cost NHS extra £370m', The Times (April 22, 2017).

86 'Price increases for cancer drugs up to 1500%: the ICA imposes a 5 million Euro fine on the multinational Aspen', press release by the Italian Competition Authority (October 14, 2016).

87 'Excessive Prices in Pharmaceutical Markets, Background Note by the Secretariat', Organisation for Economic Co-operation and Development (October 3, 2018).

88 Bannenberg, W., 'Response of the Pharmaceutical Accountability Foundation to the press release of the Dutch Competition Authority (Netherlands Authority for Consumers and Markets, ACM) on CDCA Leadiant', Pharmaceutical Accountability Foundation (June 29, 2020).

89 相關文件來自美國眾議院監督與政府改造委員會的一項調查，並且在二〇一六年二月二日出版的備忘錄中公開。

90 Quoted in Wasserman, E., 'Valeant comes under fire for timely, dramatic price hike on assisted-suicide drug', FiercePharma (March 24, 2016).

91 作者對米克・柯拉薩進行的訪談。

92 The Association of the British Pharmaceutical Industry press release (June 3, 2016).

93 'Decision of the Competition and Markets Authority: Unfair pricing in respect of the supply of phenytoin sodium capsules in the UK', CMA (December 7, 2016).

94 'Particulars of Claim', Tor Generics Limited v. Pfizer Limited, The High Court of Justice Chancery Division (filed November 6, 2013).

95 'Decision of the Competition and Markets Authority: Unfair pricing in respect of the supply of phenytoin sodium capsules in the UK', CMA (December 7, 2016).

96 Ibid.

97 Ibid. 史帝夫・波爾頓後來在二〇一七年十一月的競爭上訴仲裁庭上表示，「我們不是只想要在那幾年提高價格，重點不是獲得財務上的結果，而是讓這個產品回到以長期角度而言能夠永續經營的基礎。」

98 電子郵件的內容引用自 'Decision of the Competition and Markets Authority: Unfair pricing in respect of the supply of phenytoin sodium capsules in the UK', CMA (December 7, 2016). The name of the sender is revealed in 'Re-amended defence', Tor Generics Limited v. Phfizer Limited, The High Court of Justice Chancery Division (filed May 2015).

99 'Decision of the Competition and Markets Authority: Unfair pricing in respect of the supply of phenytoin sodium capsules in the UK', CMA (December 7, 2016).

100 弗林製藥表示，他們一開始的提議是繼續保持原廠藥生產，衛生部則是同意他們進行「一次性的漲價」，理由是原廠藥目前的定價無法維持運作」，但是衛生部不同意。

101 弗林製藥和輝瑞製藥主張藥物價格並非不合理，因為苯妥英的藥片版本更為昂貴，二十八片的小包裝定價為三十英鎊。兩間製藥公司相信，衛生部的官員許可這個價格，因為銷售苯妥英藥片的製藥公司梯瓦於二〇〇七年進行一次大幅度的漲價之後，英國衛生部與梯瓦聯繫，後來推出的三十英鎊小包裝，就是代表從原本的六十英鎊降價。然而，二〇一二年與弗林製藥會面時，英國衛生部官員明確地表示，過去針對苯妥英藥片版本的討論，不代表英國的醫療系統對於苯妥英藥片的價格感到「滿意」。臨床指南認為，一旦病患恢復穩定，醫師和藥劑師一般而言不能讓病患改變服用的藥片或膠囊，因為這種藥物的治療指數非常狹窄。參閱'Decision of the Competition and Markets Authority: Unfair pricing in respect of the supply of phenytoin sodium capsules in the UK', CMA (December 7, 2016).

102 作者對喬治・傑布森進行的訪談。

103 Ibid.

104 繼承製藥在二〇一九年時支付超過七百萬美元，在民事與刑事訴訟中達成和解。兩位繼承製藥的前高層人員在價格壟斷的起訴上認罪並且同意協助調查。

105 Plaintiff's complaint filed in The State of Connecticut et al. v. Teva Pharmaceuticals USA, Inc et al. in the United States District Court for the District of Connecticut (May 10, 2019).

106 二〇二〇年三月，山德士公司承認操控價格，支付一億九千五百萬美金與美國司法部達成刑事訴訟和解。梯瓦在二〇二〇年八月遭司法部起訴共謀操控學名藥物價格。該公司否認指控，並且主張他們將會「極力在法院上捍衛自己的名聲」。在傑布森的調查之後，梯瓦也成為四十四州政府提出的價格壟斷訴訟被告，而梯瓦在二〇一九年表示他們「並未參與任何導致民事或刑事責任的行為」。輝瑞也在相同的訴訟案中遭到起訴，而輝瑞主張他們不認為自己參與了任何不法行為。

107 邁蘭表示，他們非常有信心地認為，關於該公司的民事訴訟指控「將會在法院上被證明沒有法律上的實質證據」。邁蘭主張他們已經徹底地調查相關指控，找不到價格壟斷的證據。

108 Plaintiff's complaint filed in The State of Connecticut et al. v. Teva Pharmaceuticals USA, Inc et al. in the United States District Court for the District of Connecticut (May 10, 2019).

## 第七章 收購遊戲

1 Figures for novel FDA approvals per year are compiled in Mullard, A., '2018 FDA drug approvals', Nature Reviews Drug Discovery (January 15, 2019).

2 Singh, D., Desai, R., 'Shaping a Three-Layered Intended Strategy to Realize Benefits for Life Sciences R&D Site Closures', Cognizant 20-20 Insights (December 2012).

3 Schuhmacher, A., Gassmann, O., Hinder, M., 'Changing R&D models in research-based pharmaceutical companies', Journal of Translational Medicine (April 27, 2016) and Loftus, P., Falconi, M., Plumridge, H., 'In Drug Mergers, There's One Sure Bet: The Layoffs', Wall Street Journal (April 29, 2014).

4 Herper, M., 'A decade in drug industry layoffs', Forbes (April 13, 2011).

5 LaMattina, J., 'The impact of mergers on pharmaceutical R&D', Nature Reviews Drug Discovery (August 2011).

6 作者對某位大型製藥公司前任執行長進行的訪談。

7 Kollewe, J., 'Botox maker Allergan bought by US drug giant for $63bn', The Guardian (June 25, 2019).

8 'World Preview 2020, Outlook to 2026', EvaluatePharma (July16, 2020).

9 'PhRMA Annual Membership Survey', published by the Pharmaceutical Research and Manufacturers of America (2010).

10 'PhRMA Annual Membership Survey', published by the Pharmaceutical Research and Manufacturers of America (2020).

11 Jolls, C., 'Stock Repurchases and Incentive Compensation', The National Bureau of Economic Research Working Paper (March 1998).

12 Tulum, O., Lazonick, W., 'Financialized Corporations in a National Innovation System: The US Pharmaceutical Industry', International Journal of Political Economy (2018).

13 Humer C., Pierson, R., 'Obama's inversion curbs kill Pfizer's $160 billion Allergan deal', Reuters (April 5, 2016). 二〇一九年底，邁蘭收購輝瑞的學名藥分公司普強之後，改名為暉致（Viatris）。

14 Hartung, D.M., Alley, L. et al., 'Qualitative study on the price of drugs for multiple sclerosis', American Academy

of Neurology (November 25, 2019).

15 對於沒有選擇參加這種自願計畫的製藥公司，還有另外一種獨立的法律計畫，將製藥公司的年度銷售額成長限制至一．一%，而且不會排除新藥物。

16 作者對某位不具名的前製藥業執行長進行的訪談。

17 作者對一位匿名的前大型製藥公司執行長進行的訪談。

18 Edwards, J., 'Price of Viagra Has Risen 108% Since Launch; 100 Pills Now Cost $1,400', CBS News (September 10, 2009).

19 Wineinger, N.E., Zhang Y., Topol, E.J., 'Trends in Prices of Popular Brand-Name Prescription Drugs in the United States', JAMA Network Open (May 31, 2019).

20 這個計算數字的基礎是該藥物的定價，所以漲價幅度中有一部分可能是用於支付藥品管理者以及保險業者的回扣。數據來自Truven Analytics，引用自Huggett, B., 'America's drug problem', Nature Biotechnology (December 2016).

21 美國眾議院的監督與改革委員會在二〇二〇年十月時公開一系列的工作調查，作為其藥物定價議題調查的部分成果。

22 The US House of Representatives Committee on Oversight and Reform released a series of staff reports as part of its drug-pricing investigation in October 2020.

23 Marsh, T., 'Live Updates: January 2021 Drug Price Increases', GoodRX.com (January 19, 2021).

24 Merrill, J., 'US Drug Pricing Challenges Poised To Impact Pharma Growth, Leerink Warns', Scrip (October 19, 2018).

25 'Pharmaceuticals Exit Research and Create Value', Morgan Stanley Research Report (January 20, 2010).

26 Plieth, J., Elmhirst, E., 'If you want blockbuster sales, buy them in', Vantage (April 29, 2019).

27 Schuhmacher, A., Gassmann, O., Hinder, M., 'Changing R&D models in research-based pharmaceutical companies', Journal of Translational Medicine (April 27, 2016).

28 資料來源為歐納．土魯姆的研究結果。二〇〇一年開始，輝瑞已經在年度報告中揭露了七十六種原廠藥的銷售額，其中四種是在輝瑞內部開始進行研究開發，也請參閱Lazonick, W., Hopkins, M. et al., 'US Pharma's Financialized Business Model', Working Paper, Institute for New Economic Thinking (September 8, 2017).

29 Schipper, I., de Haan, E., Cowan, R., 'Overpriced: Drugs Developed with Dutch Public Funding', SOMO in collaboration with Wemos (May 2019).

30 Nayak, R.K., Avorn, J., Kesselheim, A.S., 'Public sector financial support for late stage discovery of new drugs in the United States: cohort study', BMJ (October 23, 2019). 這項研究觀察了起源於公部門研究機構的直接公共資金挹注以及衍生公司所扮演的角色。

31 作者對伯納德．穆諾斯進行的訪談。

32 Foxman, S., 'Baker Brothers Make $1.4 Billion in Two Weeks on Biotech', Bloomberg (November 1, 2019).

33 Steedman, M., Stockbridge, M, et al., 'Ten years on: Measuring the return from pharmaceutical innovation', Deloitte Centre for Health Solutions (December 20, 2019).

34 Hughes. B., 'An audience with ... Marc Cluzel', Nature Reviews Drug Discovery (January, 2010).

35 Russell, S., 'Antisense Drugs Could Be Medical, Financial Bonanza,' San Francisco Chronicle (July 10, 1989).

36 Letter from Dr Michael L. Riordan, founder of Gilead Sciences, to unnamed recipient, Slideshare.net (undated).

37 Russell, S., 'Biotech Firms Open New Era in Bay Area', San Francisco Chronicle (September 12, 1988).

38 Loeckx, R., Cold War Triangle: How Scientists in East and West Tamed HIV (Leuven University Press, 2017).

39 Gilead Sciences Initial Public Offering Prospectus, Slideshare.net (January 1992).

40 Gellene, D., 'Gilead's Research Goes to Front Lines', Los Angeles Times (July 31, 2003).

41 Watts, G., 'Obituary: Antonín Holý', The Lancet (September 15, 2012).

42 Liotta, D.C., Painter, G.R., 'Discovery and Development of the Anti-Human Immunodeficiency Virus Drug, Emtricitabine (Emtriva, FTC)', Accounts of Chemical Research (October 5, 2016).

43 Ibid.

44 Huggett, B., Scott, C., 'Gilead's deal of a lifetime', Nature Biotechnology (May 2009).

45 Berkrot, B., 'Interview – Gilead could have had Pharmasset cheap', Reuters (November 23, 2011).

46 作者對維克托．羅伊進行的訪談。

47 Lowe, D., 'The Check Shows Up In The Mail. Really', blogpost on sciencemag.com (July 25, 2005).

48 Cohen, J., 'King of the pills', Science (May 8, 2015).

49 US Senate Committee on Finance, 'The Price of Sovaldi and its impact on the US Health Care System', US Government Publishing Office (December 2015).

50 Roy, V., 'The Financialization of a Cure: A Political Economy of Biomedical Innovation, Pricing and Public Health', PhD dissertation, University of Cambridge (June 2017) p.158.

51 US Senate Committee on Finance, 'The Price of Sovaldi and its impact on the US Health Care System', US Government Publishing Office (December 2015).

52 Ibid.

53 Ibid.

54 吉立亞回應這份報告時表示，他們「用負責任而且縝密的方式決定索華迪和夏奉寧的價錢」，並且符合過去的標準治療方式價格。吉立亞也主張，藉由減少處理慢性疾病C型肝炎的長期支出，兩種藥物提供重要的價值。

55 Gilead Sciences FY 2014 financial results.

56 Gilead Sciences FY 2015 financial results.

57 Cohen, J., 'King of the pills', Science (May 8, 2015).

58 Gilead repurchased stock totalling $25.8 billion between December 2013 and December 2016.

59 Lazonick, W., Hopkins, M. et al., 'US Pharma's Financialized Business Model', Working Paper, Institute for New Economic Thinking (September 8, 2017).

60 製藥公司的定價慣常會有折扣，而吉立亞與英國衛生保健服務達成商業協議，降低實際支付的價格。

61 Letter to the BMJ by Gregg Alton, Executive Vice President, Gilead Sciences (published July 27, 2016).

62 'Final report: The Comparative Clinical Effectiveness and Value of Simeprevir and Sofosbuvir in the Treatment of Chronic Hepatitis C Infection', Institute for Clinical and Economic Review (April 15, 2014).

63 學名藥在藥品市場的比例數據由經濟合作暨發展組織彙編。

64 Lowe, D., 'Big Pharma's Lost Stock Market Decade', blogpost at sciencemag.org (December 13, 2010).

65 US Senate Committee on Finance, 'The Price of Sovaldi and Its Impact on the US Health Care System', US Government Publishing Office (December 2015) p.58.

66 'Technology appraisal guidance: Sofosbuvir for treating chronic hepatitis C', National Institute of Health and Care Excellence (February 25, 2015).

67 Iyengar, S., Tay-Teo, K. et al., 'Prices, Costs, and Affordability of New Medicines for Hepatitis C in 30 Countries: An Economic Analysis', PLOS Medicine (May 31, 2016).

68 吉立亞在二〇一六年時表示，英國的「藥物價格不應該被視為病患取得藥物的限制因素」。他們也主張，「我們的C型肝炎治療藥物之定價被英國國家健康與照護卓越研究院（National Institute for Health and Care Excellence; NICE）視為具備良好的成本效益，這些成本效益已經非常良好的藥物，也向國民保健署提供實質的折扣。」

69 十三億美金的數字並未涵蓋任何回扣金額。參閱US Senate Committee on Finance, 'The Price of Sovaldi and Its Impact on the US Health Care System', US Government Publishing Office (December 2015).

70 Barber, J.M., Gotham, D., et al. 'Price of a hepatitis C cure: Cost of produc¬tion and current prices for direct-acting antivirals in 50 countries', Journal of Virus Eradication (September 2020).

71 Freeman, J.D., Hill, A., 'The use of generic medicines for hepatitis C', Liver International (June 16, 2016).

72 Chen Q., Ayer T., Bethea E. et al. 'Changes in hepatitis C burden and treat¬ment trends in Europe during the era of direct-acting antivirals: a modelling study', BMJ Open (June 11, 2019).

## 第八章 一面倒的戰爭

1 'Speaker: Cost of cancer drugs a "major problem"', Healio (June 2, 2015).

2 Andrews, A., 'Treating with Checkpoint Inhibitors – Figure $1 Million per Patient', American Health & Drug Benefits (August 2015).

3 Slides from 'ASCO Plenary Session 2015: Perspectives on Value'. Courtesy of Leonard B. Saltz. Data on cancer drug prices is from Peter Bach and Geoffrey Schnorr at Memorial Sloan Kettering Cancer Center.

4 作者對李奧納多·薩爾斯進行的訪談。

5 Walker, J., 'High Prices for Drugs Attacked at Meeting', Wall

Street Journal (June 1, 2015).

6 Morgan, S.G., Bathula, H.S., Moon, S., 'Pricing of pharmaceuticals is becoming a major challenge for health systems', BMJ (January 13, 2020).

7 此處提及的數據為淨支出，參見Aitken, M., Berndt, E.R., Cutler, D.M., 'Prescription Drug Spending Trends In The United States: Looking Beyond The Turning Point', Health Affairs (December 16, 2008) and Hernandez, I., San-Juan-Rodriguez, A. et al., 'Changes in List Prices, Net Prices, and Discounts for Branded Drugs', Journal of the American Medical Association (March 3, 2020).

8 Aitken, M., Kleinrock, M. et al., 'The Global Use of Medicine in 2019 and Outlook to 2023', IQVIA Institute for Human Data Science (January 2019).

9 'Observations on Trends in Prescription Drug Spending', Office of the Assistant Secretary for Planning and Evaluation, US Department of Health & Human Services (March 8, 2016). 一份更早期的美國分析研究認為，在一九九四年至一九九九年之間，藥物上漲大約造成二五%的處方藥物支出增加，更為昂貴的新型藥物也是重要的因素，參閱Danzon, P.M., Pauly, M.V., 'Health Insurance and the Growth in Pharmaceutical Expenditures', The Journal of Law and Economics (October 2002).

10 Hegele, R.A., 'Correspondence: Insulin affordability', The Lancet Diabetes & Endocrinology (May 2017).

11 Figures from Fortune Business Insights (September 30, 2020).

12 少數的病患則是罹患其他類型的糖尿病，其中包括與囊腫性纖維化或者罕見症候群有關。

13 作者對明迪．派特森進行的訪談。

14 美國國會糖尿病核心小組（the Congressional Diabetes Caucus）在二〇一九年四月公開的跨黨派國會調查報告，並且發現「彼此競爭的胰島素配方藥物之價格有依序漲價的現象」。

15 Rajkumar, S.V., 'The High Cost of Insulin in the United States: An Urgent Call to Action', Mayo Clinic Proceedings (January 2020).

16 作者對瑪格麗特．優恩進行的訪談。

17 Cefalu, W.T, Dawes, D.E. et al., 'Insulin Access and Affordability Working Group: Conclusions and Recommendations', Diabetes Care (June 2018).

18 Luo, J. et al., 'Strategies to improve the affordability of insulin in the USA', The Lancet Diabetes & Endocrinology (February 8, 2017).

19 Herkert, D., Vijayakumar, P., Luo, J. et al., 'Cost-Related Insulin Underuse Among Patients With Diabetes', JAMA Internal Medicine (January 2019).

20 Gotham, D., Barber, M.J., Hill, A., 'Production costs and potential prices for biosimilars of human insulin and insulin analogues', BMJ Global Health (September 25, 2018).

21 Fuglesten Biniek, J., Johnson, W., 'Spending on Individuals with Type 1 Diabetes and the Role of Rapidly Increasing Insulin Prices', Health Care Cost Institute (January 21, 2019).

22 艾伯維和默克（默沙東）後來推出他們的C型肝炎藥物時，情況改變了。必須使用干擾素作為基礎的成功治療機率，參閱Rong, L., Perelson, A.S., 'Treatment of hepatitis C virus infection with inter-feron and small molecule direct antivirals: viral

kinetics and modeling', Critical Reviews in Immunology (July 1, 2010).

23 此處提到的數據為淨支出，引用自Aitken, M., Kleinrock, M. et al., 'Medicine Spending and Affordability in the US', IQVIA Institute for Human Data Science (August 4, 2020) and Aitken, M. and Kleinrock, M., 'Medicine Use and Spending in the US', IQVIA Institute for Human Data Science (May 9, 2019).

24 OECD Pharmaceutical spending indicator (2020).

25 Strongin, R.J, 'The ABCs of PBMs', Issue Brief, National Health Policy Forum (October 27, 1999).

26 Urahn, S.K., Coukell, A., 'The Prescription Drug Landscape, Explored', The Pew Charitable Trusts (March 2019). 九百億美元是零售的處方藥物回扣，僅限於藥局銷售的藥物。製藥公司也會向保險業者、藥局，以及藥品福利管理公司支付回扣。

27 Second Amended Consolidated Class Action Complaint' in Anthem v. Express Scripts, Inc, filed in United States District Court Southern District of New York (March 2, 2017).

28 Testimony of Peter Bach, director, Centre for Health Policy and Outcomes, Memorial Sloan Kettering Cancer Center, to the US Senate Committee on Finance (January 29, 2019).

29 The Global Use of Medicine in 2019 and Outlook to 2023', IQVIA Institute for Human Data Science (January 2019).

30 Hernandez, I., San-Juan-Rodriguez, A., Good, C.B., Gellad, W.F., 'Changes in List Prices, Net Prices, and Discounts for Branded Drugs in the US, 2007–2018', JAMA (March 3, 2020).

31 美國的製藥公司默克（在美國之外的地區稱為默沙東）是其中一間開始公布其定價折扣細節的公司，其揭露的折扣在二〇一〇年為二七．三%，但在二〇一八年時提高至四四．三%，參閱 '2018 US Pricing Transparency Report', Merck & Co. (February 2019). 一九九二年，製藥產業整體的權重調整後平均折扣為一六%，參閱'Drug Manufacturers Are Giving Discounts of Over 25% From List Price to Majority of the Market, Boston Consulting Group Finds in State-of-the-Industry Study', The Pink Sheet (April 5, 1993).

32 Cefalu, W.T, Dawes, D.E. et al., 'Insulin Access and Affordability Working Group: Conclusions and Recommendations', Diabetes Care (June 2018).

33 Testimony of Olivier Brandicourt, chief executive officer, Sanofi, to the US Senate Committee on Finance (February 26, 2019). 除此之外，諾和諾德表示其淨價格正在下降，因為在美國提供更高額的回扣與折扣，在二〇一八年至二〇一九年之間從六八%提高至七一%。諾和諾德也主張，回扣與折扣節省的金額並未回饋給病患。

34 Pear, R., 'He Raised Drug Prices at Eli Lilly. Can He Lower Them for the US?', New York Times (November 26, 2017).

35 Howard, D.H., Bach, P.B., Berdnt, E.R., Conti, R.M., 'Pricing in the market for anticancer drugs', Working Paper 20867, National Bureau of Economic Research (January 2015).

36 Ibid.

37 原本是六%，在二〇一九年時減少，參見 Lieberman, S.M, Ginsburg, P.B, 'CMS's International Pricing Model For Medicare Part B Drugs: Implementation and Issues', Health Affairs blog (July 9, 2019).

38 Howard, D.H., Bach, P.B., Berdnt, E.R., Conti, R.M., 'Pricing

in the market for anticancer drugs', Working Paper 20867, National Bureau of Economic Research (January 2015).

39 一瓶九十顆藥丸的杜西斯在二〇一〇年初期的價格取自於史密斯—薩克曼—瑞德保健諮詢公司的資料。由於售價過高，許多保險公司已經不再給付杜西斯。

40 Horizon Pharma annual reports 2012–2016.

41 赫萊森表示，在有保險的病患之中，九八%的人取得杜西斯時的自行負擔金額只有二十五美元或更低，藉此確保「價格不是病患取得藥物的障礙」。赫萊森也主張，「我們的藥物價格反應了藥物向服用者提供的價值與本公司的價值，我們也會持續在服務的社群之中創造此種價值」。

42 Sacks, C.A., Lee, C.C. et al., 'Medicare Spending on Brand-name Combination Medications vs Their Generic Constituents', Journal of the American Medical Association (August 21, 2018).

43 Sarnak, D.O., Squires, D., Bishop S., 'Paying for Prescription Drugs Around the World: Why Is the US an Outlier?', The Commonwealth Fund, commonwealthfund.org (October 5, 2017).

44 Berchick, E.R, Barnett, J.C., Upton, R.D., 'Health Insurance Coverage in the United States: 2018', United States Census Bureau (November 8, 2019).

45 Schutte, S., Marin Acevedo, P.N., Flahault, A., 'Health systems around the world – a comparison of existing health system rankings', Journal of Global Heath (March 15, 2018).

46 作者對馬克．林賽進行的訪談。

47 'FDA approves new breakthrough therapy for cystic fibrosis', press release from FDA (October 21, 2019).

48 福泰拒絕評論。

49 作者對約翰．華倫伯格進行的訪談。

50 Danzon, P.M., Ketcham, J.D., 'Reference Pricing of Pharmaceuticals: Evidence from Germany, the Netherlands and New Zealand', National Bureau of Economic Research working papers (October 6, 2003).

51 Stargardt, T., Schreyögg, J., 'Impact of cross-reference pricing on pharma¬ceutical prices: manufacturers' pricing strategies and price regulation', Applied Health Economics and Health Policy (2006).

52 Kanavos, P., Fontrier, A-M. et al., 'The Implementation of External Reference Pricing Within and Across Country Borders', London School of Economics (November 2017).

53 在二〇一三年之前，該單位的名稱是「國家臨床卓越研究院」，改名的理由是反應其增加的職權範圍。

54 Gotham, D., Redd, C. et al., 'Pills and profits: How drug companies make a killing out of public research', report by Global Justice Now and STOPAIDS (October 2017). 關於任力達定價問題，健贊並未回覆提供說明的要求。

55 只要過去的藥物開始有學名藥版本，而且價格下降，就不會例行性重複進行與既有藥物的比較，代表英國的醫療系統繼續支付購買的藥物，其成本效益的評估結果，不會因為藥物本身的益處而高於過去的替代藥物。

56 作者對安德魯．史帝文斯進行的訪談。

57 每人平均藥品支持的數據由經濟合作暨發展組織在二〇一九年統整。

58 這些數據反應了扣除機密協商折扣之前的定價，而協商折扣可以減少醫療系統實際支付的價格。US Senate Committee on Finance, 'The Price of Sovaldi and Its Impact on the US Health Care System', US Government Publishing Office (December 2015).

59 Gornall, J., Hoey, A., Ozieranski, P., 'A pill too hard to swallow: how the NHS is limiting access to high priced drugs', BMJ (July 27, 2016).

60 'Gilead gets "gold" in England's hepatitis C eradication drive', PMLive (April 30, 2019).

61 Aitken, M., Kleinrock, M. et al., 'The Global Use of Medicine in 2019 and Outlook to 2023', IQVIA Institute for Human Data Science (January 2019).

62 Robinson, J.C., Ex, P., Panteli, D., 'How Drug Prices Are Negotiated in Germany', The Commonwealth Fund, commonwealthfund.org (June 13, 2010).

63 'Remarks by President Trump on Lowering Drug Prices', whitehouse.gov (May 11, 2018).

64 本書作者曾經在數篇刊載於《泰晤士報》的文章中揭露亞斯本的行動，其中包括Kenber, B., 'Child cancer patients pay the price for "unfair" drug costs' (April 14, 2017). 該公司表示，藥物價格提高「處於合適的程度，有助於長期穩定地向病患提供藥物」，並且主張他們是從「非常低廉而且無法穩定維持的基礎」開始提高價格。亞斯本表示他們從未保留藥物，但是承認有供應問題，包括位於義大利的一間第三方製藥公司有供應問題。

65 西班牙的病患必須仰賴從外國進口的藥物，參閱Kenber, B., 'Drug giant's secret plan to destroy cancer medicine', The Times (April 14, 2017).

66 Testimony of John Stewart, national director, Specialised Commissioning, NHS England to Commons Health and Social Care Committee (March 7, 2019).

67 Testimony of Sir Andrew Dillon, chief executive, NICE, to Commons Health and Social Care Committee (March 7, 2019).

68 Liu, A., '"Sham" or public interest? ICER suggests 70%-plus discounts on Vertex's cystic fibrosis drugs', FiercePharma (May 4, 2018).

69 Written evidence to Commons Health and Social Care Select Committee, letter from Simon Lem, vice-president and general manager, Northern Europe Region, Vertex Pharmaceuticals (March 25, 2019). 估計的病患死亡人數來自社會運動團體「公平治療」（Just Treatment）。

70 'Technical Report: Pricing of cancer medicines and its impact', World Health Organization (December 18, 2018).

71 資料來源為紐約的非營利組織「國際知識生態」（Knowledge Ecology International）依照資訊自由法案取得吉立亞與美國貿易代表署之間的通信紀錄。參閱Love, J., 'Communications between Gilead and USTR regarding Malaysia compulsory license on HCV patents, 2017 to May 2018', keionline.org (November 28, 2018).

72 'Pharmaceutical Market: Pharmaceutical sales', OECD Health Statistics 2019. Figures for Australia and Germany exclude spending on hospital drugs.

73 資料來源為分析英國製藥業協會（Association of the British Pharmaceutical Industry; ABPI）以及英國衛生和社會關懷部每年同意的藥物銷售額度。此處引用的數據呈現原廠藥物的支出，計算方式為扣除製藥產業參加自願計畫，進而向英國衛生和社會關懷部提供抵扣額的淨價格。

74 Schipper, I., de Haan, E., Cowan, R., 'Overpriced: Drugs Developed with Dutch Public Funding', SOMO in collaboration with Wemos (May 2019).

## 第九章 我們得到的藥物

1 Mullard, A., '2018 FDA drug approvals', Nature Reviews Drug Discovery (January 15, 2019).

2 Russell, C., 'Victims of Rare Disorder Get New Relief – "Orphan Drug" wins US Approval', Washington Post (August 8, 1984).

3 Alhawwashi, S., Seoane-Vazquez, E., et al., 'Price of Drugs For Chronic Use With Orphan Designation In The United States (1983–2014), Value In Health (May 2016).

4 二〇一八年時，美國前一百名孤兒藥物的每位病患平均支出達到十五萬零八百五十四美元，雖然這個數字並未包含發票之外的折扣。參閱Pomeranz, K., 'Orphan Drug Report 2019', EvaluatePharma (April 25, 2019).

5 See Brennan, Z., 'FDA: 2019 Continues Uptick in Orphan Drug Approvals', Regulatory Focus (January 6, 2020) and Orphanet Report Series, 'Lists of medic—inal products for rare diseases in Europe', Orpha.net (November 2020).

6 Alhawwashi, S, Seoane-Vazquez, E. et al., 'Prices of Drugs For Chronic Use With Orphan Drug Designation In The United States (1983–2014)', Value in Health (May 1, 2016).

7 Ashbury, C.H., 'The Orphan Drug Act: the first 7 years', Journal of the American Medical Association (February 20, 1991).

8 Cote, A., Keating, B., 'What Is Wrong with Orphan Drug Policies?', Value In Health (December 1, 2012).

9 Jones, N., 'Can't come home: New Zealand a "death sentence"', New Zealand Herald (December 6, 2018).

10 作者對唐納德・馬卡瑟進行的訪談。

11 Ibid.

12 Johnson, C.Y., 'This old drug was free. Now it's $109,500 a year', Washington Post (December 18, 2017).

13 Ibid.

14 'Hyper- and Hupokalemic Periodic Paralysis Study (HYP-HOP)', Clinicaltrials.gov Identifier NCT00494507.

15 Johnson, C.Y., 'This old drug was free. Now it's $109,500 a year', Washington Post (December 18, 2017).

16 Response to Freedom of Information Request to the Department of Health and Social Care made on WhatDoTheyKnow.com (December 11, 2019). 歐洲藥品管理局對此提出關切之後，該公司於二〇一九年撤回更改價格的申請。

17 NHS Drug Tariff June 2020.

18 美國的門檻大約為一五〇〇分之一人；歐洲為二〇〇〇分之一人，日本則是二五〇〇分之一人。

19 Carey, J., Hamilton, J., 'These "Orphans" Don't Need Any Nurturing', Business Week (July 2, 1990), quoted in Rin-Laures, L-H., Janofsky, D., 'Recent Developments Concerning The Orphan Drug Act', Harvard Journal of

Law & Technology (Spring issue, 1991).

20 Gibson, S., Von Tigerstrom, B., 'Orphan drug incentives in the pharmacog—enomic context: policy responses in the US and Canada', Journal of Law and the Biosciences (April 19, 2015).

21 作者對唐納德・馬卡瑟進行的訪談。

22 Tribble, S.J., Lupkin, S., 'Drugmakers Manipulate Orphan Drug Rules to Create Prized Monopolies', Kaiser Health News (January 17, 2017).

23 Lanthier, M., 'Insights into Rare Disease Drug Approval: Trends and Recent Developments', FDA, Presentation at NORD Rare Diseases & Orphan Products Breakthrough Summit (October 17, 2017).

24 Thomas, S., Caplan, A., 'The Orphan Drug Act Revisited', Journal of the American Medical Association (February 15, 2019).

25 Kesselheim, A.S., Treasure, C.L., Joffe, S., 'Biomarker-Defined Subsets of Common Diseases: Policy and Economic Implications of Orphan Drug Act Coverage', PLOS Medicine (January 3, 2017).

26 Ahmad, A.S., Ormiston-Smith, N., Sasieni, P.D., 'Trends in the lifetime risk of developing cancer in Great Britain: comparison of risk for those born from 1930 to 1960', British Journal of Cancer (February 3, 2015).

27 'Estimates of Funding for Various Research, Condition and Disease Categories', National Institutes of Health Research Portfolio Online Reporting Tools.

28 在二〇一四年至二〇一八年間，美國獲得上市核可的新藥中，癌症藥物佔平均的二五%。參考Mullard, A., '2019 FDA drug approvals', Nature Reviews Drug Discovery (January 8, 2020).

29 Mailankody, S., Prasad, V., 'Five Years of Cancer Drug Approvals: Innovation, efficacy, and costs', JAMA Oncology (July 2015). 這篇研究使用平均的經銷價格，該價格數字並未反應提供給經銷商或購買人的折扣。

30 Howard, D.H., Bach, P.B., Berndt, E.R., Conti, R.M., 'Pricing in the market for anticancer drugs', Working Paper 20867, National Bureau of Economic Research (January 2015).

31 作者對李奧納多・薩爾斯進行的訪談。

32 Saltz, L.B., 'Progress in Cancer Care: The Hope, the Hype, and the Gap Between Reality and Perception', Journal of Clinical Oncology (November 1, 2008).

33 Sullivan, R., Peppercorn, J. et al., 'Delivering affordable cancer care in high-income countries', Lancet Oncology (September 29, 2011).

34 福泰最後終於在二〇二〇年十一月時申請准卡夫塔在加拿大的許可。

35 Aggarwal, A., Fojo, T., Chamberlain, C., Davis, C., Sullivan, R., 'Do patient access schemes for high-cost cancer drugs deliver value to society? Lessons from the NHS Cancer Drugs Fund', Annals of Oncology (August 2017).

36 這個基金的名字是「癌症藥物基金」（The Cancer Drugs Fund）已經被另外一個規模較小的基金取代，新的基金只會支付獲得英國國家健康與照護卓越研究院評估通過的藥物。

37 Kim C., Prasad, V., 'Cancer Drugs Approved on the Basis of a Surrogate End Point and Subsequent Overall Survival:

An Analysis of 5 Years of US Food and Drug Administration Approvals', JAMA Internal Medicine (December 2015).

38 Davis, C., Naci, H., Gurpinar, E., Poplavska, E., Pinto, A., Aggarwal, A., 'Availability of evidence of benefits on overall survival and quality of life of cancer drugs approved by European Medicines Agency: retrospective cohort study of drug approvals 2009–13', BMJ (September 2017).

39 作者對彼得・巴赫進行的訪談。

40 Kesselheim, A.S., Myers, J.A., Avorn, J., 'Characteristics of clinical trials to support approval of orphan vs nonorphan drugs for cancer', JAMA (June 8, 2011).

41 Jayasundara, K., Hollis, A., Krahn, M. et al., 'Estimating the clinical cost of drug development for orphan versus non-orphan drugs', Orphanet Journal of Rare Diseases (January 10, 2019).

42 'Orphan Drugs in the United States', IQVIA Institute for Human Data Science (December 2018).

43 作者對布魯斯・布斯進行的訪談。

44 Roy, A., 'Biologic Medicines: The Biggest Driver of Rising Drug Prices', Forbes (March 8, 2019).

45 Urquhart, L., 'Top drugs and companies by sales in 2018', Nature Reviews Drug Discovery (March 12, 2019).

46 'Biosimilars approved in Europe', Generics and Biosimilars Initiative, gabionline.net/Biosimilars/General/Biosimilars-approved-in-Europe

47 'FDA-Approved Biosimilar Products', US Food and Drug Administration (as of January 2020).

48 Pomeranz, K.., Siriwardana, K., Davies, F., 'Orphan Drug Report 2020', EvaluatePharma (March 21, 2020).

49 Kollewe, J., 'GSK to cut drug development projects to focus on "winners"', The Guardian (July 26, 2017). 葛蘭素史克後來公開了一項策略，他們使用基因資訊決定開發何種分子，希望藉此改善藥物接受臨床試驗的成功機率，目前的成功比例不到一〇%。該公司表示其早期階段的研究「不會受到治療領域的限制，並且積極鼓勵研究團隊追求科學進展」，後期的產品發展則是專注在幾種治療領域，包括腫瘤、感染疾病，以及疫苗。

50 Taylor, N.P., 'Sanofi punts 38 R&D projects to narrow pipeline focus',

51 Vaccine Knowledge Project, 'Respiratory Syncytial Virus (RSV)', vk.ovg.ox.ac.uk. 葛蘭素史克表示，他們依然「致力於研發在發展中國家影響兒童與年輕人的傳染疾病藥物，專注在人類免疫缺乏病毒、瘧疾，以及肺結核」，而且他們是積極研發新型抗生素藥物的製藥公司之一。

52 作者對喬許・克里格進行的訪談。

53 作者對彼得・巴赫進行的訪談。

54 Wong, C.H., Siah, K.W., Lo, A.W., 'Estimation of clinical trial success rates and related parameters', Biostatistics (January 31, 2018) and Steedman, M., Taylor, K. et al. 'Unlocking R&D productivity: Measuring the returns from pharmaceutical innovation 2018', Deloitte Centre for Health Solutions (December 19 2018).

55 'Are companies developing health products that are urgently needed and offer a clear public health benefit?', Access to Medicine Foundation,

accesstomed—icinefoundation.org (January 2021).

56 作者對艾登・荷利斯進行的訪談。

57 Clatworthy, A.E., Pierson, E., Hung, D.T., 'Targeting virulence: a new paradigm for antimicrobial therapy', Nature Chemical Biology (August 20, 2007).

58 Interagency Coordination Group on Antimicrobial Resistance,'No Time To Wait: Securing the future from drug-resistant infections', Report to the Secretary-General of the United Nations (April 2019).

59 作者對吉姆・歐尼爾進行的訪談。

60 Ventola, C.L., 'The antibiotic resistance crisis: part 1: causes and threats', Pharmacy and Therapeutics (April 2015).

61 Offit, P.A., 'Why Are Pharmaceutical Companies Gradually Abandoning Vaccines?', Health Affairs (May 1, 2005).

62 Ibid.

63 作者對艾登・荷利斯進行的訪談。

64 Offit, P.A., 'Why Are Pharmaceutical Companies Gradually Abandoning Vaccines?', Health Affairs (May 1, 2005).

65 Merck & Co. (MSD) 2018 annual report and Pfizer Inc 2018 annual report.

66 Wilson, D., 'Vaccine Approved for Child Infections', New York Times (February 24, 2010).

這是非公家機關市場的價格，聯邦政府補助的計畫以每劑一百三十七美元的折扣價購買。在美國，普雷夫納爾必須施打四劑，其中包括十二到十五個月之後的追加劑，資料來源為美國疾病管制與預防中心在二〇一九年九月時列出的價格。

67 Sagonowsky, E., 'GSK exits US market with its HPV vaccine Cervarix', FiercePharma (October 21, 2016).

68 Branswell, H., 'Who will answer the call in the next outbreak? Drug makers feel burned by string of vaccine pleas', Stat News (January 11, 2018).

69 'Lives on the Edge: Time to align medical research and development with people's health needs', Médecins Sans Frontières (May 2016).

70 Grady, D., 'Ebola Vaccine, Ready for Test, Sat on the Shelf', New York Times (October 23, 2014).

71 'Lives on the Edge: Time to align medical research and development with people's health needs', Médecins Sans Frontières (May 2016).

72 Branswell, H., 'Who will answer the call in the next outbreak? Drug makers feel burned by string of vaccine pleas', Stat News (January 11, 2018).

73 'List of Blueprint Priority Diseases', World Health Organization (February 2018).

74 作者對彼得・海爾進行的訪談。

75 Gallagher, J., 'Oxford vaccine: How did they make it so quickly?', BBC News (November 23, 2020).

76 Baker, S., 'Covid Vaccine Front-Runner Is Months Ahead of Her Competition', Bloomberg Businessweek (July 15, 2020).

吉爾伯特和希爾過去曾經設立一間分拆公司，名稱是「疫苗科技」（Vaccitech），並且在二〇一六年時募得三千萬英鎊的融資。

77 Open letter from Public Citizen and other groups to Daniel

O'Day, chief executive of Gilead (March 25, 2020).

78 吉立亞方面表示，該公司申請孤兒藥物資格的目的是加速藥物通過審核，他們確定監管機關不需要孤兒藥物資格也會加速執行核可時，就主動放棄了。

79 吉立亞的執行長辯護定價策略時表示，該藥物的價格低於病患額外住院接受治療的費用，而且主張該公司的方針是「因時制宜」。他表示，藥物價格反應一種平衡，確保價格不會妨礙「快速且廣泛的治療」並且支持該藥物與其他研究的持續投資。吉立亞表示，他們預估在二〇二〇年結束時，還會在瑞德西韋的研發與製造投入超過十億美元。正如索華迪和夏奉寧的處理方式，吉立亞同意與學名藥藥廠簽訂自願授權，在低收入國家以一劑不到六十六美元的價格進行銷售。請參考'An Open Letter from Daniel O'Day, Chairman & CEO, Gilead Sciences' (June 29, 2020) and Reuters Staff, 'India's Cipla to price remdesivir version for Covid-19 under $66', Reuters (June 23, 2020).

80 Kuchler, H., 'Gilead's Covid drug delivers $2bn boost to revenue in Q4', Financial Times (February 4, 2021).

81 作者對約翰・貝爾爵士進行的訪談。

82 根據《華爾街日報》的報導，牛津大學科學家莎拉・吉爾伯特以及亞德理安・希爾成立的疫苗科技公司，探索了他們是否能夠在不與大型製藥公司簽署獨家授權的情況下自行生產疫苗。隨後，該公司被說服將權利轉讓給牛津大學。請參考Strasburg, J., Woo, S., 'Oxford Developed Covid Vaccine, Then Scholars Clashed Over Money', Wall Street Journal (October 21, 2020).

83 作者對約翰・貝爾爵士進行的訪談。

84 Ralph, A., 'Pascal Soriot put Astrazeneca's star in the ascendant', The Times (December 30, 2020).

85 莫德納的一位代表人在二〇二一年一月時曾經告訴本書作者，該公司一直都在「協商獲得正式許可之前的潛在供應合約，大多數都是政府，小量合約的價格為一劑疫苗三十二美元至三十七美元」，而「較大量的合約價格更低」。他們表示，莫德納「希望以疫苗對於社會裨益程度的價值做出重大的貢獻，而不是只用最後的定價方式理解莫德納的全部努力」。

86 在二〇二〇年，美國以一劑十五美元至十七美元之間的價格，支付二億劑的莫德納疫苗。如果計算美國政府在開發階段投入的資金，每劑的價格將會提高至二〇・八美元。

87 二〇二〇年十二月，歐洲支付的疫苗價格曝光，當時，一位比利時的內閣官員曾經短暫在推特上貼出一張清單，內容是歐盟針對不同冠狀病毒疫苗的同意支付價格。莫德納在疫情的早期，以兩劑三十二美元的價格，將二億劑疫苗賣給美國政府。

88 莫德納宣布新冠肺炎疫苗正面試驗數據的不久之後，高層出售手中股份，因而遭到批評。該公司表示，售出股份在更早之前早已安排好，高層並未因為內部消息而受益，否則就是違法行為。

89 Kuchler, H., 'Pfizer expects $15bn in Covid vaccine revenue this year', Financial Times (February 2, 2021). 輝瑞與協助開發疫苗的生物科技公司拜恩泰克平均分攤疫苗的成本與獲利。

90 作者對彼得・海爾進行的訪談。

91 So, A.D., Woo, J., 'Reserving coronavirus disease 2019 vaccines for global access: cross sectional analysis', BMJ (December 15, 2020).

92 'WHO Director-General's opening remarks at 148th session of the Executive Board', who.int (January 18, 2021).

93 Cheng, M., Hinnant, L., 'Countries urge drug companies to share vaccine know-how', Associated Press (March 1,

2021).

94 Reuters Staff, 'Rich, developing nations wrangle over COVID vaccine patents', Reuters (March 10, 2021).

95 Statement from Ambassador Katherine Tai on the Covid-19 Trips Waiver, https://ustr.gov/about-us/policy-offices/press-office/press-releases/2021/may/statement-ambassador-katherine-tai-covid-19-trips-waiver (May 5, 2021).

96 作者對潔亞舒莉・艾爾進行的訪談。

97 Ibid.

98 'Access to Medicine Index 2021', Access to Medicine Foundation (January 26, 2021).

## 第十章 艱難的科學

1 作者對傑克・史坎諾進行的訪談。

2 Le Fanu, J., The Rise and Fall of Modern Medicine (Little, Brown, 1999; Abacus, 2011) p.321.

3 D'Argenio, V., 'The High-Throughput Analyses Era: Are We Ready for the Data Struggle?', High Throughput (March 7, 2018).

4 Testimony of Jennifer Taubert, executive vice president and worldwide chairman, Janssen Pharmaceuticals, Johnson & Johnson, to the US Senate Committee on Finance (February 26, 2019).

5 'Pharma giant Pfizer pulls out of research into Alzheimer's', BBC News (January 10, 2018).

6 作者對傑克・史坎諾進行的訪談。

7 Cook, D., Brown, D., Alexander, R. et al., 'Lessons learned from the fate of AstraZeneca's drug pipeline: a five-dimensional framework', Nature Reviews Drug Discovery (May 16, 2014).

8 作者對伯納德・穆諾斯進行的訪談。

9 在二〇〇四年八月至二〇一四年四月之間，禮來製藥唯一通過核可的藥物是抗凝血素艾菲特（Effient，音譯），禮來從一間日本公司手中購買該藥物的權利。艾菲特的全球年度銷售額從未超過五億美元，也被視為失敗。

10 Drews, J., 'Strategic trends in the drug industry', Drug Discovery Today (May 2003).

11 作者對某位大型製藥公司前任執行長進行的訪談。

12 Morgan, P., Brown, D., Lennard, S. et al., 'Impact of a five-dimensional framework on R&D productivity at AstraZeneca', Nature Reviews Drug Discovery (January 19, 2018).

13 作者對瑪格麗特・凱爾進行的訪談。

14 Kyle, M., 'Are Important Innovations Rewarded? Evidence from Pharmaceutical Markets', Review of Industrial Organization (June 7, 2018).

15 作者對傑米・勒夫進行的訪談。

16 DiMasi, J.A., Grabowski, H.G., Hansen, R.W., 'Innovation in the pharmaceu¬tical industry: New estimates of R&D costs', Journal of Health Economics (February 12, 2016).

17 Wouters, O.J., McKee, M., Luyten, J., 'Estimated Research

and Development Investment Needed to Bring a New Medicine to Market, 2009–2018' JAMA (March 3, 2020).

18 狄馬西的評估，排除獲得核可之後的成本支出。藥品研究與製造商協會在二〇一九年的年度會員調查報告中，將四期臨床研究在研發成本之中的佔比列為十一．一%。

19 'PhRMA Annual Membership Survey', published by the Pharmaceutical Research and Manufacturers of America (2010 and 2020 surveys).

20 Steedman, M., Stockbridge, M. et al., 'Ten years on: Measuring the return from pharmaceutical innovation', Deloitte Centre for Health Solutions (December 19, 2018).

21 Steedman, M., Taylor, K., et al., 'Unlocking R&D productivity: Measuring the returns from pharmaceutical innovation 2018', Deloitte Centre for Health Solutions (December 2018).

22 Ringel, M.S., Scannell, J.W. et al., 'Breaking Eroom's Law', Nature Reviews Drug Discovery (April 16, 2020).

23 Ibid.

24 根據臨床與經濟評估研究所（the Institute for Clinical and Economic Review）的估計，使用另外一種計算方式時，諾健生剛好符合獲得一年生命需要十五萬美元的標準。

25 我們將會在後面的篇幅討論諾健生的製造廠商使用樂透抽獎機制，向目前無法取得藥物的國家民眾送出一百劑藥物。

26 Bhangra, K.S., 'Europe's first gene therapy withdrawn', BioNews (April 24, 2017).

27 'The Global Use of Medicine in 2019 and Outlook to 2023', IQVIA Institute for Human Data Science (January 2019).

28 Kim, T., 'Goldman Sachs asks in biotech research report: Is curing patients a sustainable business model?', CNBC.com (April 11, 2018).

29 Gilead Sciences FY accounts 2014–2018.

30 Silver, E., 'What the "Shocking" Gilead Discounts on its Hepatitis C Drugs Will Mean', Wall Street Journal (February 4, 2015).

31 作者對維克托．羅伊進行的訪談。

32 作者對凱文．史達特進行的訪談。

33 在全球居領導地位的經濟體中，醫療支出在國內生產毛額中的比例，已經在過去四十年倍增。根據經濟合作暨發展組織蒐集的數據，從一九八〇年至二〇一九年，英國的比例從五%提高至超過一〇%。在相同時期，美國的比例從八%提高至將近一七%，日本則是從六%提高至一一%。藥品在醫療支出的平均比例為二〇%左右，但依據各國的情況可能會有顯著的差異。在二〇一八年，英國和美國的醫療費用有一二%左右用於零售處方用藥，也就是二〇一七年藥局販售的藥物在日本的比例是一八%，數據來源是經濟合作暨發展組織。這些數字不包括病患在醫院接受治療時使用的藥物費用，這個類型的支出通常包括某些最為昂貴的藥物。根據英國國民保健署數位部門的資料，在英格蘭地區，醫院用藥的支出超過藥物整體支出的一半，計算金額尚未扣除折扣與回扣，美國的醫院用藥估計金額則是藥物整體支出的三分之一。請參考 'Health at a Glance 2019', OECD (2019) and Conti, R.M., Turner, A., Hughes-Cromwick, P., 'Projections of US Prescription Drug Spending and Key Policy Implications', JAMA Health Forum (January 29, 2021).

## 第十一章 反擊

1 作者對迪卓・瓦克斯曼進行的訪談。

2 Jefferys, G., 'Greg's Hepatitis C Diary', courtesy of Greg Jefferys.

3 作者對葛雷格・傑佛瑞進行的訪談。

4 Jefferys, G., 'My Hep C Travel Diary: A Journey to India', courtesy of Greg Jeffreys.

5 作者對「狄米爾」進行的訪談。

6 Span, P., 'Medicare's Part D Doughnut Hole Has Closed! Mostly. Sorta.', New York Times (January 17, 2020).

7 Reindl, J.C., Shamus, K.J., 'Drugstore trips to Canada aren't happening as much. Here's what changed', Detroit Free Press (November 29, 2019).

8 Gambino, L., 'Insulin is our oxygen: Bernie Sanders rides another campaign bus to Canada', The Guardian (July 28, 2019).

9 Germano, B., 'Mourning Mothers Protest Cost of Insulin Outside Cambridge Drug Company', CBS Boston (November 16, 2018).

10 YouTube video of protest outside Eli Lilly posted by the Right Care Alliance (November 17, 2019). 那年稍早，禮來製藥為了回應另外一場抗議提出一份聲明表示「人民有被傾聽的權利，我們同意需要進行真正的政策改變。」禮來製藥表示，他們支持將胰島素排除在病患健康保險的自付額之外，同時，禮來製藥也採取幾個步驟，確保更多人可以負擔胰島素的價格，其中包括推出更低價的胰島素。

11 作者對艾蓮・迪邁爾進行的訪談。

12 'Charity and NIH funding related to Zolgensma', Knowledge Ecology International, keionline.org (June 14, 2019). 諾華表示他們投資超過十億美元「建設必要的生產基礎，才能讓科學數據資料轉變為有形的治療藥物，可以持續生產並且向病患提供」。

13 這個價格已經明顯低於諾華一位高層在過去提出的四百萬至五百萬美元。諾華表示，諾健生「有潛力可以減少病患、家屬，以及醫療系統長期財務負擔的潛力，因為諾健生可以用單一次注射取代終生反覆的治療」。

14 諾華方面表示，他們了解家屬想要幫助罹患脊髓性肌肉萎縮症的孩子儘快獲得藥物，因為這種疾病會因為時間變得更為嚴重。但是，在皮亞的家人進行募款時，諾健生尚未在歐洲取得上市核可，「我們沒有太多選項可以向一位比利時病患合法地提供藥物。」

15 作者對李奧納多・薩爾斯進行的訪談。

16 試驗證明，相較於只使用標準化學療法，兩種藥物都可以改善末期大腸癌病患的整體存活時間中位數，提高數字為數字為一・四個月。

17 Bach, P.B., Saltz, L.B, Wittes, R.E., 'In Cancer Care, Cost Matters', New York Times (October 14, 2012).

18 Pollack, A., 'Sanofi Halves Price of Cancer Drug Zaltrap After Sloan-Kettering Rejection', New York Times (November 8, 2012).

19 Russell, S., 'New Crusade To Lower AIDS Drug Costs', San Francisco Chronicle (May 24, 1999).

20 Cameron, E., Witness to Aids (Tafelberg, 2005), p.164.

21 Swarns, R.L., 'Drug Makers Drop South Africa Suit Over AIDS Medicine', New York Times (April 20, 2001).

22 Ibid.

23 Speech by Nkosi Johnson at the opening of the 13th International AIDS Conference in Durban, South Africa (July 10, 2000), online at web.sabc.co.za/digital/stage/trufm/Nkosi_speech.pdf

24 McNeil Jr., D.G., 'South Africa's Small Warrior Against AIDS Dies Quietly', New York Times (June 2, 2001).

25 印度專利法在一九七〇年通過，於一九七二年開始生效，該法不承認藥品的產品專利和製程專利——製程專利用於保護製造特定藥物的方法，但這個法案只運作了五年，請參考

Sundaram, J., 'India's trade-related aspects of Intellectual Property Rights compliant pharmaceutical patent laws: what lessons for India and other devel¬oping countries?', Information & Communications Technology Law (March 28, 2014).

26 作者對傑米・勒夫進行的訪談。

27 Gellman, B., 'A Turning Point That Left Millions Behind', Washington Post (December 28, 2000).

28 Khanna, T., 'Interview with Yusuf Hamied', Creating Emerging Markets Oral History Collection, Baker Library Historical Collections, Harvard Business School (April 29, 2013).

29 Ooms, G., Hanefeld, J., 'Threat of compulsory licences could increase access to essential medicines', BMJ (May 28, 2019).

30 Kass, D., 'Israel Defies AbbVie IP To Import Generic Drugs For Covid-19', Law360 (March 19, 2020).

31 Ooms, G., Hanefeld, J., 'Threat of compulsory licences could increase access to essential medicines', BMJ (May 28, 2019).

## 第十二章 省思

1 作者對李奧納多・薩爾斯進行的訪談。

2 Kleinrock, M., Muñoz, E., 'Global Medicine Spending and Usage Trends', IQVIA Institute for Human Data Science (March 5, 2020).

3 Sarpatwari, A., Kesselheim, A.S., 'Reforming the Orphan Drug Act for the 21st Century', New England Journal of Medicine (July 11, 2019).

4 Wouters, O.J., Kanavos, P.G., McKee, M., 'Comparing Generic Drug Markets in Europe and the United States: Prices, Volumes, and Spending', Milbank Quarterly (September 12, 2017).

5 Bach, P.B.,Trusheim, M.R., 'The Drugs at the Heart of Our Pricing Crisis', New York Times (March 15, 2021).

6 作者對大衛・馬里斯進行的訪談。

7 Davis, C.S., 'The Purdue Pharma Opioid Settlement – Accountability, or Just the Cost of Doing Business?', New England Journal of Medicine (January 14, 2021).

8 Azar, A.M., 'Remarks on Drug Pricing Blueprint', Speech in Washington, DC, (May 14, 2018).

9 Rind, D.M, Borrelli, E. et al., 'Unsupported Price Increase Report: 2019 Assessment', Institute for Clinical and

Economic Review (updated November 6, 2019).

10 Venker, B., Stephenson, K.B., Gellad, W.F., 'Assessment of Spending in Medicare Part D If Medication Prices From the Department of Veterans Affairs Were Used', JAMA Internal Medicine (January 14, 2019).

11 在計算繳回金額時，推出新藥物的製藥公司不必計算前三年的銷售量。但是，如果計算醫療系統在原廠藥物的整體支出時，就會納入前三年的銷售量，換言之，代表對手推出成功的新藥物，導致整體支出提高時，製藥公司就要繳納更高的支付額。

12 Data from SSR Health published by Drug Channels, drugchannels.net (January 5, 2021).

13 作者對潔亞舒莉．艾爾進行的訪談。

14 Nayak, R.K., Avorn, J., Kesselheim, A.S., 'Public sector financial support for late stage discovery of new drugs in the United States: cohort study', BMJ (October 23, 2019). 根據另外一份研究的估計，在一九九〇年至二〇〇七年，接受公共補助開發的藥品比例大約是七分之一，請參考Stevens, A.J., Jensen, J.J. et al. 'The Role of Public-Sector Research in the Discovery of Drugs and Vaccines', New England Journal of Medicine (February 10, 2011)。二〇一九年的該篇研究調查年份為二〇〇八年至二〇一七年。

15 Cleary, E., Beierlein, J.M., 'Contribution of NIH funding to new drug approvals 2010–2016', PNAS (March 6, 2018).

16 Gavaghan, H., 'NIH drops reasonable pricing clause', Nature (April 20, 1995).

17 OTT Statistics, National Institutes of Health Office of Technology Transfer (2011–2019).

18 'NIH-Private Sector Partnership in the Development of Taxol', United States General Accounting Office (June 2003).

19 Hampton, P., 'UCLA sells royalty rights connected with cancer drug to Royalty Pharma', UCLA Newsroom (March 4, 2016).

20 'Abiraterone: a story of scientific innovation and commercial partnership', Institute of Cancer Research, London, icr.ac.uk (May 11, 2014).

21 Gotham, D., Redd, C. et al., 'Pills and profits: How drug companies make a killing out of public research', report by Global Justice Now and STOPAIDS (October 2017).

22 嬌生的藥品部門楊森如此辯護其定價策略，他們主張價格反應藥品的價格，包括改善病患的生活以及維持未來藥品的研究發展。楊森表示，「醋酸艾比瑞特隆從英國癌症研究所的初步概念經歷漫長的履行，最後由楊森完成其藥品商業製造，這個故事足以說明公共研究機構的成果如何藉由私部門公司的合作，轉變為病患使用的藥物。」

23 Schipper, I., de Haan, E., Cowan, R., 'Overpriced: Drugs Developed with Dutch Public Funding', SOMO in collaboration with Wemos (May 2019).

24 作者對李奧納多．薩爾斯進行的訪談。

25 作者對史帝夫．皮爾森進行的訪談。

26 在競爭對手比預期的時間更快推出C型肝炎競爭藥品，以及臨床與經濟評估研究所提出評估結果的不久之後，吉立亞宣布藥品定價的平均調降幅度為四六%，接受臨床與經濟評估研究所對於夏奉寧提出的建議售價。請參考'New Lower Prices for Gilead Hepatitis C Drugs Reach CTAF Threshold for High Health System Value', press release from ICER (February 17, 2015).

27 Patientrising.org網站二〇二一年列出的「合作夥伴和支持者」清單包括輝瑞、安進、千年製藥（Takeda Oncology：武田藥品的子公司）、賽基，以及楊森。該組織的創辦人泰芮．威爾考克斯（Terry Wilcox）表示這個組織「自豪地提倡以病患為核心的醫療系統」，而這種系統「必須鼓勵並且獎勵醫學創新」。她批評使用生活品質調整後預期存活年數作為評估指標「歧視、不符合倫理，而且武斷」，並且指控英國和歐洲各國的政府「為了短期的成本控制而犧牲公民的長期醫療益處」。

28 作者對卡爾．克萊克斯頓進行的訪談。

29 Claxton, K., Martin, S. et al., 'Methods for the estimation of the NICE cost effectiveness threshold', Health Technology Assessment (February 19, 2015).

30 作者對卡爾．克萊克斯頓進行的訪談。

31 藥品之間的直接比較試驗依然「非常少見」，臨床與經濟評估研究所的創辦人史帝夫．皮爾森表示，在一些疾病領域（例如類風濕性關節炎），病患的病況持續惡化時，用新型藥物比較安慰劑的效果，已經被視為不符合研究倫理的行為。

32 作者對瑪格麗特．凱爾進行的訪談。

33 Moon, S., Erickson, E., 'Universal Medicine Access through Lump-Sum Remuneration – Australia's Approach to Hepatitis C', New England Journal of Medicine (February 14, 2019).

34 作者對傑米．勒夫進行的訪談。

35 Frank, R.G., Ginsburg, P.B., 'Pharmaceutical Industry Profits And Research And Development', Health Affairs blog (November 13, 2017).

36 作者對彼得．巴赫進行的訪談。

37 作者對傑克．史坎諾進行的訪談。

38 作者對卡爾．克萊克斯頓進行的訪談。

39 作者對伯納德．貝古爾進行的訪談。

40 Cohen, D., Raftery, J., 'Paying twice: the "charitable" drug with a high price tag', BMJ (February 15, 2014).

41 Cummings, J.L., Morstorf, T., Zhong, K., 'Alzheimer's Disease Drug-Development Pipeline: Few Candidates, Frequent Failures', Alzheimer's Research & Therapy (July 3, 2014).

42 Bell, J., 'Big pharma backed away from brain drugs. Is a return in sight?' BioPharma Dive (January 29, 2020).

43 諾華表示，由於供應造成的限制，這個計畫只能提供一百份免費的藥劑給無法取得諾健生的家庭，因為他們無法取得諾健生。諾華方面也主張，樂透抽籤計畫是基於「公平、臨床需求，以及全球藥品可取得性」原則，並且「由於本計畫收到的需求多過於藥劑數量，我們希望確保所有符合資格的孩童，都有平等的機會獲得治療」。

44 作者對艾蓮．迪邁爾進行的訪談。

## 結語 康格迪亞的隕落

1 收到投訴的單位是公平貿易辦公室（Office of Fair Trading），二〇一四年四月，新成立的競爭與市場管制局取代公平貿易辦公室以及競爭委員會（the Competition Commission）。

2 'Consultation on Changes to the Statutory Scheme to Control the Prices of Branded Health Service Medicines', Department of Health (September 2015).

3 'Third Affidavit of Mark Thompson', Concordia

Pharmaceuticals Inc. et al. v. Lazarus Pharmaceuticals, Inc. et al., United States District Court for the District of South Carolina (September 28, 2018, filed October 16, 2020).

4 Second Reading of the Health Service Medical Supplies (Costs) Bill in the House of Commons (October 24, 2016).

5 作者對馬克・柯霍斯進行的訪談。

6 Crow, D., 'Novum faces outcry over $10,000 acne cream', Financial Times (September 21, 2016) and Sliverman, E., 'The curious case of the $9,500 skin gel', Stat News (September 23, 2016).

7 Schencker, L., 'A Chicago pharma company raised the price of its skin gel to $7,968. Now it's bankrupt', Chicago Tribune (February 5, 2019).

8 Details in bankruptcy papers filed by Novum Pharma (February 3, 2019).

9 歐盟提出對於亞斯本濫用其優勢地位實施不公平定價的疑慮之後，該公司表示雖然不同意歐盟的觀點，但願意降低藥品價格弭平爭論。亞斯本在二〇二〇年七月公開提出這個承諾，並且同意持續供應藥品至少五年，而且在十年之內不會提高價格。亞斯本方面表示，六種藥品在二〇一九年創造二千八百萬歐元的銷售額，代表減價措施可以讓歐盟醫療系統一年大約減少二千萬歐元的支出。

10 在二〇二一年初，這項訴訟案持續進行中。湯普森和其他被告否認行為不當，並且主張賜賴泰的配方以及製造此種藥品的過程並非商業機密。

11 二〇一六年，皮爾森先生出席參議院委員會會議時，在一份事先準備的講稿中，針對該公司的定價策略致歉，並且表示「本公司過於激進——我本人作為領導人，也過於激進——想要追求特定藥品的價格提高」。請參考'Statement of J. Michael Pearson', US Senate Special Committee on Aging (April 27, 2016).

12 US Senate Special Committee on Aging, 'Sudden Price Spikes in Off-Patent Prescription Drugs: The Monopoly Business Model that Harms Patients, Taxpayers, and the US Health Care System', US Government Publishing Office (December 2016).

13 'FTC and NY Attorney General Charge Vyera Pharmaceuticals, Martin Shkreli, and Other Defendants with Anticompetitive Scheme to Protect a List-Price Increase of More Than 4,000 Percent for Life-Saving Drug Daraprim', press release from the Federal Trade Commission (January 27, 2020).

14 作者對桑吉斯・派進行的訪談。

15 'Bausch Health agrees to pay $1.21 billion to settle share price lawsuit', Reuters (December 16, 2019).

16 Advanz Pharma 2019 Annual Information Form.

17 Second amended complaint in City of Rockford and Acument Global Technologies Inc. v. Mallinckrodt, United States District Court for the Northern District of Illinois (filed December 8, 2017). See also Stahl, L., 'The Problem With Prescription Drug Prices', CBS 60 Minutes (May 6, 2018).

18 Advanz Pharma 2019 Annual Information Form.

19 信文否認安迪法姆・水星的成功必須歸功於去品牌化的策略，並且主張安迪法姆・水星的成長來自於兩間公司的合併讓新的事業體能夠踏足國際，也代表信文出售安迪法姆・水星時，其規模遠遠大於信文收購時的情況。

20 Brady, A., 'The Luxury of Wanderlust', Harpers Bazaar Arabia (Summer 2017).

21 Patel, S., 'Making £300m before turning 40', Asian Wealth Magazine (Autumn 2017).

22 '3 drug firms accused of illegal market sharing', CMA press release (October 3, 2019).

23 'Pharma company director disqualified for competition law breaches', CMA press release (June 4, 2020).

24 Auden Mckenzie (Pharma Division) Ltd v. Patel [2019] EWCA Civ 2291 (December 20, 2019). 二〇二〇年六月，佩特爾先生告訴《泰晤士報》，他犯了一個「判斷上的錯誤，而且非常後悔」，在稅務機構聯繫之後，也立刻配合處理。請參考See Kenber, B., 'Tories accepted £50,000 gift from tax fraudster who ripped off NHS', The Times (June 9, 2020).

25 'Drug firms accused of illegal market sharing in supply of antibiotic', CMA press release (July 25, 2019).

26 'Drug firms accused of illegal market sharing over anti-nausea tablets', CMA press release (May 23, 2019).

27 'Pharma firms accused of illegal agreements over life-saving drug', CMA press release (February 28, 2019).

28 Dyer, O., 'Firm bribed doctors to prescribe overpriced drug, US alleges in suit', BMJ (May 2, 2019).

29 Blankenship, K., 'Humana calls Mallinckrodt's Acthar a "billion-dollar golden goose" in $700M fraud lawsuit', FiercePharma (August 12, 2019).

30 'Three Pharmaceutical Companies Agree to Pay a Total of Over $122 Million to Resolve Allegations That They Paid Kickbacks Through Co-Pay Assistance Foundations', press release from the US Department of Justice Office of Public Affairs (April 4, 2019).

31 這個法案的名稱是《醫療系統藥品供應（支出）法案》。

32 筆者寫作的時間為二〇二一年初期，此時英國政府尚未使用過該法案的權力。英國衛生與社會關懷部的一位發言人表示，政府透過市場競爭讓學名藥品的價格調降，並且主張英國「擁有全歐洲最低的藥品價格」。他們表示衛生與社會關懷部「一直都在思考提出處理學名藥藥價高漲問題的方法，在執行任何計畫之前，必須進行足夠的諮詢」。

33 二〇一六年時，《泰晤士報》一篇關於學名藥價格哄抬的報導指出七十一種學名藥物，本書作者根據該篇報導的資料進行研究，其中有十九種藥物出現顯著的價格調降，有三種藥物則是已經不存在於市場。

34 NHS Drug Tariff January 2021.

35 極具指標意義的苯妥英膠囊案件受到一些事件的影響，導致另外幾項調查與訴訟案延後審理。二〇一六年年底，競爭與市場管理局發現輝瑞和弗林製藥濫用市場優勢地位制定藥品天價而違反競爭法，並且提出破紀錄的九千萬英鎊罰金要求。這項決策隨後遭到英國競爭上訴法庭的推翻，競爭上訴法庭認為，兩間公司確實有優勢地位，但是競爭與市場管理局並未在這個極具指標意義的聯合品牌訴訟中妥善檢驗藥品價格過高的標準。上訴法庭特別指出，競爭與市場管理局認為該藥品價格不公平時，並未考慮藥品更為廣泛的經濟價值或者可相提並論藥品的價格，例如藥錠版本。二〇二〇年三月，英國上訴法院大多支持競爭上訴法庭的決定，這起案件被退回競爭和市場管理局，要求後者重新考慮指控兩間公司的證據以及評估價格過高的方法。

36 Thomas, K., 'Patients Eagerly Awaited A Generic Drug. Then They Saw The Price', New York Times (February 23,

2018).

37 Crow, D., 'Irish drugmaker Horizon Pharma raises painkiller price to $3,000 in US', Financial Times (February 15, 2018).

38 Statement from the Chief Investigators of the Randomised Evaluation of Covid-19 thERapY (RECOVERY) trial on dexamethasone (June 16, 2020).二〇二一年三月公開的數據顯示該藥物在英國拯救了二萬二千人的生命，全球的拯救人數估計為一百萬人。

39 作者對大衛．馬里斯進行的訪談。

40 Hopkins, J.S., 'BioMarin Explores Pricing Experimental Gene Therapy at $2 Million to $3 Million', Wall Street Journal (January 16, 2020).

視野 98

# 藥命之財

## 揭露全球製藥產業的漫天藥價與骯髒手法

Sick Money:Sky-high Prices and Dirty Tricks: Inside the Global Pharmaceutical Industry

作　　者：比利・肯伯（Billy Kenber）
譯　　者：林曉欽
責任編輯：王彥萍
校　　對：王彥萍、唐維信
封面設計：木木 Lin
視覺設計：廖健豪
寶鼎行銷顧問：劉邦寧

發 行 人：洪祺祥
副總經理：洪偉傑
副總編輯：王彥萍
法律顧問：建大法律事務所
財務顧問：高威會計師事務所
出　　版：日月文化出版股份有限公司
製　　作：寶鼎出版
地　　址：台北市信義路三段 151 號 8 樓
電　　話：（02）2708-5509　傳真：（02）2708-6157
客服信箱：service@heliopolis.com.tw
網　　址：www.heliopolis.com.tw
郵撥帳號：19716071 日月文化出版股份有限公司

總 經 銷：聯合發行股份有限公司
電　　話：（02）2917-8022　傳真：（02）2915-7212
印　　刷：軒承彩色印刷製版股份有限公司
初　　版：2024 年 06 月
定　　價：520 元
I S B N：978-626- 7405-65-9



國家圖書館出版品預行編目資料

藥命之財：揭露全球製藥產業的漫天藥價與骯髒手法 /
比利・肯伯（Billy Kenber）著；林曉欽譯 - 初版 . --
臺北市：日月文化出版股份有限公司 ,2024.04
496 面；14.7╳21 公分 . --（視野；98）
譯　自：Sick Money：Sky-high Prices and Dirty Tricks: Inside the Global Pharmaceutical Industry
ISBN 978-626-7405-65-9（平裝）

1.CST：製藥業 2.CST：歷史 3.CST：商業倫理

418.61　　113005134

日月文化集團
HELIOPOLIS
CULTURE GROUP
客服專線 02-2708-5509
客服傳真 02-2708-6157
客服信箱 service@heliopolis.com.tw

廣告回函
台灣北區郵政管理局登記證
北台字第 000370 號
免貼郵票

# 日月文化集團 讀者服務部 收

10658 台北市信義路三段151號8樓

對折黏貼後，即可直接郵寄

日月文化網址：**www.heliopolis.com.tw**

最新消息、活動，請參考 FB 粉絲團

大量訂購，另有折扣優惠，請洽客服中心（詳見本頁上方所示連絡方式）。

大好書屋　寶鼎出版　山岳文化

EZ TALK　EZ Japan　EZ Korea

大好書屋・寶鼎出版・山岳文化・洪圖出版　EZ叢書館　EZKorea　EZTALK　EZJapan

日月文化集團
HELIOPOLIS
CULTURE GROUP

感謝您購買 **藥命之財** 揭露全球製藥產業的漫天藥價與骯髒手法

為提供完整服務與快速資訊，請詳細填寫以下資料，傳真至02-2708-6157或免貼郵票寄回，我們將不定期提供您最新資訊及最新優惠。

1. 姓名：＿＿＿＿＿＿＿＿＿＿ 性別：□男 □女
2. 生日：＿＿＿年＿＿＿月＿＿＿日 職業：
3. 電話：（請務必填寫一種聯絡方式）
   （日）＿＿＿＿＿＿（夜）＿＿＿＿＿＿（手機）＿＿＿＿＿＿
4. 地址：□□□＿＿＿＿＿＿＿＿＿＿
5. 電子信箱：＿＿＿＿＿＿＿＿＿＿
6. 您從何處購買此書？□＿＿＿＿＿縣/市＿＿＿＿＿書店/量販超商
   □＿＿＿＿＿網路書店 □書展 □郵購 □其他
7. 您何時購買此書？ 年 月 日
8. 您購買此書的原因：（可複選）
   □對書的主題有興趣 □作者 □出版社 □工作所需 □生活所需
   □資訊豐富 □價格合理（若不合理，您覺得合理價格應為＿＿＿＿＿）
   □封面/版面編排 □其他＿＿＿＿＿＿＿＿＿＿
9. 您從何處得知這本書的消息： □書店 □網路／電子報 □量販超商 □報紙
   □雜誌 □廣播 □電視 □他人推薦 □其他
10. 您對本書的評價：（1.非常滿意 2.滿意 3.普通 4.不滿意 5.非常不滿意）
    書名＿＿＿ 內容＿＿＿ 封面設計＿＿＿ 版面編排＿＿＿ 文/譯筆＿＿＿
11. 您通常以何種方式購書？□書店 □網路 □傳真訂購 □郵政劃撥 □其他
12. 您最喜歡在何處買書？
    □＿＿＿＿＿縣/市＿＿＿＿＿書店/量販超商 □網路書店
13. 您希望我們未來出版何種主題的書？＿＿＿＿＿＿＿＿＿＿
14. 您認為本書還須改進的地方？提供我們的建議？

視

野

寶鼎出版

視

野

寶鼎出版

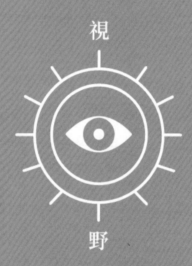